中医科研设计与统计学

TCM Research Design & Statistics

主 编

贺石林 王 键 王净净

副主编

黄宝枝 黄先敬 申 杰 张东实

吴翠珍 陈全良 石 晶 王中男

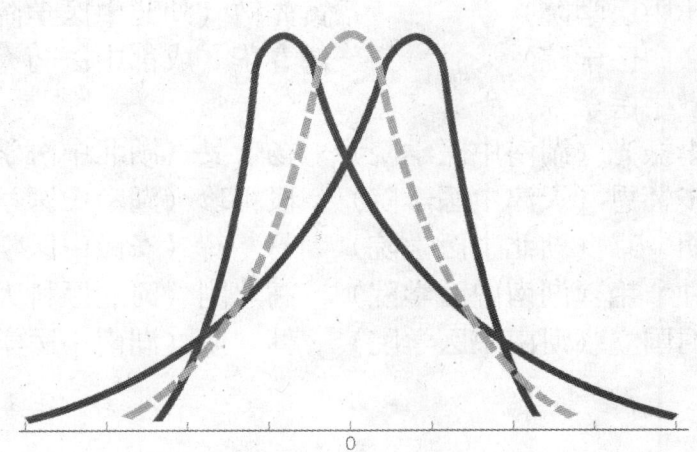

湖南科学技术出版社

前　言

《中医科研设计与统计方法》第 1 版已问世十余年了。该书出版发行以来，受到全国各中医院校师生、中医及中西医结合专业领域中的读者的欢迎。通过学习，提高了他们医学科研设计能力和统计分析水平。该书不仅填补了我国中医药科研设计与统计分析教材的空白，还为建立中医药科研设计和医学统计学相结合学科、推动中医药科研的发展和学术进步起到了积极的作用。

随着生命科学与中医药事业的飞速发展，尤其是循证医学模式的崛起和生物医学统计的进展，以及计算机统计软件与 Internet 信息技术的广泛应用，本书第 1 版的内容已显得不够完善，有待进一步提高其先进性，体现其时代性。因此有必要编写第 2 版，以适应中医药院校培养研究生和高年级本科生工作的需要，并更名为《中医科研设计与统计学》（TCM Research Design & Statistics）。

本书分为 7 篇，共 36 章。其中包括中医科研设计、统计学、统计软件 3 大部分。在第 1 版的基础上，新增了医学文献资料的查阅、体外实验、中医科研动物模型的研制、层次分组设计、尧敦设计、裂区设计、临床科研方法、新药中药研究、医学参考值范围的估计方法、主成分分析、均匀设计、汇后分析、统计软件、中医实验性科研论文的撰写等章节。建议研究生教学时讲授本书全部内容，一般中医科研设计部分为 54～72 学时，统计学部分为 60～72 学时。本科生教学时讲授第 1～第 5 章、第 8～第 9 章、第 10 章（1～4 节）、第 16 章、第 17 章（1～4 节）、第 18 章、第 20 章、第 22～第 23 章、第 25 章、第 36 章，课时 36 ～60 学时。

与第 1 版相比较，本书编写体现了如下特点：① 突出中医药科研、临床、教学的特点特色，紧密结合中医药科研实践，尽量采用中医药科研的例题。② 力求内容系统，从实例入手，在注重概念和推理的同时，重点介绍应用，而对统计学的公式推导和理论不作深究。③ 注意反映科研设计与医学统计学的主要进展，促进中医与现代自然科学技术的结合。④ 强调科学性、先进性、逻辑性、实用性。⑤ 适用于多层次教学的需要，内容兼顾普及与提高，适合于中医临床、科研与教学人员的需要。⑥ 深入浅出，既通俗易懂，又不失其科学严谨性。

本书是《中医科研设计与统计方法》第 1 版的继承与发展，在编著时，除吸收了第 1 版的编写经验外，还引用了第 1 版的部分资料。在此谨向参加了第 1 版编写但未参加本书编写的专家、教授表示感谢，特别是德高望重的统计学家江西中医学院张衍芳教授，还有广西中医学院李淑平教授、安徽中医学院徐克智教授、天津中医学院张伯英教授、河南中医学院谢宝兴教授、湖北中医学院陈佩玲教授、泸州医学院王世健教授、山东中医药大学谭淑芬教授等，他们为第 1 版的问世作出了很大的贡献。其次，在第 1 版编写过程中，原卫生部部长陈敏章曾专函给予鼓励与支持，值得缅怀和铭记。

参加本书编写的有湖南中医学院、安徽中医学院、南京中医药大学、成都中医药大学、山东中医药大学、天津中医学院、湖北中医学院、河南中医学院、辽宁中医学院、长春中医学院、广西中医学院、江西中医学院、河北医科大学中医学院等 13 所中医院校。在本书编写过程中，得到了这 13 所院校领导的大力支持。湖南科学技术出版社黄一九编审对本书进行了精心策划，提出了许多建设性的意见；湖南省中医药研究院陆惠民研究员和天津中医学院赵晓梅教授对于本书章节设置及部分章节内容提出了指导性意见；湖南中医学院刘明芝副教授对统计学方面的部分稿件进行了认真审阅与修改；李大明和韦明老师在统稿过程中协助主编作了大量工作；李振光、段祖珍、韩萌、钟艳、黄雁等同志也为本书付出了辛勤的劳动。在此一并表示衷心感谢。

限于编者的水平，加之编写工作时间匆促，定然还有不少缺点和错误，欢迎广大读者批评指正。

主编
2001 年 7 月

目录

第二篇　统计学基本概念

第三篇　常用实验设计方法与临床科研方法

第四篇　常用统计学方法

第五篇　多元统计分析方法

第六篇　适用于中医经验方研究的设计与统计方法

第七篇　统计软件应用概要与论文撰写

第一篇　中医药科研基本知识

第一章　绪　　论

中医药学是我国医学科学的重要组成部分，是最主要的传统医学。它在中华民族的发展过程中，无论过去与现在都发挥了巨大的作用。随着时代的进步和科技的发展，中医药学必将日益成为世界医学的重要组成部分。在这一飞跃的征途中，科研居于关键地位。

科研是科学研究（scientific research）的简称。科学是人类逐步积累起来的、可被接受的、可验证的、系统的分科知识体系；研究是一种有意识地对客观事物进行观察与分析的认识活动。科研就是以科学的观点和方法，对未知事物进行探索、观测和分析，从而发展有关科学知识（理论和技术）的认识活动。围绕科研任务完成的需要，根据专业知识与数理统计方法的要求，事先制定的周密计划和实施方案，称为科研设计（design of scientific research）；对科研结果进行合理的数学分析，称为科研统计（statistics for scientific research）。就科研而言，科学、严谨、富含新意的专业设计是成败的决定环节。任何学科的正规科研，都必须遵循统计学设计原则安排实验和分析结果，否则，设计的合理性和结论的可靠性是值得怀疑的。众所周知，以概率论与数理统计学为基础的科研设计与分析是 20 世纪科学上的一项重大进步，它作为一种共同的科研思路与方法，已经并继续促进各个学科的飞速发展。无疑，科研设计与统计分析对于中医药学发展同样也具有重要意义。因此，在高等中医药院校开设《中医科研设计与统计学》（Traditional Chinese Medicine Research Design and Statistics）的课程是十分必要的。凡有志于发展祖国医学事业的人们，都应当认真学习和切实掌握这一门课程。

第一节　中医药学现代化与科研

一、中医药学必须现代化

中医药学是一个伟大的宝库，在继承的基础上大力发展中医药学是历史赋予我们的重任。祖国传统医药学发展的关键是中医药学的现代化。所谓中医药学现代化，指的是在中医药学基本理论指导下，运用现代科学知识、方法与先进技术（包括现代生物医学知识和方法）来阐述和发展中医药学，使传统的中医药学从理论体系和诊疗水平，与当代自然科学接轨，此乃中医药学成为世界医学重要组成部分的基本前提。

为什么中医药学现代化势在必行呢？首先，中医药现代化是时代潮流的要求。建设具有中国特色的现代化社会主义国家，这是全国人民共同努力的方向。各行各业与各个学科，都必须迎接与适应现代化的发展，无疑中医药也应当这样要求自己。其次，中医药现代化是面向世界的需要，自然科学本身是没有国界的，中医药也应当面向全世界。只有充分运用现代自然科学（包括现代生物医学）来阐明中医基本理论，才有可能更广泛地被世界了解和接受，才谈得上更好地为世界人民服务。再次，科学发展的规律要求中医药现代化。任何科学总是不断发展的，随着技术进步与研究深入，不断地否定与修正过去的某些理论和观点，不断发展创新，这是科学进步的必然。一切自然科学都服从这一规律，中医药学与现代医学也不例外。此外，中医诊疗手段的现状迫切需要现代化。传统的四诊合参得来的资料大多是宏观的，并往往影响因素较多，故中医诊断急需客观化、定量化、标准化，并应注意宏观观察与微观检测相结合。中药传统剂型主要为汤剂，往往难以满足急救的紧急需要；并且煎法不同，有效成分含量亦不同，因此中药剂型改革也是非常必要的。总之，中医药现代化是历史与时代的需要。

二、科研是中医药学现代化的根本途径

实现中医药现代化的途径较多，其中根本途径是进行科学研究。只有通过科学研究，才能逐步地使中医药学与现代科学技术有机地融合在一起。换而言之，欲将古老的祖国传统医学升华为具有时代特征的现代中医药学，必须以科研作为中介。

实际上，无论中医药学与现代医药学都处在转型阶段。转型的特点有二：①由经验医学转为循证医学（evidence - based medicine）。经验不等于规律，经验的重现性较差；只有摸清规律，才能保证重现性。目前的中医药学与现代医药学基本都是以经验为主体，只不过各自经验比例大小不同而已。建立循证医学的基本途径就是科研。例如在临床疗效研究中，多中心大样本的随机对照试验已经成为建立循证医学的主要研究模式。典型病例与个案报道意义是有限的，除非是发现新的疾病或连续攻克几个"不治之症"。因为只有多个中心以一定病例数得到相同的结果，由此作出的结论与一级推理才能构成规律。②将宏观与微观紧密结合。21世纪是生物科学的新世纪。中医药学与现代医药学面对飞速发展的现代生物科学技术都是站在同一起跑线上，关键看谁首先将其拿来为我所用。例如现代医学科研利用基因芯片技术研究各种疾病与不同药物基因谱的改变，中医科研同样可以利用 cDNA 微阵列技术研究各种病证和不同中药基因谱的变化。同理，同病异证以及不同个体对同一致病因素的易感性，均有可能从基因多态性找到其科学依据。因此，充分吸收与运用现代生物技术进行中医科研，不仅不会有损中医特色，而是十分有利于中医药学站在世界医药学的前沿。

第二节　中医科研的主要任务与基本程序

一、中医科研的任务

1. 发现中医学中未知事物与未知过程：人类对客观世界的认识是逐步深入的，并且深入的程度是永无止境的。尽管21世纪的科学技术已经相当发达，但是在客观世界中始终存在着大量的未知现象与未知过程。自然科学就是这样不断发展的，中医学也是如此。例如"以毒攻毒"，砒霜抗癌的发现经过就是一个典型的例子。总之，发现未知事物与未知过程是没有极限的，它始终是科研的一项基本任务。

2．揭示中医学中已知事物的未知规律：科研的重要任务之一就是揭示已知事物外在表现的本质及内在联系（规律性）。因为只有了解事物的本质，掌握了它的规律性，才有可能对它进行利用、干预和改造。在中医学中，人类已认知大量现象，但许多只是知其然不知其所以然。例如丹参煎熬的方法对有效成分丹参酮有直接影响。

3．探索中医学中已知规律的应用：发现未知事物和揭示未知规律，这只是认识自然。科学研究的另一重要任务就是探索如何利用自然规律，能动地适应和改造自然。因此，探索中医学的基本规律在防治疾病和增进身心健康方面的应用是中医科研的根本任务之一。例如从蛇毒中提取的降纤酶，从地龙中提取的蚓激酶均具有较强的溶栓作用。

4．验证与发展中医学中已有的理论和学说：实践是检验真理的惟一标准。科研实践是检验科学理论、学说和假说的惟一标准。已有的科学理论与学说是前人根据客观事实所作的归纳和推论。这些理论与学说在一定历史阶段发挥过作用，然而由于历史与科学技术条件的限制，不可能不带有一定的局限性。因此任何真正的科学理论与学说都需要不断修正、补充与发展，一成不变的理论与学说是违背科学发展规律的。以休克为例，中医学很早以前指出：当肌体受到严重创伤或病理刺激后引起"阴阳离决"即休克，属于脱证，在治疗上采取回阳救逆固脱的办法。20世纪早期，人们开始意识到动脉压下降是休克发生发展的关键，因此将缩血管药作为基本的抗休克药。20世纪60年代，人们认识到休克的关键不在血压，而在生命重要器官的营养血管灌流量急剧减少，在治疗上强调解除血管痉挛，这就是休克的微循环学说。20世纪70年代，人们认识到弥漫性血管内凝血（DIC）和活性氧与非可逆性休克的发生发展有关，因此在治疗上强调早期抗凝和抗活性氧。20世纪80年代，人们认识到休克的靶细胞是血管内皮细胞，细胞肽（特别是TNF、IL-1、IL-6等）是休克发病学的关键因素，在治疗上强调保护血管内皮细胞与拮抗细胞肽。20世纪90年代，人们认识到热休克蛋白和细胞凋亡（程序性细胞死亡）与休克转归有关。这些事实表明人类关于休克的理论和学说不断修正、补充和发展的。但时至今日，感染性休克并发DIC时病死率仍然很高，说明现有休克理论和学说仍不完善，还需要进一步修正、补充和发展。由此可见，验证和发展已有的理论与学说是中医科研促进中医学进步与防治水平提高的另一重要任务。

二、科研的基本程序

1．选题：所谓选题（立题）就是确定准备探索的课题。选题是科研的起点。选题正确与否直接决定科研的成败与成果的大小。因此科研工作者必须高度重视选题。

2．设计：设计就是制定完成选题目标的框图与实施方案。设计的好坏直接关系到科研的科学性、可靠性、进行速度以及是否经济等问题。科研设计是研究计划的核心，它是针对某项科研题目而制定的总的计划方案；实验设计是针对某个具体实验而订出的具体方法与步骤。一般说来，科研设计与实验设计是总体与局部的关系。对于绝大多数课题，科研设计可分为专业设计与统计学设计两部分。其中专业设计是创新性与学术水平的决定因素，统计学设计是保证专业设计布局合理性和科研成果可靠性的关键。中医临床科研以往大多系病案整理与病例分析，均属于回顾性科研。今后中医学科无论基础与临床课题，都应当力争多做前瞻性研究。

3．实践：充分地占有材料，特别是数据，这是科研的基本要求。材料不能从天上掉下来，而是来自实践。在中医科研中，通常运用观察与实验、调查3类方法获得材料。

（1）观察法：从自然存在的现象中搜集材料，这是最基本的科研方法。可以说，一切科学都是以观察为根基的，一切科研都离不开观察。观察的水平可以是整体的、系统的、器官的、组织的、细胞的、亚细胞的或分子的。到底采取哪个水平，这取决于课题本身的需要与主观、客观条件。一般来说，在整体观念的指导下，在可能范围内观察越全面深入细致越好；在深入细致分析的基础上，将整体与局部材料进行综合，判断则更加准确。

（2）实验法：实验法指的是在人为地控制一些条件与因素的基础上，施加欲了解因素，以观察结构、生化与功能的改变或疾病过程的变化，从而揭示规律性的方法。与观察法相比，它具有主动、精确、高效的特点。所以它是取得典型材料的重要方法。中医科学实验有些可以在病房进行，但有些必须在实验室以人或动物作为实验对象而进行。对于医学发展来说，临床观察研究与实验室研究相互配合，这是必不可少的。我国古代医家也有过实验，但由于历史的原因，多系非受控的描述。而今中医药学要与现代科学同步，就必须重视实验方法在中医科研中的应用。

（3）调查法：凡属要判定一个未知事物是否存在，存在比率如何以及哪些因素与之有关，都需要采取调查法。由于调查法特别在流行病学领域中的科研具有重要地位，因此它是中医流行病学研究的一种基本方法。

4．统计处理：实践得来的材料总是离散的，但它的分布有一定的规律性。这种规律性的揭示，有赖于统计处理。所谓统计处理，就是按照数理统计原理对观察材料进行统计描述和统计推断的分析过程。只有通过统计处理，才能排除偶然性，发现必然性。所以正确掌握与运用数理统计方法，这也是中医药科研的基本功之一。

5．总结概括：科学就其实质来说，是用理性方法去整理感性材料。根据观察的事实与统计学处理的结果，运用分析、综合、归纳与演绎方法，把感性材料上升为理性概念，并总结成文，这是很重要的一环。在理性概括时应注意两点：一是要根据自己的研究推理。在推理中既不要违背公理，又不要拘束于传统观念，应当"继承不泥古，发扬不离宗"，推陈出新。二是要按照自己的研究范围作结论。一般说来，根据观察和实验事实作出一级推理基本是可信的，而过分外延的多级推理是不完全正确的，甚至是错误的。总结归纳的基本形式是撰写科研论文。在论文发表后，应注意收集论文被引用的情况与评价。如果创新性强，理论或应用价值较大，发表后引用或推广较好，则可申请科研成果鉴定，然后申请评奖；也可申报专利或进行成果转让。

三、中医药科研必须正确处理三个关系

通过科研实现中医药现代化，这是中医药学发展的必由之路。然而在前进道路上，必须正确处理以下三个关系：

1．正确处理继承与发展的关系：任何科学都有一定的继承性，只有系统学习、认真继承，才能具备发展的基础。离开继承去谈发展，那就是无本之木。作为研究人员，应当在继承的基础上，对"发展"二字狠下功夫。从总体来讲，继承是发展的基础，发展是继承的目的，继承与发展必须同时并举，重点要放在发展和创新上去。没有发展与创新，科研就失去存在的价值。

2．正确处理中医药学现代化与中医药传统特色的关系：中医药学必须现代化，同时也务必发扬中医药学的特色。发扬中医药学特色就是发展中医药的核心、精华与优势，决不是守旧与复古。就科研而言，从传统的中医基本理论出发，运用现代科学与现代技术，研究中医药学科中尚待解决的问题，促进中医药学发展，这就是中医科研的特色。只要有利于中医药学发展，什么科学技术都可"拿来为我所用"，这里应该不存在禁区。现代医药与中医药的研究对象都是人类健康与疾病防治，而现代医学一直注意利用现代科学技术，故其中可以

借鉴的东西较多，这是很自然的。但就中医现代化而言，需要吸收的现代科学技术是多学科的，现代医学只是其中一个重要组成部分。其他学科（尤其是分子生物学与卫生相关学科）也是必须充分运用的。因此，中医的科研决不是全盘西医化或守旧复古，而是洋为中用，古为今用，推陈出新，促进发展。

3．正确处理综合与分析的关系：所谓分析就是把整体分解成为部分或将复杂事物分解为简单要素，把动态过程分解为若干片段进行研究。综合是与分析相反的一个思维过程。在综合指导下的分析，在分析基础上的综合，这是一切现代科学进行科研的基本方式。由于历史原因，中医药学强调综合方式，强调整体观，这是正确的一面。但若不是建立在分析基础上的综合，只可能是猜想；不深入了解局部的整体观，只可能是粗估。因此开展整体、系统、器官、组织、细胞、分子、基因等多层次的研究是相辅相成的。同样，对于中药开展复方、单味、单体、基因多水平的研究也是相互促进的。只有组织多学科的科技力量，围绕中医药开展多水平与多方位的不断深入研究，才有可能使中医药学在世界医药学发展中日益发挥更大作用。

四、如何完成科研任务

科研项目的完成与取得成果是两个概念。完成是指按照原定计划完成了科研的 5 个基本程序，结果可以是阳性，也可以是阴性。成果是指研究结果得出的结论有无理论意义和/或应用价值。科研的目标要求既完成又有成果，但即使在发达国家，能够达到这种要求的科研项目也仅占 35%～40%，一般为 20%～30%。阴性结果虽然不是成果，但不一定对科学发展毫无意义，阴性结果也排除了一种可能性，这对于进一步研究也是有参考意义的。

怎样才能既按期完成科研项目又能取得成果呢？这涉及到多方面的因素，对于科研人员的素质有以下几个基本要求：①解放思想，标新立异。②努力学习，刻苦钻研。③一丝不苟，艰苦奋斗。④认真观察，实事求是。⑤勤于思考，抓住机遇。

（贺石林　王净净）

第二章　中医科研选题与申报

选题是科研活动的第一步。对于科研而言，选题是战略性的决策。从选题可以反映出一个科学工作者的业务水平和是否具有远见卓识。选题实质上是一个发现问题的过程。

第一节　中医科研选题概述

一、中医药科研选题的意义

选题又叫立题，即确定研究工作的内容和对象，是科研活动的起点，同时它本身也是科研工作，属于科学研究方法的范畴。选题作为整个科研活动的基础，是关系到科研工作方向正确与否、成果可及与否、水平高低如何等的关键性决策。英国科学家贝尔纳说："课题的形成和选择，无论作为外部的经济技术的要求，还是作为科学本身的要求，都是研究工作中最复杂的一个阶段。一般说来，提出问题比解决问题更困难。所以评价和选择课题，便成了研究战略的起点。"

中医药学有其自身的科学内涵和学术结构，有其独特的思维方式、理论和方法。因此，中医药科研的选题必须在突出中医特色的前提下，以中医药理论体系为指导，充分运用现代科学技术和方法，以保证设计方案的科学性和先进性；以临床疗效为主体，基础理论与临床研究相结合，以保证设计方案的实用性和可行性；以继承和发扬提高中医药学为目的，在继承基础上创新，以保证设计方案的创造性和前瞻性。总之，中医药科研的选题，要注意正确处理借鉴现代医学科学和发展中医药特色的关系，使中医整体观念、理法方药和辨证论治等特色得到发扬。

二、中医药科研的选题原则

1. 需要原则：即选题必须符合我国经济建设和社会发展的需要。中医药科研应在充分了解本领域国内及国外研究现状和学术动态的基础上，根据中医药事业的发展及中医医疗、教学、科研的需要去选题。

中医药科学研究应重视探讨对人民健康危害大的疾患和理论发展的关键性课题，并注意时代的需要，使中医医疗手段更加具有高效率、无痛苦、诊治方便等特色，临床课题尤其应该重视突出这一点。

2. 创新原则：即选题的先进性和新颖性。创新体现了科学研究的最大特点，也是科学研究的灵魂。一个具体的科研课题中，应该有一个主攻的创新内容。创造性的科学研究分为两种：一是创建前人没有过的新学说和新发明，即补充某一学科领域中的某一空白；二是在前人研究基础上继续深入探索，用已知手段去探索未知，提出新的见解和理论，或国外对此问题虽早有报道，但尚需结合我国医学实际进行研究，引进新的医学科学技术填补国内空白。目前中医药科研中以后者为常见。在追求科研先进性时要注意：

(1) 科学研究是以事实为根据的，有明确的事实作为基础才谈得上其他，切忌片面追求先进性而忽视基础与事实。

(2) 任何课题都不要毫无根据地轻易和以往已确认的科学理论或经过检验的经验、事实、定律相背驰，这是先进性的基础。另外，要注意所谓创新原则，主要指研究思路的先进性和研究成果的新颖性，不能片面理解为只要采用先进的实验手段和指标仪器就有创新性。

3. 可行原则：即选题实现的可行性。科学研究必须具有人力、物力、财力、信息这四大要素的保证。

(1) 人力指参与研究工作的人员素质、人才结构等，它是开展科研的核心条件，不仅要注意课题负责人的知识结构、精力和智力素质，同时也要注意整个课题组人员的素质及学科、年龄结构的合理性。

(2) 物力指开展研究工作的物质条件如仪器设备、实验室、药材资源、临床基地等，它是开展科研的必备条件，如本单位人力、物力有所不足时可以和有关单位协作。

(3) 财力是开展科研工作的保证，经费问题是申请者必须要考虑的重要因素之一，也是申请各类科研基金资助课题的主要原因。

(4) 信息是开展科研的重要资源，包括资料的储备、检索的手段等，它决定了科研成果的水平高低。

4. 科学原则：即选题的科学性。所立项目应有充分的科学依据，与已有的科学理论和科学规律及定律相符。中医药科研目前大部分是基于既往临床实践经验基础上的，因此有可能也必须在保证选题科研方向的正确、合理和科学性的基础上开展研究工作。如开展中药有效成分的研究就必须首先肯定其临床疗效，开展中医治则治法研究就应在临床应用有效的基础上再进行基础实验研究。

5. 效能原则：即选题的效益性。科研目的不外乎出成果和出人才，作为中医药科研成果应能对社会和国民经济建设，以及中医医疗、教学、科研等方面产生效益。应强调在体现社会效益的基础上再考虑经济效益，并应使预期成果的效益大于科研投入。为保证研究工作既能顺利进行又不会造成浪费，从选题开始就应该注意经济上的合理性，在仪器设备的添置和实验设计上应尽量避免或减少盲目性，应使课题完善程度高、副作用小、在计划时间内能够完成、成功后便于推广且易于普及，这样的选题就较为理想。另外，科研课题应该可以在取得成果的基础上还能不断扩大范围开展深入研究，以期取得系列性丰硕成果。

三、中医药科研课题的分类

1. 按科研任务来源分类。

（1）国家任务：是根据国民经济发展规划（即五年计划）制定的中医药科研规划而提出的科研项目，属指令性的计划调节。

（2）指导性研究：即根据国家中医药管理局、卫生部等部门提出的科研基金年度重点课题招标项目指南，而申报获准的科研课题。

（3）委托研究：即研究单位和人员根据社会各方面的需要，适应市场调节的需求，接受委托研究任务的课题。

（4）自选课题：即科研人员根据科学发展需要和个人专长提出的研究课题。

2. 按科技活动类型分类：根据联合国教科文组织对科技活动中研究与发展部分的分类标准，将中医药科学研究分为以下几种类型。

（1）基础研究，即运用现代科学知识和手段，对中医药学基本理论、人体与自然界、体质与疾病的关系，以及病因与发病规律等给以理论阐明，从而形成新的中医药学理论的研究。其研究目的是探索中医药学本质特点和运动规律，研究成果的表现形式是知识形态的学术报告书、学术论文或理论专著等，研究成果的本质特征为科学发现。

（2）应用研究，是指运用基础研究的理论知识和规律，探索利用这些规律的途径和方法，以及转化为临床防病治病和中药生产技术的原理和规则，使自然科学基础理论知识形成通用的技术原理和方法的研究。其研究目的是探索如何将中医药基础理论和规律转化为防病治病和生产技术的原理和方法，研究成果的表现形式为知识形态的学术报告书、学术论文、临床方案、发明专利和物质形态的样品，研究成果的本质特征是技术发明。

（3）开发研究，是指把基础研究和应用研究的具体成果进一步开发应用于防病治病的新方法、新产品、新材料和新技术的研究。其研究目的是如何把疾病防治原理、技术原理和方法直接与生产衔接起来，研究成果的表现形式为直接转化为生产力的知识形态和物质形态的产品，研究成果的本质特征是工程再创造。

另外，随着自然科学与社会科学的发展以及实际研究工作发展的需要，在中医药科学研究分类中出现一种和上述硬科学研究相对应的知识体系学科群组，即借用计算机软件而得名的软科学研究类型，它以阐明现代社会复杂的政策课题为目的，应用信息科学、行为科学、系统工程等正在急速发展的与决策科学化有关的理论和方法，以"人-事-物"为对象进行跨学科的研究，其任务是解决系统领导或战略管理的理论、原理、原则与方法的科学化的问题，其研究成果的表现形式为知识形态的调查分析、研究报告、战略发展规划、对策和措施等学术论文。中医药学是一门以防治疾病、保护人民健康为目的的应用科学，因此中医药科学研究应以应用研究为主，重视基础研究，加强开发研究，发展软科学研究。

3. 按照设计与事实的关系分类：

（1）前瞻性研究（prospective study）：依照科研目的，事先作好设计，而后按设计要求进行研究实践。由于被试因素、受试对象与效应指标事先均有周密安排，实验条件控制较好，能够较为有效地排除干扰因素，因此这类研究的结果可靠性较高，结论的可信性较好。

（2）回顾性研究（retrospective study）：拟定分析的事物或过程发生在前，研究设计在后。由于已经发生事件的条件无法控制，影响因素可能较多，因此这类研究的结果可靠性与结论的可信性远不如前瞻性研究。然而回顾性研究在中医发展中也有一定的地位，因为它是病因学与发病学的重要研究方法之一。

4. 依照科研过程采用的方法分类：

（1）实验性研究（experimental research）：以实验方法作为搜集资料的主要手段。这是一种严格控制条件的研究，它的特点是对研究对象进行了干预。一般说来，凡按实验设计要求进行的科研都属于实验性研究。实验性研究依照实验进行的场所可分为实验室研究与临床实验研究。狭义的实验研究仅指实验室研究。由于临床科研的实验条件不易严格控制，影响因素相对较多，因此国内通常将临床实验研究称为临床试验（clinical trial）。所以，在医学科研中应当力争实验室研究与临床试验研究相结合。

（2）调查性研究（survey）：以现场调查、观察的方法作为搜集资料的主要手段，这类研究的特点是对研究对象并未进行干预。相比较而言，实验性研究能主动地安排实验因素与控制实验条件，可以较有效地排除被试因素的干扰；在调查性研究中，研究者只能较被动地对客观自发的过程进行观察，仅可相对地减少干扰。因此，在较大科研课题中，通常需要调查性研究与实验性研究紧密配合；调查性研究为实验性研究提供线索，实验性研究结论又需要现场调查来验证。

5. 按研究内容分：目前中医药科学研究主要还是沿袭以基础-临床为主轴的研究体系，科研选题可按内容分为下列类型。

（1）疾病的中西医学史和中医文献方面的研究。

（2）中医学基本理论的研究。

（3）中医学基础理论的应用性研究。

（4）对各种疾病辨证施治规律的探讨，辨证论治的临床模拟实验的研究和疾病与证候的群体分析及个案研究。

（5）对著名中医临床经验的整理研究（包括计算机专家系统的功能模拟研究）。

（6）中医诊疗仪器的研究。

（7）中药药理及实验药理学的研究，中药栽培、分类、鉴定、炮制、毒性、人工合成和毒理学的研究，历代本草著作的研究。

（8）方剂研究（包括配伍机理、禁忌、制备、剂型改革和投药方式的研究）。

（9）中西医结合理论研究、中西医诊断的相关性研究、中西医结合临床最佳配合的实践与规律探索。

（10）中医边缘科学的开拓性研究（如中医心理学、中医气象学、中医地理学、中医时间医学、控制论中医学和中医系统工程等）。

（11）中医学哲学研究（包括中医学理论的哲学、逻辑学、思维科学特征的研究，中医学方法论的研究，中西医比较研究，中医发展战略学与中医未来学研究等）。

（12）中西医结合教育学与人才学研究及管理学与科学学研究等。

第二节　中医科研选题的主要来源

在课题申请过程中，首先必须充分了解目前中医药科研课题的来源有哪些，其各自资助的重点在什么地方，从而决定申报课题的主攻方向。

一、国家项目

1. 国家重点科技攻关项目：国家中医药重点科技攻关项目是国家重点科技攻关项目的一个组成部分，属国家指令性计划，可分为项目、课题、专题3个层次。此项目特点为：选择一批中医药事业发展急需解决的、具有重大经济和社会效益的科研课题，集中各方面的科技优势，重点投资，力求在3～5年内攻克这些直接关系中医药学术发展和临床急需解决的重大问题的关键性理论难题与技术难关，为经济建设和社会发展服务，因此主要资助应用研究和开发研究课题。

国家中医药重点科技攻关项目每5年受理一次申报，申报年度为执行国民经济五年计划的第1年，具体申报时间和《招标指南》由国家中医药管理局行文通知。

2. 国家自然科学基金项目：国家自然科学基金委员会内设数理、化学、生命科学、地球、材料和工程、信息等6个科学部，每个科学部又下设若干个学科，医学属于生命科学部，中医中药学和中西医结合学为其中学科之一。国家自然科学基金委员会每年向全国受理一次课题申报，具体申报时间为每年度1月1日至3月30日，在受理申报前均发布该年度《国家自然科学基金项目指南》，申请者根据其内容选题，按要求填写《国家自然科学基金申请书》，经所在单位审查签章后，直接报送国家自然科学基金委员会进行申报。申请项目经国家自然科学基金委员会批准后生效，由各科学部书面通知申请者及所在单位。

国家自然科学基金委员会根据不同层次研究工作和不同资助对象的需要，将国家自然科学基金项目分为3个层次（面上项目、重大项目、重点项目）、7个基本类型和专项基金、国际合作与交流项目。面上项目包括自由申请项目、青年科学基金项目、高技术新概念新构思探索项目和地区科学基金项目等4个类型，与中医药科学研究关系较密切的是前2种项目。

自由申请项目面广量大，是国家自然科学基金资助的最主要项目，它面向全国各部门、各地区、各单位的科技工作者，主要资助有重要科学意义和重要应用前景的基础研究和应用基础研究课题，尤其强调课题的新颖性和创造性。

青年科学基金项目目的是为促进青年科技人员成长，发现和培养青年科技人才。其资助方向和范围与自由申请项目相同。本项目要求申请者必须是年龄在35周岁（含35周岁）以下、已取得博士学位或具有同等水平者，在读（包括在职在读）研究生不得申请。

二、部（局）级项目

部（局）级中医药科研课题主要来源于国家中医药管理局科学研究基金，除此以外卫生部和国家科技部科学研究基金也资助部分中西医结合和中药科研课题。国家中医药管理局科研基金面向全国医药卫生系统，根据全国中医药科学技术发展规划和中医药学术发展需要，配合国家中医药重点攻关项目，资助中医药应用研究、基础研究和少量软科学研究，着重解决提高中医药防病治病能力，提高临床疗效及对中医药学术发展有较大意义的科学技术问题。研究内容应代表国内先进水平，目标明确，一般可望在 2～3 年内取得预期的结果。该基金资助课题分为 A、B 两类，A 类为无偿资助，B 类为有偿资助，偿还经费全部返还科研基金。资助项目主要有：

1. 重点课题：是国家中医药管理局科研基金资助的最主要课题，以招标形式确立。该课题每两年集中受理一次，具体申报时间由国家中医药管理局于招标当年行文通知，每次招标前均发布《项目指南》，申请者需依据其选题进行申报。

2. 青年课题：为基金资助主要课题之一，以招标形式确立，每两年集中受理一次，具体申报时间由国家中医药管理局届时行文通知。招标前均发布《项目指南》，申请者需依据其选题进行申报。申请者必须是年龄在 35 周岁以下（含 35 周岁），有独立研究能力的在职青年中医药科技工作者（不含在读研究生），同时须有两位具有高级专业技术职称的同行专家推荐，课题组成员（包括导师与顾问）不得作为推荐专家。课题组 35 周岁以下青年科技人员应超过 1/3，申请者的申请课题数只限一项。

3. 民族医药课题：由国家中医药管理局根据需要不定期安排，主要资助对象为对少数民族医药开展的研究，如藏医药、蒙医药、傣医药等。一般采用限额申报的方法，由国家中医药管理局将课题数和经费额下达给各省、自治区、直辖市中医管理局（或卫生厅），再由这些部门通知有关单位申报。

三、省级项目

一般是指各省、自治区、直辖市科技厅设立的科研项目。主要包括两大类：

1. 应用基础研究项目：主要资助省内科技领域具有应用前景的基础研究项目和基础性应用研究项目。申请课题的学术思想要新颖，具有相应的研究工作基础和条件。其资助强度根据各省情况确定。有的省设立了省级自然科学基金。

2. 重点科技攻关项目：主要资助对本省社会经济发展有重大影响的关键技术、优势资源综合开发利用技术、传统专业改造的关键技术和高新技术等研究项目，有的省还规定对有较好前期工作基础、可望在 2 年左右取得预期成果的项目优先安排。有的省根据该省中长期科技发展规划编制有年度《项目指南》，面向全省受理申报。重点科技攻关项目的资助强度不一，少则几万元，多则数十万元。

四、厅（局）级项目

各省、市卫生厅或中医管理局中医药科学研究基金以提高本省（直辖市、自治区）的中医药科学技术水平、培养中医药科技人才、促进中医药科技进步为宗旨，面向全省卫生系统各级医疗、教育、科研单位及医药院校，以资助中医药应用研究为主，同时资助中医药开发研究、基础研究及少量软科学研究，重点资助开发利用中医药资源的课题。基金课题多以招标形式确立。

五、其他专项科研基金

这类科研基金的提供者多为国家行业主管部门或公司、集团、社会机构等设立的科研基金会，资助对象也多是特殊人群，如国家跨世纪人才基金，卫生部优秀人才基金，卫生部回国人员启动基金，国家教育部博士基金，国家教育部留学回国人员基金，各级教育委员会科研经费，各单位科研基金，中国博士后基金，霍英东研究基金等。

六、委托课题

委托课题可来自各级主管部门，但通常来自厂矿企业与其他机构（包括公司）。委托单位的目的是借助受委托单位的技术优势，验证某项新产品、新技术、新方法，或测试分析某些成分。这类课题既很好解决了科研经费的来源问题，又充分利用了科研单位的技术优势和设备资源，还成功地促使科学技术迅速转化为实际生产力，为国家经济建设作出了巨大贡献，是一种值得推广的科研方式。

七、自选课题

科研工作者根据本部门、本单位及个人业务专长、工作特点，结合医疗卫生工作和既往科研工作的实际需要，从医学基础理论、临床实践、专业工作等领域选定国家计划以外的科研题目，即自选课题。个人选题多来源于实际工作中遇到的各种医学技术和理论上的问题，如改进诊断与治疗方法、发现新的病证和病情规律；调查疾病流行动态；改进药品和仪器使用方法；研究药物代谢和作用机理；总结对某种疾病的护理经验等，误诊和治疗失败的教训也可作为科研题目加以总结。

个人选题经过一段时期的工作而取得有意义的成果，对医学发展确有贡献，也会被纳入国家、省、市或本部门的科研规划中甚而成为国家题目，所以个人选题和国家题目在医疗实践的基础上，在人民健康迫切需要的原则下是一致的、相辅相成的。因此从科研方法探索和科研能力培养上讲，个人选题是十分重要的。

第三节 中医科研选题的基本方法

一、选题思路与准备条件

1. 选题思路：从科学发展史看，科研选题的来源有二：一是理论同实践的矛盾。当人类遇到一些在已知的理论中未曾解释过和预言过的新领域、新现象时，旧有理论和新的事件发生了矛盾，这就出现了新的理论空白，此时的探索便成为新的研究课题，是创新性课题；二是理论体系内部的矛盾。当一个理论体系内部由于种种原因有了不一致的地方，出现了逻辑上的矛盾时，就需要补充与发展，这样的课题为发展性课题。中医药科研选题的总思路与之类似，或是对观察到的新医学现象进行研究，如对新病、新证、新药的不断认识（包括用各种新仪器从新观察层次的新发现）；或是对原有的实践资料用新理论去解释，如对前人理论实践的不断补充和发展。

首先是发现或观察到客观事物存在的矛盾和问题，然后把它作为问题提出来，进行由此及彼的充分联想，最后设想出解决这些问题的方案，这个思考的过程就是选题思路。选题依赖于丰富创新意识和想象力，因此与机遇的把握和敏锐的直觉有密切关系，但大多数科研选题还是直接来源于现实工作中实践的需要。通过对临床实践中存在的大量现象和理论体系中存在的内在矛盾的观察思考，从而确定科研选题的题目与内容，这是中医药科研选题的主要源泉。

2. 选题准备条件：医学科研的选题应主要来源于客观现实的观察、文献的启迪、科学的预见和创新的精神。因此立题者除了要具有较高的学术水平和专业知识外，还要具有较强的科学思维能力和富有创造性的洞察力、判断力，敏锐的感觉和清晰的思路，才能从科研教学医疗实践中捕捉到那些意义较大、有发展前途的探索性课题。

敏锐地观察，充分地联想，头脑中积累大量关联知识，才能在机遇面前不遭冷遇，及时悟出机遇带来的真谛。提出问题，形成意念，要从我们所观察事物的细微末节的变化出发，比较其不同点，在不同点中寻找问题、捕捉意念。所谓不同点，指对既往文献资料掌握和对比分析后，发现本人观察和经验与前人的有所不同，或前人观察的结论和经验互相矛盾而出现不同之处。

为使选题准确科学、切合实际，既要遵循中医药基本理论的具体指导，又要参照现代医学的基本原理，借鉴前人的经验总结，结合研究者个人实践，有目的地查阅大量文献资料，检索有关报道，进行情报调研，然后根据实际需要与可能来确定选题。选题中查找文献要注意文献的真实性和科学性。查找医学文献的几种简便方法：①向有关医学专家请教什么医学文献可查到有关内容；②在日常翻阅刊物时制作卡片以供必要时提取使用；③从教科书、专著、参考书、综述及杂志论文的参考文献中追溯过去，查找其所引用文献的原文；④查找期刊每卷末尾的主题索引，或利用目录、索引、文摘、年鉴等类检索工具，或计算机数据库光盘检索及互联网搜索相关资料。

另外，对于缺少科研经验和文献基础较差的研究生来说，其科研选题最好是本单位或导师科研总题目中的一个分题，这样有利于导师和教研室各位老师的指导，有利于充分利用已有的文献资料积累和现有实验条件、方法、手段，从而保证科研课题顺利完成。

二、选题方法

对于准备进行科研选题的研究者而言，最简单、直接的选题方法就是从招标范围中选题。国家自然科学基金委员会与各级科研管理部门定期公布招标《项目指南》，在指南中不仅列出了招标范围，并且指出了鼓励研究的领域，科技工作者可根据自己已有的实践基础，尤其是个人专长、工作积累与客观条件，自由申请具有竞争力的课题。但是大多数情况下，科技工作者还是需要进行自主选题，这就涉及到如何确定选题方法的问题。选题本身就是一种科学创造，不同学科的不同研究者有各自不同的选题方法，但总的归纳起来有以下几种方法：

1. 假想构成法：在初步假说的基础上形成选题，按此思路调查、收集资料，探索解决问题的对策。这类假想必须是以科学规律为依据的，决非漫无边际的空想，因而此类选题多具有创新意义。

2. 移植结合法：自然界事物具有同一性，科学知识也可互相借鉴，科研成果往往出现在各种学科之间的"结合点"上，把现代各学科的知识移植到中医学领域内可形成有意义的选题。

3. 旧题新探法：一项已获成果的科研课题和原来的理论，由于有新的实验手段或发现某些新的资料，便可以此选题为基础而确定一项新选题。随着新仪器新设备的不断问世和文物出土、古医籍的新发现，新的研究方法、思维方法、哲学观点的出现，均可使旧的科研课题不断翻新。

在从事医学科研过程中应注意从以下几个途径开阔思路、扩大选题范围：①随时注意新题目的线索，在实验研究与临床工作中敏锐观察和及时捕捉不被注意的偶然现象与容易忽视的细微差异；②经常查阅文献资料，掌握本行业研究动态，注意本学科领域中的空白点与焦点；③改变选题的组合因素，有意识、有目的地将受试对象、处理因素和效果反应三者中的任一成分改变并在理论认识上有所更新，要注意发挥边缘学科的特殊科学作用；④开辟新领域，扩大选题范围，对专业以外的相邻学科或有关领域应有基本了解并具有综合思维能力，才能确定最佳的科研选题与设计方案，培养出具有开拓素质的人才。

第四节　医学文献资料的查阅

一、怎样查找医学文献

世界医学文献浩如烟海，怎样利用查找这些医学文献是个技术性复杂的重要问题。在当代利用计算机与国际网络联机，或用光盘储存的文献索引进行检索，可在短时间内查出专题文献，提高检索效率。但是即使通过计算机找到文题或摘要，由于目前大多数情况下光盘检索或联机检索尚不能提供良好的全文服务，仍然要依靠人工查阅部分原著。而且作为培养独立学习与工作能力的基本训练，也必须首先熟悉人工查找文献的方法。

（一）利用综述查找与追踪文献

综述作为三次文献，是收集大量文献资料经过分析综合，结合自己的工作和体会整理而成的文章。一篇综述文章常引用作者精选的几十篇或几百篇文献，因此要了解某一问题的过去与现状，最好先找一篇或几篇最新的综述文章阅读。对于某些需要深入钻研的问题可以根据综述后面引用的有关文献跟踪查阅，这是一种高效的查阅方法。再结合查阅最新的相关期刊内容，就可以得到较系统的文献资料。

（二）利用检索工具书刊查找文献

利用综述查找文献时所获得的结果常受综述作者和题目的局限性影响，难免不够完整与全面，而且受时间的限制不能包括最新的文献。为了弥补此法的不足，或者在根本找不到有关的综述或专著时，就应该利用二次文献即检索工具书刊来查找文献。

1. 利用文献索引查找文献：利用文献索引能很快查到所需文题，但一般只有文献题目、作者及出处，其优点是出版快，但必须有较好的图书馆才能找到主要文献的原文，对找不到的重要文献原文可以从外单位复制。重要的中外医学文献索引有：①《中文科技资料目录》；②《国外科技资料目录》；③《医学索引》(Index Medicus，IM)；④《近期期刊目次》(Current Contents，CC)；⑤《科学引文索引》(Science Citation Index，SCI)。

2. 利用文摘期刊查找文献：在图书期刊订阅不全的情况下，查阅索引期刊常常找到许多题目，但无具体期刊可供查阅全文，若从外馆借阅或复制常不及时。查阅文摘期刊则可直接得到所需内容的摘要，主要的文摘期刊有：①《国外医学》；②《荷兰医学文摘》(Excerpta Medica，EM)；③《生物学文摘》 (Biological Abstracts，BA)；④《化学文摘》(Chemical Abstracts，CA)；⑤日本《医学中央杂志》；⑥《中国医学文摘（中医）》。

（三）利用计算机检索文献

1. 利用计算机光盘检索：光盘是 20 世纪 80 年代迅速发展起来的激光存储载体，一张光盘能储存 6 亿个汉字以上的信息，足够容纳 MEDLINE 数据库一年约 30 万篇的资料。现有信息商品光盘中有生物医学类近 80 种，包括常用的中国生物医学光盘（CBMdisc）和 MEDLINE，后者的光盘信息概括了 70 多个国家的 3600 余种生物医学期刊。

2. 利用互联网进行国际联机信息检索：通过国际互联网络，可以依据查询关键词，来检索与网络相连的世界各地任何一所大学和科研机构已经公开的学术情报和相关内容，还可以与对方进行情报的交换。目前应用较多的是利用国际联机检索系统（如 MEDLARS 和

DIALOG 系统）来检索医学数据库，另外越来越多的医学期刊相继开始提供互联网上的电子版本以便于浏览和查询。例如，提供免费 MEDLINE 检索服务的站点（www. medscape. com；www. healthgate. com；www2. ncbi. nlm. nih. gov），提供免费 CBMdisc 检索服务的站点（flower. imicams. ac. cn），提供网上国内医学期刊浏览服务的站点（www. chinainfo. gov. cn）等。这是当前发展最迅速、前景最乐观的文献检索方法。

（四）系统查阅几种主要有关期刊

利用以上几种方法所得文献都很难包括最新文献，因为综述和检索工具期刊都比期刊登载的原著出版晚一些，光盘检索或联机检索有可能因为主题词选择不当而漏掉某些重要文献。因此为了查全最新文献资料和研究动态，作为一种重要的补充办法，就是系统查阅最近几年与本课题有关的核心期刊。

以上几种查找文献的方法是相互补充的，研究者可根据查阅文献的目的，单独运用某一种方法或几种方法结合运用。

二、怎样阅读文献

强大的学习动力要与正确的读书方法结合起来才能发挥巨大效能，因此首先要培养正确的读书习惯，抓紧一切可以利用的时间，使自己不断跟上科学技术日新月异的发展势头。接下来要注意的是必须掌握阅读文献的正确、高效的方法。

1. 循序渐进：一般应在掌握教科书内容的基础上再读综述、专著、年度评论、进展类的文章，以了解该课题发展的概况。综述型文章概括性较强，在短时间内可掌握较多资料，也有利于培养阅读兴趣。如果有中文综述应尽量先读中文，打好基础后再看外文。在了解一般进展的基础上再读研究论文原著，选读期刊时也应先易后难。阅读文献时遇到不懂的名词、概念不要轻易放过，要尽力查阅相关资料或向专家请教，这样才能真正看懂全文内容，不至于产生误会或曲解。

2. 浏览与精读相结合：在时间不允许仔细阅读时，必须采用浏览的方法，就是简单看看文章题目、摘要、方法、结论等内容，不求掌握全部细节。对于本专业特别是自己要进行研究的学科内容，则需要深入钻研，要求全部弄懂。总之浏览追求广度，精读追求深度。

3. 全面阅读与专题深入相结合：为了跟踪本专业的新进展，必须在平时积累文献资料，应选择几种与本专业关系密切的期刊定出阅读计划，坚持每期不漏的日常阅读。坚持日常全面阅读与专题系统阅读结合，就可以在阅读的深度与广度两方面得到提高。

三、怎样积累文献资料

积累文献资料有两种基本方式：第一是做笔记，第二是复印文献资料。经验说明，单纯依赖复印收集文献，而不认真阅读做笔记，往往收效不大，因为作笔记可帮助加深对文献的理解和记忆，有助于提高阅读效率，还能培养思考与综合分析问题及文字表达的能力。

1. 做好笔记和题目索引卡：记摘要：将原著的方法、结果、讨论与结论用精炼的文字重述，对文中重要结论或讨论意见可原句抄录，以备引用。记重点：根据需要在精读或浏览后将实验方法、给药剂量、讨论论点或文中图表数据等摘记下来。记提纲：对一时来不及记录的内容可抄录一个提纲，或对一篇论文中实验部分的主要标题加以摘录。

2. 文献卡片的分类编排：对阅读的综述和精读之后要做详细笔记的，可用活页纸记录。对大多数文章只记摘要、重点、提纲的，记录在卡片上最方便。文献笔记不论写在活页纸上还是卡片上，如果不作适当的分类编排，积累多了无从查找，等于无用。因此对收集到的文献资料要根据各学科特点和需要定期进行分类与编排。有时对一些重要文章无暇摘记，可以只写成文题索引卡分类存放，以备需要时再查。

第五节　中医科研课题申报的基本程序

任何一个科研课题的选定，都需要经过一个提出问题——→查阅文献——→形成假说——→确定方案——→选定课题的过程，这些都是为申报课题所做的准备工作。当这些前期工作准备就绪以后，就要正式着手进行课题申报，这就要求科研工作者必须了解课题申报的基本程序，尤其是课题申请书的填写方法等，以提高课题申请的中标率。

一、撰写开题报告

开题报告应由课题负责人认真撰写，其内容基本上是《课题申请书》的初稿。开题报告的陈述水平可初步反映出研究者的科学思维、理论认识、实践能力和工作的科学性、可靠性及预期结果的可及程度。开题报告的撰写格式尚未统一，可参考《课题申请书》内容或按以下格式：①研究目的、意义；②选题依据；③主要研究内容及技术路线；④研究工作进度安排；⑤开展研究的技术力量和设备条件；⑥已有的预试情况；⑦经费预算。开题报告应在课题组内部进行讨论、修改，然后提交单位科技管理部门组织审核。

二、单位学术委员会讨论审核

单位科技管理部门收到课题组撰写的开题报告后，应及时组织本单位学术委员会成员（必要时邀请相关专家和科技管理人员参加）召开开题报告会，对开题报告的内容进行讨论、审核。开题报告会由课题负责人作开题报告。单位学术委员会一方面对该申请课题的真实性、必要性及可行性等进行讨论、审核，另一方面要对该申请课题在设计上的不足之处提出修改、完善的意见和建议。会后应对申请的课题做出详细的评审意见。

三、填写课题申请书

申请课题通过单位学术委员会审核认为可以上报后，课题申请者就在开题报告的基础上着手正式填写课题申请书，课题申请者一定要重视，把应该表达的内容以文字形式客观详细地写入课题申请书中。课题申请书应是集体智慧的结晶，课题组成员应从自己的专业出发，根据个人在课题中承担的任务提出周密而科学的设计，经课题组讨论后由课题负责人最后整理、执笔成文。课题申请书填写主要内容与要点简介如下：

（一）封面

1. 项目类别：系指所申请课题的性质，一般按联合国教科文组织对科技活动中研究与发展部分分类，即基础研究（包括应用基础研究）、应用研究、开发研究。此外，软科学研究可以单列。

2. 课题名称：是研究工作者对某个问题在理论认识和实验手段方面的高度概括，即把申请研究的内容用最精练而明确的文字表达出来。课题名称应包括研究对象、采取手段（或施加因素）和预期结果（或实验效应）这三大要素；并含蓄地体现假说的内容；附加限定成分如初步研究、分析等使题目局限、研究内容留有余地；以动名词如实验研究、调查报告等结尾以表达研究题目的性质和特点；其字数一般不要超过20个汉字，最长不超过25个汉字；切忌太笼统，最好一个题目解决一个问题（大型综合性课题可下设若干具体分题）。注意研究病因的题目应当包括暴露因素与其后果（疾病名）；研究发病机理的题目应包括病名与某方面机制；流行病学研究应包括疾病名称与流行因素或调查某病的发病率、患病率；研究诊断的题目应包括疾病名与诊断方法名称；研究预防、治疗的题目应包括疾病名称与干预手段（如某种药物、手术、物理或心理疗法等）及结果（如疗效、毒效等）；预后研究应包括疾病或某一病征与病程的结果如痊愈、死亡或并发症。在国家中医药科技攻关招标项目中，其项目、课题和专题名称均已在《招标指南》中给出，此时所有课题或项目、专题名称都必须根据《项目指南》中的名称来写，或在规定专题名称后加括号填上自己拟定的名称。

3. 课题承担与参加单位：课题承担单位指该申请课题的主要负责单位即牵头单位，一个课题中只能有一个课题承担单位，其余均为参加单位。参加单位在课题研究中承担了部分工作。一般对课题参加单位数目没有限制，但一个课题的承担单位与协作单位加在一起最好不要超过 5 个。

4. 课题负责人：系指完成申请课题的承担单位的首位研究人员，也称课题组长，应为课题提出者，并且是组织和主持该申请课题研究的课题组第一号人物。一般一项申请课题只填写一名课题负责人。

5. 起止年限：系指课题的开始和终止时间。课题开始时间一般应为估计招标部门能下达课题计划的时间，起止时间填写不当会造成今后研究工作中时间上的被动。

6. 课题编号：这是课题招标部门为了对招标课题进行归纳、分类，以便组织同行专家进行评审而设立的，一般在《招标指南》中作出统一编制。填写课题编号一定要准确，否则会导致计算机分类错误而使同行专家无法评审。

（二）简表或摘要

此部分包括研究内容和意义的摘要，即概括性地介绍立题依据、实验方法、研究内容和科学意义等。这是课题招标部门和评审专家首先观看的部分，也是最吸引他们注意力的关键性部分，因此简明、准确是填写此部分内容的主要要求。

（三）国内外同类研究现状、水平与发展趋势

此项内容要求填写者撰写一篇浓缩的专题文献综述，有的还要求列出引用文献的目录及出处。通过此项内容主要考察申请者对国内外同类研究的现状、水平及发展趋势的了解程度，从而判断申请者的科研思维能力。申请者必须查阅众多文献资料作为依据，在撰写时要紧扣和本研究内容有关的的研究动态，包括国内外同类研究有哪些、有何进展和成果、目前还存在什么问题等。尤其要注意阐明本申请课题与国内外同类研究相比有什么优势和特色，即充分说明申请课题的先进性和新颖性，以便专家评审时参阅。现在有些课题招标如国家中医药管理局除要求撰写国内外同类研究的现状与发展趋势外，还要求同时有指定信息部门提供的课题查新证明作为必要附件。填写时应注意避免下列问题：①动态描述不清；②内容笼统庞杂；③缺乏针对性与概括性；④未能明确创新之处；⑤以课题查新证明代替。

（四）研究内容

1. 研究目的、意义和目标：不需大篇幅展开论述，只需简明扼要概括目前该课题同类研究的现状及存在的不足之处，拟开展的研究内容主要针对性解决什么问题、拟达到什么目的，它对中医临床实践与理论研究将起什么样的作用，以此说明研究该课题的目的和意义。

2. 立题依据：开展任何一项中医药科研课题都应有其理论根据，这就是立题依据。例如某方药治疗某疾病的临床研究就一定要先阐述中医理论对该疾病的病因病机认识，然后按中医理法方药的原则对所拟方药进行处方分析，以此说明拟研究的课题是符合中医理论的。还有一种情况，拟开展的研究与传统中医理论在某些方面不一致，这也是允许的，因为中医理论本身也需要在实践中不断发展的。但课题申请者必须提出自己的新观点并从中医角度进

行阐述。

3. 工作假说：科研工作假说的形成经过以下 3 个步骤：发现现象提出问题；调查研究建立假说；合理构思完善假说。医学科研的科学假说必须在实践中可以重复和验证，中医药科研假说是一种假定成立的医学理论，围绕假说的验证和发展研究可以促进中医药学理论的发展和学术进步。

4. 技术路线与设计方案：这是申请书的技术关键，是指导整个科研过程的重要纲领，实质上就是要求课题申请者对申请的课题进行科研设计。技术路线指进行实验的具体程序和操作步骤，要按实验过程依次择要叙述，每一步骤关键点要讲清楚并具有可操作性。如中药制剂研究，要注明主要工艺流程路线和框图，在其中要说明可能遇到的问题和解决方法。设计方案的最基本原则是随机、盲法和对照，这也是实验科学性的最基本保证。具体科研实验方法种类繁多，按学科分为生理学、生物化学、生物物理学、免疫学方法等，按性质分为功能学和形态学方法，按层次和水平分为整体水平、器官和组织水平、细胞和亚细胞水平（如细胞生物学方法）、分子水平（分子生物学方法）、亚分子水平（量子生物学方法）等。在选择实验方法时要遵循先进性、经典性、协同性、创造性原则，实验观察所选择的指标应具有特异性、客观性、重现性、灵敏性、技术和设备的可行性。要注意对实验结果记录方法和统计处理分析方法的选择。

这部分内容直接反映了课题设计是否科学、严谨，因此写作上应当注意层次清楚，明确简练，周密科学，具有条理性与可操作性。具体内容上，要抓住设计主要环节（标准、对照、指标、方法）进行叙述，立意上要突出新（研究思路新、实验方法新、技术路线新）和实（工作扎实、内容真实、写作实在），反映出整个课题的设计思路。涉及到处方药物的组成、制剂工艺参数等关键性或保密性内容时，可在申请书中只列出处方药物但不写明剂量，或写出部分能说明处方依据的代表性药物，或者另行准备单行材料并标上密级（如只提供给主审专家评审等），交课题招标单位处理。在标书填写时应避免出现下列问题：①标准陈旧或缺失；②对照组设置不合理，不具有可比性；③观察效应指标针对性不强；④技术路线缺项或过于简单或不具可操作性；⑤借口保密不讲技术关键，或故弄玄虚以假充真。

5. 预期结果及其形式：这是课题申请者根据研究课题的目的及拟采用的技术思路和方法进行课题研究工作后，希望或可能产生的结果，应说明该预期结果的表现形式如论文、新药证书（或新药二期临床批文）、仪器等。如为应用性或应用基础性成果，应说明其应用的可能性及可望取得的社会效益与经济效益；如为理论性研究成果，应说明对中医基础理论的补充、完善之处和科学价值。填写时切忌盲目提高或降低预期结果。

6. 时间安排与分期目标：根据研究内容按年度分阶段填写，一般以半年时间为一阶段，以便课题管理部门定期检查课题进展情况。填写时要注意安排好各部分内容的开展顺序。

（五）现有工作基础和条件

1. 已有的研究工作基础：是指申请课题已做了哪些预试工作基础。填写时应简明扼要，必要时可附补充材料。中医药科研常见的预试实验有两种情况，一是在申请立题前申请者已有申请立题的计划，并取得了一定的实验结果，可以提供详细的预试资料；另一种是在临床实践中积累了大量资料，初步发现了一些苗头，虽然是经验性成分居多且没有按照科研设计要求进行过验证，但也应从中加以提取总结来说明申请课题的预试工作。

2. 已有的实验设备条件：是指课题申请者从事该课题申请研究时已经具备的实验仪器、设备条件等情况。一般说来课题申请者在申请课题时至少应具备开展研究的基本实验仪器和设备，有些仪器和设备可以申请课题经费资助。

3.开展研究的技术力量和协作条件：主要指课题负责人和课题组成员从事课题研究的专业水平和能力。课题组人员组成是影响课题中标的重要因素，也是保证课题按计划实施的必要条件，因此应根据课题研究内容来确定相关学科各类科技人员的组合方式，课题组的组成，应遵循自愿原则且不能轻易更改。判断课题组结构是否合理应从专业结构、智能结构、年龄结构和素质结构等四个方面来衡量。

（六）经费预算

即完成申请研究课题所需经费资助。应根据实际研究工作的需要和申请的课题"基金"经费开支范围来实事求是地填写，应详细列出经费预算项目、需要理由及数额，使课题招标部门和评审专家能判断出所需每项经费是否合理必要。科研经费是保证课题实施的先决条件，目前各类科研经费均采用项目一次核实、分期拨款、年终结算、项目结束后总结算核销的办法。不同基金课题对科研经费的使用有不同的要求，一般来讲下列为正常科研经费支出范围：①仪器设备费；②实验材料费；③科研业务费；④实验室改装费；⑤科研协作费；⑥组织实施费；⑦其它费用。

（七）申请者正在承担的其他研究工作与以往工作成果

前者包括对申请者正在承担的攀登计划、"863"计划、攻关任务和各部委、省市任务等项目的名称、编号、任务来源、起止年月、与本申请项目关系等情况的说明，后者包括对申请者负责完成的前一个已结题科学基金项目的说明，注意对其后续研究进展及与本申请项目的关系应加以详细说明，必要时附已结题项目《研究工作总结摘要》及已发表主要相关论文首页或专著封面。

（八）申请者承诺与所在单位及合作单位的审查与保证

申请者应保证填报内容的真实性，并承诺如获资助将按计划认真开展研究工作、切实保证研究工作时间、按时报送有关材料。合作单位要说明是否同意参加合作研究并保证对研究工作的支持与监督。申请者所在单位应说明是否已对申请内容进行审核、是否同意学术委员会审查意见并对能否为该研究工作的开展提供必要的研究条件表态，并根据申请书要求由单位科研管理部门草拟意见，由单位科技主管领导同意后正式填写并签章。

四、按规定程序及要求报送课题

课题申请书填写后应及时交给所在单位科技管理部门，单位科技管理部门首先应对课题申请书形式进行审查，然后按课题招标部门规定的份数复印（原稿存本单位科技管理部门），最后将课题申请书在规定时限内送交上级科技管理部门或直接交送招标部门。

五、专家评审表决

接到申请书后各基金会将进行初步审核，并按申报学科分给有关同行专家进行书面"同行评议"，然后召开小组评审会请专家评议表决，基金会根据评审表决情况批准要资助的项目并通知申请人。

六、签订科研合同

由于各级课题申请书的格式并不完全统一，因此科研合同的签订形式也有所区别。有的是课题申请书和合同书合在一起，即在申请书中有"合同签署"一页，课题申请者在申请时先在"合同"页中乙方（课题承担单位）一栏签字盖章，课题中标则招标部门在"合同"页中甲方一栏签字盖章即视为合同生效，如国家中医药管理局科研基金的申请即采用这种形式。也有的是将课题申请书与合同书分开，申请课题时只填写课题申请书，中标后再根据招标部门评审意见填写科研课题合同书。

第六节　中医科研课题的申报要点

一、科研选题注意事项

1. 科研选题要具有清晰性、确定性，要有明确的目标和任务，对选题大小、范围确定应量力而行，一般宜小不宜大。

2. 注意观察指标的特异性和突出中医药特色，以增加选题的准确性。

3. 中医基础理论的研究必须抓住关键性实验和推理，临床观察的选题要有确切的疗效。

4. 选题要掌握课题的成熟程度，抓住关键性时机。要避免条件不成熟过早动手空耗人力物力，或动手过晚则落于人后而毫无意义。但选题也不应一味赶时髦挤热门，应从效果考虑，对于具有潜在发展前途的课题不应过于强调即时效果而轻易弃置。

二、填写申请书注意事项

1. 按规定格式要求填写课题申请书：目前各级部门中医药科研课题申请书的格式尚未完全统一，因此必须按有关招标部门规定的课题申请书格式进行填写。

2. 详细阅读课题申请书内附的"填写说明"：在填写申请书前详细阅读填写说明，对哪些项目应该填、怎样填均应做到心中有数，这样才不会把一些栏目漏填、错填，以至于给课题申报及评审带来不必要的麻烦。还要注意填写说明对字体、大小、纸张等细节的特殊要求，以免影响申报课题的中标。

3. 字迹要工整，卷面要整洁：现一般要求交打印稿。

三、申报课题要点

申报课题时从选题、建立假说到申请书填写、报送，任何一个环节的疏漏或马虎，都将导致整个课题申请工作的失败。申报课题应注意：

1. 选定的题目一定要具体与切实可行，尤其在选题时应结合实际，量力而行，应根据自己的主客观条件选择经过努力后可解决的课题。

2. 题目应简明准确，大的课题要区分总题目和分题目，避免无效的重复劳动，协调交叉学科和多学科的大协作。

3. 科研课题要相对稳定，课题组成员要稳定可靠，以保持科研工作的连续性。

4. 紧密联系临床防治实践，进行基础研究要有应用价值，避免单纯基础研究不易得到科研基金的资助。

5. 选题要结合地方经济、社会和医学科技事业发展特点，注意国际合作。

四、努力提高中标率

对于科研招标而言，总是标书很多，经费有限，竞争激烈，中标率低。不能中标的原因是多方面的，学术水平问题永远是落选的第一原因，科研管理水平问题只是第二位原因，而政策因素或基金经费缺额仅为次要原因。由此可见申请者如何提高自身学术水平是当务之急。此外，努力提高标书撰写质量也有助于提高中标率，具体可以从以下几方面考虑：

1. 确定明确、适宜的选题：课题研究目标和内容太庞大，缺乏重点，主攻方向不明，阶段目标不清，盲目撒网，各种指标齐上，结果是各种资料数据繁多但难以分析，不能得出明确可靠的结论，往往拿不到确切的成果。因此必须确定明确、具体、可操作性强的选题，研究目标相对自身条件要适宜，不可大材小用，也不能不顾实际情况一味追求高精尖。

2. 突出新意与特色：选题时对国内外有关研究动态和发展趋势调研不够，没有新颖的设想和目标，盲目立题的结果只能是低水平重复别人工作，获得的结果不能超过前人研究水平，因此缺乏创新性是其落选的重要原因。要克服这个问题，就必须充分查阅文献资料，确保申请项目具有创新性。另外，对于一个研究领域的重要科研项目采用新观念、新设计、新方法去探索，从多方面或不同角度进行综合研究，往往也是可能中标的。

3. 完善技术路线和实验方案：大多数申请书都存在实验设计的各种缺点，包括分组设计、技术方法等最容易出问题的细节，因此直接严重影响验证假说的真实性与科学性。因此在撰写标书时要注意，已采取的研究方法必须反映当代技术水平与相应层次，技术路线必须明确表明检验假说的基本思路，实验方案必须正确反映检验假说的基本过程。

4. 加强工作积累与条件准备：如果科研技术力量薄弱，缺乏学科带头人，层次结构或专业知识结构不合理，难以胜任研究工作；或者实验场所或临床基地缺乏，或仪器设备条件不足，或动物、试剂不合格，预计难以实现研究目标和取得成果；或者在没有具备实际可能条件的情况下，轻率选择过大、过难的题目，或想在较短时间完成需时较长的题目，都会因缺乏工作基础与科研条件而导致投标落选。向国家、部级或省级政府科研管理部门投标，一般都要有科研预试。已积累一定实践资料，有可能获得成果的课题，才有可能中标。

5. 明确填报各项要求：各类科研基金都有其宗旨、目标和资助重点、资助强度与优先条件，对申请条件和申请书的填写作出不同的具体规定，因此课题申请人要根据自身素质、工作基础和研究条件等选准要报送课题的基金会，并认真正确填报各项要求。如果申请人不符合条件或没有按照要求认真填写，申请书不被采纳是必然结果。另外，申请书是写给评阅人和拨款决策人看的，为促使他们作出是否资助的判断，申请书内容应十分清楚、准确和完整，避免使用难以理解的行话或高度专业化的术语，对不常用的缩写或符号要加以注明。

6. 善于将失败转化为成功：在我国目前情况下，投标落选的概率是相当大的，因此申请者大可不必因为项目未能中标而灰心丧气。关键是从落选中吸取有益的教训，使这一次的失败教训转化为下一次成功的经验。国家自然科学基金委员会等申报项目管理部门，每年都对每份未中标的标书简要地提出落选原因。冷静地分析这些原因，切实领会关键所在，然后针对未被批准的关键因素扎扎实实做些努力，做出实质性修改，在下一年度可以再次申请。当然，如果申请者对所报项目的国内外情况非常了解，确信落选原因是不够中肯的，则可书面向该基金管理部门说明情况，最好附上国际权威性刊物的最新论文作为佐证，重新申报也有中标的可能。

总之，申报课题是参与科研水平的竞争，如何建立和扩大自己所从事专业中某一领域（或某一方向）的优势，是争取中标的核心所在。

（王键　赵辉）

第三章　假说与中医科研

假说是根据一定的科学事实和科学理论，对未知的自然现象及其规律提出的一种推断和解释。人们在科学研究中，总是要运用科学假说的方法，探索未知的自然规律，逐步形成科学的理论。任何科研必须先有假说，而实验只是验证假说的途径。因此，建立假说是科研选题的核心环节，正确地提出假说是科研工作者的一项基本功。

第一节　假说的作用

人类为了探索错综复杂的自然现象背后的原因，揭示自然界的发展规律，创立科学的理论，往往要根据已经掌握的科学原理、科学事实，经过一系列的思维过程，预先在自己的头脑中作出一些假定性的解释。例如清代医学家吴又可根据中医理论和他丰富的临床经验，针对当时一些疾病的流行情况，提出"异气"学说。他在《瘟疫论·原序》中说："夫瘟疫之为病，非风非寒，非暑非湿，乃天地间别有一种异气所感。""异气"也称作"疠气"，这一假说的提出，为以后传染病学的研究和发展奠定了基础。自然科学的发展形式就是假说。有了假说，再进一步进行新的实验和观测，就有可能导致新的发现。科研活动就是提出假说、检验假说、修正和发展假说的过程。假说在科学研究中的作用大致有以下几个方面。

一、为科研创新提供雏形

科学研究的真正目的是发现新事物与形成新理论。新事物与新理论的发现和形成实际上都是科研工作假说被验证后的具体体现形式。例如，19世纪初，生物进化论在其刚提出的时候，还只是一个假说，后来在新的科学实践中，人们发现了愈来愈多的物种之间的过渡性的类型，如介于无脊椎动物到脊椎动物之间的文昌鱼，处于爬虫类到鸟类之间的始祖鸟等等，生物进化的许多环节在实际上得到验证。这时候，生物进化的假说就转化为科学的理论。由此看出，假说就是为发现新事物与形成新理论提供毛坯或雏形。从这个意义上讲，提出假说实质上也是一种科研方法。

二、为科研和实验提供方向

科学研究是一个探索未知事物和规律的过程，倘若没有假说，便无法着手解决这一未知问题。实验是科学研究的重要方法，没有假说实验就没有目标和方向。针对所研究的问题有的放矢地提出假说，这就为科研设计提供了目标与思路，使实验的主攻方向得以明确集中，技术路线能够具体与可行，从而避免盲目性与被动性。从这个意义上讲，科研的假说实质上是一种引导科研实验工作进行的思路，所以人们常将它称为工作假说。

三、为科学发展提供焦点

在科学发展的道路上，对于一个问题的解决，需要多途径多方法的探索，每个途径和方法可能提出一个假说，因此开始阶段必然是众说纷纭，各持己见，然后通过分析综合，统一认识。在这里，假说起到提供讨论与探索焦点的作用，它可以激发人们各抒己见，唤起众说，百家争鸣，从而促进不同学说与观点的争论。通过争论，从事物的多个不同侧面充分揭露矛盾，可以打破传统思想束缚，开阔思路，克服片面性，促进科学研究向更广更深的方向发展，从而推动科学技术的进步。

科学理论是对自然界客观规律的正确认识，但是由于受到各种条件的限制，人们不可能一下子达到对客观规律的真理性的认识，而往往要借助于假说这种科研方法，运用已知的科学原理去探索未知的客观规律，不断地积累实验材料，增加假说中的科学性的内容，减少假定性的成分，逐步地建立起正确反映客观规律的科学理论。

随着实践的发展，有时会出现原先的理论所不能解释的新现象，这就需要提出新的假说，建立新的理论。自然科学就是沿着假说——→理论，新的假说——→新的理论……这个途径愈来愈丰富，愈来愈发展。

对假说的作用，恩格斯做了极高的总结性的评价，他说："只要自然科学在思维着，它的发展形式就是假说。一个新的事实被观察到了，它使得过去用来说明和它同类的事实方式不中用了。从这一瞬间起，就需要新的说明方式了——它最初仅仅以有限数量的事实和观察为基础。进一步地观察材料会使这些假说纯化，取消一些，修正一些，直到最后纯粹地构成定律。如果要等待构成定律的材料纯粹化起来，那么这就是在此以前要把运用思维的研究停下来，而定律也就永远不会出现。"由此看出，假说作为一种科学研究方法，在自然科学的发展中起着巨大的作用。

第二节　假说的特性

要运用好假说，特别是要提出科学的假说，就要掌握假说的特性。科学假说具有以下几个特点。

一、来源的科学性

判断假说的来源是否具有科学性一般具有以下 3 个原则：

1. 假说提出的客观性原则：科学假说的提出应当是以一定事实为依据的，不能主观地凭空臆想。这些事实依据既可以是个人初步实践得来的，也可以是别人或前人的实践资料。由此看出，假说来源的科学性主要强调来源的客观性。如对糖尿病的认识：糖尿病属中医"消渴"之范畴，从《内经》开始，人们就认识到其发病与多食甘美多肥的食物有关，提出防治消渴病一定要节制饮食。孙思邈在《千金要方》中指出："能慎此（饮食）者，虽不服药而自可无他；不知此者，纵有金丹，亦不可救，深思慎之。"于是中医认为消渴病的形成与饮食不节有关，长期过食肥甘，醇酒厚味，积热伤津而成。这对后世研究糖尿病的发病机理以及控制饮食有效的防治糖尿病的发生和发展提出了科学的假说。再如，胃肠道神经支配的第三成分假说的提出，就是观察到在某些情况下，抑制效应既不因阻断胆碱能受体而取消，也不因阻断肾上腺素能受体而丧失，倘若阻断这些受体，抑制效应被取消，那么第三成分假说就没有提出的依据了。

2. 假说提出的解释性原则：提出假说不仅应该有事实依据，而且应能说明与解释已有的事实，不应与之相冲突，这就是假说提出的解释性原则。假说的解释性要求既能解释旧理论能够说明的事物和现象，又能解释旧理论不能说明的事实和现象。如中医针刺补泻手法引起"烧山火""透天凉"的感觉可能是血管舒张与收缩所致的假说即是如此，"烧山火"是皮肤发热的感觉，"透天凉"是皮肤发冷的感觉，而体表发热发冷可见诸于体表血管舒张和收缩时，所以补法时的热可能是体表血管舒张，泻法时的冷可能是体表血管收缩所致或与之有关。这一假说解释了传统的"烧山火""透天凉"的治疗机理。假说能够解释的覆盖面越大，表明假说反映客观规律的程度越好。当然在假说提出的开始阶段，不可能要求假说能够解释全部事实，但应能解释大部分事实特别是与假说建立有关的核心事实。对于那些暂时无法解释的难点，可以等待假说验证后再考虑难点是否属于反常或特殊情况。

3. 假说提出的相容性原则：假说的提出除应有事实依据外，还必须具有理论基础。也就是说，一个较好的工作假说不应当与已有的基本理论相矛盾，这就是假说提出的相容性原则。若有矛盾，通常需要增设辅助性假说或限制条件，以进行修改与调整。即使以新假说取代旧理论时，也应当继承旧理论的合理部分。例如中医对中风病病机的认识，唐宋以前，多以"内虚邪中"立论；金元时期，刘河间提出"心火暴甚"，李东垣认为"正气自虚"，朱丹溪以为"湿痰生热"。这些不同的观点并不矛盾，实际上是从不同的角度论述了中风病的发病机理，将这些不同的认识融合在一起，才较全面地揭示了中风病的病机。现代医学的脑卒中属于中医中风病的范畴，对脑卒中的发病机理尚未完全阐明，有人认为是在诸多因素的作用下，交感神经兴奋，血压升高而发生；有人认为是在某些因素的作用下，血管内皮功能下降而发生。以上两种学说只是解释了发病机理的一个方面，实际上脑卒中的发病机理融合了交感神经病原学说、内分泌学说、肾脏缺血学说等众多学说。再如 20 世纪 70 年代流行的感染性休克微循环学说，强调营养血管灌流量锐减，而当今休克学说强调细胞肽（特别是肿瘤坏死因子、白介素-1 等）对血管内皮细胞的活化与损害作用。后一假说并不排斥营养血管灌流量锐减在休克发病学中的意义，但在概念上深入到一个新的层次。若提出的工作假说与某些非基本理论相矛盾时，同样也可暂时搁置一边，待假说验证后再考虑这一问题。总之，就工作假说的建立而言，事实依据与理论基础是两个基本支撑点，二者缺一不可。

二、说明的假定性

尽管假说是以一定事实为依据，经过科学思维作出的推测性设想，但是由于设想的是一个未知的问题，这种设想必然只是一种假定性说明，其具有不确定的性质。尤其在生物医学领域，影响科研的因素较多，假说的不确定成分更大。因此建立假说的形式可以是一元的，也可以是多元的。例如中医研究冠心病的发病机理，有人从气滞血瘀、有人从肝失疏泄、有人从肾气不足、有人从脾失健运、有人从痰湿郁阻等各个不同的侧面进行探讨，这些都与冠心病发病有关，但是到底哪种因素最重要，哪些起着决定性作用，还不能确定。再如，影响感染性休克和弥散性血管内凝血发生发展的因素很多，但到底哪些是预后的决定性因素，仍不能确定。还有有人观察到循环血中有巨核细胞（MK），且 MK 在肺动脉血中的数量远远多于肺静脉血，而血小板的数量在肺动脉血中远远少于肺静脉血，因此假定 MK 在骨髓成熟后可能进入血流，真正释放血小板可能部分发生在肺，但迄今对此尚无定论。以上这些都需要采用多元性假说，解决这些问题往往需要采用多元性分析，其中多元逐步回归法是最常用的方法。

三、预见的可检性

假说的预见性是假说的科学价值之所在。假说反映客观事物的本质越深刻，它的预见能力就越强。但假说的真正价值取决于它能否被证实，因此一个好的假说，应当是可以检验的。就科研而言，科研假说就是工作假说，它应当是可验证的，难以验证的设想不宜作为科研工作假说。判断某一科研工作假说是否成立，不能依靠主观宣传，而应取决于实验检验的结果。历史的经验告诉我们，在学术上依靠行政命令手段，凭借长官意志推行一种假说，去压制另一假说，必然会阻碍科学的发展。如前苏联曾经强制推行勒伯希斯卡娅的"活质学说"，反对摩尔根的"基因学说"，其结果严重地阻碍了生物科学的发展。随后，摩尔根的"基因学说"不断地被广大科学家的研究所证实，并不断得以发展，现已成为举世公认的原理，极大地推动了现代分子生物科学的发展。由此可见，对于科研工作假说的检验，只有通过实验来解决。然而在进行实验检验时会受到时间、空间、物质技术条件等方面的限制，当某些条件不具备时，逻辑检验可作为实验检验的一个有效而必要的补充。但是逻辑检验只是一种理论思维活动，真正彻底解决问题最后还是得依靠实验。

四、发展的螺旋性

为真正解决一个问题而建立假说，一般不会一次完成，大多数要经过若干次假定——>检验——>再假定——>再检验，根据检验的客观事实，不断修改与补充，逐步得以完善。例如，若干年前澳大利亚许多地区所喂养的绵羊发生疾病，经化验检查发现这些绵羊的血色素减少。由于这些地区雨水充沛，草木茂盛，各种营养素与普通维生素等一般不会缺乏，于是假定这种贫血可能是缺铁所引起。通过用不添加和添加粗制铁剂（铁粉末）两种饲料进行喂养对比实验，结果发现添加粗制铁剂的可不发生该病。似乎第1个缺铁的假说被证实了。但随后实验发现添加纯铁剂（硫酸亚铁）与不加组之间差异并无显著意义。这时不得不修改第1个假说。进而假定添加铁粉末之所以收到疗效，可能是来自粗制铁剂中的其他杂质。经过添加多种微量元素进行对比实验，结果发现只有钴具有显著疗效。这样似乎说明第2个假说正确。后来进行钴盐喂养和钴制剂注射，比较其疗效。结果表明在饲料中添加钴盐喂养有效，而注射钴盐无效。此时又不得不修改第2个假说，转而又提出第3个假说：可能是肠道共生微生物利用钴来制造抗贫血的物质。经过各种不同微生物利用钴的实验情况进行对比，结果发现大肠杆菌能利用钴合成维生素 B_{12}，维生素 B_{12} 具有抗恶性贫血的作用。从此例可以清楚地看出，前一假说虽不正确，但为后一假说的建立起到了启示和桥梁作用。所以一个科学假说的建立，往往需要经历实践——>认识——>再实践——>再认识的螺旋式发展过程。

第三节　假说形成的方法

假说的形成是一个十分复杂的过程，前已提到事实依据与理论基础是建立假说的两个支撑点，然而假说的形成不是就事论事或事实与已有理论的混合。在已有的事实与理论基础上形成假说，必须经过一个较严密的逻辑思维过程。逻辑方法是假说形成的常用方法。在科研工作假说形成中，基本的逻辑方法有以下几种。

一、比较分类法

首先要对科研对象之间的异同进行比较，而后根据异同将对象区分为不同类型，这是自然科学研究最常用的一种方法。例如同样是被大雨浇淋，有的人就得了风湿，有的人就健康如常。于是设想这与每个人的免疫功能有关。同样是风湿，有的人表现出湿热症状，有的人表现出寒湿症状，于是设想这与每个人的体质有关，素体阳盛者，湿邪侵袭人体以后，湿郁化热，于是表现出发热、关节肿胀、疼痛、局部可发红等湿热蕴结证候。如素体阴盛者，感受湿邪后，寒湿郁滞，表现关节疼痛、肿胀、局部发凉等证候。于是临床上分阳热体质与虚寒体质，对于我们临床辨证论治风湿病具有重要意义。再如，受体学说的发展，同一生物活性物质作用于不同器官或细胞，其生物效应不同，于是设想这是由于受体不同所致，进一步根据部位、结构及功能（反应）的异同，又可将受体分为若干亚型，肾上腺素能受体分为 α 与 β 两类，再进一步，α-肾上腺素能受体又分为 α_1、α_2，β-肾上腺素能受体分为 β_1、β_2、β_3。随着科研工作的深入，α_1 受体又分为 α_{1A}、α_{1B}，α_2 受体又分为 α_{2A}、α_{2B}、α_{2C}。这种分类对于指导激动剂、阻滞剂和拮抗剂临床用药与实验研究都具有重要意义。

二、分析综合法

所谓分析，就是把整体分解为部分，或将复杂的事物分解为简单要素，把动态化为静态进行研究。综合是与分析相反的一种思维过程。在分析基础上的综合，在综合指导下的分析，这是现代科学研究中的一个重要特点。医学研究的对象是非常复杂的有机体，因此采用分析与综合相结合的研究方法是符合认识规律的。中医学强调整体观念，系统研究和综合性研究较多，现代医学应用分析方法研究较多，如能将二者结合起来，进行逻辑思维，对于科研假说的建立具有更大意义。例如对于病毒性肝炎的研究，现在已分离出甲、乙、丙、丁、戊等多种不同的病毒，对它们分别进行深入地研究，都各自有各自的发病特点和规律，其临床症状表现上也有不同。从分析的观点，只要感染了肝炎病毒，就容易患肝炎病，治疗以杀灭肝炎病毒为主。但许多事实表明肝细胞损伤的程度及临床症状表现与其中病毒抗原检出率并不平行。综合分析，这可能与机体的免疫功能有极大的关系。根据这一假定，所以对于一个病毒性肝炎病人，中医强调在治疗上既要清热解毒，又要健脾益气、扶助正气。结果在扶正祛邪的治疗原则指导下，处方用药，取得了更好的治疗效果。再如，核内受体超家族学说的发展也是分析综合法的一个典型事例。甾体激素受体、甲状腺素受体、维甲酸（视黄酸）受体都属于核内受体，对它们分别深入研究的结果表明：它们在一级结构及其基因结构上具有同源性。它们的一级结构均可分为 6 个区域：N 端的 A/B 区具有转录激活作用；C 区为 DNA 结合区；D 区与受体在核内定位有关；E 区为激素结合区，可与配基（激素）和热休克蛋白结合；F 区功能意义未明。由于这些结构区分别参与配基与受体、受体与 DNA、以及受体与其他核内转录因子的相互作用，因此结合起来考虑，核内受体超家族是一大类转录调节因子。近年来，越来越多的实验证明，在分析基础上进行综合而建立的核内受体超家族假说是成立的，并且这一假说已对核受体病的深入研究起着重要的推动作用。

三、归纳演绎法

人类对于事物的认识存在由个别到一般和由一般到个别两个过程。由个别到一般的主要思维方法是归纳，由一般到个别的主要思维方法是演绎。归纳与演绎相辅相成，归纳是演绎的基础，演绎是归纳的指导。归纳与演绎相结合，这也是科学研究中重要的基本逻辑方法。

1. 归纳法：在医学研究中，科研工作假说的形成，以归纳法应用最多，尤其研究因果关系时更是如此。常用的归纳法有以下几种：

（1）求同法：又称类同法、一致法或契合法。是根据事物发生的类同性提出假说。例如，多种原因可以导致休克，各种休克的晚期均有出血现象；这种出血现象的发生是由于弥散性血管内凝血（DIC）造成的，并且 DIC 的严重程度与预后好坏成反比。因此可以提出

DIC与非可逆性休克的发生相关的假说。再如，调查发现冠心病多发生于高血压、吸烟、高血脂、肥胖的人，从而提出这些因素是冠心病致病因素的假说。

（2）求异法：又称差异法。即根据观察到的事物间的差异提出假说。例如中风的死亡率甲地高于乙地，两地条件相似，只是甲地食盐摄取量高于乙地，因而可以提出食盐摄入量与中风死亡率有关的假说。

（3）同异共用法：又称同异结合法。这是将求同法与求异法结合使用而提出的假说。例如，肺癌患者中吸烟者占很大的比例，相同情况下吸烟者肺癌发病率明显高于不吸烟者，因此，提出肺癌发病与吸烟有关的假说。再如，有关宫颈癌的病因问题，据国内报道，性生活越是混乱的妇女发病率越高，早婚妇女发病率又高于晚婚者，这是求同；与此相反，修女、尼姑与独身妇女很少患有宫颈癌，这是求异。于是有人提出假说：性生活中的某些因素可能与宫颈癌发病有关。随后研究表明：宫颈癌可能与性交引起的第 II 型疱疹病毒感染有关。

（4）共变法：又称同变法或伴随变异法。它是根据事物的某一因素总是与该事物某种现象伴随发生，从而提出该因素与某现象可能存在因果关系的假说。例如大量食用黑木耳可有出血倾向，患者皮肤出现紫癜，而紫癜的常见原因是血小板功能障碍，因此提出黑木耳可能含有抑制血小板功能物质的假说。现已逐步得到证实。

（5）剩余法：在逐一排除各种可能的因素之后，剩余的因素就是可能的原因。这也是较为常用的一种提出假说的方法。如有人研究四物汤的补血作用，将其中熟地、白芍、当归、川芎分别进行实验，结果白芍几乎无促进造血祖细胞增殖的作用，熟地与川芎作用也较微弱，于是可以提出四物汤的生血作用主要在当归。实验证明果然如此。再如肾上腺素能兴奋 α 与 β 两种受体，用 α 受体阻滞剂酚妥拉明后，注射肾上腺素不是升压而是降压，从而推断激活 β 受体可以引起血管扩张。有时剩余的因素也可能是未知的，例如某些引起血小板聚集的物质，已知有二磷酸腺苷（ADP）与血栓素 A_2（TXA_2），当阻断二者作用后，仍可导致血小板聚集，因此提出血小板聚集除 ADP 和 TXA_2 两个途径外，可能还存在第三途径的假说。

2.演绎法：演绎实际就是推理。是根据已知的事实或规律来推论未知事物的方法。又称类推法。例如阿托品属于 M-胆碱受体阻滞剂，能扩张血管，改善微循环，从中药天仙子中分离出的莨菪碱也属于 M-胆碱能受体阻滞剂，因此推测它也具有改善微循环的作用，这一假说已被大量实验与临床材料所证实。再如根据元素周期规律推理得出某些未知元素的质量和理化性质，根据 RNA 碱基三联密码子规律推断出蛋白质的一级结构等等。这些都是通过演绎法作出重大发现的典型例证。然而，由于生物科学的复杂性，许多因素和机理尚未阐明，因此演绎推理并不一定都是正确的。当推断的"假说"与实验事实不符时，往往提示另有影响因素存在，有时可能是新发现的起始点。

应当强调指出：在提出一个假说和完成一个较大的科研项目的过程中，实际上往往需要使用多种逻辑方法与非逻辑方法（如形象思维、直觉等）。所以，很好地掌握这些思维方法，恰当巧妙的配合应用，便可达到事半功倍的效果。

第四节　正确对待假说检验

一、检验证实需要进一步深化

科学假说形成之后，一方面因为它具有一定的科学根据，将对科学研究起指导的作用；

另一方面，由于它毕竟是对客观规律的一种假定性的说明，尚未得到实践的证明，可能是正确的，也可能是错误。假说是否正确，需要通过实践（包括调查、观察和实验等）来检验。检验的结果无非是证实或证伪。如果要证实一个工作假说，那就应该全面进行研究，观察在哪些条件下是符合的，在哪些条件下是不符合的，找出它的适用范围与局限性；并且深入地研究它的本质性内在联系，找出它的规律与机制，争取由假说上升为理论或定律。假说的发展往往有以下几种情况：

1. 假说形成以后，与新发现的科学事实产生根本性质的矛盾，因而原有的假说被推翻，代之以新的假说。

2. 新的实验事实与原有的假说在基本原则上相一致，但在某些具体观点上产生了矛盾，这就需要对原有的假说进行某些修正。

3. 由于发现了前所未知的新事实，从而丰富和补充了原有的假说，甚至建立新的假说来发展原有的假说。

总之，假说形成以后要不断地通过实践来检验，使检验证实不断地得到深化。实践不仅是假说形成和发展的源泉和动力，而且是检验假说的真理性的惟一标准。

然而，由于科学技术是不断发展的，事物也是不断改变着的，今天检验得出的结论，可能明天就需要修改与补充，因此不能将证实的结论绝对化。

二、检验证伪应予区别对待

如果检验结果与假说不符，甚至完全相反，即表明假说是不够正确或错误的。对于科学发展而言，证实与证伪都具有重要意义。因为没有证实，就不能肯定正确的假说；没有证伪，则不能否定错误的假说。对于一时不能证实的假说，通常应视具体情况，进行具体分析，给予区别对待。一般说来，要证实一种假说，虽屡遭失败，但检验结果并不能否定假说的核心，或虽难以证实，但无直接否定假说的证据时，则不能随便放弃原假说，仍应从不同角度或侧面，对其进行检验。

凡经多次实验，其结果或观察到的现象与假说截然相反，或面对检验结果即使补充假说也无法自圆其说时，则应当放弃原有假说。

三、检验假说的注意事项

1. 检验假说切忌片面性：检验假说最禁忌的是主观片面性。每位科研工作者务必养成尊重事实的思想作风与实事求是的工作态度。英国生理学家赫胥黎（Thomas Huxley）说过："我要做的是让我的愿望符合事实，而不是让事实与我的愿望调和。你们要像一个小学生那样坐在事实面前，准备放弃一切先入之见，恭恭敬敬地按照大自然指的路走，否则，就将一无所得。"因此，当我们遇到实验结果和客观事实与工作假说不符时，应当根据事实对假说作出相应的修正，甚至放弃原有的假说，且不可抓住与检验结果不符的假说不放。假说只是一种假定，只有与事实相符的假说，才有可能发展成为理论与规律，才能加以利用和发展。

2. 正确对待中医学中的假说：现在，由于我们的认识手段和实验方法及科学技术仍然有限，未知的东西仍然很多，尤其在中医学领域，几千年来人们经过临床实践归纳和总结出的理论和方药，有些经过检验已上升为科学理论，但许多中医假说，至今尚未得到充分地验证。如何正确认识中医药学中的假说，这是一个十分重要的问题。目前，对待这个问题有两种错误观点，一是否认中医药学中有假说，认为中医药学理论都是科学真理；二是认为中医药学理论都是假说，因而中医药学不科学。前者把假说混同于真理，后者将假说混同于谬误，这两种看法都是不符合实际的。明确中医药学中尚存在着假说，这并不否定其内涵可能存在科学性与真理性，而只是强调它尚待充分检验与发展。实际上，目前的生物学科大多都是经验、假说、理论三者的复合体，不过不同学科三者各自所占的比例有些差异而已。承认中医学中存在假说，尽量设法使经验与假说的构成比减少，使理论的构成比增大，这正是中医药学发展的必需。在中医理论中已存在着许许多多的假说，要充分利用现代科学理论、技术和研究方法来检验这些假说才能使中医理论得到升华。

3. 正确对待错误假说：正确对待错误假说，是一个值得注意的问题。就一个未知的事物而言，有一个假说总比没有任何假说为好。因为假说的基本作用是提出新的实验与观察，错误的假说同样的也起这个作用，并且通过实验排除了一种可能性，这对于科学的发展也具有一定的积极意义。实际上，大多数正确学说是从大量错误假说中吸取教训而逐步形成的，因此错误的工作假说也有一定的历史地位。

（吴翠珍）

第四章　中医药科研的基本要素及特点

中医药科研与其他自然科学研究的基本点是一致的，由被试因素、受试对象和试验效应三个部分组成，称为中医药科研工作的"三要素"。一项科研工作是否取得成功，要看"三要素"在整个试验设计中的安排与处理是否科学、合理、完善。在审视他人科研成果时，"三要素"是最关键的部分，如果不科学、不合理，此项研究的结论就不可靠，也没有评审的价值，由此可见学习、掌握、运用这"三要素"十分重要。

第一节　被试因素

被试因素（treatment, test factor）的确定由试验目的所决定，如研究某种疫苗对某病的预防保健作用，该疫苗是被试因素；研究某种降压药对高血压病的降压效果，此药为被试因素；研究吸烟与肺癌是否有联系，作为危险因素的烟草与吸烟的历史、数量应为被试因素。一般认为，被试因素可以是与受试对象本身相关的特征如性别、年龄、职业、遗传、心理等内因，或生物或化学或物理或心理（作为外因）等外因。总的原则，被试因素必须是试验中的主要因素，对于其他辅助因素可具体分析视为非被试因素，并在试验中作为误差来源严格控制。

一、被试因素数目与水平的选定

试验目的决定被试因素与水平的数目。被试因素水平过大，对受试对象可能引起某种损害或中毒，过小则可能观察不到反应效果，如没有经验继续处理，往往可导致错误的结论判断。基本的试验类型如下：

1. 单因素单水平：这是较简单、较易控制的试验，如 β-胡萝卜素对粘膜上皮细胞增殖的实验研究。

2. 单因素多水平：属单因素多群组试验，如不同强度针刺某穴位对胃脘痛治疗的效果观察。

3. 多因素单水平：如中药复方制剂中不同单味中药，或单味中药内不同成分的疗效观察。进一步观察了解不同因素对某病的作用效果。

4. 多因素多水平：如认同某复方中药对某病有疗效，哪味药是主药，哪味药是辅药，不同剂量又如何？相互有何作用……这是多因素多水平的试验研究。

二、被试因素与施加方式的选定

1. 被试因素的施加首先应明确该被试因素的性质，是否能表明进行本课题研究的目的与意义。如仍不能或无说服力度，最好另选其他因素作为被试因素。

2. 被试因素本身特征如给药剂量、刺激强度、频率、数目与水平选定如何，在正式设计之前应提出初步思考，再通过查新、预备试验、综合分析，拟出科学、合理的正规试验设计，使被试因素在设计中完好地提出与安排。

3. 被试因素一经确立，其性质、剂量、（药物）批号、剂型、加工方法（制药，煎煮，复方中药及煎煮的先后顺序、温度、时间，提纯方法等）与给药途径（口服，皮下、肌肉、静脉注射，灌注），都应明确规定，施加方式、条件、时间应标准化和固定化。

三、施药途径与剂量

如被试因素为药物，其施药途径与剂量是重要环节。药物吸收速度，肌肉≈腹腔＞皮下＞胃肠道；口服经胃肠道吸收需在肝脏内转化；皮下、肌肉、静脉注入后，需经肺生物转化；动脉给药多作用于被灌流器官。这为一般药理常识，关键在于明确所选定的药物固有的特性。应选择作用快，效果佳的途径与适合的剂量。不同途径给药剂量参考：以口服量为100％时，灌胃量为100％，灌肠量为100％～200％，皮下注射为30％～50％，肌肉注射量为25％～30％，腹腔注射为25％～30％，静脉注射量为20％～50％。新药静脉量为 LD_{50} 的 $1/15 \sim 1/5$。

第二节　受试对象

一、依科研种类、目的选定受试对象

受试对象（object）：一般性实验多选择小鼠、大鼠、兔、狗、羊、猪等动物。

临床试验，尤其是药物或某疗法多选人作为受试对象。如适合体内试验（in vivo），可采用整体作为受试对象；体外试验（in vitro）：器官（如体外循环）、组织、细胞、分子为受试对象；半体内试验（ex vivo），可先体内后体外。

受试对象的选定，取决于试验目的，取决于对被试因素的敏感特性。

现场观察生物制品或药物预防某病的效果时，受试对象必须为该病的易感者，如麻疹疫苗或紫草根预防麻疹，受试对象应为麻疹易感儿。对非易感者，应以流行病学等知识，衡量是曾患本病者，或是未曾患本病（也有本病隐性感染可能），可选择相应的免疫试验确定。但不排除询问病史、体格检查的参照价值。

研究参考值（正常值）范围，应当选择健康人作为受试对象，通常需要在不同性别与年龄分别选择较多的健康人或"相对健康者"（未患有影响该指标的疾病和未患有重要脏器疾

病的人）。研究病因学，往往需要将暴露于与未暴露于某危险因素的人进行比较。若研究某病的诊断方法，通常需要选择确诊本病的患者与未患本病的人，以便了解该方法的敏感度与特异度。研究某药对某病疗效，选择的受试对象必须经统一诊断标准确诊为本病。

二、选定受试对象的条件

作为受试对象，必须满足以下两个基本条件：①对被试因素敏感。②反应稳定。如降压药的受试对象若选轻度高血压患者，他们对药敏感，但反应并不稳定；如选重度高血压患者反应虽可能稳定，但对药不敏感；然而中度高血压患者大多能满足这两个基本要求，故观察药物的降压效应，宜选中度高血压患者作为受试对象。

三、受试对象的纯化

受试对象纯化的一般标准应是：

1. 诊断必须按全国统一标准确诊，不含糊其词。

2. 症状、体征、辅助检查结果具有典型性与代表性。

3. 病史明确（尤其是传染性疾病），符合流行病学规律（如某病的潜伏期、隐性感染，预防接种史等）。

4. 受试对象有可靠的依从性，中途不可间断。

四、受试对象影响因素的控制

1. 针对研究目的，选择年龄适合的人群，如调查营养因素对身高、体重的研究，应选儿童与青年人，但不应在生理第二高峰时期，更不能选择孕妇或老年人。

2. 观察健康状况研究，应控制受试对象的个体不同不良嗜好，如饮酒、吸烟或特殊饮食对消化系统疾病、心脑血管病、肾脏病的影响。

3. 用药的种类、副作用、剂量、给药途径、服用时间等均应严格控制。

4. 有较稳定的试验人员，按试验设计严格执行与控制。

5. 对门诊观察的受试对象，要严格掌握复诊时间，求其稳定性，要实事求是地记录。只有无法对住院病例进行观察时，才能选用门诊病人作为受试对象。

第三节　试验效应

试验效应（effect，reaction）是受试对象在被试因素作用下产生的相应效应或反应，而效应的有无或强弱总是通过具体指标来反映的，因此效应指标的正确选定是十分重要的。

一、效应指标的选定

1. 选定关联性明确的指标：选用的指标不完全取决于种类的多少，关键在于是否有明确的关联性，能否反映被试因素引起的效应。如传染性疾病，普遍存在发热，但不具有明显的关联性，然而肠伤寒的热型因有其特异性。又如观察活血化瘀作用，应选择抗凝、纤溶、抑制血小板活化与改善血管内皮功能以及血液流变学指标作为效应指标，仅以症状与体征改变来判断，在机理上是不能说明问题的。

2. 适当选择客观指标：在中医临床科研中，总结出的资料基本以临床医生经验为主判断病人病情的轻重，但不同的医生经验不同、水平各异。病人主诉受病情轻重、回忆、理解及个体感受阈值水平不同而异，常受主观意识影响。如在望、闻、问、切等经验基础上，增加客观指标如血压、血细胞计数、心电图、某些检测指标与特殊仪器检查（如 CT，MRI

等），可大大提高对效应指标评价的科学性、可信性。

3. 指标的灵敏度：所谓灵敏度是指选用的指标确定效应的最小数量级或水平。如观察细胞超微结构宜用电子显微镜，而进行血细胞计数采用光学显微镜即可。对溶液中某种微量物质测定，应根据效应大小选择相应的灵敏度（如 mg/L，μg/L，ng/L，pg/L 等）。而测定小鼠体重以感量为 0.5g 的药物天平称重即可。测定时应注意统一测定方法，制定判断标准。

4. 指标精确性：准确性体现在测定正确性的量度即准确度，用来反映测定值与真实值接近的程度。精密度表示各次测定值集中的程度。中医药科研在实验可重复的情况下，应选择既准确又精密的指标。在精确性中，准确是最根本的。

准确度与偏差系数（CB）成反比，精密度与变异系数（CV）成反比，R 代表回收率（recovery rate），$\bar{x}$ 为测定均值，s 为标准差。代入下列公式

$$CB(\%) = |100\% - R| \qquad （计算详见第七章实验误差及其控制）$$

$$CV(\%) = \frac{s}{\bar{x}} \times 100\%$$

二、科研反应指标选定要点

1. 指标标准统一：实验设计具体实施中，采集标本的取样方法、部位、时间、实验方法均应统一，如统一方法、统一试剂、统一实验条件及设备时间、人员。不能以个人经验改变统一决定，要求科学、严密，以免造成更大偏性，影响结果的正确分析。

2. 注意多因素、多指标配合：对无把握的指标，应根据具体项目内容，选择多指标互相配合。由于任何指标均可能存在假阳性或假阴性结果，多个指标相互印证往往是必要的。如内毒素引起严重急性血瘀证（弥漫性血管内凝血），常以血浆纤维蛋白原减少、血小板减少与凝血酶原时间延长反应凝血过程存在，同时以 D-二聚体、凝血酶时间延长或/和连续稀释鱼精蛋白试验作为继发性纤溶指标，其中任何一个指标单独阳性均不能诊断该证的存在。

3. 从实际出发，尽量采用先进指标：人类对于自然界客观事物的认识总是不断前进的，只有应用高、精、尖、新的方法与指标，才能深入认识事物的本质，才能把认识延伸到更深刻的"微观"或更高级的"宏观"世界中去。例如，研究中医的肝阳上亢与交感肾上腺髓质系统的关系，其中儿茶酚胺含量是一个重要的指标，而测定儿茶酚胺的方法很多，选择哪一种方法，这就要求科研工作者对各种方法有所了解并进行比较，然后根据需要与可能，决定自己的取舍。直接测定血浆中儿茶酚胺的含量，是比较理想的办法，但血浆中含量低，对测定方法的灵敏度要求高，一般多采用核素方法测定。尿中儿茶酚胺的测定，由于可以增大取样量，故可用荧光法测定，但此方法可受肾血流与滤过率的影响。尿中儿茶酚胺代谢产物香草基扁桃酸的测定是血中儿茶酚胺水平的间接反映，但易受代谢环节的影响，只有经浓集后才可用普通比色法测定。所以，有同位素实验条件的单位应争取做血中儿茶酚胺测定，具有荧光分光光度计的单位可作尿中儿茶酚胺的测定，一般实验室则可用比色法测定尿中儿茶酚胺代谢产物。但是，一项科研工作不宜多年单纯重复同一指标，应当根据科研的深入发展，相应地更新指标。

4. 避免与清除对指标控制的干扰因素：任何实验的客观指标测试与获得，必须严格掌握指标测试条件，避免任何干扰因素影响，引起各种误差导致错误结论。如甲基多巴可使血清类风湿因子试验呈假阳性。如观察活血化瘀药物对血小板的作用，受试对象必须停用非甾体激素（如阿司匹林等）1 周以上，否则会造成判断失误。

第四节 "三要素"在中医药科研领域应注意的几个问题

被试因素、受试对象、效应指标作为科研工作中的三要素，在中医、中药、中西医结合的科学研究工作中已被广泛接受。但因中医药学历经数千年，其独特的理论与经验学科体系，有着自身的优势和特点，因此"三要素"在中医药科研领域应用中应注意以下问题：

一、中医药科研的被试因素问题

1. 中医理论研究：中医药学的具体理论，是以阴阳、五行、四诊、八纲、脏腑、经络、气血、津液学说为基础的临床医学。如中医学中的温病是根据四时温病的临床征象与发病季节气候的变化，做出温病致病原因是外感温热病邪的理论概括，并以独特的规律有别于内伤杂病，把"六淫"作为温病的主因，以"辨证求因"，"审因论治"的经验治则，对不同证候分析，明确某病的病因类型，指导与运用于临床。古人从实践中摸索，总结出上述病因证候的理论实为难能可贵，现代以先进的科技手段，进一步认识温病与病原微生物的关系，加之外界季节温度变化对人体的侵害，引发为某病的病因就十分明确了。中医理论体系博大精深，与现代科技接轨，有些学术问题目前尚难一下全然明了。但就"三要素"中的被试因素而言，也可由抽象思维到具体客观化。如对气虚本质研究可设《脾气虚与血中胃泌素、促胰液素与胆囊收缩素关系的观察》、《肺气虚与血清血管紧张素转化酶关系的观察》等针对性较强的被试因素研究。

2. 中医治则研究：中医学领域中经常涉及到如扶正固本、清热解毒、补虚泻实、活血化瘀、通里攻下等治则，而对某种疾病还要辨证、辨型，同一病种或需败毒利湿，或需养阴清热等等。这正是"辨证求因、审因论治"在中医病因、证候、治则中经验宝贵之所在，值得在实践中发扬光大。但这些治则需要在不同疾病或同一疾病的不同证型，利用当代先进技术加以验证和发展，使之与现代生物科学接轨。

3. 中药与方剂的研究：在中药及方剂研究中应注意其独特规律及其特点，与一般化学药物研究有许多不同之处。如中药的四气五味、归经、升降浮沉、补泻配伍的运用中均应注意中药质量的标准化，如药源产地、品种鉴定、采集季节、贮存、加工炮制、药用部位的不同及给药途径不同，在作用上有着很大差异。在组方配伍用药中应在中医基础理论指导下，按照"君、臣、佐、使"的原则，辨证施药，在中药药理实验设计中，不可只认定中药提取的药物成分，只注重单体单味实验研究而忽视复方中药整体的综合性研究。

对于中草药生品，新制剂的成分研究及剂型均应按规定从药理、药效、毒理等实验研究寻求安全可靠的新制品，逐渐过渡到临床研究与应用。

二、中医药科研的受试对象

中医科研中选择受试对象时，如观察病人必须具备如下条件：

1. 符合近期国际、国内发布的专业学术会议通过的诊断标准。对象既有中医病证诊断，又有现代医学的诊断，而不是某部门、某人的经验之谈。

2. 证是典型的，型是清楚的，无夹杂症，无病证不明的型，应为辨证施治提供规范的依据。

3. 具备与病、证、型相应的客观指标。

在开展证的动物模型研究时，应尽量做出类似临床证候的动物模型（生理、病理及中药实验研究），并可以器官、细胞与分子作为研究对象阐明问题。

三、正确应用现代科学指标

现代指标（生理、生化、显微解剖或超微结构）很多，选择指标时不宜采用"撒网式"的方法，因为"撒网式"盲目性甚大，人力、物力浪费严重。应当根据中医理论、临床表现、病理过程与指标的本质。本着"少而精"的原则选择必要的指标。其次，在中医科研中运用现代科研指标，应对该指标的有关细胞学、生理学、生物化学与病理学意义充分了解。如 cAMP 是细胞内的活性物质，它本身并不能通过扩散而通过细胞膜，因此用药后血浆中cGMP 增加不能作为该药具有改善细胞功能的依据，而应以细胞内 cAMP 含量作为指标。又如研究滋补药促进核酸合成，若以^{3}H-胸腺嘧啶摄取量作指标，在体内只能观察造血系统与睾丸生精部分，而不能以正常肝脏作为观察部位。因为胸腺嘧啶只参与新的 DNA 形成，细胞增生不活跃的部位，不应当有明显的^{3}H-胸腺嘧啶摄取。若一定要了解该药对肝脏的影响，那么体内试验只能在肝损害模型（如四氯化碳造模）基础上或体外超薄切片组织培养进行观察。总之，作为中医科研工作者不仅要有坚实的中医理论基础，而且应当具有较丰富的现代生物科学知识。

（张东实）

第五章　实验设计的基本原则

在大多数科研中，科研三要素正确选定之后，就需要进行多个或一系列实验。为此应当根据专业与统计学知识，针对每个实验而制定较合理的安排与实验计划方案，这就称为实验设计（experimental design）。实验设计的核心是使实验误差降到最小限度，以保证实验结果的可靠性与可重复性，使结论具有良好的可信性。其次，实验设计科学、合理，可以使实验效率提高。因此，实验设计在中医药科学研究工作中，具有极其重要的地位和意义。

第一节　实验设计的基本原理

科研的基本目的就是观察被试因素施加于受试对象而发生的反应，然后根据反应性质与大小判断它的作用或效果。可是机体的反应不仅取决于被试因素，而且与机体状态和环境等多种因素有关，有时甚至还包括一些混杂因素在内。例如，某抗痨药治疗肺结核的疗效，除抗痨药的抗结核杆菌作用外，还受辅助药物与患者年龄、性别、病变部位、病变程度、病程、并发症、生活嗜好、营养、精神状态、起居条件等等因素的影响。也就是说，实验反应是被试因素与非被试因素的综合效应。

如以 T 代表被试因素，它引起的效应为 E_t，C 代表非被试因素，这些影响的效应为

E_c，则它们的关系可表达如下：

$$T + C \rightarrow E_t + E_c$$

实验设计的基本任务就是设法使被试因素（T）所引起的效应（E_t）单独显示出来。由于非被试影响因素（C）的存在是不可避免的，不可能使 C 与 E_c 为零，因此在实验上从以下两个途径解决这个问题：

1. 通过"你有我有"，以达到相互抵消的目的：假如甲、乙两组非被试因素 C 和其引起 E_c 一致，则可通过减法而消除它们对结果分析的干扰。

例如，空白对照：　　　　　　　　　　　相互对照：

$$\begin{array}{r} 甲组\ T + C \rightarrow E_t + E_c \\ -\ 乙组\ \ \ \ C \rightarrow E_c \\ \hline T \rightarrow E_t \end{array} \qquad \begin{array}{r} 甲组\ T_1 + C \rightarrow E_{t_1} + E_c \\ -\ 乙组\ T_2 + C \rightarrow E_{t_2} + E_c \\ \hline (T_1 - T_2) \rightarrow E_{t_1} - E_{t_2} \end{array}$$

2. 通过控制 C，以保证互相抵消的有效性：①尽可能减小 C，并相对固定 C。②尽量使组间 C、E_c 接近或相等。

第二节　对照原则

一、对照的意义与作用

对照（Control）是实验设计中首要的基本原则。实质上它是使实验组和对照组的非处理因素，一切条件必须遵循"齐同对比"的原则，使实验误差得到相应的抵消或减少到可认同的程度。例如药物对慢性病如慢性支气管炎、慢性肝炎、风湿病、扭伤、早期高血压等的疗效除被试药物作用外，还应综合考虑自然环境、季节气候、营养、休息以及疾病本身的自愈倾向等特点引起的差异。因此必须进行对照以消除非被试因素对结果的影响。以前有些中药的临床疗效明显，但由于缺乏对照，无法排除假阳性，难以认定。因此重视、遵循、严格运用对照原则，在中医药学研究中具有重要的意义与作用。

二、对照的形式

对照的形式很多，常用的有：

1. 按时间分为同期对照和历史对照：同期对照是对照组与实验组在同一时期内平行地进行观察。这种设计可比性强，在实验设计中应尽量采用。历史对照是以过去的资料与本次实验结果进行对照。由于过去与现在的各种干扰因素不可能一致，故可比性较差，一般不宜采用。

2. 按对照物分为空白对照、实验对照和标准对照。空白对照是指对照对象不加任何处理，这种对照对于排除自发倾向影响与确定不良反应都是必要的。实验对照是指用与实验组相同操作条件的对照，可控制实验操作中的干扰因素影响。标准对照是指用已知有或无某种效应的因素处理对照对象，又称阳性对照或阴性对照。一般将以正常值作为对照也称为标准对照。

3. 按对照方式分为配对对照、交叉对照、相互对照和潜在对照。配对对照是指对同一对象作两种处理（自身配对）或将条件基本相同的两个对象配成一对，分别接受二种处理（异体配对）。交叉对照是指同一批对象先后交叉使用二种处理，这是一种既节省样本，又有较好可比性的对照。相互对照是指将两种或多种处理因素同时分别施加于条件齐同的两组或多组受试对象，比较几种处理的效应差异。潜在对照是指以"前无先例"为对照，实际并无对照组存在。由于是"前无先例"，故可对现有被试因素的效应作出明确的判断。

三、对照选择时的注意事项

1. 不可简单套用哪种对照类型。一般说来，体内实验应有平行对照，体外实验应既有阳性对照，又有阴性对照。

2. 除被试因素外，其他条件应尽量一致，以免引发干扰因素，判断失误。

3. 不可误设对照组，造成假阳性差异。在进行分子生物学实验时，通常应采用"看家"基因作为对照。

4. 注意事物联系质与量的特征，应同时考虑随机与重复原则的符合性。

第三节　盲法原则

一、盲法设计的选定与应用

盲法（blindness）是指为避免产生偏向（病人的心理、经济、社会影响；研究人员自觉不自觉的偏见等），而以不同方法使受试者和/或测量者事先不知道受试者接受何种处理，得出不受干扰的自然效果。

1. 合理选择对照物安慰剂：在临床随机试验中，设立"空白"无治疗对照组，但不能排除某种"无效治疗"的暗示作用。按照世界医学大会的医师公约规定（2000 年 10 月爱丁堡），只有在没有有效治疗方法条件下，方可采用安慰剂（placebo）作为对照物。较好的安慰剂应当具备如下特点：无活性成分仅能起暗示作用的惰性物质。其外形、颜色、包装、质地、大小、味道、给药途径与局部作用等方面，都应与有活性药物相同。从安慰环境、措施、感觉等均能给患者产生类安慰剂作用，使患者对医生产生一如既往、互相关心、互相信赖、增强治疗信心的良好感受以提高安慰剂的作用。

安慰剂选定后，由研究组外的上级医师及药剂统计人员编好代码、随机化治疗分配表、专人制备、足量、专人保存、专人监督、待公布试验结果后适时揭开代码。

2. 单盲法试验：受试者不知，研究者（或称试验者）知道处理内容，避免了受试者偏向，适用于某些急性病，保证安全、及时，但应注意试验者不可产生偏向。

3. 双盲法试验：即在临床研究中，受试者及观察者均不知道病人接受的是什么处理，尤其是药效试验。其内容应严格保密，采用代号制度，专人明确（为防止意外应有专人知道其药物），专人保存，如病情较重，可随时终止。一般认为双盲较单盲和非盲试验效果可信度为好。

二、非盲试验

非盲试验即公开试验，试验者和受试者都清楚所接受的是什么处理。如手术疗法，或改变生活习惯，气功、针灸等易操作，易造成偏见的做法与疗法，应注意对客观指标的考核。

第四节　随机原则

一、随机的概念与目的

随机原则指的是样本分组与受试顺序是随机地决定的。随机化（randomization）概念由

Fisher 于 1926 年引进实验设计，是使每一个体在实验中都有同等机会，随机分组或处理，使样本的生物差异均衡地分配各组中去。全部实验中凡可能影响结果的一切顺序因素均应随机化，避免有偏差或渗入主观因素。随机化的目的一是保证对实验结果有影响的未知与无法控制的因素同等机会地分配到实验组与对照组中去，保证组间的均衡性与齐同性，以减少抽样误差；二是保证实验资料可以进行统计学处理，因为随机化是数理统计的先决条件。

随机不等于随便，随便往往造成系统误差。随机更不等于随意，随意实质是故意制造假象，它违反了随机的根本原则。

二、随机的方法

随机化的方法有很多，简便方法如拈阄法、抽签法、掷币法等。较理想的方法主要有以下 3 种：

1. 随机数字表法：随机数字表是根据随机抽样的原理编制而成的。常用于抽样研究与对患者、标本、实验动物等分组随机化，以及对处理因素随机排列等。表中各个数字都是彼此独立的，无论按上下、左右，或斜向的顺序都是随机出现，因此可以从任意一处按任意方向的顺序进行使用，下面举几个实例予以说明完全随机分配。

（1）两组样本分配：以两组样本总数 N 为界，将首先遇到的一半样本分配为一组，剩下一半分配到另一组。何组为实验或对照，依照简单随机方法决定。以此法分配样本的优点是无需调整样本，因本身 $n_1 = n_2$。例如预定观察 20 例（编号 1～20）胃溃疡患者，一组以甲氰米胍作对照，另一组给予百合汤。若从随机数字表第 11 行第 1 个数（57）开始，自左向右查找，凡遇小于或等于 20 的数记下，直至找出 10 个这样的数。将与这 10 个数相同编号的患者分在一组，余下的患者则为另一组（表 5-1）。在查表中凡重复数则舍去。

表 5-1　　　　　　　　由随机数字表找出≤20 的 10 个数示例

57	35	27	33	72	24	53	63	94	09	41	
10	76	47	91	44	04	95	49	66	39	60	
04	59	81	48	50	86	54	48	22	06	34	
72	52	82	21	15	65	20	33	29	94	71	11
15	91	29	12	03	61	96	48	95	03	07	

则第 9，10，4，6，15，20，11，12，3，7 号患者分在一组；而余下的第 1，2，5，8，13，14，16，17，18，19 号患者分在另一组。

（2）多组（≥3 组）样本分配：当每组样本数较小时，可按下列步骤进行：①确定分组范围：将预定观察总样本数编号（1～N），以组数（k）去除 N，求出每组样本数 $n = N/k$；再以 n 划分组别，即（1～n）为第 1 组，（$n+1$）～$2n$ 为第 2 组，（$2n+1$）～$3n$ 为第 3 组，依此类推。②依余数分组：以 N 去除随机数字，视其余数决定初步分组。若可整除，则以除数为余数。若随机数字小于 N，则将该随机数字视为余数。如将 15 名血栓性血瘀证患者分为 3 组，则 $n = 15/3 = 5$，若从随机数字表第 16 行第 6 个数（33）开始，自左向右以 15 除之，凡余数 1～5 者分在甲组，余数 6～10 者分在乙组，余数 11～15 者分在丙组，具体情况见表 5-2。若初步分组各组 n 不等，则以多的一组样本数去除下一随机数字，再依余数决定调整哪个病人给少的组。

表 5-2　　　　　　　　　由随机数字表对 15 例进行 3 组分配示例

病人编号	1	2	3	4	5	6	7	8	9	10	11	12	13	14	15
随机数字	33	35	72	67	47	77	34	55	45	70	08	18	27	38	90
以 15 除后余数	3	5	12	7	2	2	4	10	15	10	8	3	12	8	15
初步分组	甲	甲	丙	乙	甲	甲	甲	乙	丙	乙	乙	甲	丙	乙	丙

初步结果：甲组：1，2，5，6，7，12 号病人（6 个）；乙组：4，8，10，11，14 号病人（5 个）；丙组：3，9，13，15 号病人（4 个）。

初步结果是甲组多 1 个（6 个），丙组少 1 个（4 个），故需从甲组调整 1 个至丙组。于是以 6 除以下一个随机数字 16，余 4，则应将第 4 个甲组调至丙组（即第 6 号病人）。至此 3 组人数相等，故最后分组如下：

甲组：1，2，5，7，12 号病人；乙组：4，8，10，11，14 号病人；丙组：3，6，9，13，15 号病人。

2. 随机排列表法：此法较为简便。常用于实验分组的小样本随机化，但不适于抽样研究。本表有 $n=10$，$n=20$，$n=30$ 等多种。此处介绍 $n=20$ 随机排列表，使用时可任取一行。

（1）两组样本分配：确定实验样本总数（N）。受试对象为病人，则按住院号码大小编号；动物可按性别与体重大小编号。查随机排列表任意一行，凡随机数字 $>N$ 者不取，将 $\leqslant N$ 的随机数字依次记于病例编号下面。可以规定凡随机数字为奇数者分到甲组，偶数分到乙组。例如拟将 12 个血虚证患者分为 2 组。现查随机排列表，任意从第 6 行第 1 个随机数字（11）起，自左向右进行，其结果如表 5-3。若两组样本数不等，亦需调整样本。

表 5-3　　　　　　　　　由随机排列表对 12 例进行 2 组分配示例

病人编号	1	2	3	4	5	6	7	8	9	10	11	12
随机数字	11	2	10	8	12	1	4	3	9	6	7	5
分　　组	甲	乙	乙	乙	乙	甲	乙	甲	甲	乙	甲	甲

（2）多组（$\geqslant 3$ 组）样本分配：

$N \leqslant 20$：首先按住院号码将病人编号（$1 \sim N$），而后求出每组平均样本数（n）。将随机数字 $>N$ 者不取，$\leqslant N$ 的随机数字记于病人编号之下，重复者不取。凡（$1 \sim n$）编到甲组，（$n+1$）$\sim 2n$ 编到乙组，（$2n+1$）$\sim 3n$ 编到丙组。例如将 15 例心气虚患者分为 3 组，现任意从随机排列表第 10 列第 10 个数字（3）开始，自左向右进行。凡随机数为 $1 \sim 5$ 则分在甲组，$6 \sim 10$ 分在乙组，$11 \sim 15$ 分在丙组，其结果如表 5-4 所示。

表 5-4　　　　　　　　　由随机排列表对 15 例进行 3 组分配示例

病人编号	1	2	3	4	5	6	7	8	9	10	11	12	13	14	15
随机数字	3	2	9	5	7	10	15	13	14	1	8	6	4	12	11
分　　组	甲	甲	乙	甲	乙	乙	丙	丙	丙	甲	乙	乙	甲	丙	丙

$N > 20$：若样本总数 $N > 20$ 时，则应分批进行。例如 $N=36$，若分为 4 组，则每组分 9 个样本。由于随机排列表（$n=20$）的随机数字 $\leqslant 20$，故第 1 批每组分 5 个样本，可规定 $0 \sim 4$ 为甲组，$5 \sim 9$ 乙组，$10 \sim 14$ 为丙组，$15 \sim 19$ 为丁组。第 2 批待分 $N=36-20=16$，故随机数字 $\geqslant 16$ 者不取。每组分 4 个样本，$0 \sim 3$ 为甲组，$4 \sim 7$ 为乙组，$8 \sim 11$ 为丙组，$12 \sim 15$ 为丁组。现任意从随机排列表第 16 行第 1 个随机数字（17）开始，自左向右进行。结果如表 5-5。

表 5-5　　　　　由随机排列表对36例进行四组分配示例

病人编号	1	2	3	4	5	6	7	8	9	10	11	12	13	14	15
随机数字	17	1	5	2	8	12	15	13	19	14	7	16	6	3	9
分　组	丁	甲	乙	甲	乙	丙	丁	丙	乙	丁	乙	丁	乙	甲	乙
病人编号	16	17	18	19	20	21	22	23	24	25	26	27	28	29	30
随机数字	10	4	11	0	18	1	5	2	8	12	15	13	14	7	6
分　组	丙	甲	丙	甲	丁	甲	乙	甲	丙	丁	丁	丁	丁	乙	乙
病人编号	31	32	33	34	35	36									
随机数字	3	9	10	4	11	0									
分　组	甲	丙	丙	乙	丙	甲									

3. 计算器随机数法：可采用 CASIOfx-180P 与 fx-3600P，fx-3900PV，取随机数发生键（按 INV／SHIFT RAN$^{\#}$）。

(1) 两组样本分配：凡按 INV RAN$^{\#}$ 键，随机数 >0.500 者入 A 组，<0.500 者入 B 组。如其中一组已达 $N/2$ 时，则停按，余下样本入另组。

(2) 多组样本分配，详见程序型计算器说明。

三、随机性检查

使用简单随机方法易受许多因素的影响。在临床上以入院号码的单或双决定分组也只是半随机。对于简单随机与半随机得来的样本分配应当进行随机性检查。样本分配随机性检查原则上应采用游程检验，当 Z 值（或 u 值）<1.96，$P>0.05$ 表示样本分配符合随机；Z 值（或 u 值）≥ 1.96，$P\leq 0.05$ 时，样本分配不符合随机。只有游程检验证明是随机的，由此得来的资料才能进行统计学处理。关于游程检验请参考有关书籍。

第五节　重复原则

一、重复（replication）的意义

随机抽取样本，可在很大程度上抵消非处理因素所造成的偏性，这是以足够重复数（样本例数，样本含量）为前提的。因为只有达到足够样本含量，才能使样本均数逼真，使标准差稳定，这是统计推断正确的必要前提。

二、决定重复样本数的因素

1. 在一般情况下，各组样本数与设计有关，即①完全随机实验设计，②配对设计，③随机区组设计，④拉丁方设计，⑤序贯设计，所需样本数依次减少。

2. 样本间个体差异小，其所需样本数亦小。

3. 实验方法越精确，误差小，所需样本小。企图以样本大求得稳定性，忽视实验条件，及对其他误差控制不利的做法是不可取的。

4. 处理效果越明显，组间均值差别越大，其所需重复数越小。

5. 计量资料较计数资料所需样本数较小，易达到统计学上的显著性。

6. 实验样本数与显著性检验水准成反比，$P<0.01$ 所需样本数大于 $P<0.05$ 所需样本数。

7. 实验结果的可能性，单侧 P 值与双侧 P 值。

三、样本大小含量估计

由于样本含量取决于上述 6 个因素，不可能作出一个统一的规定。大体上说，实验大动

物（狗、猪）5～15 只。中动物（兔、豚鼠）10～20 只。小动物（大鼠、小鼠）15～30 只。

临床试验中，难治性疾病（如癌症）5～10 例，急重病症（如急性心力衰竭、呼吸衰竭、肝肾功能衰竭）30～50 例，慢性病 100 例以上。血清学流行学调查 300 例以上，流行病专题调查 1000 例以上，慢性病现况调查 100～1000 例。正常值调查必须在 1000 例以上。这些只是一个笼统的范围。每个实验的具体样本数应主要根据有关数据利用查表法或计算法进行估计。

1. 两个样本率比较实验各组所需样本例数：按式 5-1 计算（$n_1 = n_2$）

$$n = (p_1 q_1 + p_2 q_2)(Z_\alpha + Z_\beta)^2/(p_1 - p_2)^2 \qquad (\text{式 5-1})$$

式中为 n 每组所需样本含量；p_1 与 p_2 分别为两总体率的估计值；$q_1 = (1 - p_1)$；$q_2 = (1 - p_2)$；Z_α 与 Z_β 分别为正态分布曲线下面积的相应正 Z 值与负 Z 值，实际计算均取绝对值（表 5-6）。

例 5-1　比较 2 种中药使肝炎表面抗原（HbsAg）转阴的疗效，初选甲药转阴率约 30%，乙药约 50%，正式实验拟取 $\alpha = 0.05$，把握度 $(1 - \beta) = 0.9$，问各组需要多少病例才能显示差异具有统计学意义？

表 5-6	样本估计的 Z_α 与 Z_β 值		
α, β	Z_α		Z_β
	单侧	双侧	
1%	2.32	2.58	2.32
5%	1.65	1.96	1.65
10%	1.28	1.65	1.28
20%	0.84	1.28	0.84

本例 $p_1 = 0.5$，$p_2 = 0.3$，依题意为双侧，$\alpha = 0.05$，$\beta = 0.10$

查表 5-6，$Z_\alpha = 1.96$，$Z_\beta = 1.28$，代入得：

$$n = (0.3 \times 0.7 + 0.5 \times 0.5) \times (1.96 + 1.28)^2/(0.5 - 0.3)^2 \approx 121$$

故各组需要 121 例才能显示差异具有统计学意义。

或查附表 43-2，双侧 $\alpha = 0.05$，$(1 - \beta) = 0.9$，较小率为 30%，两组率差（δ）= 50% − 30% = 20%，得 $n = 125$。

查表法与计算法的样本估计数十分接近（相差仅 3.2%）。

2. 计量资料配对比较所需样本例数：按式 5-2 计算。

$$n = (s/D)^2 \times (Z_\alpha + Z_\beta)^2 \qquad (\text{式 5-2})$$

式中 n 为每组所需样本含量；s 为标准差的估计值；D 为差值的估计值；Z_α 与 Z_β 的意义同前，查表 5-6。

例 5-2　从门诊观察来看，某中药对再生障碍性贫血有一定的疗效，经过 1 个疗程大体可使患者血红蛋白平均升高约 2g/dl，变异系数（CV）约 275%，现欲用住院病人确定疗效，拟取 $\alpha = \beta = 0.05$，问需观察多少住院病人？

本例 $D = 2$，$CV = s/D = 275\%$

故 $s = 2.75 \times 2 = 5.5$

单侧 $\alpha = \beta = 0.05$，查表 5-6，$Z_\alpha = Z_\beta = 1.65$

代入式 5-2，$n = (5.5/2)^2 \times (1.65 + 1.65)^2 \approx 83$

故需要观察 83 例。

从理论上讲，由此计算得出 n 后，尚应将 n 转为自由度（$\nu = n - 1$），而后查 t 值表，

再以 t 代 Z 以进一步计算，直至 n 稳定为止。但实际上设计时的样本数只是估计值，不必过繁地追求绝对"准确"，因此在实际工作中可以不再进一步试算。

查附表 6，已知单侧 $\alpha = 0.05$，$1 - \beta = 0.95$，$\delta = D/s = 2/5.5 = 0.36$，由于该表无 0.36，需用内插法求出：

$$n = 90 - (0.36 - 0.35) \div (0.40 - 0.35) \times (90 - 70) = 86$$

查表法与计算法的样本估计数相接近（相差仅 3.5%）。相差是由于没有进一步以 t 代 Z 计算造成的。

3. 计量资料两组成组比较所需样本例数：按式 5-3 计算（$n_1 = n_2$）。

$$n = 2 \times (\sigma/D)^2 \times (Z_\alpha + Z_\beta)^2 \qquad \text{(式 5-3)}$$

以 s 代之，则 $n = 2 \times (s/D)^2 \times (Z_\alpha + Z_\beta)^2 + 0.25 Z_\alpha^2$

式中 n 为每组所需样本含量；s 为两组合并标准差的估计值；$D = \overline{x_1} - \overline{x_2}$；$Z_\alpha$ 与 Z_β 的意义同前，查表 5-6。

例 5-3 欲比较黄芪与生血散对粒细胞减少症的疗效，据以往经验黄芪似可升 1000 个/μL，生血散似可升 2000 个/μL，两组合并标准差估计约 1800 个/μL。拟取双侧 $\alpha = 0.05$，$\beta = 0.10$，问每组需观察多少病例？

本例 $s = 1800$，$D = 2000 - 1000$，双侧 $\alpha = 0.05$，$\beta = 0.10$

查表 5-6，$Z_\alpha = 1.96$，$Z_\beta = 1.28$ 代入式 5-3，则

$$n = 2 \times (1800/1000)^2 \times (1.96 + 1.28)^2 + 0.25 \times 1.96^2 \approx 69$$

故每组需 69 例。

查附表 7，已知双侧 $\alpha = 0.05$，$1 - \beta = 0.90$

$$\delta = D/s = 1000/1800 = 0.56$$

利用内插法求出：$n = 71 - (0.56 - 0.55) \div (0.60 - 0.55) \times (71 - 60) \approx 69$

查表法与计算法的样本估计数相等。

表 5-7　　　　　　　　　　样本数估计的 Q 值表（$\alpha = 0.05$）

组数	3	4	5	6	7	8	9	10
Q 值	3.4	3.8	4.0	4.2	4.4	4.5	4.6	4.7

4. 实验组与对照组样本数大小的估计：首先了解一下公式

$$u = |p_1 - p_2| / \sqrt{PQ \cdot (n_1 + n_2)/n_1 n_2} \qquad \text{(式 5-4)}$$

$$t = |\overline{x}_1 - \overline{x}_2| / \sqrt{s_c^2 \cdot (n_1 + n_2)/n_1 n_2} \qquad \text{(式 5-5)}$$

由上可知，如 n_1 与 n_2 的乘积越大，标准误越小，统计效率越高。根据数学原理，在 n_1 与 n_2 之和不变条件小，只有 $n_1 = n_2$ 时，二者的乘积最大，故在条件允许下，应使各组样本数相等或接近为好。

第六节　均衡原则

一、均衡与分层

前已指出实验结果不仅取决于处理因素，而且受其他非处理因素的影响。假若对一些影响较大的非处理因素不做到组间均衡，完全任其绝对随机，则可干扰实验结果及其分析，在

样本数不大的实验中这种干扰更为明显。解决这个问题的方法是采用分层随机（stratified randomization），其原则是先分层后随机。分层与划分区组是大同小异的。通过分层，使层内样本之间同质性更强。在分层基础上，再在层内随机抽样进行样本分配，这样可使实验组与对照组之间的均衡性增强，从而使可比性进一步增大。

分层的要求是尽量使每一层内反应值的变异范围减少，而充分显示层间的差别，从而使层内标准差与样本均数的抽样误差减小。当层间差异具有显著意义时，层间变异从组内项分离出来，则误差均方减小，这有利于处理间的显著性检验。因此，分层也是实验设计中的一个重要原则。

二、分层的依据

分层的目的是使组间可比性增强，使某种或某些非被试因素的影响分离出来。如何才能达此目的呢？关键是找出可能分离出来的影响因素。对于疾病的疗效而言，患者年龄、性别、病变部位、病情、病程、并发症等等是常见的影响因素。根据疾病性质与实验目的，可选其中 1 个或几个作为分层的根据。例如研究中药对心肌梗死等急性病证的疗效，可能年龄与病情是分层的主要依据；对于慢性病证，可能病程与并发症是较重要的影响因素。在动物实验中，通常以易于控制的主要影响因素（如性别、体重等）作为分层依据；至于次要影响因素，按随机原则处理。在实验中，每层可以是 1 个区组或几个区组，通常采用随机区组设计来研究这类问题。使用这种设计，既可回答不同药物的疗效如何，又能了解这种分层有无实际意义。

三、均衡性检查

先按主要影响因素分层，而后在层内随机抽样，这样组间均衡性较好。但若样本分配并不是采用分层随机，而是使用完全随机的方法，在小样本实验中则可能出现严重不平衡状态。为弥补这一缺陷，应在实验样本数达到预定数的 80%～90% 时进行均衡性检查。若发现不平衡指数（影响因素差数绝对值之和，$\sum d_i$）较大时，随后的样本分配应以如何使不平衡指数减小为原则。例如比较复方青黛与马利兰对慢性粒细胞性白血病的疗效，预定观察 20 例，每组 10 例，按完全随机已收治 17 例。若性别、年龄、病情与病程是其主要影响因素，则按此进行均衡性检查（表 5-8）。

表 5-8 已有 17 例分层情况

	性别		年龄		病情			病程	
	男	女	中	青	轻	中	重	≤1 年	>1 年
复方青黛组	4	5	6	3	4	3	2	5	4
马利兰组	5	3	4	4	2	3	3	3	5
组差（d_i）	1	2	2	1	2	0	1	2	1

$\sum d_i = 12$

检查结果不平衡指数（$\sum d_i$）较大，故随后继续而来的病例应当以使 $\sum d_i$ 减少为原则。如新来一位符合受试条件的本病患者系男性青年，病情较重，确诊已达 1 年半。若将此患者分至马利兰组，则 $\sum d_i$ 增至 16；若将其分到复方青黛组，则 $\sum d_i$ 减至 8，故应将此患者分至复方青黛组。再来新患者仍按此办法进行。

（张东实）

第六章 动物实验与体外实验的基本知识

动物实验在中医药学科研的发展过程中具有非常重要的地位。临床研究和动物实验是中医科研的两大基本途径，合理地将两者有机结合是中医科研发展要突破的关键问题。中医证候模型的复制及病因病机的探讨，中药药理、药效、中药药代动力学及毒性等试验都必须依靠动物试验。同时对于创伤性、损害性实验研究，采用动物实验又能遵循医学伦理学和人道主义原则。

第一节 动物实验的特点

一、动物实验的优点

动物实验的受试对象是动物，具有临床研究所不具备的下述优点：①可以严格控制实验条件，实验对象个体差异性小，能最大程度地消除非处理因素的影响，从而保证结果的准确性和结论的可靠性。②可处死动物取得动物不同组织器官进行多项指标的观察和进行创伤损害性研究，又不违背医学伦理学原则。③允许根据实验目的需求进行足够的重复试验。

二、动物实验局限性

由于动物与人的种属差异，动物实验也存在一定的局限性：①不能用于研究中医情志致病学说和满足研究现代医学发病模式的需要。②动物模型的疾病发生机制及对药物的反应性与人体有一定的差异性。③实验及处理条件与人的自然发病有所不同，实验结果有一定差异。所以在将动物实验结果运用于临床时，一般须进行临床前研究试验与临床研究试验。

第二节 实验动物的分类方法

一、按微生物学控制原理分类

根据对微生物、寄生虫净化控制程度，我国将实验动物分为4个等级。

Ⅰ级：即普通级动物（conventional animal，CV）。这类动物未经严格控制微生物，饲育在开放环境中，饲料、垫料和饮水一般不消毒，允许存在一定种类的微生物。这类动物多用于教学示范与学生实验。

Ⅱ级：即清洁级动物（clean animal，CL）指来源于剖宫产净化，饲育在半屏蔽环境系统设施中，动物体内不携带人畜共患的病原体或动物传染病病原体的动物。一般用于短期、中期对带菌要求不严格以及免疫系统无抑制作用的实验研究。

Ⅲ级：即无特定病原体动物（specific Pathogen-free animals，SPF）动物体内不存在特定病原微生物和寄生虫，允许携带非特定微生物。动物饲育、繁殖和实验都在封闭环境设施系统中。

Ⅳ级：即无菌动物（germ-free animals，GF）其中包括悉生（gaofobiotes animal，GA）动物，动物体内不存在任何微生物寄生虫或仅携带人工有计划投给的已知菌或动物生存必需菌，在全封闭条件下饲育和实验。

Ⅲ级和Ⅳ级动物要求对其携带的微生物、寄生虫实行人工严格监控，价格昂贵，只用于特殊要求和目的的实验。

二、按遗传学控制原理分类

按遗传学特征、基因纯合程度，可将实验动物分为 4 类。

1. 近交系：即纯系动物，是采用 20 代以上兄妹交配或亲子交配培育而成。基因纯合程度可达 98% 以上，具有个体遗传基础稳定，反应离散性较小，实验的可比性强等特点。

2. 突变系：是具有特殊突变基因的遗传缺陷性纯系动物，突变系动物常用于制备某些病理模型，如自发性高血压大鼠、狼疮肾炎小鼠、无胸腺裸鼠等。

3. 杂交群：是 2 个近交品系动物间有计划进行交配获得的第 1 代动物，亦称 F1 代动物。它具有遗传背景清晰，适应能力强，对照敏感以及分布广等特点。目前广泛用于各种实验。

4. 远交系：又称封闭群，指非近亲交配培育成的动物。远交系动物保持着群体遗传的一般性和杂合性。常用的远交系动物有 Wistar 大鼠与 Sprague-Dawley（SD）大鼠，CFW、ICR 和 LACA、BALB/C 小鼠等。

第三节　实验动物的生物学特点及应用选择

实验动物的生物学特点是实验选择应用的重要依据。有些实验研究必须选用数种实验动物，如评定药物的毒性时，至少要用大鼠、家犬等 2 种动物，在亚急性和慢性毒性实验时，也至少用 2 种动物，其中包括一种非啮齿类动物。常用实验动物的生物学特点及规格与应用范围介绍如表 6-1。

表 6-1　　　　　　　　　　　常用实验动物的主要特点、规格及应用范围

动物及规格	主要特点	主要应用范围
小鼠 18~22g	繁殖周期短、产仔多、饲养方便	用于需要大量动物进行的实验，如各类药物的初筛、药物效价的比较，急性毒性实验、LD_{50}的测定等
	可形成自发性、诱发性和移植性肿瘤	建立肿瘤动物模型
	气管及支气管腺不发达，只有喉部有	不适宜做慢性支气管炎模型和祛痰平喘药的疗效实验
	体温调节不稳定	不适宜用于研究体温变化
大鼠 180~220g	对炎症反应灵敏，特别是踝关节	用于药物抗炎作用实验，如关节炎的药物研究
	肝脏切除部分后再生能力强	用于肝外科实验
	无胆囊	可用胆管插管研究胆汁分泌
	血压反应敏感、稳定	用于心血管类药物实验
	有自发性高血糖，注射四氧嘧啶可引起持久性高血糖	是复制糖尿病模型的理想动物

动物及规格	主要特点	主要应用范围
豚鼠 180~300g	对结核杆菌敏感 易被抗原性物质所致敏，对组织胺特别敏感 体内缺乏合成 VitC 的酶	用于结核病模型，研究中药抗痨作用 平喘药及抗组胺药、抗过敏性药物疗效研究 VitC 代谢过程的实验研究
家兔 1.5~2.5kg	体温调节稳定、反应敏感 抗原刺激下易产生抗体 典型的刺激性排卵动物 眼球较大 对胆固醇的代谢能力低 不易呕吐和导泻、咳嗽	适用于解热药的研究、过敏性实验研究 用于制备抗血清和血清病模型 避孕药物的研究 适用于做球结膜微循环观察 是复制动脉粥样硬化与高脂血症模型的首选动物 不宜做导泻和催吐、咳嗽实验
狗 8~12kg	神经系统较发达 呕吐反应敏感	高级神经系统活动研究 消化道降逆止呕中药的研究
猫 1.5~2.5kg	神经系统发达 血压稳定、血管坚韧 消化道敏感，易致呕吐 心电活动和冠状动脉分布接近于人	中枢神经系统药理实验与行为观察 降压药的研究 用于研究降逆止呕中药实验 适用于研究各种急性心律失常

第四节　选择实验动物的原则

动物实验的反应不仅取决于被试因素的性质、剂量与施加方法，而且与受试对象的遗传特性、年龄、性别及健康状况等因素有关。因此选择实验动物应遵循以下原则：

1. 近似性原则：选用与人体结构、功能、代谢及疾病特征相类似的动物。医学研究中，利用实验动物的某些与人近似的特征，通过动物实验对人类的疾病病理生理进行研究，所以掌握实验动物与人的异同点在动物种属的选择上很重要。

2. 差异性原则：选用对同一刺激具有与人明显反应差异的动物。利用这一特点可以生产出对人类毒性小而对病原微生物或肿瘤细胞杀伤力的药物或弱毒疫苗。

3. 易化性原则：选用结构功能能反应研究指标的动物。进化程度高或结构功能复杂的动物模型有时会给实验条件的控制或实验结果的获得带来难以预料的困难。

4. 模型同一性原则：选用患有类似人类疾病的近交系或突变系动物，许多自发或诱发性疾病模型能局部或全部的反应人类的疾病过程，这些疾病有的可经遗传学方法固定于动物品系之中，有的可在动物身上诱发复制，选用适当的动物模型研究疾病是必要的。

5. 可获得性原则：在不影响实验质量的前提下，选用最易获得、最经济、最易饲养管理的动物。

第五节　选择实验动物应注意的问题

动物对外界刺激的反应存在着个体差异。为了减少实验误差，在动物的选择上还应注意以下几个方面的问题。

1. 年龄、体重：实验动物不同的年龄段所反映的生命过程也是不同的，所以在选择实验动物年龄时，应注意各种实验动物之间、实验动物与人之间的年龄对应，以便进行分析和比较。在同一实验中，动物体重尽可能一致，若相差悬殊，则易增加动物反应的个体差异，影响实验结果的准确性。

2. 性别：不同性别的动物对药物和毒物的敏感性不同，例如给大鼠皮下注射$0.1\sim0.2mL$的30%乙醇溶液，雄性死亡84%，而雌性仅死亡30%。一般说来，实验若对动物性别无特殊要求，则宜选择雌雄各半。

3. 生理状态：动物的生理状态如怀孕、哺乳对动物实验结果影响很大，因此实验不宜用处于特殊状态的动物进行。如在实验过程中发现动物怀孕，则体重及某些生理生化指标均可受到严重影响，应将怀孕动物剔除。

4. 健康状况：动物的健康状况对实验结果正确与否有直接影响。健康的动物体形丰满，发育正常，被毛浓密有光泽且紧贴身体，眼睛明亮活泼，行动迅速，食欲良好。对于慢性实验用的动物，需进行眼睛、耳、鼻、皮肤、头部、胃肠道、神经系统等方面的健康检查。

5. 品系、等级：不同品系等级的动物具有不同的特点，分别适用于不同的研究目的。急性实验可选用级别较低但无疾病的动物。慢性实验应选用级别较高的动物。移植、接种等实验，供体和受体应选用级别高、无感染的动物。

第六节　动物实验基本操作技术

动物实验技术是生物医学研究的必不可少的手段之一，是从事各种课题的医学研究都要应用的，成为医学科技工作者必须掌握的一项基本功。

一、实验动物编号

实验动物常需要编号标记以示区别，否则实验资料易出差错。在实验过程中，可根据不同种类的动物选择不同的编号方法。猫的编号可用挂牌或背部剪毛或烫毛的方法。家兔与豚鼠可用号码烙印钳在背部编号。大鼠与小鼠通常以3%～5%的苦味酸溶液染色编号，不同部位代表不同数字，编号的原则一般是"先左后右，先上后下"，左侧为个位，中间为百位，右侧为十位，头部记为1，前肢记为2，腰部记为3，后肢记为6。

二、实验动物捉持固定方法

为了不损害动物的健康，不影响观察指标，并防止实验人员被动物咬伤，保证实验的顺利进行，科研人员必须掌握合理捉持固定实验动物的方法。

1. 大鼠、小鼠：捉持小鼠时，以右手提取鼠尾，放在粗糙物（如鼠笼）上面，轻向后拉起其尾，左手拇指和示指捏住其头部皮肤和双耳，固定与手掌中，使其腹部朝上，以同一手无名指和小指夹住鼠尾；也可用单手捉持，先用左拇指和示指夹住鼠尾，用小指、无名指和手掌压住鼠尾根部，再移动拇指、示指和中指抓住头部皮肤和耳固定于手掌中。大鼠的攻击性强，捉持时先戴上手套，右手拉住尾巴放在鼠笼盖上，左手拇指和中指从背部绕到左右前肢腋下拿起大鼠，其余3指握住整个身体。用力应适当，否则易使其窒息。

2. 家兔、猫：一手抓住颈背部皮肤轻轻提起，另一手托其臀部呈坐位姿势（忌抓取两耳或腹部），以防挣扎损伤两耳及两肾。也可放置于固定箱内。

3. 豚鼠：豚鼠性情温顺，捉拿时以拇指和中指从其背部绕到腋下，另一只手托其臀部即可。体重轻者可用一只手捉拿。

4. 狗：一人用长柄钳或捕狗夹挟住狗颈按倒，另一人拉出后肢或前肢，将注射部位毛剪去，作后肢外侧小隐静脉或前肢内下方皮下头静脉穿刺，用3%戊巴比妥钠30mg/kg静脉麻醉。如实验需要清醒狗，则另一人将狗嘴绑住。绑嘴方法是先将绳带从嘴上面绕过来，在鼻子上打一结，然后拉到身后颈部打结固定。

三、实验动物的麻醉

麻醉的基本任务是消除实验过程中所致的疼痛和不适感觉，保障实验动物的安全，使动物在实验过程中服从操作，确保实验顺利进行，但不同麻醉药的适用动物与剂量、给药方法是不同的，参见表6-2。

表 6-2 　　　　　　　　　常见麻醉药的特点及适用动物给药方法

药　物	特　点	适用动物与用法
戊巴比妥钠	麻醉持续时间长（2～4h），静脉注射过快时抑制呼吸、降低血压	可用于大多数动物较长时间麻醉。狗30mg/kg iv、40mg/kg ip；猫35mg/kg iv或ip；大鼠或小鼠40～60mg/kg ip
乌拉坦	抑制反应较轻	兔1g/kg iv；大鼠1.2～1.5g/kg iv或ip
乙醚	挥发吸入作用快，维持时间短	大、小鼠等较小动物
氯醛糖	抑制神经反应轻，适合心血管和神经系统检查	多用于兔、猫、大鼠、狗，80～100mg/kg ip或iv。常配成10%溶液
硫贲妥纳	作用时间短（0.5～1h），需用前新鲜配制，静脉注射过快会引起呼吸停止	适用于短时间麻醉，兔、大鼠80～100mg/kg iv或ip；猫、狗25～50mg/kg iv或ip
氯胺酮	痛觉丧失呈木僵状态，对环境改变无反应	适用于诱导麻醉，狗、猴5mg/kg

多数实验采用一种麻醉药，但有时单药麻醉效果不好或副反应较重，必须采取复合麻醉。例如，单用氯醛糖因溶解度限制，给狗注射1%需10mL/kg，而单用戊巴比妥钠抑制神经反射及心血管功能明显，可用两药各半量配成溶液应用，有时还可加入吗啡增强镇痛效果。应注意麻醉状态下动物的反应与清醒时有所不同，有些实验要避免麻醉药对结果的干扰，若一定要用时，则选用作用时间短或局部麻醉药。

四、实验动物采血方法

实验研究中经常要采集实验动物的血液进行常规检查和某些生化指标分析，故必须掌握正确采集血液的技术。采血方法的选择，主要取决于实验目的和所需血量以及动物种类。

（一）小鼠和大鼠的采血法

1. 剪尾采血法：需血量很少时常用本法。动物麻醉后，剪去尾尖约5mm，从尾根部向尾尖部按摩，血即从断端流出。也可用刀割破尾动脉或静脉，让血液自行流出。如不麻醉，采血量较少。采血结束后要消毒止血。

2. 颈动脉或颈静脉采血法：将鼠麻醉，剪去一侧颈部外侧被毛，作颈静脉或颈动脉分离手术，用注射器针头刺入即可抽出所需血量，也可插入导管，进行反复采血。

3. 断头采血法：用剪刀迅速剪掉动物头部，立即提起动物将动物颈部朝下，血液迅速从颈部血管流出。此法所采血量较多。

4. 眼眶后静脉丛采血法：用一长约7～10cm玻璃吸管，其一端内径为1～1.5mm，另一端逐渐扩大，细端长约1cm即可，将其尖端折断使其锋利。将取血管浸入1%肝素溶液，干燥后使用。采血时，左手拇指及示指抓住鼠两耳之间的皮肤使鼠固定，并轻轻压迫颈部两侧阻碍静脉回流，使眼球充分外突（表明眶后静脉丛充血）后，右手执已消毒的取血管从内侧眼角将管刺入并转向前，并轻压刺入筋膜，然后由鼻侧眼眶壁平行地对喉头方向（向眼底）推进，深约4～5mm即可达到眶后静脉丛。在此处稍作旋转，以切断静脉丛，血液自然流入管内。用本法在短期内可重复采血，小鼠一次可采血0.2～0.3mL，大鼠0.5～1.0mL。

5.摘眼球采血法：此法常用于一次性大量采血，采血时用左手固定动物，压迫眼球，尽量使眼球突出，右手用镊子或止血钳迅速摘除眼球，眼眶内很快流出血液。

（二）豚鼠的采血法

1.心脏采血法：局部剪毛并消毒，一般在胸骨左缘第4～第5肋或第5～第6肋间隙，向心搏动最强处穿刺，若刺入心腔，血液随心跳进入注射器，若注射器随心搏而动，但无血流入注射器时，则可略退或进一点，切勿将针头在胸腔来回摆动，必要时可重新穿刺，但针头应细长些，以免发生采血后穿刺孔出血。本法取血量可多达20mL。

2.耳缘切口采血法：先将鼠耳消毒，用刀片割破耳缘，在切口边缘涂上20%的柠檬酸钠溶液防止血凝，则血可自切口流出。此法采血每次可采0.5mL左右。

3.足背中静脉采血法：固定豚鼠，将其右或左后肢膝关节伸直，找出足背中央静脉，左手拇指和示指拉住豚鼠的趾端，右手将注射器刺入静脉，拔针后立即采血。

（三）家兔的采血法

1.心脏采血法：操作方法与豚鼠心脏采血相同，但穿刺部位是在第3～第4肋间腔胸骨左缘3～4mm处。若每次取血量不超过体重的0.7%，数天后可再取，每次采血量不超过25mL。

2.耳缘静脉采血法：将兔固定，拔去耳缘静脉局部的被毛，消毒后用手指轻弹兔耳使静脉扩张，用针头刺入耳缘静脉末端，血流即出。本法为兔最常用的采血方法，可多次重复使用。

3.耳中央动脉采血法：在兔耳中央有一条较粗的颜色较鲜红的动脉。用左手固定兔耳，右手持注射器，在中央动脉的末端，沿着与动脉平行的向心方向刺入动脉，即可见到血液进入针管。此法一次取血可达1.8mL，若需多次取血，则应左右两耳交替进行，由于兔耳中央动脉容易痉挛，故抽血前必须让兔耳充分充血，采血动作要迅速。采血所用针头不要太细，一般用6号针头，穿刺部位从末端开始，不要在近耳根部采血。

（四）猫的采血法

如取较多血液，可以从颈部血管或心脏穿刺取血，若仅需少量血液，从前肢或后肢皮下静脉或耳缘静脉穿刺即可获得。

（五）狗的采血法

少量取血可从后肢隐静脉或前肢头静脉取得，中量取血可从股静脉获得，大量取血可从股动脉或颈总动脉获得。

五、实验动物处死方法

实验动物的处死有多种方法，其选择取决于动物的种类与研究目的。

1.颈椎脱臼法：本法常用于小鼠，将小鼠放在鼠笼表面上，左手用拇指和示指按住小鼠的头后部，右手将鼠尾用力斜向上拉，导致脊髓和脑髓断离，神经损伤致使小鼠死亡。

2.空气栓塞法：处死兔常用此法，向动物静脉内急速注入一定量的空气，随着心脏跳动，空气与血液相混合成泡沫状，随血液循环到全身，阻塞心脏和大脑血管导致死亡。

3.打击法：此法适用于较小动物，抓住动物尾部提起，用力摔打头部或用木锤打击动物头部。

4. **断头法**：剪刀迅速切断动物头部致死，此法适用于鼠类动物处死。

5. **急性大量放血法**：小鼠可采用刺破眼眶动、静脉造成大量失血死亡。狗等大动物要先麻醉后放血，要使放血的切口保持通畅，一般在股三角区横切约 10cm 长的切口，切断股动、静脉放血。

六、实验动物给药方法

（一）药物剂量换算方法

大量实验证明，生物活性物质或药物在动物体内细胞外液中的溶度与体表面积呈平行关系。因此，在人与动物以及不同种属动物之间进行剂量换算，应当按体表面积比值进行换算，即按体表面积与剂量换算法。

1. **体表面积的换算**：计算体表面积的公式很多，下面介绍一个通用的公式：

$$S = K \times \sqrt[3]{W^2} \qquad\qquad (式 6\text{-}1)$$

式中 S 为体表面积，W 为体重，K 为体表面积转化系数。若为小动物，S 单位为 cm^2，W 单位为 g；大动物 S 单位为 m^2，W 单位为 kg，此时依式 6-1 计算值应除以 100。各种动物的 K 值分别为：小鼠 6.0，大鼠 9.1，豚鼠 9.0，兔 9.8，猫 10.0，狗 10.8，人 11.0，羊 8.4。

例如：200g 大鼠的体表面积为 $S = 9.1 \times \sqrt[3]{200^2} = 311.2 cm^2$；15kg 狗的体表面积为 $S = 10.8 \times \sqrt[3]{15^2} \div 100 = 0.657 m^2$。

2. **剂量换算方法**：不同动物之间以及动物与人之间不同体重的药物剂量换算，应按体表面积比值进行，即体表面积——剂量换算法。若以 20g 小鼠的体表面积为 1，则各种动物与人的体表面积比值（R）参见表 6-3。表 6-3 中人的体表面积计算公式为：

$$S(cm^2) = \sqrt{H(cm) \times W(kg)/3600} \qquad\qquad (6\text{-}2)$$

式中 H 为身高，W 为体重。

表 6-3　　　　　　　　常用实验动物与人的体表面积比值（R）表

动物		体重（W）及体表面积换算比值（R）									
小鼠	W(g)	14	16	18	20	22	24	26	28	30	32
	R	0.788	0.861	0.931	1.000	1.066	1.129	1.191	1.251	1.310	1.368
大鼠	W(g)	140	160	180	200	220	240	260	280	300	320
	R	5.550	6.067	6.562	7.040	7.502	7.950	8.385	8.810	9.225	9.630
豚鼠	W(g)	100	150	200	250	300	350	400	450	500	550
	R	4.825	6.322	7.659	8.887	10.036	11.122	12.157	13.150	14.107	15.033
家兔	W(g)	1.2	1.4	1.6	1.8	2.0	2.2	2.4	2.6	2.8	3.0
	R	23.76	26.33	28.78	31.13	33.39	35.58	37.71	39.78	41.79	43.76
猫	W(kg)	1.2	1.4	1.6	1.8	2.0	2.2	2.4	2.6	2.8	3.0
	R	20.95	23.21	25.37	29.45	29.44	31.38	33.25	35.07	36.85	38.58
狗	W(kg)	6	7	8	9	10	11	12	13	14	15
	R	77.68	86.09	94.10	101.79	109.19	116.36	123.31	130.06	136.65	143.08
人	W(kg)	5	10	15	20	30	40	50	60	70	80
	R	66.14	104.99	137.58	166.67	218.40	264.57	307.00	346.68	384.20	419.97
猴	W(kg)	2.0	2.5	3.0	3.5	4.0	4.5	5.0	5.5	6.0	6.5
	R	39.86	46.25	52.28	57.88	63.27	68.44	73.42	78.23	82.91	87.45

具体换算依照正比关系，其公式如下：

$$D_1 : D_2 = R_1 : R_2, \quad D_2 = D_1 \times R_2 \div R_1 \qquad \text{（式 6-3）}$$

式中 D_2 为所求剂量，D_1 为已知剂量，R_1 为相应已知值，R_2 为与待求剂量 D_2 相应动物体表面积换算比值。R_1、R_2 的值均可查表获得。例如：中药愈痫灵颗粒剂治疗癫痫，60kg 体重的人每次服用 10g，若在 200g 大鼠验证它的药效，其给药剂量按上述公式计算为：

$$D_2 = 10 \times 7.04 \div 346.68 = 0.203g$$

应当指出，按体表面积比值换算剂量虽较按体重推算合理，但这并不是绝对的。因此，这种换算得来的剂量，主要作为预试的参考。当由动物实验剂量换算为人的用量时应谨慎，初试时宜用计算量的 1/4。若无反应，再适当增量逐步试验。

（二）给药途径

给药途径多种多样，可依据实验目的、实验动物种类和药物剂型、剂量等情况来确定。

1. 大、小鼠：

（1）灌胃法：左手固定，右手持装有灌胃针头（小鼠用 9 号注射针头，大鼠用静脉切开针头或小号腰穿针头磨钝制成）的注射器，自口角插入口腔，用灌胃管压其头部，使口腔与食管成一直线，再将灌胃管沿上腭壁轻插入食管。如动物安静，呼吸无异常，可将药液推入，如遇阻力，应将针管退出后再插，以免穿破食管或误入气管导致动物死亡。小鼠一次灌胃量一般为 0.2～0.3mL/10g 体重，最大可 0.8mL/只，大鼠一次灌药量一般为 1～2mL/100g 体重，最大可达 5mL/只。

（2）腹腔注射法：左手固定动物，腹腔朝上头部向下，并将其左后肢用小指和无名指固定，右手持注射器从左下腹向头端方向以 45°角刺入腹腔，注入药液，注意针头刺入部位不宜太深太高，以免刺破内脏造成死亡。小鼠一次注射量一般为 0.1～0.2mL/10g 体重，大鼠为 0.5～1mL/100g。

（3）皮下注射：一般两人合作，一人右手握住鼠尾，左手拿住鼠头部皮肤，一人左手提起背部皮肤，右手持连有 5 号针头注射器将药液注入提起的皮下，小鼠皮下注射也可一人操作，左手小指和手掌夹住鼠尾，拇指和示指提起背部皮肤，右手持注射器注入皮下给药。小鼠注射药量一般为 0.1～0.2mL/10g 体重，最大可达 0.5mL/只，大鼠注射量为 0.3～0.5mL/100g 体重。

（4）肌肉注射：捉持动物方法同上，将药液注入后腿上部外侧肌肉内，小鼠注射量每腿不宜超过 0.1mL，大鼠注射量可稍多。

2. 家兔：

（1）灌胃法：两人合作，一人坐位，左手紧握兔双耳固定头部，右手抓住两前肢。另一人将木制开口器横放于兔口中，压在舌头上面，取 8 号导尿管由开口器中部小孔插入食管约 15cm，为避免误入气管，可将导尿管外口浸入水中，不见气泡表示插入胃中，然后注入药液，给药量一般为 10mL/kg。

（2）腹腔、肌肉、皮下注射法：基本操作同小鼠，注射针头可稍大，给药量可稍多。

3. 豚鼠：腹腔、肌肉与皮下注射基本操作同小鼠，给药量稍大，灌胃方法同大鼠。

4. 狗、猫：

（1）灌胃法：猫的灌胃法同家兔，狗灌胃时将头固定好，嘴用纱布绑住，取导尿管或软胶皮管（内径 0.3cm）用温开水湿润后从口腔插入食管约 20cm，即可用注射器推入药液。

（2）皮下或肌肉注射：皮下注射多在大腿外侧，肌肉注射可在臀部，用 6 号半针头。

（3）静脉注射：猫多选用前肢皮下头静脉，狗多选用后肢小隐静脉，也可注射于颈静脉，麻醉后可由舌下静脉给药。

第七节　体外实验

一、概述

在体（in vivo）实验和体外（in vitro）实验是中医科研动物实验的两种密不可分、相辅相成的基本手段。在体实验是对整体动物进行药物作用的观察，包括正常动物和病理模型。它保持了机体本身的完整统一性，包括神经-体液调节、完整的内脏功能、机体对药物的代谢排泄等，特别是可以采用符合临床的给药途径。体外实验包括对离体的器官、组织、细胞通过一定的条件培养与增殖后进行各项干预研究。如研究"扶正抗癌方"药物血清对人肝癌细胞体外培养增殖的影响。体外实验可以按要求严格控制实验条件和不利因素，有重复性较好、用药量少、节省动物、便于进行相对复杂的实验设计、可以避免体内实验的伦理学问题等优点。但因离体器官、细胞直接接触药物，在进行这类实验时，应充分估计到中药粗制剂中的杂质和理化特性对实验结果的影响，如药液的酸碱度、各种电解质和鞣质等。所以，如何将两者有机结合是中医药科研获得突破的关键问题。

二、体外培养基本知识

（一）细胞培养技术的特点

1. 细胞培养的主要优点：

（1）研究的对象是活的细胞，这是最重要的优点。在实验过程中，根据要求可以始终保持细胞的活力，并可长时期地监控、检测甚至定量评估一部分活细胞的情况，包括其形态、结构和生命活动等。

（2）研究的条件可以人为地严格控制，这是体内实验难以比拟的。进行体外细胞培养时，可以根据需要控制 pH、温度、O_2、CO_2 张力等理化条件，使其精确和相对量化恒定。同时，可以施加化学、物理、生物等因素作为实验条件而进行观察，研究其作用效应。

（3）研究的样本能够尽量达到均一可比性。

（4）研究的内容便于观察、检测和记录，充分地满足实验的要求。

2. 细胞培养的局限性：尽管培养技术不断发展，并尽量模拟动物体内外环境，但体外培养的组织细胞仍有较大差异，特别是分化的问题。可以说，任何组织或细胞置于体外培养后，其细胞形态和功能都会发生一定程度的改变。因此，对于体外培养的细胞，应该把它们视作一种既保持动物体内原细胞一定的性状、结构和功能，又具有某些改变的特定的细胞群体，而不能将之与体内的细胞完全等同。

（二）细胞培养生长的条件

1. 营养与环境：体外培养的细胞首先需要能提供其生存的基本营养物质、促生长因子和激素，包括 12 种必需氨基酸、多种维生素、碳水化合物以及参与细胞代谢的一些无机盐离子等。除了满足营养的需要以外，培养环境还必须具备生存并繁殖的生理学能接受限度内的物理化学特性，如温度、CO_2 与 O_2 气相浓度、pH 值、渗透压等。

2. 细胞培养用液及培养基：组织细胞培养液主要包括蒸馏水、平衡盐溶液、消化液、维生素液及用于检测的各种染液等。在实验过程中要根据不同的实验需要选择相应配置的培养液。培养基是维持体外细胞生存和生长的基本溶液，是组织细胞培养最重要的条件，可分成天然培养基与合成培养基两大类。天然培养基主要是取自动物体液或从动物组织分离提取，包括血清、胚胎浸液、血浆等。合成培养基的种类很多，但一般都含有氨基酸、维生素、糖类、无机离子和一些其他辅助性成分。目前常用的培养液有199培养液、Eagle培养液、RPMI1640培养液、Ham培养液等。

（三）细胞培养的基本操作技术和要求

1. 无菌操作技术：由于体外培养细胞没有抗感染能力，因而防止污染是决定培养成功与否的首要条件。无菌操作主要要求包括以下几个方面：

（1）培养室内的无菌操作：无菌培养室每天要用0.2%的新洁尔灭或者2%～5%的来苏儿拖洗地面1次（拖布专用）。紫外线照射30～50min，超净化工作台台面每次实验前要用75%酒精擦洗，然后紫外线消毒30min，切勿将培养用液或培养细胞用紫外线照射。一些操作用具如移液器、废液缸、试管架等用75%酒精擦洗后，置于台内同时紫外线照射消毒。

（2）洗手与着装：进入无菌培养室原则上需彻底洗手，并按外科手术要求着装。无菌服、帽和口罩每次实验后都要清洗消毒。开始操作前要用75%酒精或0.2%的新洁尔灭消毒手和前臂。如实验过程中手触及可能污染的物品或出入培养室，都要重新用消毒液洗手。

（3）无菌培养操作：实验中所用物品需事先消毒外，在实验中还需保持无菌操作。因此，在进行实验前，要点燃酒精灯或煤气灯，一切操作如安装吸管帽、打开或封闭瓶口等，都应在火焰附近处经过烧灼，但要注意，金属器械不能在火焰中长时间烧灼，以防退火。烧过的器械要冷却之后才能使用。如镊子应冷却后才能夹取组织，否则可能造成组织细胞损伤。开启、关闭长有细胞的培养瓶时，火焰灭菌时间要短，防止温度过高，烧死细胞。另外，胶塞、橡皮乳头过火焰时，也不能时间过长，以免烧焦产生有毒气体，危害培养细胞。要分别使用不同的吸管吸取营养液、细胞悬液及其他各种用液，而不能混用。用吸管、注射器进行转移液体操作时，吸管、注射器针头不能触及瓶口，以防止细菌交叉感染。培养瓶、培养液瓶不要过早打开，已开口者要尽量避免垂直放置，以防止下落的细菌污染。

2. 细胞培养取材的基本要求：人和动物体内绝大部分组织都可以在体外培养，但其难易程度与组织类型、分化程度、供体的年龄、原代培养方法等有直接关系，原代取材是进行组织细胞培养的第一步。取材的基本要求包括以下方面：

（1）取材的组织应尽快培养。若不能及时培养，可将组织浸泡于培养液中，置于冰浴或4℃冰箱中。大组织块应先将其切成1cm³以下的小块再低温保存，但时间不能超过24h。

（2）取材时应严格无菌操作，用无菌包装的器皿或用事先消毒好的、带少许培养液的小瓶等便于携带的物品取材。

（3）取材和原代培养时，要用锋利的器械切碎组织，尽可能减少对细胞的机械损伤。

（4）对于血液、脂肪、神经组织、结缔组织和坏死组织，取材时要细心除去。修剪和切碎过程中，为避免组织干燥，可将其浸泡于少量培养液中。

（5）原代培养，特别是正常细胞的培养，应采用营养丰富的培养液，最好添加10%～20%的胎牛血清。

3. 组织材料的分离方法：从动物体内取出的各种组织均由结合相当紧密的多种细胞和纤维成分组成，在培养液中1mm³组织块，仅有少量处于周边的细胞可能生存和生长。若要获得大量生长良好的细胞，须将组织分散开，使细胞解离出来。另外有些实验需要提取组织中的某种细胞，也需首先将组织解离分散，然后才能分离出细胞。目前分散组织的方法有机械和化学两种，要根据组织种类所需和培养要求，采用适宜的手段。培养材料为血液、羊水、胸水和腹水等细胞悬液时，可采用离心法分离。培养材料为组织块则可选择机械分散法、消化分离法或剪切分离法等。

三、中药血清药理学方法

（一）中药血清药理学的含义及特点

中药血清药理学是近十余年来才兴起的一门实验方法学，它是指将中药或中药复方经口给动物灌服一定时间后采集动物血液、分离血清，用此含有药物成分的血清进行体外实验的一种实验方法。最初由日本学者在1984年提出，并由田代真一命名为"中药血清药理学"。

中药复方仍然是临床主要用药方式，但在体外实验中将中药复方或单味药的提取物直接加入体外细胞培养系统中的方法易于收到制剂的杂质、pH值、渗透压、电解质等多种因素的影响，且中药一些成分需吸收并在体内转化后才能产生活性。但血清药理学方法同用中药粗制剂直接进行的体外实验相比，既具有体外实验条件可控性强、药物效应易于检测、可深入揭示药物作用机理的优点，又能够防止中药粗制剂本身的理化性质对实验的干扰，还能反映中药在胃肠道消化吸收再经生物转化，最后产生药理效应的真实过程，并代表了药物在体内产生作用的真正有效成分，因此它实现了体外实验和体内实验的完美结合，尤其是适合了中药及中药复方化学成分复杂的特点，为中药及其复方的药理学研究开辟了新纪元，已成为当今中药复方研究的一个重要动向。

（二）中药复方血清制备方法

中药血清药理学研究中，含药血清制备技术的规范化是研究的基础，其中包括实验动物的选择、制备含药血清的方案（给药天数、给药次数、给药剂量、采血时间等）、含药血清灭活与否及其与中药粗制剂作用比较时剂量和浓度的一致性等一系列问题。研究中药血清药理学可以扩大给药途径与方法，以及探索中药"血浆"药理学的可行性。

1. 实验动物的选择：目前的中药血清药理学实验，多选用大鼠、家兔、豚鼠等动物来制备含药血清。但不同种属的动物，其血清成分不同，动物血清和人血清更是存在着差异，因此在选择实验动物时应尽量选用与人类生物学特性近似的物种。同时还应兼顾与体外培养细胞一致，以减少因动物种属差异而造成的免疫反应。如在大鼠肝细胞的体外培养实验中，应用大鼠制备含药血清，而不宜选用家兔和豚鼠。如在研究含扶正化瘀方的大鼠血清抗肝纤维化时发现，正常大鼠血清可维持大鼠肝细胞、星状细胞、贮脂细胞的生长，但与小牛血清相比其细胞内 $3H-TdR$ 掺入明显减少，这可能与种属差异以及动物的年龄/月龄有关（所用大鼠均为成年大鼠）。因此，在体外培养实验中宜采用同种单一血清，既为细胞提供营养，又为药物载体，还避免了多种血清的干扰。

另外，还应注意，动物在正常生理状态下制备的含药血清与在病理状态下制备的含药血清不同，这是因为两种状态下的动物对药物的消化吸收功能不同，对药物的生物转化不同，尤其是在药物作用下机体的反应不同，产生的内生性有效成分也不同。因此，为了与临床病人用药的实际情况相符，宜采用病理状态下的动物制备含药血清。如在制备抗肝纤维化的药物血清时，要用肝纤维化病理模型的动物代替正常动物。在制备抗动脉粥样硬化的药物血清时，用动脉粥样硬化病理模型的动物代替正常动物显然更具说服力。当然，动物血量的充足性也应考虑，在这方面，兔、大鼠和豚鼠具有优势，应为首选。

2. 中药血清制备的方案：

（1）给药前的禁食问题：中药复方的疗效与其服法有一定的关系。一些研究表明，饮食有可能影响中药复方体内动力学及其疗效。如 Nishioka Y 等就比较了早餐前后 30min 给予健康受试者口服小柴胡汤提取剂 7.5g 后体内甘草甜素、甘草次酸和黄芩素等的动力学变化，结果显示食物对上述 3 种成分有明显影响。因而制备中药血清时应充分考虑饮食因素，根据中药复方的功效特点和实验需要，决定给药前禁食与否，并分别拟定给药后的采血时间。

（2）给药剂量、次数和时间间隔：长期以来中医临床的给药方案多凭经验而定，这主要是中药制剂缺乏药动学参数作参考。因此，研究中药制剂在体内的吸收、分布、代谢和排泄，求出药动学参数，由此拟定包括给药方式、给药间隔时间、给药剂量等内容的合理给药方案。中药制剂的体外实验也一样，须有体内试验的药物量效关系及生物效应法求出的表观半衰期等药动学参数的基础。在制备含药血清的过程中，目前存在着多种给药方案。

在给药剂量方面应以临床等效剂量为基准，如同中药粗制剂的离体实验中药物溶度须适当控制一样，中药复方的血清药理实验也注意药物的溶度，一般不超过培养液的 20%。

在给药次数方面，中药复方制剂因其有效化合物含量低，作用广泛而缓和，起效相对较慢，能调节机体多系统功能等特点，临床用药时间相对较长。

血清药理学方法的优势也正是考虑到了药物与机体作用的这一环节，其药效基础除了原有有效成分，还有药物作用于机体产生的内生性有效成分。任何药物在体内都有一定的半衰期，各种给药方式都是为了使药物达到稳态血药浓度，如 7～10 天给药法（每天灌胃 1 次，连续给药 7～10 天），3 次给药法（连续灌胃 3 次，第 1、第 2 次间隔 20 小时，第 2、第 3 次间隔 4 小时）。2 次给药法（第 1 次给药后 2 小时，再以相同剂量重复给药 1 次）等等。从而便于药物作用和机理的研究。所以按药物半衰期间隔给药，连续 5～7 个半衰期使药物达到稳态血药浓度后，再采血制备含药血清才是最科学的。但由于中药及其复方化学成分复杂，半衰期很难测定，多次反复给药可保持一定要求的血药溶度。所以采用 7～10 天给药法也是权宜之计。在进行药物血清时效关系的研究，给药方法又另当别论。

（3）给药途径与方法：中药血清药理学最初，强调用口服给药方式来制备含药血清。然而中药剂型繁多，在中药的现代化研究中各种新剂型又不断产生，为了便于这些剂型的药物药理研究，可以将采用胃肠道给药的中药血清药理学方法推广到采用注射给药、皮肤给药、粘膜给药和呼吸道给药的中药药理实验中，因为它们都有一个共同点，那就是制备含药血清。

（4）采血时间：不同功效的中药复方，甚至同一复方的不同剂型口服后吸收快慢有别，不同机体状态下同一药物的吸收也不一致；因而不同采血时间的药物血清所含的有效成分及其含量是有差别的。由此可见，中药复方血清制备中采血时间须考虑复方的功效类别、剂型以及机体的状态，并结合其药效动力学或中药复方化学成分的药动学参数来确定。

中药血清药理学研究在制备含药血清时，根据目的可采用正常动物或实验病理模型动物，采用每日灌胃 1 次，连续 7～10 天的给药方法，制备的药物血清不宜经 56℃，30min 灭活，在进行作用比较时应注意中药粗制剂与药物血清剂量和浓度的一致性。另外，中药血清药理学研究方法也可推广到除胃肠道给药外的其它剂型的中药。此外，由于凝血过程中，不仅涉及多种凝血因子活化与消耗，同时也引起纤溶和补体系统复杂改变，凝血、纤溶与补体系统变化可能导致中药有效成分改变，因此中药血清药理学是否可用中药血浆药理学取代或互补，这尚待进一步研究。

第八节　中医科研动物模型的研制

一、中医科研动物模型应用意义

动物模型是以动物作为人的替身，研究其生物医学规律，合乎中医学取类比象的原则。模型的中介作用使得对于中医学的理论研究可以涉足形态学、生物化学、免疫学、病理学和药理学等多层次多领域，不仅扩大了对于经典理论的认识内涵，也获得了一系列的客观指标体系，使不特定的"象"赋予量化指标和具有可验证性。建立中医实验动物模型的意义在于：①运用中医实验动物模型验证中医药治疗效果，揭示传统中医理论的本质，即对传统中医的继承；②建立中医实验动物模型后可以运用多学科、多技术来扩展中医理论的内涵，促进中医的现代化，即对传统中医的发扬。具体作用为：

1. 验证医疗效果：通过动物实验研究的纯化过程，使临床疗效得到科学客观验证。

2. 检验中医理论：使抽象的中医学理论通过具体客观的实验方法来验证其科学性，揭示其科学本质。

3. 扩大认识范围：通过运用各种仪器设备扩展人的感官能力，帮助我们沿用中医传统思维方法探索尚未认识的生命和疾病的新现象和新规律，并发现中医学理论所揭示的生命和疾病的规律与本质。

4. 精确诊察手段：使临床传统的望闻问切的定性诊断方法与现代医学定量化客观指标有机结合。

二、中医科研动物模型研制基本方法与程序

（一）中医科研动物模型制作方法

中医科研动物模型的建立，造模方法的选择至关重要。在已有的百余种证型中，其造模方法大致可归纳为如下两种类型：

1. 模拟中医传统病因建立动物模型：是指根据中医传统病因病机理论研制开发"纯"中医病证动物模型，一般不与现代医学疾病模型相等。造模方法又可分为单因素和复合因素2种。这类动物模型的优点是：造模因素的选择主要根据中医学发病原理考虑，模型的病因、症状、客观指标和药物反证比较一致，故其实验结果与中医理论较易吻合，有利于揭示中医证的实质，验证并探讨中医中药的疗效和机理。这种方法有一定的缺陷，主要表现为：①模糊性。由于大多数"证"实质仍是未知数，从而决定了所复制出的动物模型很难反映"证"的全貌和本质；②简单性。中医病因学说复制时一种方法只能从某一角度塑造模型，虽然同是一个证但由于造模方法不同也将导致病理变化存在差异，从现行所复制的中医动物模型看，许多都是单一的、简单的病因与证的因果关系，故不一定具有代表性；③不稳定性。大多数按照中医传统病因学说选择的造模因素，不同程度地存在稳定性和可控性差，难以对其进行准确定性与定量，因此其动物模型的不稳定性也难于避免。

2. 采用西医病因病理复制动物模型：此种模型多是在特定的化学、生物、机械和物理的致病因素作用下，复制出西医或中医病名的动物模型，或再用中药或中医疗法观察疗效及监测病理改变，其在造模时重视动物组织、器官或全身的病理损害，这是目前应用最广泛的一种实验形式。此类造模的优点是：模型建立比较成熟，造模方法稳定、实验结果可靠、可重复性较好，与现代医学研究结果有可比性，尤其在中药药理研究中发挥了较大作用。

（二）中医科研动物模型制作程序（以证候动物模型为例）

1. 选择研究动物：原则上应根据实验的不同目的选择对处理因素敏感，能充分反映实验效应而又经济和易于获得的动物。主要依据动物的种属、品系、性别、年龄、生理状态与健康情况等方面进行选择。

2. 确定造模因素：证候模型造模因素从大的方面来讲可分为 2 类，一类相同于临床自然病因，如用饥饱失常复制脾虚模型；一类是能导致类似病理变化的非自然致病因素，如利血平复制脾虚模型，前者还可用于发病学研究。

3. 模型评价与诊断：证候的动物模型是在动物身上模拟和复制人类各种临床证候，这决定了动物模型的诊断依据必须与临床证候的诊断依据相一致，但由于动物体和人的某些具体差异，模型的诊断依据可在上述前提下作非原则性的变通以更好地贯彻临床意图。

证候的临床诊断依据有 5 个方面：病因（正证）、症状（本证）、治疗（反证）、相关因素和客观指标（均为佐证）。本着与临床一致的原则，证候动物模型的诊断依据也由这 5 个方面组成：

（1）症状（本证）：症状是形体上表现出来的病理状态，在中医证候的临床诊断中起着最重要的作用，因此动物模型的诊断依据也应以此为主。为提高可比性，便于对比评价，模型的症状诊断应尽量采用全国统一标准；但由于多数标准在制定过程中受经验性和主观性的影响，其不一定能很好地反映临床实际，因此实验者在必要时可自己通过病案、病例统计来建立症状诊断标准。

（2）病因（正证）：证候是病因引起的，病因与证候之间有相互的特异性，所以病因也是证的临床诊断的一个重要依据，同样的症状如果病因不同可以诊断为不同的证，因此证的动物模型也应把病因作为诊断依据之一，即某一证候模型的造模因素是否符合中医该证传统病因。但造模因素符合传统病因只是一种理想化的要求，实际工作中应考虑：对中医传统病因应作实证性理解；现代造模因素可能只是表面上与传统病因不同而实质相同。作为造模因素的病因还应尽量满足如下 2 个条件：①该病因应是所造证候模型的主要病因；②本病因所致的主要病变应是所造的证候。另外综合性的、复杂的病因是中医临床证候的一个特点，中医证候模型的造模因素也应体现这一观念。

（3）治疗（反证）：证同治亦同，证异治亦异。证与治的这种对应关系使治疗效果成为检验证候诊断是否正确的一个重要参数。在中医证候动物模型的研制工作中，由于造模是实验性工作，对模型的可靠性把握不大，中医的症状诊断应用于动物又受到很大限制，所以治疗的反证成为衡量模型是否成功的一个必要的、普遍的标准。

（4）相关因素（佐证）：中医的证要结合地方风土、季节、气候及病人年龄、性别、职业等情况来判断疾病的本质，所以证候动物模型的诊断也要相应考虑这些相关因素。

（5）客观指标（佐证）：客观指标与证之间具有相关性，这是它能作为诊断依据的前提。在证候动物模型研究上，对以客观指标作为诊断依据也有不少探索，发现客观指标与证的相关性有强有弱。显然在证的动物模型实验中，应选择相关性强的客观指标作为诊断的辅助依据，以提高模型的可靠性。

4. 选择实验指标：证候模型研究的实验指标选择一般从以下范畴中进行设计：①诊断模型和利用模型的研究内容。前者应用较为公认的指标以确认模型的成立，后者则根据研究的性质和目的（病理、药理）而确定，前者是后者的基础；②传统宏观指标和现代客观指标。传统宏观指标的重要性往往要大于一些先进的微观指标，这是从说明问题的角度看的，不论采用如何先进水平的指标，宏观指标是必备的；③从证候角度设计的指标和从现代病理角度设计的指标两者要有机结合。

三、病证结合模型研究

1. 病证结合模型研究的意义：在中医学中，"病"、"证"是密切相关的不同概念，病指疾病单元，证即证候，是对疾病过程中所处一定阶段的病因、病位及病势的病理概括，是对致病因素与机体反映性两方面情况的综合，是对疾病当前本质的认识。因此"证"研究要以"病"为始基，切忌抛开病而孤立探讨"证"。今后应倡导在中医病证理论指导下塑造病证结合模型，既可病证同塑，亦可先后塑造，如是则不仅增加模型的变量，为研究提供丰富的信息，而且更符合临床实际，能更准确地阐明中医理论，揭示证的实质。否则只侧重塑造证候模型而忽略建立疾病模型，将导致实验模型研究难以深化，直接影响到科研水平的提高。

针对中医证动物模型研究现状，今后在进行中医应用基础研究时应先侧重进行病证结合动物模型的研究。其意义在于：①病证结合的研制能充分利用临床实证信息，即明确疾病诊断后根据临床综合信息再进行辨证施治；②病证结合模型的研制可满足中药新药的研究。研制病证结合模型是研究中医药比较理想的动物模型，可采用现代医学方法加中医传统病因造模，也可用现代医学方法结合中医基础理论知识造模。要力求使所研究病证符合现代临床实际，并注意挖掘带有证信息的特有症状、体征及理化指标，从而确立受试动物中符合临床标准的辨证诊断条件，采用病证合参，以病统证的方式进行中医药科研实验。

在病证结合模型中由于确诊了疾病，许多条件是相对可控的，而且或许可从疾病变化特点中找到证信息的特异点，因而要：①注重理论依据，充分找到符合临床实际的病证作为切入点；②注重挖掘动物身上带有符合临床辨证诊断标准的信息特征；③注重功能同时更注重相关物质结构基础的研究，任何偏于功能或偏于物质基础的研究都是片面的；④根据实际选择特异性强、敏感性高、重现性好、定量或半定量的指标进行观察，注意病证相关性分子生物学基础的探索；⑤揭示病证模型相对的稳定时相点及其时相性变化特征；⑥药物佐证是较好验证手段，慎重选择功效稳定的不同类标准方药，进行证候属性的排比性的确定；⑦客观评述模型成功率、死亡率，最终确定模型特点，评价体系及应用范围。

2. 病证结合模型的设计：病证结合模型制作技术路线为：

(1) 确立研究对象：首先是在临床实践中逐渐形成了某种疾病在某个时期对应于某种证候的粗略规律性认识，然后通过较大样本的流行病学调查分析来验证疾病与证候之间是否有较紧密的对应关系，还应考虑这种疾病的这种证候的相关研究是否能给临床疾病防治带来较大改善，最终确定该病证为研究对象。

(2) 制定临床诊断与疗效判定标准：应尽量采用国际通用疾病诊断与疗效判定标准，中医证候诊断判定标准应多采用国家中医药管理局发布的中医证候诊断及疗效评定标准，并及时吸取临床研究中各种微观指标病理性变化规律的最新进展。

(3) 制定动物模型判别与药效评估标准：注意根据动物自身特点挖掘其符合临床辨证、辨病诊断标准的客观体征与行为学改变特点，结合现代疾病动物模型中微观指标病理性变化规律的最新进展，选择特异性强、敏感性好、重现性高、定量或半定量的可行性观测指标，形成动物模型判别与疗效评估标准。

(4) 设计具体实验方案：先是实验动物的选择；其次是细致、规范、周密的实验方案的设计，包括：①采用中医学病因制作证候动物模型；②采用现代医学病因制作疾病动物模型；③药物、针灸等治疗手段的具体实施。

（5）实施实验方案：实施动物实验，观察宏观指标，留取标本检测微观指标。

（6）判定：按照设计指标判定造模成功与否，检测药物疗效大小，记录造模成功率、死亡率及统计分析方法。

（7）修正：修正实验方案及判别标准，再实验，至形成稳定、成功的动物模型与实验方案。

（8）比较与重复研究：更换动物的种类、品系、性别、年龄、体重等进行比较性研究，更换研究人员、研究对象、研究地点进行严格、规范的重复性研究。

（9）得出结论：确定判别标准，制定造模规范，初步揭示病证相关实质与物质基础。

（10）推广应用：利用模型可进行同证异病研究以揭示证候本质，同病异证研究可阐明疾病演变规律，药物疗效研究可筛选有效方剂应用于临床并初步揭示药物作用机理。

病证结合模型有以下几种可能的造模途径：①病即是证，如甲状腺功能亢进与阴虚；②对一个病不同的造模方法使之有不同的证，如两肾一夹法形成肾阴虚型高血压模型，肾上腺再生法形成肾阳虚型高血压模型；③由病致证，如感染性休克在其演变过程中分别发生了热厥、热厥气脱、元气外脱证；④由证致病，如体虚、痰湿、血瘀等均可致多种疾病；⑤病与证分别发生而有时间上的同时性，如在建立脾虚模型的基础上对动物接种肿瘤细胞而形成脾虚型肿瘤模型。

利用上述造模方法建立病证结合动物模型要注意：①所研究的病与证的具体组合在临床上是否有依据；②病和证的造模方法与病理从现代医学上看是否能建立有机联系；③应使病和证有一定的同时性和历时性，以使其充分相互作用。

应该看到中医药学应用动物模型进行实验研究还刚刚起步，加之制造模型方法的本身具有局限性，因此作为塑造实在的手段的动物模型乃是实在的一种粗略近似而已。但医学科学的发展表明动物模型的研究已经是现代实验研究的核心问题，因此研究中医药科研动物模型对于中医学发展的取向和建立中医学实验科学体系的意义是深远的。

（王净净　王键　李振光　赵辉）

第七章　实验误差及其控制

实验误差是科学研究中的一个重要概念，实验误差的控制也是实验设计中的一项重要内容。作为医学科研工作者或是临床检验人员，应该熟悉实验误差产生的原因和控制办法，以确保实验数据的准确性和可重复性，从而保证研究工作的质量，增强科研成果的科学性。

第一节　误差公理

一、误差及误差公理

1. 误差（error）：医学科研中绝大部分原始数据是研究人员借助一定的测量工具，采用一定的方法测定后所得到的，一般称为测得值。由于研究者、测量工具和测定方法以及个体差异等诸多因素的影响，测得值不太可能正好等于被测对象的真实值（真值）。这种测得值与真值之间的差异称为误差。一般将实验研究中的误差习惯性地称为实验误差（experimental error）。

2. 误差公理：随着科学不断地发展，各种技术水平的不断提高，以及人们在测量操作中经验和知识的积累，误差将被控制得愈来愈小，但无论怎样控制都无法完全消除误差。鉴于误差产生的必然性，在实践中已被证实，在理论上也已被公认，因此成为一种理论，即：凡是科研数据都有误差，误差自始至终存在于科学研究的全过程中，这就是误差公理。误差之所以上升到理论研究，是因为医学研究中测量目的是通过数量现象认识医学现象中的质量规律。而误差常会歪曲这种规律，掩盖事物的真相。对于误差的理论研究，有助于研究人员对实验误差产生的原因和控制误差的必要性有清醒的认识。在实验前加强设计，努力将实验误差控制在最低限度之内。如果实验结果中存在较大的实验误差，将使描述性统计和推断性统计变得毫无意义。

二、误差的种类

一般可将实验误差分为 2 大类，即系统误差和随机误差。它们产生的原因、特点及控制办法有所不同。将在下面几节中予以讨论。

在实验测量中，还可能存在一种过失误差，它是由于实验人员的责任心不强，或操作上的生疏而造成的一种错误（mistake）。由于过失误差无规律可循，事后也无法进行估计和弥补，因此无法对其加以更多的研究。但过失误差对实验结果的质量影响极大，所以应该在实际工作中事先严格防止这种误差的发生。

实验误差和统计学中的抽样误差也有区别。抽样误差是指由于个体差异的存在，在抽样过程中产生的样本指标和总体指标之间的差异。抽样误差的规律及其指标详见第十六章。此外，实验误差与偏倚（bias）有一定的区别。偏倚是指在实验研究中，由于某些非实验因素的干扰而歪曲了实验因素的真实效应所造成的差异，和抽样误差一样，是从群体角度考虑差异，而实验误差是从个体角度考虑差异。

第二节　系统误差

系统误差（systematic error）是指在实验测定时，由于各种实验条件造成的误差总和，它决定了测定结果的准确性。系统误差具有倾向性，测得值固定偏向真值一侧，在相同实验条件下可重复出现。由于系统误差有明确的原因和一定的规律，因此可以对其加以控制。

一、系统误差产生原因

1. 仪器：仪器及有关测量器具在指标测定中起重要作用，因此它们的质量或使用不当均可影响测定结果。例如：仪器在使用前未经校正，长期使用后不进行检修，指针或刻度不准，电源不足或电压不稳等均可产生系统误差。

2. 试剂：在化学分析中，如果试剂的纯度不够，或配制方法不当，或保存条件不良，或存放时间过长等均可产生较大的系统误差。

3. 方法：①同一指标可用不同的测定方法，各种方法测得结果可不一致。②测定过程中某些环节可产生误差，如：化学反应的完全程度可使结果不一致。③某些指标的最终结果须通过计算，因此计算中的误差可使结果不一致。

4. 条件：各种测定结果与测定时外界的条件有关。例如：温度、湿度、气压、通风、照明、振动等均可对称量、化学反应、读数、测定物的获取等产生影响。测定物越微量，对环境的要求越严格。

5. 人为因素：在实验操作中，由于操作者对仪器的使用或测定方法的生疏，常可产生较大的误差；不同操作者由于经验、水平、视觉、手法等差异造成测定结果不一致；研究者的心理因素也是产生系统误差的原因。在观察时，常常偏向于自己所希望的结果。受试者的心理、情绪也可对某些指标（如血压、心率）产生影响。

6. 受检样品：对受检样品的采取、保存和处理不当，缺乏严格的样品采取和送检制度或由于抽样不随机，分配不均匀等均可影响测定结果，产生系统误差。

7. 时间顺序：医学上许多指标在一天中不同时间测定，结果是不同的，如身高、体重、血糖等。因此测定时间也是产生系统误差的原因之一。时间顺序是指一批受检者被测定的先后顺序。时间顺序的影响常常是由于时间不一致，造成了上述诸因素的改变，从而产生系统误差。

二、系统误差的表现形式

1. 恒定系统误差：恒定系统误差是指在同一条件下测得值总偏在真值一侧，且大小基本稳定，是系统误差中最为常见的一种表现形式。恒定系统误差既可表现为恒差，即测定值与真值之差固定为某一正值或负值；也可表现为恒比，即测定值与真值为恒定的比值。如果改变测定条件，这种误差的偏向和大小可随之改变。例如：同时用 2 台仪器 A 和 B 测定同一样品，A 作校正而 B 未作校正，可以发现 B 总比 A 的测得值要高或低。如果 A、B 仪器分别测定 2 个同值的样品 a 与 b，然后交换测定 1 次，可以发现 2 次的测定值会出现相反方向的改变。

2. 线性系统误差：线性系统误差是指测定误差与测定时间顺序之间存在直线关系，即测定结果随时间变化有趋向性的递增或递减。造成这种线性变化的原因大多是由于测定条件随时间的延续而发生的倾向性改变，有时也可是测定物本身随时间的延续而发生变化。

3. 周期性系统误差：周期性系统误差是指在较长时间（例如一昼夜为一周期），某种实验条件（例如气温）发生了周期性改变，从而产生的周期性误差。

4. 非线性系统误差：非线性系统误差是指测定误差与测定时间顺序之间存在曲线关系。这种系统误差的变化规律，一般较难识别，其原因也较为复杂。

线性系统误差和非线性系统误差也可能为周期性变化中的某一时间段所得到的结果。由于这 3 种系统误差的产生均和由时间改变造成的测定条件改变有关，因此严格控制实验条件，使其不受时间改变的影响，是避免和减少这些误差的基本方法。

第三节　随机误差

随机误差（random error）是指在相同条件下，用相同的测定方法，对同一检测对象进行多次测定所产生的误差，这种误差决定了测定结果的精密度。

一、随机误差产生原因

1. 随机取样：由于被测样品在采取时是随机的，因此多次测定结果可不一致。例如在测定血液成分时，血样的采取是随机的，不论在何时采取，都不能和体内所有血液的成分完全相符。这是产生随机误差的主要原因。

2. 未知因素：除第二节所述各种实验条件以外，必然还有一些暂时无法控制的微小因素或未知因素，均可造成测定结果的随机波动。

二、随机误差基本特征

对单次测定的随机误差，其大小和正负是无法判断的。但在大量重复测定结果中，可以发现随机误差具有下列基本特征：

1. 正态分布性：如果观察大量重复测定结果的随机误差，可以发现它们是以 0 为中心，两侧对称的单峰形分布，称为正态分布。关于正态分布的理论将在后面有关章节予以介绍。

2. 有界性：随机误差比较微小，而且有一定的分布界限，可用正态分布理论对其界限作出估计。

3. 抵偿性：由于随机原因，测得值可以大于真值，也可小于真值。因此，随机误差有正有负。综合多次测定结果可相互抵消部分误差，使测得值的均数接近真值。

4. 不可避免性：由于随机误差是随机的偶然因素造成，因此在实际工作中是不可避免的。但在实际工作中，也可采用一定的方法加以控制。

三、随机误差和系统误差的联系

随机误差和系统误差是理论上的划分，实际工作中两者并不能截然分开，也不是固定不变，在一定条件下两者可以相互转化。随机误差可转化为系统误差。例如，各种仪器的刻度在生产时的定位有随机误差，但具体使用某一仪器上的刻度时，就产生了系统误差。系统误差也可转化为随机误差。例如，观察者根据仪器刻度进行读数时，由于视觉上的微小差异可将系统误差转化为随机误差。再如，使用随机化的方法测定多个样品，可将系统误差中的顺序误差转化为随机误差。利用系统误差可转化为随机误差的原理，控制或消除系统误差是实验设计中的一项重要内容。通过各种办法可对系统误差加以严格的控制（见本章第五节）。一般将严格控制系统误差后剩余的测量误差均归为随机误差。

第四节　实验误差的表达

实验误差的表达是指用一定的指标对实验误差的大小进行描述，常用的描述指标有：精密度、准确度、精确度。

一、精密度（precison）

精密度是表示用同一方法在相同条件下多次测定某一样品时，测定结果的一致程度，它可描述随机误差的大小。统计上常用标准差（s）和变异系数（CV）衡量精密度。标准差或变异系数越小，测定越精密，随机误差越小。

例如，以某种方法重复测定某健康人血液中血清粘蛋白的含量（mg/dL）5 次，结果分别为 42.84，43.75，43.72，44.78，42.06，均数、标准差和变异系数的计算如下：

$$\bar{x} = (\sum x)/n = 217.15/5 = 43.43$$

$$s = \sqrt{\sum(x-\bar{x})^2/(n-1)}$$

$$= \sqrt{[(42.84-43.43)^2 + (43.75-43.43)^2 + (43.72-43.43)^2 + (44.78-43.43)^2 + (42.06-43.43)^2]/(5-1)}$$

$$= 1.029$$

$$CV = s / \bar{x} \times 100\% = 1.029/43.43 \times 100\% = 2.37\%$$

一般在实际工作中对精密度的要求常用变异系数衡量，不同的实验指标对精密度要求不同。根据经验，无机分析一般要求不超过 1%，生化分析不超过 10%，生物活性分析不超过 15%。

二、准确度（accuracy）

准确度是表示测定值与真值的一致程度，它主要描述系统误差的大小。衡量准确度的指标常用偏差系数（coefficient of bias，CB），偏差系数越小，准确度越高，说明测定结果越真实。由于实际工作中真值难以测得，故准确度的计算常用回收率（R）间接计算测定值与真值的接近程度。

$$R = (回收量/加入量) \times 100\% = (实测量 - 原有量)/加入量 \times 100\% \qquad (式 7-1)$$

$$CB = 100\% - R \qquad (式 7-2)$$

准确度除了受系统误差影响，在一定程度上也受随机误差的影响。因此为了减少随机误差影响，在回收实验中对加入量前后的测定均需重复数次，用其均数代入公式计算。

例如，以某法测定血清中某种物质，在未加入标准量时，测定 5 次均数为 15.0mg/L，加入该种物质标准量 10.0mg/L 后，5 次测定均数为 24.5 mg/L，则其回收率和偏差系数为：

$$R = (24.5 - 15.0)/10.0 \times 100\% = 95\%$$

$$CB = 100\% - 95\% = 5\%$$

三、精确度（exactitude）

单独使用描述精密度和准确度的指标变异系数和偏差系数，并不能全面衡量实验误差大小，而且两者之间又存在一定联系。因此，可将两者结合起来综合考虑。精确度就是将精密度和准确度结合起来，综合评价实验误差的指标。

衡量精确度的大小用分析系数（coefficient of analysis，CA）表示。计算公式为：

$$CA = 100\% - \sqrt{(CV)^2 + (CB)^2} \qquad (式 7-3)$$

例如：以某法测定脑脊液中某物质含量，经重复测定和回收实验，结果：均数为 72.4μg/L，标准差为 6.8μg/L，回收率为 92%，则分析系数为

$$CA = 100\% - \sqrt{[(6.8/72.4) \times 100\%]^2 + (100\% - 92\%)^2} = 87.7\%$$

第五节　实验误差的控制

一、随机误差的控制

1．严格遵循随机化取样的原则：虽然随机化取样也是产生随机误差的原因，但这时的随机误差较小，而且是无法控制的。如果不严格遵循随机化会使这种误差增大。

2．保证测定仪器的精密度：精密度高的仪器随机误差较小，例如，以克为单位和以毫克为单位的 2 台天平，显然以毫克为单位的随机误差要小得多。

3．严格控制干扰因素：实验过程中，应对各种外界干扰因素严格加以控制，保证测定结果的稳定性。

4．增加测定次数：适当增加测定次数，以多次测定的均数作为测定值，一定能减少随

机误差。因为均数的离散度要小于观测值的离散度。

二、系统误差的控制

由于系统误差产生的原因较多，故须针对不同原因采用相应的控制办法，举例如下。

1. 仪器误差的控制：仪器在使用前应对其精确性和稳定性进行检查，必要时应作校正。尽量使用同一仪器，减少仪器间的误差。仪器在使用后应妥善保管，定期检修。

2. 试剂误差的控制：尽量采用纯度高的试剂是控制试剂误差的主要办法。同一次实验中，应采用同一厂家同一批号的试剂。试剂存放条件要严格控制，存放时间不宜过长，以免变质或降低有效成分。存放时间较长的试剂在使用前应对其成分进行测定。

3. 方法误差的控制：整个实验中，使用同一种测定方法，对测定的各个环节严格把关，保证质量。有计算时，应采用相同的有效数字和精确度。

4. 条件误差的控制：测定时，外界环境中的各种理化条件应严格控制，保证良好的环境条件。如保持恒温，减少噪声和振动等。

5. 人为误差的控制：实验测定前操作者应事先培训，以免由于操作者对测定方法和过程，或仪器使用生疏造成误差。采用盲法是控制观察者或受试者心理因素造成误差的重要手段。

6. 受检样品误差的控制：制定和遵循样品的采集和送检制度，是控制样品误差的必要措施。样品的分配或稀释等操作均应保证质量。

7. 时间顺序误差的控制：整个实验时间不宜过长，采样或测定应恒定在一天中的某段时间。随机化也是控制由于顺序造成误差的重要手段。

总之，为了保证实验数据的科学性和可靠性，在实验前、实验过程中以及实验后，均应严格把好质量关。实验前应加强实验设计，摸清实验误差可能来源，并采取相应的控制办法；在实验过程中，各个环节均应严格按照设计标准操作，不能中途更改；实验后数据的记录应有统一的格式，记录应及时，保证资料的准确性和完整性。对可疑数据须作检查，用统计学原理决定其取舍，必要时可采用质量控制图对测定数据的质量进行监控。

三、质量控制图

1. 质量控制图的意义：质量控制图（quality control chart）是质量控制技术的重要手段。它是根据误差理论及统计分布理论制定的统计图，始用于工业产品的质量控制，现已广泛应用于临床检验、生物鉴定、动物实验、环境监测、卫生检验等诸多方面。通过质量控制图可提示日常数据测定中误差的发生和变化趋势有无异常值出现，从而使测定者及时发现问题，分析原因和采取措施。

2. 基本原理：根据测定值存在随机误差的特点及其统计分布理论，求出其容许区间。如果系统误差已严格控制，则测定值的随机误差应在容许范围内正常波动，如发现测定值的波动异常，则提示有系统误差存在或过失误差出现，从而达到质量控制的目的。

3. 质量控制图的编制和判别：

(1) 测定数据：在严格控制系统误差的条件下，测定若干样品。如绘制均值控制图，对每个样品应重复测定数次，取其均值。

(2) 选择并计算统计指标：常用于质量控制图的统计指标有：算术均数，标准差，极差，中位数等。

(3) 确定中心线、警戒线和控制线：以均数、中位数或极差的均数作为中心线，将包括95%和99%的个体值或统计量范围作为警戒线和控制线。

（4）绘制控制图：根据样本资料求出的统计量，在坐标的纵轴上绘出中心线、警戒线和控制线。横轴常表示测定时间或样品编号。基本格式如图 7-1。

（5）判别：按测定的样品顺序或测定时间，将检测结果或样本统计量在控制图上作点，根据点的波动情况，按以下原则作出有异常因素存在的判别：点超过控制线；点呈周期性上升或下降；连续上升或下降的点超过 6 个；连续有 7 个点出现在中心线一侧；点在警戒线和控制线之间出现，连续 3 点中有 2 点以上，连续 7 点中有 3 点以上，连续 10 点中有 4 点以上等。如出现上述情况，均属于异常情况，须进行分析并采取相应措施。

4. 常用质量控制图：医学检验中常用的质量控制图有单值控制图、均数极差控制图、中位数控制图等。具体绘制方法可参考有关书籍。

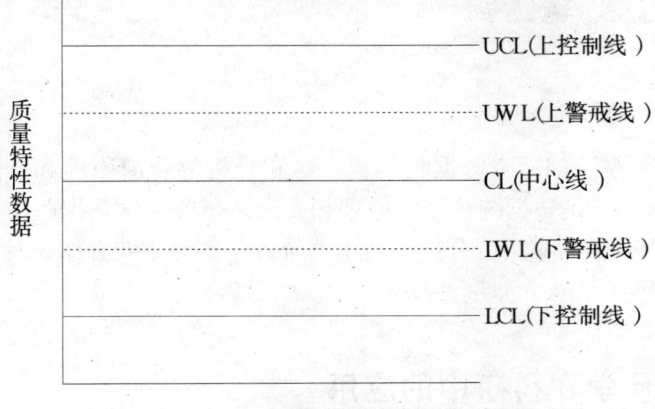

图 7-1　控制图基本格式

（陈全良）

第二篇 统计学基本概念

第八章 医学统计学概述

统计学（statistics）是一门研究数据收集、表达和分析的普遍原理和方法的学科。医学统计学（medical statistics）是根据统计学的原理和方法，研究医学数据收集、表达和分析的一门应用学科。医学统计学的应用十分广泛。本书统计学部分主要介绍统计设计与分析方法在中医药科研中的应用。

第一节 医学统计学在科研中的应用

一、统计设计

前已叙及统计设计是解决在科研中如何控制实验误差、改善实验有效性与正确分析实验结果的关键，它对专业设计布局的合理性与实验结论成立的可靠性起着重要保证作用。统计学设计包括调查设计与实验设计。调查设计主要涉及抽样方法、调查技术、质量控制等。实验设计主要涉及实验设计类型、分组方法、样本含量估计等。只有正确的统计设计，才有可能进行正确的统计描述和统计推断。

二、资料整理与分析

1. 资料整理：对原始数据进行归纳整理，通常要做成一览表。在整理过程中，有时会发现个别数据过大或过小，这种数据称为极端值。极端值可能是测定值随机波动的极度表现，它虽与其他数据相差较远，但仍属同一总体，即局内值。极端值也可能与其他数据不是属于同一总体，这称为局外值。局内值应当保留，局外值应当舍弃。发现极端值后，首先应从专业、技术与操作等方面进行检查，寻找可能发生失误的原因，若属于操作不当、仪器不准、试剂不纯等则应舍弃极端值。若经认真检查，未发现可以解释的原因，则应以统计方法判断取舍。

2. 统计描述：按照设计要求，正确选择统计指标并进行计算；以统计指标表达资料的数量特征——集中性与离散性和/或变量变化规律。必要时应选用适当统计表或统计图。

3. 统计推断：在正确统计描述的基础上，根据样本提供的信息推断总体，对统计指标的差别和关联性进行统计分析和推论，为专业结论提供统计学依据。

使用统计指标进行描述和比较，用参数估计、假设检验、相关回归分析等进行统计推断，对资料之间的关系作出分析，排除偶然性，发现必然性，揭示其规律性，结合自己的专业知识对研究资料作出科学结论。由于各专题研究的目的、方法和要求不同，也就不可能有统一规格的分析和要求，但应尊重科学，实事求是，反对伪造和篡改统计数据。

第二节　统计资料的类型

医学统计资料一般分为数值变量资料和分类变量资料 2 大类：

1. 数值变量资料：数值变量资料亦称定量变量资料或计量资料，系指用定量的方法测得某个观察单位某项指标数值所形成的资料。如人体医学生理指标血红蛋白（g/L）、血压（mmHg）、身高（cm）、体重（kg）等都是数值变量资料。此类资料的特点是一般带有度量衡单位，数值可带有小数，如身高为 1.7、1.6、1.8（m）、体重 61.8（kg）。但也有的为正整数，如年龄以岁为单位，某病发热以天数为单位。

2. 分类变量资料：分类变量资料亦称定性变量资料，是将观察单位按某种属性或类别分组，清点各组观察单位的个数所得的资料。分类变量资料一般为离散型随机变量，分为有序分类和无序分类 2 种情况：

（1）无序分类变量资料：无序分类变量资料亦称计数资料。包括：①二项分类资料，该类资料在按属性或类别分组时，分成相对立的 2 类。如观察血府逐瘀胶囊治疗 I 级外伤性脾破裂临床疗效，以每个病人为观察单位，结果分为痊愈和无效；再如用 CT 诊断肝癌，将每个病人的诊断结果分为阳性和阴性。②多项分类资料，为互不相容的多个类别。如了解某人群各种血型所占的比例，以每个人为观察单位，将血型分为 A 型、B 型、AB 型、O 型，然后清点每型的例数，计算出相应的指标。无序分类变量的特点：变量值是按定性的类别计数的，类与类之间界限清楚，数据为正整数，整理资料不易出错。

（2）有序分类变量资料：有序分类变量资料亦称等级资料。它是将观察单位按某种属性的不同程度、档次或等级顺序分类，然后清点各等级所得的观察单位数。其特点为：各类之间有程度的差别，给人以"半定量"的概念。如复方全叶马兰治疗慢性支气管炎时疗效等级分为无效、好转、显效、临控。

根据分析需要，各类变量资料之间可以互相转化。如观察铅作业人群中有无铅中毒时，对每个病人要测定血红蛋白的含量，计算其平均含量，以便了解铅对造血系统的影响，此资料属数值变量资料；若将血红蛋白按正常和异常分为 2 类，然后清点各组人数，便成为无序变量资料中的二项分类；若将血红蛋白按＜90g/L、90g/L～、120g/L～、160g/L～分组，然后清点各等级的人数就转化为有序分类资料。

第三节　统计中的几个基本概念

一、总体与样本

1. 总体（population）：总体是根据研究目的所确定的被研究事物（同质的个体所组成）的全体，更确切地说，是同质的所有观察单位某种变量值的集合。例如拟了解某城市近几年空气污染情况，需调查 2001 年某城市正常成年男性发铅含量，观察对象为某城市所有成年男性，观察单位是每个人，变量是发铅，变量值是每个人测定的发铅值。2001年某城市所有正常成年男性的发铅值就是总体。它的同质基础是同一年份、同一地区、同为正常成年男性。总体可以是有限总体，也可以是无限总体。如某城市成年男性发铅值例子的总体只包括确定时间、空间范围内有限个观察单位，这样的总体称为有限总体（finite population）；另外还有不易划分确切范围的总体，例如，用酸甘焦苦合化法防治病毒性肝炎的临床实验研究中，这里总体的同质基础是同为病毒性肝炎患者，总体包括所有病毒性肝炎患者。此时，总体是没有时间和空间范围限制的，因而个体数无限，称为无限总体（infinite population）。

2. 样本（sample）：是从总体中随机抽取一部分个体所组成的集合。因为在医学研究中，很多研究项目是无限总体，即使是有限总体，当总体的观察个数很多时，想将全部观察值都进行研究不仅要花费很多人力和物力，有时也是不必要和不可能的。如在肾康灵治疗慢性肾衰竭临床观察中不可能把所有患肾衰竭的病人都服肾康灵观察。所以一般是在总体中随机抽样获得样本，通过计算样本指标来推论总体。这就要求样本所包含的个体数目（样本含量）应足够大，还应具有代表性和可靠性。样本的可靠性是指样本中每一个观察单位是否确属于既定同质的总体。同质应考虑时间、空间、非实验因素的干扰、诊断标准等条件尽量相同。样本的代表性是指样本是否能充分反映总体的真实情况。为得到有代表性的样本，要求抽样必须遵循随机化的原则。

二、变异与抽样误差

1. 变异（variation）：自然界中万物之间普遍存在着差异，即使同质事物之间也存在着差异，这种差异有时甚至是很大的。例如同为健康人，即使是同性别、同年龄，他们的身高、体重、体温、脉搏、红细胞、白细胞、血小板等数值都会有所不同。同为一种病人，病情轻重有所不同。对病情相同的病人，用同一种药物治疗，有的治愈，有的没有治愈，这些差异就称为变异。变异分为两类：个体变异和随机测量变异。

（1）个体变异：指同一特征或在同一条件下个体（观察单位）间的变异。如上例中的同年龄、同性别正常人的身高、体重不同；同一病证的症状也不一样。

（2）随机测量变异：指同一个体（观察单位）重复观测，结果未必相等。例如在同一个病人身上多次测定同一个指标，每次测定结果不尽相同。

2. 抽样误差（sampling error）：抽样误差是指样本指标（如样本均数、样本标准差、样本率）与总体指标（总体均数、总体标准差、总体率）之差异，系抽样所致。例如分6批观察某种中药复方治疗高血压病人的疗效，样本含量各为50例，尽管各样本的条件力求一致，但各样本有效率也不完全一样，样本有效率也不恰好等于总体有效率。这种由于抽样而引起的样本指标与总体指标之间的差别称为抽样误差。因为各观察单位间存在着个体变异，样本又未包含总体的全部信息，所以这种抽样误差是难以避免的，但抽样误差有一定的规律，运用这些规律可以进行总体估计和统计推断。

三、随机现象、随机事件与随机变量

1. 随机现象（random phenomenon）：在自然界和社会上发生的现象是多种多样的，某些现象在一定条件下可发生多种结果，而事先不能肯定究竟发生哪一种结果，这类现象称为随机现象。例如，某中药复方治疗乙型肝炎，欲将乙肝表面抗原（HBsAg）阳性转为阴性，其结果可能转为阴性，也可能不会转为阴性，这种现象是不确定的，但当大量重复试验后却出现某种规律性。

2. 随机事件（random event）：对随机现象研究所做的试验或观察称随机试验。在随机试验中每一个可能的结果称为基本事件。由若干基本事件组合而成的事件称为复合事件，无论是基本事件还是复合事件都叫做随机事件。某事件在一定条件下必然会发生，例如标准大气压下，水加热到100℃沸腾；人长期在无氧环境下会死亡。这种在一定条件下必然会发生的事件称为必然事件。反之，那种在一定条件下必然不会发生的事件，称为不可能事件，如标准大气压下，气温降到 -1℃ 时，水不会结冰；人长期在无氧环境下会生存。必然事件和不可能事件确切说不是随机事件，但为了研究方便起见，把必然事件和不可能事件作为随机事件的两个极端来统一处理。真正的随机事件是指某事件在一定条件下，可能出现也可能不出现，其结果事先不能肯定的事件。

3. 随机变量（random variable）：在研究实际问题时，除遇到随机事件外，还会遇到这样的变量，即它的取值是随着试验结果的不同而变化的。例如用饮食疗法治疗糖尿病，观察血糖的变化，应用食疗后血糖有的降低有的无变化，这就需要引入一个变量 x 来表示试验的结果，x 的取值称为变量值，也称观察值，变量值是变量的具体表现。这种代表随机事件的变量就称为随机变量。

四、概率与频率

概率（probability）与频率（frequency）都是反映某一事件发生可能性大小的量。

1. 频率：对一个随机事件 A 作重复观察，其中某变量值出现的次数称为频数。若以 n 代表重复观察总次数，以 f 代表频数，则 f/n 为事件 A 发生的频率或相对频数。对于一个随机事件，尽管每进行 n 次试验，所得到的频率可以各不相同，但经验证明在同一条件下进行多次重复试验时，这事件出现的频率会在某一常数左右摆动，这种性质叫做频率的稳定性。如著名的投掷硬币试验，表 8-1 列出的试验记录，容易看出，投掷硬币（徽面向上）的频率随着掷币次数的增加逐渐稳定在一常数 0.5，所以，0.5 这个数值能反映硬币正面向上或反面向上发生可能性的大小。

表 8-1 历史上著名的投掷硬币试验

试验者	掷币次数 n	徽面向上频数 f	出现的频率 f/n
德莫根	2048	1061	0.5181
蒲丰	4040	2048	0.5069
皮尔逊	12000	6019	0.5016
皮尔逊	24000	12012	0.5005

由此可见，频率的稳定性充分说明随机事件发生的可能性大小是事件本身固有的一种客观属性，为衡量随机事件发生的可能性提供了客观基础。

2. 概率：概率的统计定义实际上给出了一个近似计算随机事件发生的概率的方法，在条件相同的 n 次试验中事件 A 发生 f 次，如果加大 n 时，A 的频率 f/n 逐渐稳定在一个常数附近，就把这个常数称为事件 A 的概率。也就是说，当 n 足够大时，一个事件的频率与概率应充分接近，可以用频率作为概率的近似值。但不要把频率和概率相混淆。频率是已经进行试验的结果，刻画的是样本中事件出现的可能性大小，样本不同，其值也不同，具有偶然性；而概率刻画的则是总体中随机事件出现的可能性大小，是一种客观存在，是个确定的数值，具有必然性。

概率用符号 P 来表示，任何随机事件的概率取值介于 0~1 之间，必然事件概率为 1，不可能事件概率为 0。概率越接近 1，表明其事件发生的可能性越大；概率越接近 0，表明其事件发生的可能性越小。例如用针灸的方法治疗某病，治愈率为 90%（或 0.9）。这个数值说明某法治愈某病的可能性，即治愈某病的概率估计为0.9。

五、参数与统计量

参数（parameter）是根据总体分布的特征而计算的总体指标。一般用小写的希腊字母表示总体参数。如总体均数（μ）、总体标准差（σ）、总体率（π）等。由总体中随机抽取样本而计算的相应指标称为统计量（statistical variable），一般用拉丁字母代表。如样本均数（$\bar{x}$）、样本标准差（s）、样本率（p）等。在假设检验中所应用的t、u、F、χ^2等称为检验统计量。

六、假设检验与两类错误

1. 假设检验（hypothesis test）亦称显著性检验（significance test），它和参数估计是统计推断的2个重要领域。假设检验就是先对总体的参数或分布作出某种假设，如假设总体均数（或总体率）为一定值、2个总体均数（或总体率）相等，总体服从正态分布或两总体分布相同；然后，用适当的方法根据样本对总体提供的信息，运用"小概率原理"推断假设是否成立。其结果将有助于研究者作出决策，采取措施。

所谓"小概率原理"（principle of small probability），就是概率很小的随机事件在一次试验中认为是不可能发生的。至于多小的概率为小概率事件，要视具体情况而定。一般把概率不超过0.05、0.01的事件当作"小概率事件"，与区间估计中一样把它作为显著水平α的值。

例如，根据大量调查，已知正常成年男性平均脉搏数为72次/min，现随机抽查了20名肝阳上亢成年男性病人，其平均脉搏为84次/min，标准差为6.4次/min。问肝阳上亢男病人的平均脉搏数是否较正常人快？显然，以上2个均数不等有2种可能：第一，由于抽样误差所致；第二，由于肝阳上亢的影响。如何做出判断，可通过假设检验来回答这个问题。计算步骤详见十六章。

2. 两类错误（Ⅰ型错误与Ⅱ型错误）：在假设检验中，通常将检验假设称为无效假设，记为H_0；另一为备择假设，记为H_1。由于抽样的随机性，统计推断可能出现的结果见表8-2。不论假设检验的结论为拒绝H_0接受H_1或不拒绝H_0，都有把结论下错的可能性，即出现Ⅰ型错误与Ⅱ型错误（图8-1）。

Ⅰ型错误：拒绝了实际上是成立的H_0，即本来H_0是正确的而被拒绝了，这种"弃真"的错误称为第一类错误或Ⅰ型错误（type Ⅰ error），医学上称为犯假阳性错误。如图8-1，设H_0：$\mu=0$，H_1：$\mu>0$。若μ确实为0，则H_0实际上是成立的，但由于抽样的偶然性，得到了较大的检验统计量u值，因$u \geqslant u_\alpha$，而按所取检验水准α拒绝H_0，接受H_1，结论为$\mu>0$，此推断当然是错误的。

Ⅱ型错误：不拒绝实际上是不成立的H_0，这类"存伪"的错误称为第二类错误或Ⅱ型错误（type Ⅱ error），医学上称为犯假阴性错误。设H_0：$\mu=0$，H_1：$\mu>0$。若μ确实大于0，则H_0实际上是不成立的，但由于抽样的偶然性，得到了较小的u值，因$u < u_\alpha$，而按所取检验水准α不拒绝H_0，此推断当然也是错误的。

表8-2 统计推断可能出现的结果

客观实际	拒绝H_0接受H_1	不拒绝H_0
H_0成立	Ⅰ型错误（α）	推断正确（$1-\alpha$）
H_0不成立	推断正确（$1-\beta$）	Ⅱ型错误（β）

第一类错误的概率用α表示，当$\alpha=0.05$时即为允许犯假阳性错误的概率平均100次抽样中发生这样的错误有5次；第二类错误的概率用β表示，它只有与特定的H_1结合起来

才有意义。但 β 值的大小很难确切估计，仅知样本例数确定时，α 愈小，β 愈大；反之，α 愈大，β 愈小。即要想降低犯第一错误的概率 α 就会增加犯第二类错误的概率 β，反之亦然。但 β 又不等于 $1-\alpha$。$1-\beta$ 是假设检验的把握度，它是揭示真实 H_1 的概率。$1-\beta$ 越大，表示假设检验的效能越高。要想同时降低犯这两类错误的概率，唯一的办法就是增大样本含量，样本含量 n 增大，标准误 $s/\sqrt{n}$ 减小，均数的抽样误差减小，分布趋于集中，α 与 β 减小。所以样本含量应适当大些。而这样又会使抽样调查失去意义。基于这种情况，在实际问题中，一般根据检验的具体内容来确定控制两类错误的原则。如检验药品的外观指标时，要 α 尽量小些，以控制第一类错误；当检验药品的质量指标时，则重点控制第二类错误，要 β 尽量小些，以免不合格的药品损害人民的健康。

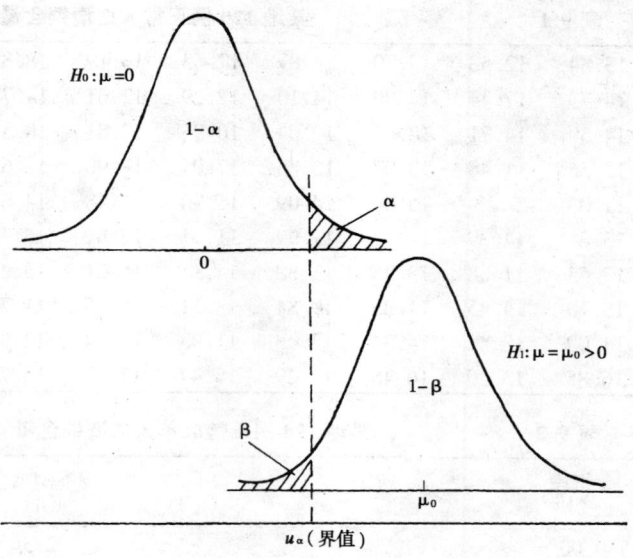

图 8-1　Ⅰ型错误与Ⅱ型错误示意图

(吴翠珍)

第九章　数值变量的统计描述

　　数值变量（numerical variable）亦称定量资料或计量资料。数值变量的统计描述（statistical description）即在资料整理的基础上，运用适宜的统计指标及统计图表，简明、准确地展示研究对象（样本）的数量特征。

第一节　频数表和频数图

一、频数表（frequency table）
　　相同观察值（observation）或观察结果出现的次数称为频数（frequency）。观察值及其相应的频数按一定顺序排列的表格即频数表。
　　例 9-1　随机抽取某地 120 例正常人，测得血清铜含量结果如表 9-1，试编制频数表。

表 9-1　　　　　　　　　某地 120 例正常人血清铜含量（μmol/ L）

13.84	12.53	13.70	14.89	17.53	13.19	18.82	10.15	14.56	11.23	12.81	12.89
14.73	17.44	13.90	14.10	12.29	12.61	14.78	14.40	9.93	15.18	16.04	13.41
14.59	14.71	18.62	19.04	10.95	13.81	10.53	18.06	16.18	15.60	12.32	9.29
13.56	11.48	13.07	16.88	17.04	17.98	12.67	10.62	16.43	14.26	14.17	16.43
11.03	9.23	15.04	14.09	15.90	11.48	14.64	17.24	15.43	13.37	15.33	12.09
13.64	14.39	15.74	13.99	11.31	17.61	16.26	11.32	17.88	16.78	14.35	16.19
13.53	11.68	13.25	11.88	14.21	15.21	15.29	16.63	12.87	15.93	13.74	14.94
13.70	14.45	11.23	19.84	13.11	15.15	11.70	15.37	12.35	14.51	15.19	11.92
14.09	18.22	14.34	15.48	11.98	16.54	12.95	12.06	16.67	17.09	15.66	14.50
16.85	13.20	16.48	12.29	15.47	17.28	15.73	14.83	15.57	18.42	17.13	17.34

表 9-2　　　　　　　　某地 120 例正常成年人血清铜含量（μmol/ L）频数表

组段 (1)	划记 (2)	频数 (3)	频率(%) (4)	累积频数 (5)	累积频率(%) (6)
9.00～	下	3	2.5	3	2.5
10.00～	正	4	3.3	7	5.8
11.00～	正正丁	12	10.0	19	15.8
12.00～	正正下	13	10.8	32	26.6
13.00～	正正正丁	17	14.2	49	40.8
14.00～	正正正正丁	22	18.3	71	59.1
15.00～	正正正下	18	15.0	89	74.1
16.00～	正正下	13	10.8	102	84.9
17.00～	正正一	11	9.2	113	94.1
18.00～	正	5	4.2	118	98.3
19.00～	丁	2	1.7	120	100.0
合　计	——	120	100.00	——	——

表 9-2 的编制步骤如下：

1. 找极值：即找出最大值（x_{max}）与最小值（x_{min}）。本例 $x_{max}=19.84$，$x_{min}=9.23$

2. 求全距：全距（range）即最大值与最小值之差，符号为 R，计算公式为：

$$R = x_{max} - x_{min}$$ （式 9-1）

本例：$R = 19.84 - 9.23 = 10.61$

3. 定组段与组数：组段是各组的起止范围；组数（class number）即组段的个数，符号为 k。频数表一般设 10～15 个组段，可根据观察值的个数多少和用途酌情确定组数，但分组太粗或太细均不适宜。本例 k 定为 11 较为合适。

4. 求组距：组距（class interval）是组段包括的间距，符号为 i。i 可以相等，也可不相等，但一般采用等距分组。等距分组时 i 的计算公式为：

$$i = R/(k-1)$$ （式 9-2）

本例：$i = 10.61/(11-1) = 1.061 \approx 1$

5. 列组限：每个组段的起点称下限（low limit），终点称上限（upper limit）。第一组段的下限一般取等于或略小于最小值的整数或方便数，其余各组段依次累加 i（表 9-2 第（1）列）。

6. 划记分组：将观察值以划记的方式归组，得出各组的频数。参见表 9-2 第（2）、第（3）列；若用分卡法分组，直接将各组清点后所得频数记入"频数"列即可。

二、频数图（frequency graph）

频数图是在频数表基础上，以直方的面积大小表示频数的多少，以直方面积在总面积中的比例表示频率大小的图形。表 9-2 资料频数图见图 9-1。

三、频数分布的特征

集中趋势（central tendency）和离散趋势（tendency of dispersion）是频数分布的 2 个重要数量特征。如表 9-2 及图 9-1 所示，居中的 14.00～15.00 组段频数最多，其他组段的频数分布均向该组段靠拢，是为该资料的集中趋势；居中组段至两侧各组段的频数逐渐减少，是为离散趋势。

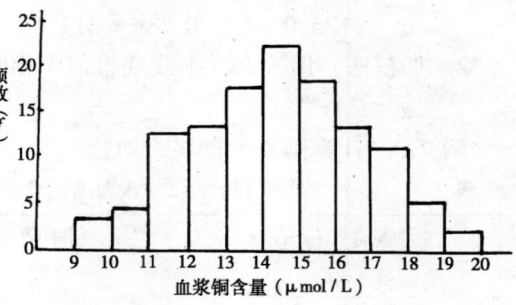

图 9-1　某地 120 例正常成年人血清铜含量

四、频数分布的类型

1. 对称分布（symmetric distribution）：指集中位置居中，两侧基本对称的频数分布。

2. 偏态分布（skew distribution）：是集中位置偏倚、两侧不对称的频数分布。

（1）正偏态（positive skewness）：特点是峰偏左，此时均数与众数之差为正值，长尾向右侧（即观察值较大一端）伸延，故亦称右偏态。

（2）负偏态（negative skewness）：特点为峰偏右，此时均数与众数之差为负值，长尾向左侧（即观察值较小一端）伸延，故亦称左偏态。

五、频数表的用途

1. 展示资料，利于发现某些特大或特小的可疑值；便于对资料进一步计算分析。

2. 揭示资料的分布特征和分布类型，为选择适当的统计方法提供依据。

3. 当样本含量足够大时，以频率作为概率的估计值。

第二节　数值变量的集中趋势描述

平均数指标（简称为平均数）是反映一组观察值的集中趋势的指标体系，用以简明概括地反映一组观察值的集中位置或平均水平，但其意义、特点、应用条件和计算方法等各异，须根据分布类型（如对称分布或偏态分布）和性质（像开口资料、等比数列）选用。

一、算术平均数（arithmetic mean）

算术平均数简称为均数（mean），是一组观察值之和与观察值个数之商。总体均数的统计符号为 μ、样本均数的统计符号是 $\bar{x}$。其特点是数量上的平均。适用于均匀分布或近似正态分布的资料。其基本计算方法如下。

1. 直接法：用于小样本或未分组资料。

$$\bar{x} = \Sigma x / n \qquad\qquad （式 9-3）$$

式中 x 为样本各观察值，n 为样本数，Σ 运算区间为 $1～n$（本书后续内容中如无特殊说明，Σ 运算区间均同此）。

例 9-2　12 名肾虚失纳型哮喘病人甲皱微循环的管袢长度（μm）分别为 125.0、125.0、125.0、187.5、187.5、187.5、187.5、250.0、250.0、250.0、312.5、312.5，求其均数。

此例为小样本或未分组资料，宜用直接法，按式 9-3：
$$\bar{x} = (125.0 + 125.0 + \cdots + 312.5)/12 = 2500/12 = 208.3(\mu m)$$

2．加权法：用于大样本或观察值中相同数据较多的资料。
$$\bar{x} = \Sigma fx / \Sigma f \qquad\qquad (式 9-4)$$

例 9-3　计算例 9-1 资料的均数。

表 9-3　　　　某地 120 例正常人血清铜含量（$\mu mol/L$）的均数、标准差计算表

血浆铜含量($\mu mol/L$) (1)	组中值 x (2)	频数 f (3)	fx (4)=(2)(3)	fx^2 (5)=(2)(4)
9.00～	9.50	3	28.50	270.75
10.00～	10.50	4	42.00	441.00
11.00～	11.50	12	138.00	1587.00
12.00～	12.50	13	162.50	2031.25
13.00～	13.50	17	229.50	3098.25
14.00～	14.50	22	319.00	4625.50
15.00～	15.50	18	279.00	4324.50
16.00～	16.50	13	214.50	3539.25
17.00～	17.50	11	192.50	3368.75
18.00～	18.50	5	92.50	1711.25
19.00～	19.50	2	39.00	760.50
合　计	——	120(Σf)	1737.00(Σfx)	25758.00(Σfx^2)

注：第（2）栏 x 为组中值，组中值＝（本组段下限十本组段上限）/2。

首先列计算表（表 9-3），然后将第（3）、第（4）栏（加权和）的合计数代入式 9-4。
$$\bar{x} = 1737.00/120 = 14.48 \ (\mu mol/L)$$

注意：计算均数时，应先对资料进行正态性检验。此外，算术平均数受极端值的影响较大。为了正确反映观察值的特征，当存在过大或过小的极端值时，应予以剔除，然后将其余数值计算平均数。这种去除极端值再平均的方法为切尾平均法。

二、几何均数（geometric mean）

几何均数是 n 个数值连乘积的 n 次方根。统计符号为 G，其特点是比例或倍数上的平均，用于等比数列、等差数列或对数正态分布的资料。其基本计算方法如下。

1．直接法：用于观察值例数不多的未分组资料。
$$G = \sqrt[n]{x_1 x_2 \cdots x_n} = \sqrt[n]{\Pi x} \qquad\qquad (式 9-5)$$

例 9-4　某医院测得 8 名脾虚纳呆患儿的尿液淀粉酶含量（U/10mL）为 4、4、8、8、8、16、16、32，试求其几何均数。

本例为等比级数资料，按式 9-5：$G = \sqrt[8]{4 \times 4 \times 8 \times 8 \times 8 \times 16 \times 16 \times 32} = 9.5$

2．加权法：用于观察值例数较多或观察值中相同数据较多的频数表资料。
$$G = \sqrt[\Sigma f]{x_1 f_1 x_2 f_2 \cdots x_n f_n} = \lg^{-1}(\Sigma f \lg x / \Sigma f) \qquad\qquad (式 9-6)$$

例 9-5　某地 46 例暑温患者的血凝抑制抗体滴度如表 9-4 第（1）、（2）栏，求其几何均数。

首先列计算表（参见表 9-4）；然后将第（2）、第（5）栏合计数代入式 9-6 得：
$$G = \lg^{-1}(104.7004/46) = \lg^{-1}2.2761 = 189$$

表 9-4   **46 例暑温患者的血凝抑制抗体滴度**

抗体滴度 (1)	人数 f (2)	滴度的倒数 x (3)	$\lg x$ (4)	$f\lg x$ (5) = (2)(4)	$f(\lg x)^2$ (6) = (2)(4)^2
1:20	1	20	1.3010	1.3010	1.6926
1:40	5	40	1.6021	8.0105	12.8336
1:80	10	80	1.9031	19.0310	36.2179
1:160	10	160	2.2041	22.0410	48.5807
1:320	11	320	2.5051	27.5561	69.0308
1:640	6	640	2.8062	16.8372	47.2486
1:1280	1	1280	3.1072	3.1072	9.6547
1:2560	2	2560	3.4082	6.8164	23.2317
合　计	46 (Σf)			104.7004 ($\Sigma f\lg x$)	248.4906 ($\Sigma f(\lg x)^2$)

注意：计算 G 时观察值不能有 0。因为 0 没有对数，不能与任何其他数呈倍数关系；观察值不能同时有正值和负值。若全是负值，可把负号去掉，得出结果后再加负号。

三、中位数（median）

将一组观察值按大小顺序排列，位次居中的数值即中位数。统计符号为 M，特点是序数上的平均。用于不拘分布、分布类型不明、一端或两端无确切界值的开口资料（如 >60 等）。其基本计算方法如下。

1. 直接法：对观察值例数不多的未分组资料，可直接按定义确定 M。若观察值为偶数，位次居中的 2 个观察值的均数即 M。

例 9-6　某医院用大黄粉治疗胃热血淤型血证患者 9 人，其大便转阴天数分别为 1，1，2，2，3，4，5，7，10，试求其中位数。

本例观察值的个数为奇数，将 9 个观察值按从小到大的顺序排列后，位次居中的第 5 个观察值"3 天"即其中位数。如果观察值为 10 个，第 10 个数值为 16 天，则位次居中的 2 个观察值"3"和"4"的算术均数 3.5 即为 M。

2. 频数表法：用于观察值例数较多的频数表资料。

$$M = L + i(0.5n - \Sigma f_L)/f_M \qquad\qquad \text{(式 9-7)}$$

式中：L 为 M 所在组段的下限；i 为该组段的组距；Σf_L 为小于 L 的各组段累计频数；f_M 为 M 所在组段的频数，n 为观察值的总数（Σf）。

表 9-5   **905 例男性银屑病患者的发病年龄**

年龄（岁） (1)	频数 f (2)	累计频数 (3)	累计频率（%） (4)
<10	54	54	5.97
10～	252	306(Σf_L)	33.81
20～(L)	346(f_M)	652	72.04
30～	128	780	86.19
40～	84	864	95.47
50～	29	893	98.67
60～	5	898	99.23
≥70	7	905(Σf)	100.00

例 9-7 某医院 905 例男性银屑病患者的发病年龄见表 9-5 第（1）、第（2）栏，试求其中位数。

M 的累计频率应为 50%。第（4）栏"20～"组段的累计频率已大于 50%，故 M 位于该组段内，于是得：$L = 20$，$i = 10$，$\Sigma f_L = 306$，$f_M = 346$，$\Sigma f = n = 905$。按式 9-7：

$$M = 20 + 10 \times (0.5 \times 905 - 306) / 346 = 24.23 \text{（岁）}$$

四、运用平均数的注意事项

1. 了解各医学专业平均数的习惯用法：如儿童龋齿个数虽然呈偏态分布，但在口腔预防保健统计中，习惯以 $\bar{x}$ 作为龋齿的平均数指标。

2. 选择适宜的平均数指标：对于同一个资料，可能同时满足若干平均数指标的应用条件。如某些偏态分布的资料，G 和 M 比较接近。此时除了遵照专业习惯用法外，若均数与 M 接近、G 与 M 接近，则采用 $\bar{x}$ 或 G 作为平均数指标。反之，则采用 M 作为平均数指标。

3. 与变异指标结合使用：平均指标与变异指标相结合，方能全面反映观察对象的特征。

第三节　数值变量的离散趋势描述

离散趋势描述用以反映一组同质观察值的离散性或变异程度。变异（variation）即一组同质观察值参差不齐的现象。例如，表 9-6 资料的 $\bar{x}$（集中趋势）都是 80 次/min，但各次测量数据的分布特征各异。A 较集中，即变异较小；而 B 较分散，即变异较大。

表 9-6　　　　　变异指标示意（两病人心率五次测量数据分布，次/min）

病人	心率的各次测量结果					$\bar{x}$	变异指标			
	1	2	3	4	5		R	s^2	s	CV
A	78	79	80	81	82	80	4	2.5	1.58	1.98
B	66	69	80	90	95	80	29	160.5	12.67	15.84

一、极差（range）

极差亦称全距，它与变异程度成正比，用于反映个体变异的范围。统计符号为 R。其优点是意义明确、计算简便。缺点是只考虑两极端数值而未顾及全部数据间的差异，不能充分反映组内数据的变异度，故灵敏性和稳定性较差，结果不稳定。此外，观察例数越多，抽到较大或较小变量值的可能性越大，因而极差可能越大，故样本例数悬殊时不宜比较其极差。因此，极差虽然适合于任何分布的资料，但常常用于资料的粗略分析和小样本数据。

二、四分位数间距（interquartile range）

四分位数间距是上、下四分位数之差，符号为 Q。计算公式为：

$$Q = Q_U - Q_L \tag{式 9-8}$$

Q 与百分位数间距（percentile range）关系密切。百分位数间距是同一资料中某 2 个百分位数之差。把一组观察值从小到大排列，分为 100 等份，与 $x\%$ 位次所对应的数值即为第百分之 x 位数，以符号 Px 表示。Q 的基本思想是将全部观察值按其位次分为四等份，第 1 个四分位数亦称下四分位数，记作 Q_L，第 2 个四分位数即中位数 M，记为 P_{50}，第 3 个四分位数亦称上四分位数，记作 Q_U。参见图 9-2。

Q 包括了全部变量值中居于中间水平的一半，可看成中间一半观察值的极差，但其间距比极差小，但是，Q 仍未考虑到两侧观察值的变异度，故稳定性相对较好，且样本例数越多越稳定，越近分布的中心越稳定。

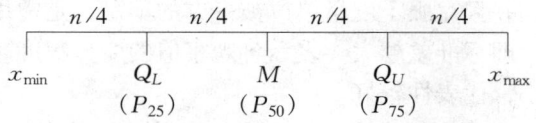

图 9-2　四分位数间距示意

Q 的计算方法主要有以下 2 种。

1. 未分组资料：把一组观察值从小到大排列，按所要求的 P_x 百分数乘以 $(n+1)$，即为所求百分位数，参见式 9-9。

$$P_x = x\% \ (n+1) \tag{式 9-9}$$

例 9-8　求例 9-6 资料的 P_{25}、P_{50} 和 P_{75}。

本例：$n = 9$，代入式 9-9 得：

$$P_{25} = 0.25 \times (9+1) = 2.5 \approx 3; P_{50} = 0.5 \times (9+1) = 5; P_{75} = 0.75 \times (9+1) = 7.5 \approx 8。$$

故本例 $P_{25} = x_3 = 2$ 天、$P_{50} = x_5 = 3$ 天、$P_{75} = x_8 = 7$ 天，则 $Q = 7 - 2 = 5$ 天。

2. 分组资料：若为分组（频数表）资料，可按式 9-10 求得百分位数 P_x。

$$P_x = L + (i/f_X)(nx\% - \Sigma f_L) \tag{式 9-10}$$

式中 $x\%$ 为百分位次，其余各符号意义同式 9-7。

例 9-9　求例 9-7 资料的 P_{25} 和 P_{75}。

首先按累计频率（%）找出 P_{25} 所在的组段。据表 9-5 可知，"10～"组段的累计频率已达 33.81%，可见 P_{25} 应在该组内。则：$L = 10$，$i = 10$，$f_M = 252$，$n = 905$，$x\% = 25\%$ $= 0.25$，$\Sigma f_L = 54$。代入式 9-10 得：

$$P_{25} = 10 + (10/252) \times (905 \times 0.25 - 54) = 16.84 （岁）。$$

同理，"30～"组段的累计频率已达 86.19%，可见 P_{75} 应在该组内，代入式 9-10 得：

$$P_{75} = 30 + (10/128) \times (905 \times 0.75 - 652) = 32.09（岁）$$

Q 的主要用途为：①Q 适合于任何分布的资料，结果比极差稳定，尤其适用于大样本偏态分布的资料。②与 M 一起描述偏态分布资料的分布特征：由于 Q 包括了全部变量值中居于中间水平的一半，较极差稳定，与 M 共同描述偏态分布资料的分布特征时，简写为 M（Q）。如表 9-5 资料，$M = 24.23$（岁），$Q = 32.09 - 16.84 = 15.25$（岁），记为 24.23（$Q = 15.25$）（岁）。③计算参考值范围（reference range）。

三、方差（variance）

方差近似于离均差平方和的均值，亦称均方或变异数。总体方差的统计符号为 σ^2，样本方差的统计符号为 s^2。由于方差利用了每个个体观察值的信息，故反映一批数据的变异程度时优于极差和四分位数间距，稳定性和精确性较好，能综合反映一组观察值的变异情况。但是，由于在运算时需将各个离均差平方，使得观察值的原度量单位变成平方单位，不便于进行比较，故主要用于假设检验中的方差分析。

方差的应用条件同 $\bar{x}$，计算公式为：

$$s^2 = \Sigma(x - \bar{x})^2/(n-1) \tag{式 9-11}$$

式中：$\Sigma(x - \bar{x})^2$ 为离均差平方和；$n-1$ 为自由度（degree of freedom），统计符号为 ν，即计算某一统计量时取值不受限制的变量个数。

四、标准差（standard deviation）

标准差即方差的算术平方根。总体标准差的统计符号为σ，样本标准差的统计符号为s。标准差具有方差的优点，并且克服了度量单位被平方的不足，是常用的离散性指标。它与观察值的变异程度成正比，即标准差越大，表示各观察值的变异程度越大，其均数的代表性较差；反之，则变异程度小，代表性较好。

s的主要用途为：①与s^2同属描述一组观察值离散趋势的指标，但s与$\bar{x}$的单位相同，常以$\bar{x} \pm s$的形式展示正态分布资料的分布特征。②常作为衡量精密度的指标，s值愈小，说明测定方法的精密度愈高。

标准差的应用条件同$\bar{x}$，计算方法为：

1. 定义公式：$s = \sqrt{\Sigma(x - \bar{x})^2/(n-1)}$ （式9-12）

2. 直接法：用于小样本资料（$n < 30$），计算公式为：

$$s = \sqrt{[\Sigma x^2 - (\Sigma x)^2/n]/(n-1)}$$ （式9-13）

例9-10 测得7名外感风寒女性患者的体温值（℃）为37.8，38.0，38.1，38.2，38.3，38.5，39.4。试求其s。

本例$n = 7$，$\Sigma x = 37.8 + 38.0 + 38.1 + 38.2 + 38.3 + 38.5 + 39.4 = 268.3$

$\Sigma x^2 = 37.2^2 + 38.0^2 + 38.1^2 + 38.2^2 + 38.3^2 + 38.5^2 + 39.4^2 = 10285.19$

代入式9-13得：$s = \sqrt{[10285.19 - (268.3)^2/7]/(7-1)} = 0.52$（℃）

3. 加权法：用于大样本（频数表）资料或相同数据个数较多的资料。其计算公式为：

$$s = \sqrt{[\Sigma fx^2 - (\Sigma fx)^2/\Sigma f]/(\Sigma f - 1)}$$ （式9-14）

例9-11 求表9-1资料的s。

由表9-3第(3)、第(4)、第(5)栏合计已知：$\Sigma f = 120$，$\Sigma fx = 1737.00$，$\Sigma fx^2 = 25758.00$，

代入式9-14得：$s = \sqrt{[25758.00 - (1737.00)^2/120]/(120-1)} = 2.27$（$\mu mol/L$）

五、变异系数（coefficient of variation）

变异系数即一组观察值的s与均数的百分比，统计符号为CV。CV是相对离散量，与变异程度（离散性）成正比。计算公式为：

$$CV = s/\bar{x} \times 100\%$$ （式9-15）

CV的主要用途为：①比较度量单位不同（如身高cm与体重kg）或均数相差悬殊（如儿童身高与成人身高）时几组样本资料的离散性。前述全距、方差和s都是名数（即由数和度量单位表示的量），为绝对离散量，若度量单位不同，则不能比较。此外，从不同总体中抽取的样本，其均数和s往往同步变化也无法用绝对离散量确切表示其变异程度。②评价或比较测量仪器及实验指标的精密度与稳定性（均数代表集中趋势的正确性）。CV越小，表明实验稳定性、精密度及其均数代表集中趋势的正确性越好。故CV对于改进实验方法，选择最佳实验对象、测量仪器及指标等，都具有一定的实际意义。

例9-12 某单位测得28例成年脾虚病人的红细胞数（RBC）为（3.10 ± 0.86）$\times 10^{12}/$L（$\bar{x} \pm s$）；血红蛋白值（Hb）为（87.2 ± 33.3）g/L（$\bar{x} \pm s$），试比较该两项指标的变异程度。

本例两指标的度量单位不同，故用CV进行比较。将有关数据代入式9-16得：

$CV_{RBC} = (0.86/3.10) \times 100\% = 27.74\%$；$CV_{Hb} = (33.3/87.2) \times 100\% = 38.19\%$

结论：Hb的变异程度比RBC大。

第四节　正态分布及其应用

一、正态分布的概念

正态分布又称 Gauss 分布或常态分布，是一种最重要的连续型分布。如某地 120 例正常人血清铜含量直方图（图 9-1）的特点是高峰位于中部，两侧逐渐减少且大致对称。设想各组段观察人数逐渐增多、组距不断分细，图中的直条将逐渐变窄，顶端将渐渐珠连接近于一条光滑曲线，该曲线即频数曲线或频率曲线，近似于数学上的正态分布曲线。若指标 x 的频率曲线对应于数学上的正态曲线，则称该指标服从正态分布（图 9-3）。

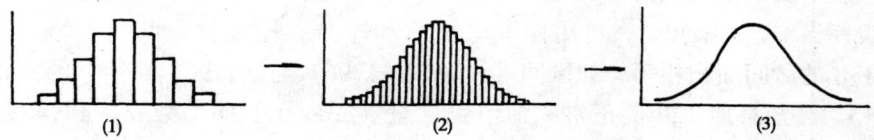

(1)　　(2)　　(3)

图 9-3　频数分布逐渐接近正态分布示意

二、标准正态分布

为了应用方便，统计学家将一般正态分布通过下式作变换：

$$u = (x - \mu)/\sigma \qquad\qquad （式 9-16）$$

u 变换后，$\mu = 0$，$\sigma = 1$，使原来的正态分布变换为标准正态分布，亦称 u 分布。

三、正态分布的特征

1. 具有集中性、对称性和均匀变动性。表现为以均数为中心，高峰位于中央，两侧逐渐下降并完全对称，曲线两端永远不与横轴相交。

2. 正态分布图形由 2 个重要参数 μ 和 σ 确定。μ 是位置参数，σ 为变异度的形状参数。当 σ 固定后，μ 增大，曲线沿横轴向右移动；反之，μ 减小，则曲线沿横轴向左移动。当 μ 恒定时，σ 越大，数据越分散，曲线越"矮、胖"；σ 越小，数据越集中、曲线越"高、瘦"。可见有了 μ 和 σ 即可确定正态分布（图 9-4）。

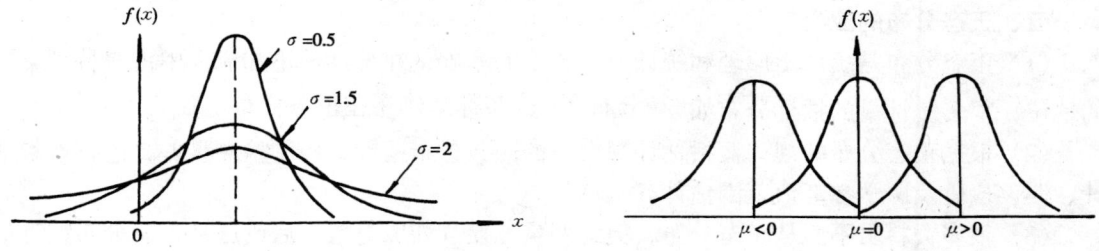

图 9-4　正态分布两个参数示意

3. 任何均数为 μ、s 为 σ 的正态分布 $N(\mu, \sigma^2)$，都可以通过式 9-16 变换为均数为 0、σ 为 1 的标准正态分布 $N(0, 1)$。

四、正态曲线下面积的分布规律

无论 μ、σ 取何值，正态曲线与横轴之间的面积恒等于 1，且曲线下的面积分布极其规律，即 $\mu \pm \sigma$、$\mu \pm 1.96\sigma$、$\mu \pm 2.58\sigma$ 区间的面积分别占总面积（总观察单位数）的

68.27%、95%和99%（图9-5）。

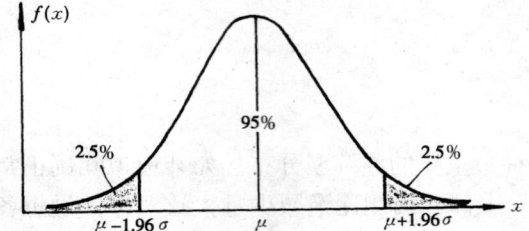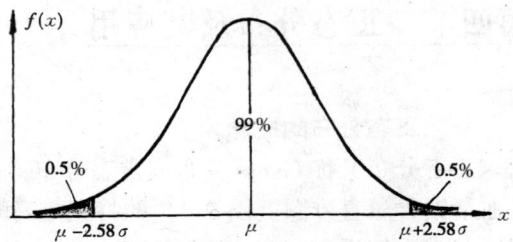

图 9-5　正态曲线及其面积分布

统计学家为免去繁杂的计算，编制了"标准正态分布曲线下的面积"，可用查表法求得。但应注意：表中曲线下面积为自 $-\infty$ 累计到 u 的面积。当 μ，σ 已知时，先做 u 变换求得 u 值后再查表；当 μ，σ 未知时，可用样本均数 $\bar{x}$ 和样本 s 来估计，即 $u=(x-\bar{x})/s$。曲线下对称于 0 的区间面积相等，如区间 $(-\infty,-1.96)$ 与 $(1.96,+\infty)$ 的面积相等。

例 9-13　已知某地 120 例正常人血清铜含量（$\mu mol/L$）的均数 $\bar{x}=14.48$、$s=2.27$，试估计该地 120 例正常人血清铜含量（$\mu mol/L$）在 14.20～15.60 范围内的人数。

（1）计算 u 值：按 μ，σ 未知时的标准正态变换 $u=(x-\bar{x})/s$：

$x_1=14.20,u_1=(14.20-14.48)/2.27=-0.1233$

$x_2=15.60,u_2=(15.60-14.48)/2.27=0.4934$

（2）查标准正态曲线下面积表：$u=-0.12$ 时，在表的左侧找到 -0.1，在表的上方找到 0.02，二者相交处为 0.4522，标准正态曲线下，横轴上 u 值小于 -0.12 的面积 $\Phi(-0.12)=45.22\%$，即标准正态变量 u 值小于 -0.12 的概率为 0.4522；同样查得 $u=0.49$ 时，标准正态曲线下横轴上 u 值小于 0.49 的面积 $\Phi(0.49)=68.79\%$，即 u 值小于 0.49 的概率为 0.6879。

（3）u 值在 -0.12～0.49 范围内的面积为 $\Phi(0.49)-\Phi(-0.12)=0.6879-0.4522=0.2357$，即血清蛋白含量在 14.20～15.60 范围内的概率为 23.57%。

（4）120 例正常人血清铜含量（$\mu mol/L$）在 14.20～15.60 范围的人数为 $120\times23.57\%=28$（人）。

五、正态分布的应用

（1）正态分布是统计学原理和统计分析方法的基础，在统计理论和应用中占有特别重要的地位，很多统计量的抽样分布如 χ^2 分布、t 分布都是建立在正态分布基础上；

（2）根据正态分布的规律概括估计观察值的频数分布范围，控制检测误差，进行参数估计、假设检验及医学参考值范围估计。

（3）很多资料虽不服从正态分布，但经变量变换（如取对数）后则服从正态分布或近似正态分布，可按正态分布规律来处理。

（申　杰　阎国立）

第三篇　常用实验设计方法与临床科研方法

第十章　常用实验设计方法

统计学设计是各个学科进行科研必须掌握与正确运用的基本环节，无疑它在中医药科研过程中也起着十分重要的作用。本章介绍几种常用的统计学设计方法。

第一节　完全随机设计

一、含义与特点

完全随机设计（completely randomized design）属于单因素设计，它是将受试对象完全按随机原则分配到处理组和对照组，分别给予被试因素和对照物，对它们的效应进行同期平行观察，对实验结果作成组统计分析的一种设计。

完全随机设计是中医科研中常用的一种实验设计方法，适应面广，不论2组或多组，不管组间样本含量相等或不等，均可采用这种设计。但是在小样本实验时，受试对象完全按随机分配，可造成较大的抽样误差，因而在大多数情况下，这种设计的效率低于配对设计（2组）和配伍组设计（多组）。一般说来，由于这种设计的效率较低，故实验所需样本含量相对较多。

二、应用范围

凡2组实验无法配对或多组实验无法配伍时，均可选用完全随机设计。在临床科研中，这种设计主要适于非专科病室的对比研究；在实验室研究中，这种设计主要用于大动物及珍贵动物的比较实验。

三、模式

以 N 为受试对象的总体，Ne 为纳入实验的受试对象，R 为随机，Ⅰ，Ⅱ，…，K 为分组，D 为实验数据，C 为对照，T 为被试因素，则完全随机设计的模式如图10-1所示。

例10-1　取体重为 18～22g 健康小鼠 20 只，随机分为 4 组，用巴豆油造成人工创面，分别用八宝丹、生肌散、凡士林纱条及生理盐水外敷用药 10 天，观察创面恢复情况并比较之。

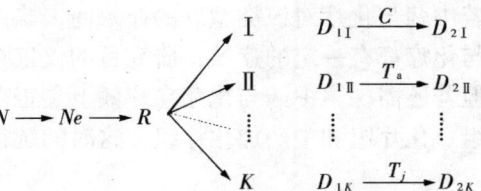

注：有些实验无法取得处理前数据，只有处理后数据

图10-1　完全随机设计模式

具体分组方法：先将小鼠按体重编号（1～20号），查随机排列表（见附表3），从25行第1列（14）开始，自左向右进行，然后将动物编号与表中随机数字相对应，将随机数字0～4编入（一）八宝丹组，5～9编为（二）生肌散组，10～14编为（三）凡士林纱条组，15～19编入（四）生理盐水组（表10-1）。

表10-1   20只小鼠随机分配表

编号	1	2	3	4	5	6	7	8	9	10	11	12	13	14	15	16	17	18	19	20
随机数字	14	0	9	18	19	16	10	4	5	1	6	2	12	3	11	13	7	8	17	15
分组	三	一	二	四	四	四	三	一	二	一	二	一	三	一	三	三	二	二	四	四

分配结果如下：

八宝丹组：2，8，10，12，14号动物；生肌散组：3，9，11，17，18号动物；凡士林条组：1，7，13，15，16号动物；生理盐水组：4，5，6，19，20号动物。

四、样本含量估计与统计方法

计量资料在组间样本含量相等时，每组样本含量（n）的计算公式如下：

$$n = 2[(s/D)(Z_\alpha + Z_\beta)]^2 \tag{式10-1}$$

式中s为标准差，D为预定差数，Z_α与Z_β分别为规定的α与β在正态分布曲线下面积的正Z值与负Z值，计算时均取绝对值。

计数资料在$n_1 = n_2$条件下，每组样本含量的计算公式如下：

$$n = (p_1 q_1 + p_2 q_2)[(Z_\alpha + Z_\beta)/(p_1 - p_2)]^2 \tag{式10-2}$$

若多组共用一个对照组，则共用对照组的样本含量（n_c）应当随处理组组数扩大而增加，通常应是：

$$n_c = n\sqrt{K} \tag{式10-3}$$

式中n为各处理组样本含量，K为处理组组数（不含对照组）。

完全随机设计实验的统计分析方法依资料性质而异。计数资料用χ^2或u检验；计量资料2组用t检验或秩和检验，多组用方差分析。

五、注意事项

1．尽量注意各组样本间的均衡性，缩小抽样误差。可能条件下，先按非被试影响因素分层，而后在分层基础上随机分配样本，必要时前面85%左右样本完全按随机分配，而后大约15%样本按非被试因素均匀分配，使组间不平衡指数达到最小。

2．尽管完全随机设计可以各组样本含量不等，但在样本总量不变的条件下，$n_1 = n_2$设计效率较高，一般认为可提高10%～15%。

3．根据科研目的，合理确定实验组数。例如研究某种癌切除后中药与化学疗法的效果，若中药与化疗对该类型癌的疗效尚未确定，则应设中药组、化疗组与空白组。假使已知中药与化疗都有一定的疗效，研究目的仅仅是比较两者疗效的优劣，则设中药与化疗2组即可。但若还需探索中药与化疗在疗效上是否存在叠加或交互作用，则应设4组，即空白组、中药组、化疗组和中药加化疗组，这时的统计学分析应按2×2析因设计进行分析。

第二节 配对设计

配对设计（matched-pairs design）指先将条件相同（或相似）受试对象配成对子，而后按随机原则给予每对中的个体施以不同处理。由于实验对象间条件基本均衡或完全相同，因而抽样误差最小，试验效率较高，所需样本量相对较少，但不是任何实验均可采用配对设计。配对设计一般分为自身对照设计与异体配对对照设计2种。

一、自身对照设计

自身对照设计分为自身前后对照设计与自身左右对照设计。

（一）自身前后对照设计

自身前后对照设计是指观察同一个体在处理前后某些指标变化的一种设计。由于这种设计的前后变量均来自同一受试对象或标本，因此在一般情况下，这种设计的抽样误差最小，主要应用于急性与短期的实验。若以 N 代表受试对象的总体，Ne 代表符合纳入标准的受试对象，D 代表反应指标测定值，T 为被试因素，则自身前后配对设计的基本模式如图10-2所示。

例如，观察中药降低 SGPT 的效果，用药前及用药一段时间后，分别测定病人血清 SGPT 的含量，进行治疗前后对照比较。

$$N \longrightarrow Ne \longrightarrow D_1 \xrightarrow{\;T\;} D_2$$

图10-2　自身前后对照设计模式

自身前后对照设计的样本含量（n）按下式进行估算：

$$n = \left[(s/\bar{d})(Z_\alpha + Z_\beta) \right]^2 \tag{式10-4}$$

式中 s 为标准差，$\bar{d}$ 为预定的平均差数，Z_α 与 Z_β 分别为规定的 α 与 β 在正态分布曲线下面积的正 Z 值与负 Z 值，计算均取绝对值。

注意事项：①尽量控制实验条件，保证处理前后其他条件具有可比性。并避免时间过长的实验，以排除时间与大自然条件变化的影响。②应设立平行对照观察，根据实验目的的需要可选用空白对照或实验对照。没有平行对照，仅有前后对比，其结论往往是不可靠的。因为由前至后的过程中，除被试因素外，必然还有一些因素影响实验结果。

（二）自身左右对照设计

自身左右对照设计（left-right paired design）是指2种不同处理分别施加于同一个体左右两部分的设计。可比性强是其优点，但这种设计的前提是所用的处理均必须是局部性的，而不能通过神经反射或体液途径引起全身反应，故应用面有限；只适用于局部作用因素的研究，如扩瞳药，局部反应药等。若以 N 代表受试对象总体，Ne 为纳入实验的受试对象，R 为随机，左为左侧，右为右侧，T 为处理，C 为对照，则左右配对设计的基本模式如图10-3所示。

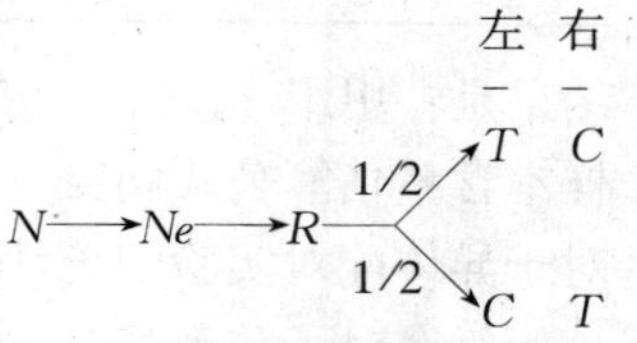

图10-3　自身左右对照设计模式

例如，有人用中药膏剂（以凡士林为调料）治疗家兔股骨骨髓炎。在双后肢制造模型后，按随机原则分别在左、右病变部位涂上中药膏剂或凡士林，用药2周后观察两侧恢复情况，比较两者对骨髓炎的治疗效果。

注意事项：①同一个体左右两个部位必须对称，病理条件应当相同。②必须保证被试因素的观察效应是局部性的，不致通过反射方式或体液途径影响对侧。③处理组和对照组的左右分配可用简单随机方法决定。自身配对实验结果一般进行配对 t 检验。其样本含量估计与前后配对设计相同。

二、异体配对设计

异体配对设计（heterogeneous paired design）是将受试对象按照一定的要求（依专业知识确定），将条件相同的个体配成对子，然后在对子内部按照随机方法，将一个分配至实验组，另一个分配到对照组，最后对其结果以配对分析的统计方法加以处理。由于异体配对设计实验是同期平行进行，可以排除时间、大自然条件改变与医疗条件等因素对疗效的干扰，因此异体配对试验结论的可靠性大于自身前后配对设计。它不仅适用于急性实验，而且可用于慢性实验或较长期观察。若以 N 代表总体，Ne 代表纳入的受试对象，P 为配成对子，R 为随机，分为Ⅰ、Ⅱ两组，D 代表指标数据，则异体配对设计的模式是如图 10-4 所示。

在某些情况下，不可能取得处理前数据（如比较 2 组内脏病变），可直接进行处理后的比较。类似这种情况，样本含量应适当增大。

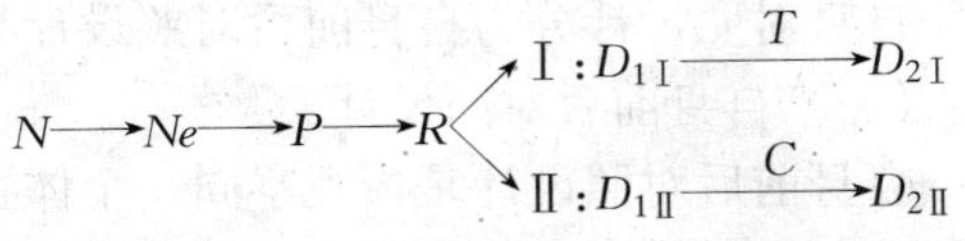

$$N \longrightarrow Ne \longrightarrow P \longrightarrow R \begin{cases} \text{Ⅰ}:D_{1\text{Ⅰ}} \xrightarrow{T} D_{2\text{Ⅰ}} \\ \text{Ⅱ}:D_{1\text{Ⅱ}} \xrightarrow{C} D_{2\text{Ⅱ}} \end{cases}$$

图 10-4　异体配对设计模式

配对实验样本分组按随机原则进行，可使用掷硬币法，如币值向上分到甲组，向下分到乙组。也可使用随机表法，每 2 个随机数目为一对，凡每对第 1 个数目为奇数者分到甲组，另一个不管随机数目是奇数或偶数即分到乙组；反之，凡每对第 1 个数目为偶数者分到乙组，另一个必分到甲组。

例如，现有病情、病种与年龄相近的男病人 4 对，女病人 4 对，查随机数字表，从 11 行第 1 个数字开始自左向右，则随机分配如表 10-2：

表 10-2　　　　　　　　　　　　　　16 例病人配对随机分配表

性　别	男								女							
对　号	1		2		3		4		5		6		7		8	
病人编号	1	2	3	4	5	6	7	8	9	10	11	12	13	14	15	16
随机数目	57	35	27	33	72	24	53	63	94	09	41	10	76	47	91	44
分　组	甲	乙	甲	乙	乙	甲	甲	乙	乙	甲	甲	乙	乙	甲	甲	乙

结果是：甲组 1，3，6，7，10，11，14，15；乙组 2，4，5，8，9，12，13，16

样本含量估算公式同自身前后对照设计，但 n 是受试对象的对子数，即每组样本含量。

对于异体配对实验的统计处理，首先应将每组 $(D_1-D_2)i$ 进行前后配对 t 检验；然后着重分析每个对子前后变化的差值，即将两组各对的 $[(D_1-D_2)_{\text{Ⅰ}}-(D_1-D_2)_{\text{Ⅱ}}]i$ 进行配对 t 检验，若单纯比较 $D_{2\text{Ⅰ}}$ 与 $D_{2\text{Ⅱ}}$，这是不妥的。

注意事项：①配对时应尽量做到对子本身的齐同，动物配对的基本条件是同种、同品系、同性别、同体重，若是小动物，尽量要求同窝。临床实验配对的基本要求是病种、病期、病情、病程、年龄与性别相同。齐同性要求 $P>0.2$。②在慢性实验中或长期观察过程中应设法保持非被试因素的可比性，如考察疗效的辅助措施、护理、饮食等等必须全程保持齐同。

第三节　交叉设计

一、含义与特点

1. 含义：交叉设计（cross-over design）又称交叉配对设计。是指样本分配按异体配对方式，但 2 种处理先后交叉进行观察，即在前一处理作用完全消失之后接受另一处理，最后对 2 种处理的效应进行比较分析。

2. 特点：①这种设计不仅兼有异体与自身配对的优点，而且每个样品先后接受 2 种不同处理，1 个受试对象当做 2 个样本使用，因此较大程度地节省样本含量。②2 种处理处于先后 2 个实验阶段的机会均等，因而平衡了实验顺序的影响，而且能把处理方法之间的差别与时间先后之间的差别分开来分析，因此效率较高。③采用方差分析，可以得到处理间、阶段间与个体间 3 个信息，有利于较准确地判断被试因素的有效性。

二、应用范围

主要用于样本来源较少且受试对象状态比较恒定的情况。临床上适用于目前尚无特殊治疗而病情稳定的慢性病患者的对症治疗效果观察。在实验室研究中，这种设计适用于离体器官的研究。

三、模式

以 N 代表总体，Ne 代表纳入的受试对象，P 代表配成对子，R 代表随机，Ⅰ、Ⅱ代表 2 组，D 代表指标数据，A、B 代表 2 个处理，G 代表间歇期，则交叉设计基本模式是：

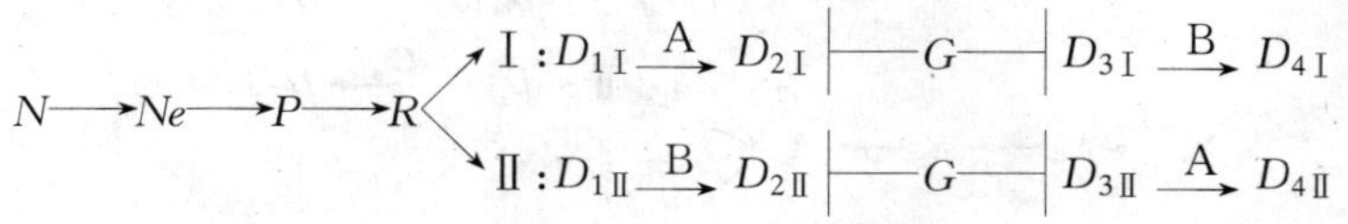

$$N \longrightarrow Ne \longrightarrow P \longrightarrow R \begin{cases} \text{Ⅰ}: D_{1\text{Ⅰ}} \xrightarrow{\text{A}} D_{2\text{Ⅰ}} \mid\!\!\mid \text{—}G\text{—} \mid\!\!\mid D_{3\text{Ⅰ}} \xrightarrow{\text{B}} D_{4\text{Ⅰ}} \\ \text{Ⅱ}: D_{1\text{Ⅱ}} \xrightarrow{\text{B}} D_{2\text{Ⅱ}} \mid\!\!\mid \text{—}G\text{—} \mid\!\!\mid D_{3\text{Ⅱ}} \xrightarrow{\text{A}} D_{4\text{Ⅱ}} \end{cases}$$

图 10-5　交叉设计模式

例 10-2　某医院观察中药"慢肾宝"与"六味地黄丸"对肾阴阳两虚型慢性肾炎的疗效。选择 20 例符合受试对象要求的肾阴阳两虚的病人，按病种、病情、年龄、性别配对，在对子内随机将病人分为 2 组。然后再按随机原则决定甲组 10 例先 A 后 B，而乙组 10 例先 B 后 A。由于 2 药的半衰期约为 16～24 小时，故两种药使用间隔期为 7 天。

交叉设计的样本含量估计与异体配对设计相同，但实际上可略少一些。其统计分析一般采用秩和检验。对条件符合方差分析者应用方差分析，其效率更高。

四、注意事项

1. 样本含量必须为偶数。

2. 进行交叉设计实验的 2 个被试因素必须没有蓄积作用与交互效应。

3. 为删除 2 个因素效应彼此的相互影响，在 2 个处理之间应有足够的间歇期。一般认为间歇期应大于 6～8 个半衰期。

4. 本设计不宜用于具有自愈倾向或病程短的病证研究。

第四节　配伍组设计

一、含义与特点

1. 含义：配伍组设计又称随机区组设计（randomized block design），是配对设计的扩大，它是按照一定的条件，将几个条件相同的受试对象划成一个配伍组或区组，而后在每个区组内部按随机原则，将每个受试对象分配到各组，对每组分别予以不同处理，然后对其结果进行方差分析。

2. 特点：①配伍组设计属于两因素设计，它不仅能回答处理（第一因素）间的差异有无统计学意义，而且能回答区组（第二因素）间差异对实验结果有无明显影响。②划分区组，实际是分层，因而组间均衡好，抽样误差较小，实验效率较高。③在样本分配上，不仅各处理组的样本含量相等，而且每个区组所含的受试对象例数与处理组数相等或是处理组数的倍数。

二、应用范围

从原则上说，凡实验目的是回答 2 种因素（被试因素、配伍组因素）各自的差异有无统计学意义的情况，不管是 2 个或多个处理组，均可采用配伍组设计。例如研究老年性病症的治疗，除比较不同药物疗效，还需观察不同年龄段对效应的影响，就应采用配伍组设计。再如中西医结合研究不同方剂对乙型肝炎的不同证型的疗效，可以将不同方剂作为第一因素，不同证型作为第二因素。

三、模式

若以 N 代表总体，Ne 代表纳入的受试对象，B 代表划分区组，R 代表在区组内随机，Ⅰ，Ⅱ，…，K 为处理组，D 为反应数据，则配伍组设计模式如图 10-6 所示。

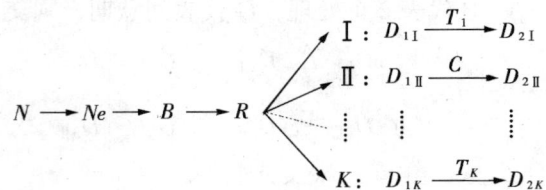

图 10-6　配伍组设计模式

四、样本含量估计与分配

1. 样本含量估计的计算公式如下：

$$n = 2(MS_e/D^2)(Q + Z_\beta)^2 \tag{式 10-5}$$

式中 n 为每组所需样本数，MS_e 是误差的均方，D 为组间差值，Z_β 意义同前，Q 值指两组均数在 $P = 0.05$ 时应为标准误的倍数。计算方法见第五章。统计方法一般选用方差分析。

2. 样本分配：步骤如下：

（1）按规定条件划分区组：若每个区组内含例数是处理组数（K）的倍数，则应将条件非常接近的受试对象按组数分为若干小区组。

（2）将每个区组受试对象统一编号。

（3）对每个区组（或小区组）进行随机分配：从随机数字表任意一行、任意一列、任意方向开始顺查随机数字表，每次顺查（$K-1$），余此类推。视其余数决定分组。例如 4 组实验，若第 1 个余数为 1，分在甲组；第 2 个余数为 2，由剩下的在该区组中居第 2 者为丙，分在丙组；第 3 个余数仍为 2，则剩下的在该区组中居第 2 者为丁，分在丁组；第 4 个（未查随机数字）分在剩下的乙组。

例 10-3　设有 27 个胃溃疡患者，中医辨证分为脾胃虚寒、中气下陷与肝胃不和 3 型，现以 3 种方剂（保和丸、六君子汤、吴茱萸汤）比较疗效（即设 3 个处理组），则可将每个型划为一个区组，在每型中按病情与年龄将病人编号，然后把 3 个邻近的病人划为一个小区组，再查随机数字表进行分组。若从随机数字表第 21 行第 1 个数目起自左向右进行每次取2 个（即 3-1）随机数目，分别以 3（组数）、2（组数）除之，而后视其余数编组。如脾胃虚寒型第 1 个小区组第 1 号病人项余数为 2，则分至乙组；第 2 号病人项余数亦为 2，由于乙组已分，此时剩下的第 2 是丙组，故 2 号分在丙组；该区组内第 3 号病人则必分在甲组。余此类推（表 10-3）。

表 10-3   27 例胃溃疡患者随机区组的样本分配

脾胃虚寒型	病人编号	1	2	3	4	5	6	7	8	9
	随机数目	53	44	–	09	42	–	72	00	–
	除 数	3	2	–	3	2	–	3	2	–
	余 数	2	2	–	3	2	–	3	2	–
	组 别	乙	丙	甲	丙	乙	甲	丙	乙	甲
中气下陷型	病人编号	10	11	12	13	14	15	16	17	18
	随机数目	41	86	–	79	79	–	68	47	–
	除 数	3	2	–	3	2	–	3	2	–
	余 数	2	2	–	1	1	–	2	1	–
	组 别	乙	丙	甲	甲	乙	丙	乙	甲	丙
肝胃不和型	病人编号	19	20	21	22	23	24	25	26	27
	随机数目	22	00	–	20	35	–	55	31	–
	除 数	3	2	–	3	2	–	3	2	–
	余 数	1	2	–	2	1	–	1	1	–
	组 别	甲	丙	乙	乙	甲	丙	甲	乙	丙

现将分配结果整理如下:

	甲组（保和丸）			乙组（六君子汤）			丙组（吴茱萸汤）		
脾胃虚寒型	3	6	9	1	5	8	2	4	7
中气下陷型	12	13	18	10	14	16	11	15	17
肝胃不和型	19	23	25	21	22	26	20	24	27

五、注意事项

1. 在配伍组设计时，第一因素应当安排该研究的主要因素，第二因素相对次要一点，可以是待考察的因素，也可以是仅仅为了排除它对实验结果的影响。

2. 正确规定划分区组的条件。一般说来，动物实验常取同品种、胎次相同的几窝动物，将每窝中性别相同与体重相近的动物划为一个区组。临床研究通常根据病种、病程、病情、性别与年龄相近者划为一个区组。总的原则是必须将对实验结果有明显影响的非处理因素列为划分区组的条件，要求区组间差异越大越好，区组内差异越小越好。

3. 若每一区组为一受试对象时，处理之间应有足够的间隔期。

4. 由于配伍较配对要求条件相同的样本含量为多，并不是任何情况下都可以做到的，所以，配伍组设计在实验中主要用于小动物实验，临床上主要用于专科医疗单位。

第五节   层次分组设计

一、含义

在科研中,受试对象可以按照甲因素分为几个大组,而后按乙因素又可将大组分几个小组,每个小组又可依丙因素分为几个亚小组……这种设计称为组内分组设计或系统分组设计。显然,这种设计是依照不同因素将受试对象进行分层,每层再分组,因此这种设计又称为层次分组设计(hierarchical classification design)。这种设计的前提是每一受试对象具备一再分组所需的各种因素。层次分组设计依分层因素的多少来分类。如只按甲因素分为几个大组,每个大组再按乙因素分为若干小组,这种设计属于两因素层次分组设计。如果还按丙因素再将每个小组分为几个亚小组,则属三因素层次分组设计,依此类推。最常用的是两层次分组设计。

二、应用范围

生理参数的确定、病因的探索与疗效影响因素的研究,均可采用层次分组设计。在两因素层次分组设计中,应当将侧重因素作为划分大组的依据,次要因素作为划分小组的依据。

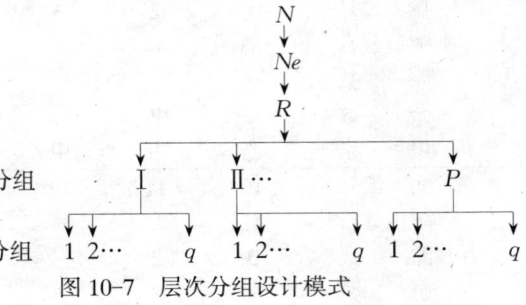

图 10-7 层次分组设计模式

三、模式

1. 两层次分组设计模式如图 10-7 所示。
2. 统计方法:采用方差分析。

第六节 拉丁方设计

一、含义

假若实验的目的除比较不同处理的反应外,还需考察另外 2 个因素或试图将另外 2 个因素对实验的影响分离出来,这种情况可以采用拉丁方设计(Latin square design)。它是以拉丁字母代表处理因素,用行与列分别代表另外 2 个因素,将实验单元排成 r 个拉丁字母(处理数),即排成 $r \times r$ 的方阵。通常将第二因素排于行,即区组;第三因素排于列,即序列。3 个因素的水平数是相等的,即 $n_{处理} = n_{行} = n_{列}$。这种设计要求处理因素间、区组间与序列间没有交互作用,并且方差齐。在安排上,要求每种处理在不同区组和不同序列分布均匀,每种处理在任意一行与任意一列均出现一次,无论在行的方间或列的方间出现差异时,拉丁方设计均可克服这 2 个方间的差异带来的干扰,能充分显示出处理间的差异,这就是拉丁方设计的特点。由于拉丁方设计的变异来源分为 4 项:处理间、区组间、序列间与误差,得到的信息有 3 个,并且误差较小,因此这是一种节约样本量的高效率实验设计。但由于它在因素和水平上有严格的限制,且不能显示因素间的交互作用,故在应用上有一定的局限性。

二、应用范围

凡三因素实验,若每个因素的水平数能做到相等时,均可采用拉丁方设计。在实验室研究中,条件相对容易控制,尤其是细胞培养的实验,拉丁方设计有着广泛的用途。动物实验或离体器官实验有时以一个动物或器官为一个区组,当顺序因素对实验结果有影响时,必须使用拉丁方设计。如欲观察不同中药对兔血凝固时间的影响,由于血液与带负电荷表面接触的面积与时间不同,常是第一管凝固时间最短,最后一管凝固时间最长,为排除顺序影响,将药物作为第一因素,兔个体作为第二因素,顺序作为第三因素。再如观察不同治疗措施对慢性病的对症治疗或不同防护装置对劳动者的保护作用,也可将受试对象作为区组因素,时间作为序列因素。在中医临床科研中,拉丁方设计也是常用设计方法之一,特别在不同中药或复方对同一疾病不同证型和同一证型不同疾病的疗效研究中具有重要意义。

三、安排

正确安排 3 个因素,这是拉丁方设计的首要环节。若处理数为 4,即处理为 A,B,C,D;区组为 1,2,3,4;序次为 Ⅰ,Ⅱ,Ⅲ,Ⅳ,则可有 3 种不同安排方案,即:

	第一方案					第二方案					第三方案			
	I	II	III	IV		I	II	III	IV		I	II	III	IV
1	A	A	A	A	1	A	B	C	D	1	A	B	C	D
2	B	B	B	B	2	A	B	C	D	2	B	C	D	A
3	C	C	C	C	3	A	B	C	D	3	C	D	A	B
4	D	D	D	D	4	A	B	C	D	4	D	A	B	C

从上可知，第一方案将处理因素与区组因素混杂在一起，第二方案是处理因素与序列因素混杂在一起，因此这2个方案是不可取的。第三方案做到了3个因素在行与列均无混杂，这样能够分离三者的效应，这个方阵就是拉丁方设计的基本方案。由此可见，拉丁方是一种合理的设计方案。凡拉丁方的第1行（横向）与第1列（纵向）按拉丁字母字母顺序排列者称为标准方。例如ABC的标准方有1个，ABCD的标准方有4个，……。由标准方又可派生出若干拉丁方。在实际工作中，通常首先根据处理数确定拉丁方的基本方，然后为排除固定顺序的影响，将基本方随机地进行列↔列与行↔行二次交换。由此获得的拉丁方称为工作方。例如现有5种处理需按拉丁方设计进行实验，其工作方确定可以如下进行。

```
        基本方                    随机        随机            工作方
   A B C D E                 A D C B E                 C A E D B
   B C D E A                 B E D C A                 B E D C A
   C D E A B   2↔4列交换→    C A E D B   1↔3行交换→     A D C B E
   D E A B C                 D B A E C                 D B A E C
   E A B C D                 E C B A D                 E C B A D
```

四、模式

基本与配伍组设计相同，但每个区组所含单元随机分到处理组后，其序列依工作（拉丁）方确定。在可能条件下，取前后变化值；若有困难时取处理施加后测定值。统计处理选用方差分析。

五、注意事项

1. 除样本分配需要在区组内随机外，处理因素诸水平与拉丁字母关系的确定也要随机。

2. 必须明确3个因素彼此之间无交互作用。

3. 若一个受试对象作为一个区组时，应当在前一处理作用确实消失后，方可进行后一处理。

4. 为提高结论的可靠性，应用另外1个或2个拉丁工作方进行重复。

第七节　尧敦方设计

一、含义

三因素实验通常采用拉丁方设计，但是它有一个重要前提，在设计上要求3个因素（处理、区组、序列）的水平数相等，即 $n_{处理} = n_行 = n_列$。然而在实际工作中，有时在处理水平数固定的条件下，其他2个因素中1个的水平数小于处理水平数，在这种情况下无法使用拉丁方设计进行实验，此时可以采用尧敦方设计（Youden square design）。尧敦方设计具有处理数（k）与区组数（b）相等以及每个区组的单元数（m）与每个处理的重复数（n）相等的性质，即 $k = b$ 及 $m = n$。

二、应用范围与安排

原则上来说，尧敦方设计的应用范围与拉丁方设计情况相同，但它仅适于其他二因素中，有一因素水平数少于处理水平数的情况。最基本的尧敦方设计是针对每行单元数较处理数少一个，即 $m = k - 1$ 的情况。在这种条件下，只要从拉丁方的工作方中删除去任一列，便成为尧敦方设计。其统计方法选用方差分析。

第八节　析因设计

一、含义

假使科研的目的是既要知道各因素的作用，又要了解各因素之间的交互作用，则可采用析因设计（factorial design）。析因设计指的是将 2 个或多个因素的各个水平进行排列组合，交叉分组进行实验，故又称交叉组设计。这种设计对各种因素不同水平的全部组合进行实验，故全面性与均衡性都好。这种设计另一特点是可以获得 3 个重要信息：①各因素不同水平的效应大小；②各因素间交互作用；③通过比较各种组合，找出最佳组合。因此析因设计是一种全面的高效率的设计，但全面考虑并全部实施工作量很大。因此多因素多水平析因设计已逐步被正交试验所取代。

二、安排及步骤

在实验中对结果有影响的因素可能较多，没有必要与可能对所有有关因素和各种水平进行观察。应当从中挑选少数几个对结果影响较大的且最佳水平尚未确定的因素进行实验。如常用的 2^2 析因设计就是选择 2 个最重要因素（甲、乙），各安排 2 个水平进行实验，实际上就是 4 个不同搭配的组，其安排如下：

		乙	
		1	2
甲	1	A （甲$_1$乙$_1$）	B （甲$_1$乙$_2$）
	2	C （甲$_2$乙$_1$）	D （甲$_2$乙$_2$）

基本步骤：首先确定处理因素的个数及每个处理因素的水平，按交叉分组的原则将各因素各水平全部交叉组合，组合数即试验组数；然后用随机的原则将受试对象分组，分别施加各组合的处理因素。

例如观察中药补阳还五汤与肿瘤坏死因子对体外培养的血管内皮细胞凋亡的影响及两者有无交互作用，即可采用 2^2 析因设计。如表10-4 所示。

表 10-4　析因设计交叉分组

		肿瘤坏死因子	
		有	无
补阳还五汤	有	A	B
	无	C	D

本例经交叉分组后，可分成 4 个处理组：

A组：补阳还五汤＋肿瘤坏死因子；B组：补阳还五汤

C组：肿瘤坏死因子； D组：空白对照组

三、模式

以 N 代表总体，Ne 代表纳入受试对象的样本，R 为随机，Ⅰ、Ⅱ、Ⅲ、Ⅳ 为 4 组，D 为实验数据，A、B 为两因素，则 2^2 析因设计的模式如图 10-8 所示。

其他析因设计模式依此类推。数据统计处理选用方差分析。

四、注意事项

1. 在侧重了解 2 个因素的主次与交互作用时，应注意设立"空白"对照组，没有空白对照组很难说明前 3 组的作用是正性还是负性的。

2. 样本分配方法是随机的，但应尽量保持组间样本的均衡性。

3. 析因设计试验结果的统计分析不宜采用成组 t 检验或配伍组 F 检验，因为这些检验无法分析交互作用。

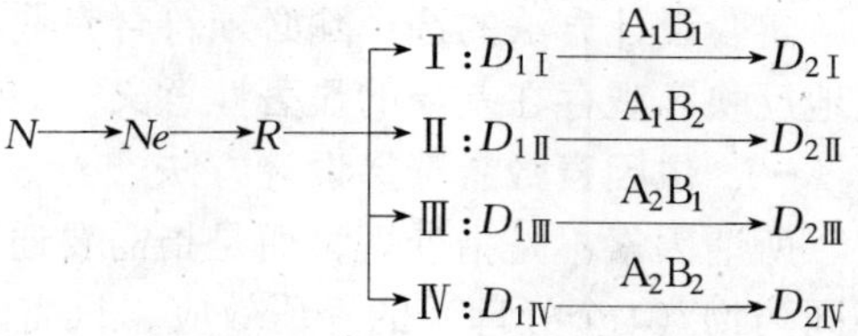

图 10-8　析因设计模式

第九节　裂区设计

一、含义

裂区设计可视为析因设计的一种特殊形式，主要用于分层研究。层次分组设计可以分析多个分层因素的作用，但是层次分组设计并不分析因素之间的交互作用与区组间的差异。如果既要知道各分层因素的作用，又要了解它们的交互作用和区组差异，则应采用裂区设计（split plot design）。在大多数情况下，裂区设计可能是 2 个或多个随机区组或拉丁方与析因设计相互结合的一种设计。这种设计按 A 因素将每个大区组分割成为若干均衡小块，每小块又依 B 因素分为若干单元，故又称分割试验设计。通常将最重要的因素作为一级因素，次要的因素作为二级因素，一级因素再分若干组分，二级因素再分若干水平。

二、应用范围与安排

凡需观察 A、B、C 3 个因素作用以及侧重 A 因素不同组分和 B 因素不同水平组合交互作用的三因素试验，均可采用裂区设计。由于这类试验每个区组的样本含量相对较多，故该设计主要适于小动物实验、细胞学实验与药物加工条件摸索等。

在裂区设计时，一般将样本划分为 b 大区组（实际上可能是 b 批），每个大区组样本量（m）是 A 因素组分数（U_A）与 B 因素水平数（U_B）的乘积，于是所需样本总量 $n_t = m \times b = U_A \times U_B \times b$。样本分配按两度随机方式进行，即：

数据统计处理选用方差分析。

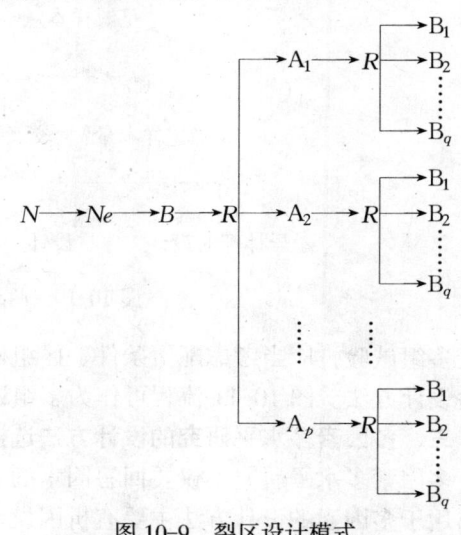

图 10-9　裂区设计模式

第十节　常用实验设计方法的选择

实验设计方法的选择除必须符合专业设计的要求外，从统计学角度考虑，主要是如何灵敏地反映客观存在差异的显著性意义。如何选择实验设计方法呢？

一、依因素数量选择设计方法

所谓因素不是指处理，而是指需要通过统计学初级分析回答的问题。例如单纯比较4个不同药物（4个处理）的降压效应，只需回答处理间（组间）差异有无统计意义，这就属单因素实验；倘若除回答处理间差异意义外，还需考核5种不同类型高血压对降压的影响，则需回答的问题有2个，即属于两因素实验。如果除回答前2个问题外，还需考核3个不同年龄段对降压的影响，那么需回答的问题有3个，就属于三因素实验。至于组间有差异，若需了解哪个或哪些两两之间差异有无统计意义，则需作统计学次级分析，这不作为因素考虑。

单因素设计可选用完全随机设计、配对设计（配对条件不作为因素考虑）和序贯设计。两因素设计可选用配伍组（随机区组）设计、配对设计（配对条件作为因素考虑）和两层次分组设计。三因素设计可选用拉丁方设计、尧敦方设计及裂区设计。多因素设计（并需了解交互作用时）可选用析因设计、正交设计和均匀设计。

二、依组数选择设计方法

单组比较试验可用自身前后配对设计、自身左右配对设计和序贯设计。

两组比较试验又称简单比较试验。在具备配对条件下，一般采用异体配对设计或序贯设计；若受试对象来源较少时，可采用交叉（配对）设计。两组试验如不具备配对条件，若设计时确定样本含量（n），可用完全随机设计；若不事先确定，可用序贯设计。两组试验的实验设计方法选择，大体可概括为图10-10流程：

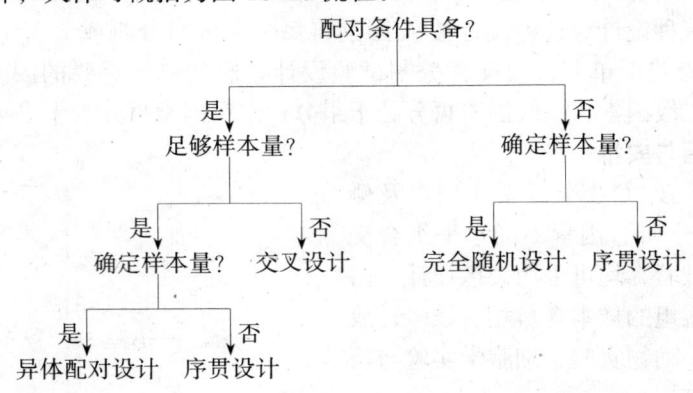

图 10-10　两组实验设计选择流程图

至于多组试验，应当考虑配伍条件、区组样本量、因素数量、交互作用等方面，选择适宜的实验设计方法。图10-11流程可作为多组试验时实验设计方法选择的参考。

三、多因素多水平研究的设计方法选择

多因素多水平研究不仅要回答因素的主次，而且要回答交互作用与最佳组合。前面已经指出用于多因素的设计方法主要有析因设计、正交设计与均匀设计3种。析因设计是全面考虑，全部实施，工作量大，故目前仅用于简单的多因素多水平试验。正交设计是全面考虑，

部分实施，工作量小于析因设计，故一般多因素多水平研究常用这种设计。均匀设计是均匀散布，代表性强，工作量还少于正交设计，但统计分析比较复杂，适用于水平数大于4的多因素多水平研究。正交设计、均匀设计这里暂不论述。多因素多水平试验的设计方法选择大体可概括为如下流程（图10-12）：

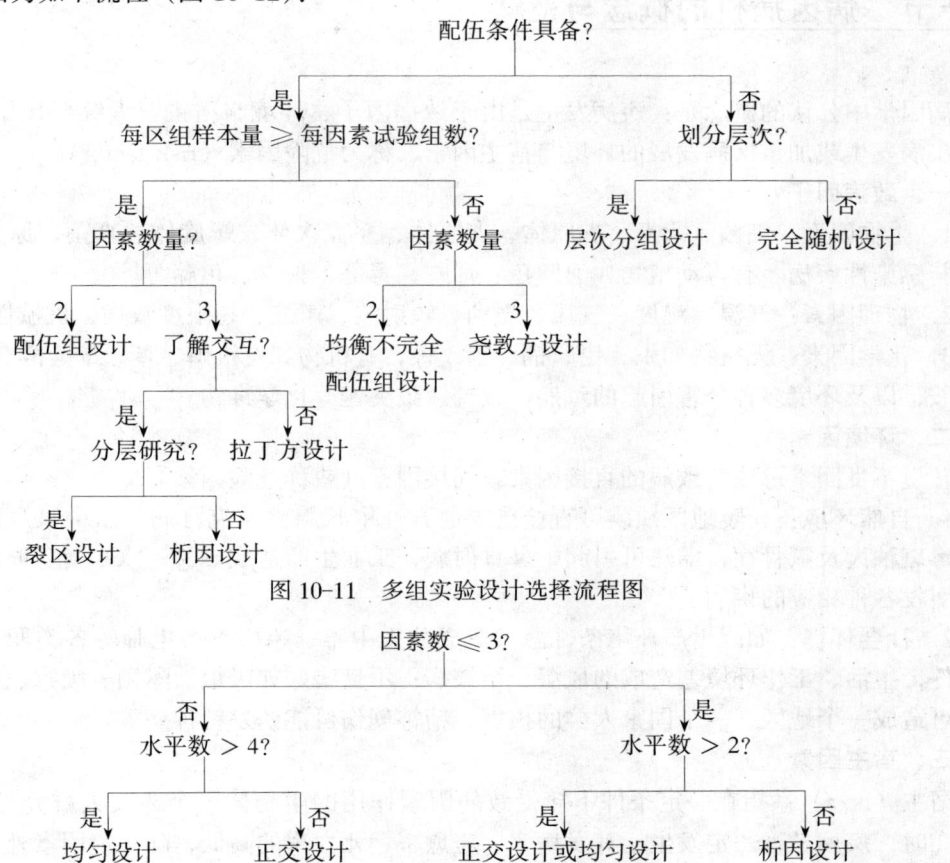

图 10-11 多组实验设计选择流程图

10-12 多因素多水平试验设计选择流程图

（王净净　钟艳）

第十一章　病因学研究与评价

中医学对病因病机的研究，历代都十分重视。《内经》、《诸病源候论》和《三因极一病证方论》等早就有关于病因的论述，其中包括外感六淫，内伤七情以及饥饱、劳倦、虫兽所伤，疫疬之害，气、血、痰、食之郁等等。关于病机，《素问·至真要大论》的病机十九条对历代医家有着深远的影响。然而这些古代经典著作大都属于现象的描述、归纳与推理。因此在继承和借鉴的基础上,运用现代科学技术和方法来研究与评价中医病因病机问题,对于正确认识中医传统的病因病机理论无疑是十分必要的。本章仅介绍病因学的常用研究评价与方法。

第一节　病因病机的概念与范畴

病因学中公认的概念是:疾病发生是由于致病因子、环境与宿主三者综合作用的结果。促进疾病发生或加重疾病发展的环境与宿主因素,称为危险因素(risk factor)。

一、致病因子

1. 生物因素:细菌、病毒、衣原体、支原体、立克次体、螺旋体、真菌、原虫等直接传染与感染性疾病。有毒动植物如河豚鱼、毒蛇、毒蘑、狼毒、鱼藤等。

2. 物理因素:气温、湿度、气压、振动、辐射波、声波、超限度致病,机械性损伤等。

3. 化学因素:无机物如汞、铅、镉、锰、铍,有机物如有机磷、苯、酚、醇、氯化物、亚硝胺,以及环境多种公害引起的致癌、致畸、致突变等化学毒物。

二、环境因素

环境不良因素可成为致病的直接因素或间接因素(或称危险因素)。

1. 自然环境:丘陵地区缺碘可直接造成地方性甲状腺肿及克汀病。水中氟过高可造成氟中毒斑釉齿及氟骨症,酷热可引起中暑日射病,工业生产造成 SO_2、NO_2 增多形成酸雨等均可引发各种相应的疾病。

2. 社会环境:如因生产环境条件恶劣造成的汞中毒、铅中毒、尘肺等各类职业病;经济条件,生活、工作环境差造成的风湿、结核病;不良嗜好如吸烟、酗酒、吸毒、嫖娼、性病均可造成一个地区、一个国家人群的损害;精神创伤可能诱发精神病等。

三、宿主因素

宿主(host)系指在一定条件下接受致病因素作用的生物体(个体及人群)。当致病因子存在时,疾病是否一定发生,其发病率、痊愈率、死亡率的高低,除环境因素外,均与宿主的生物特性有关。

1. 宿主的种类:宿主从传染病学、寄生虫学角度多指储存病原体的机体,包括保病宿主、中间宿主、终宿主。其宿主种类可分为传染性宿主,易感宿主和免疫宿主3种宿主。

2. 宿主特性:宿主特性中,其机体的体质、生理、心理、年龄、性别、职业、民族、习俗、行为、生活方式、饮食结构、文化等因素对传染性与非传染性疾病的发生、发展、转归有很大的影响。如女性易患胆系疾病、甲状腺功能亢进;男性易患胃癌、食管癌;儿童易患传染性疾病,如麻疹、百日咳、脊髓灰白质炎;老年人易感心脑血管功能障碍,如冠心病、动脉硬化、脑萎缩、老年痴呆等症。

普遍认为这还与宿主的特异性免疫水平、非特异性免疫水平、遗传因素有着重要的关系。特异性免疫水平对人群传染性疾患可起着制约作用,非特异性免疫可增强体质、提高抗病能力,对流感、肝炎、中毒、肿瘤均有抵抗作用。遗传因素越来越受到人们的重视,单基因遗传病如血友病、先天性耳聋、色盲等;多基因遗传病如糖尿病、高血压、精神病、肿瘤等。人们对疾病易感性差异实质上与有关基因的多态性有关。

一般而言,传染性疾病、创伤、中毒、单基因遗传病的病因较为明确,而非传染性慢性疾患的病因多为多因性致病因素,环境因素、宿主因素相互关联,可增加或降低患病的几率。

第二节　病因的确定

一、病因确定的条件

在找出多个可能的病因后，还须判断哪些联系是表面现象、哪些是偶然的，哪些联系是因果关系。从众多学者成功或失败的事例中，总结出确定病因必须具备如下条件。

1. 联系强度大：如 18 世纪，英国清扫烟囱工人的阴囊癌发病率比正常人高出 200 倍，故判别烟尘中有强致癌物质，此后经证实其中的苯丙芘为致癌物质。因此得出联系强度越大，因果关系的可能性越大。

2. 联系特异性强：如孕妇在孕后 3 个月内感染风疹，该病毒阻滞了未成熟儿正常细胞生理的分裂，妨碍了组织分化过程，造成生后耳聋、白内障或先天性心脏病，经证实风疹病毒与畸形儿的发生有显著的特异性。

3. 时间顺序合理：时间上因前于果，如先进食污染食物，继而出现食物中毒，可得到科学验证、解释。

4. 联系的一致性：如地方性甲状腺肿与居住地域及时间长短、疫区缺碘状况相关联。

5. 宿主反应：如肿瘤癌细胞阳性，食物中毒病原菌阳性；特异性实验的阳性率与发病率同步上升或减退，宿主的反应谱符合生物学梯度。

6. 剂量-反应：如肺癌，吸烟量越大，时间越长，死亡率越高。即联系的强度随着暴露水平呈正相关的因果关系。

7. 可重复性：可由他人、它地、它时以同等联系得到重复。得到病因致病因素致病作用或去除病因。

8. 符合医学共识的科学解释：要讲得清，说得明，合理，科学，他人认可。

二、因果分析注意事项

在未确立某病的特异性致病因素前，必须全面寻查该病与某因素的相关或因果关系，以此正确判别病因的所在。特别应注意以下 2 点：

1. 原始资料与整理资料可靠性。

2. 若存在统计学相关，应在排除无病因相关与间接病因相关之后，方可考虑直接病因相关。

第三节　现况调查

现况调查（prevalence survey）是病因流行病学调查中一种最基本的调查方法。在特定的时间段内调查某种疾病的空间、时间、人群分布和特点的情况，以了解该病的流行因素，分析其病因的可靠性。因为是表现人群某病的断面情况，又称横断面调查（cross - section survey）。其所用的动态指标以患病率为基准，也称患病率调查，可称现患流行情况调查。

一、现况调查的基本步骤

1. 根据调查目的、内容、范围、对象与时间等要求，拟定详细的调查表。

2. 选择调查人群，正确掌握诊断标准。

3. 限定调查时段，多以半个或 1 个月为限定，防止时间久延人群健康状况变化或受某些客观因素干扰，发生不可预见的变化，取舍难定，不好进行。

4. 确定调查方式与检测方法。

5. 确定抽样方法与样本大小。

6. 进行培训或讨论，务必做到统一标准、统一仪器、统一方法、统一要求、统一分析。

二、分类

根据调查目的，确定调查范围，进而选取调查方式。一般分为普查及抽样调查 2 大类。

1. 普查：针对某疾病与有关因素对一个特定人群的全体进行调查。①确定普查地点、时间。②调查时间不宜持续过长。③以调查范围小，患病率高的内容为好。④普查项目应从简、统一。

2. 抽样调查：抽样调查（sampling survey）是以"随机化"的原则，在全面调查对象（为总体）中抽取部分即一定数量的调查单位（为样本），以其调查结果估计总体情况。抽样调查的优点是：较普查省时、省力、节资。其结果精，干扰因素少，可信度大，对某病发生影响因素与分布因素的调查研究十分常用。对破坏性检验，如食品抽检尤其适用。

三、常用抽样调查方法

1. 单纯随机抽样（simple random sampling）：这是最基本最简便的抽样方法，具体方法与第五章随机方法相同。

2. 系统抽样（systemtatic sampling）：可按一定顺序机械地每隔若干单位抽取一个单位进行抽样调查。如从 1000 户中抽取 10% 作样本，可先在门牌编号 1～10 之间随机抽 1 户如为 8 号，其后每隔 10 号抽取 1 户（即 8，18，28，……998 户），共 100 户满足 10% 样本数的要求。适合数量大，又不必都抽出时用，其方法较方便、常用，样本在整个人群中分布较均匀，代表性较强。也可以简单公式法确定每个区组抽样号码，如欲从 900 户中抽取 150 户，设欲求区组数为每个调查单元的单元基数为 K；则 $K = N/n$（N 为被调查总体的单元数，n 为确定需要调查的单元数）= 900/150 = 6，则每 6 户为一区组。若经随机确定第 4 户为抽出样本，则每个区组的第 4 户均为调查对象。

3. 分层抽样（stratified sampling）：先将总体按所研究的相关因素分成若干层，再按照各层在总体中的比例，以随机方法抽其少数群体作为调查对象。如调查某病可依年龄、性别、致病相关因素等做为分层之依据。这种方法可反映原来总体中分层的比例，又减少了调查单位的总数，可比性较好，若层内变异等于或大于层间变异，则分层无意义，各层内的变异越小越好。

4. 整群抽样（group sampling）：即从总体中随机抽取若干群为调查对象，并对每一群中的调查对象进行分析。例如抽取若干学校、车间、社区、乡镇。实施中适合于群间差异较小的对象，节约人力、财力、时间、方法简便，易于接受。

四、样本大小的估计

抽样调查中样本大小即观察单位数的多少是否恰当十分重要。样本过小可能不存在所调查的特征个性，缺乏代表性，其表现指标不稳定，推断总体的精确度差；样本含量过多则调查质量难以控制，工作量大，时间长，耗资多，易造成调查上的偏性。一般的规律是：如调查对象的各单位间的变异大，就需多调查一些对象；如变异小，样本就可少些。如调查的精确度要求高，样本要扩大；要求把握度大，样本要扩大。如某特性个体所占总体中的比例小，样本要大。一般说来,在实际工作中,流行病学调查约以 1000 例,血清学或其定量指标流

行病学调查 $300 \sim 600$ 例;在发病率 $20\% \sim 80\%$ 的情况下,所需样本数可参照下式估计:

$$n = (u_a/\delta)^2 PQ \approx 4PQ/\delta^2 \qquad (式11\text{-}1)$$

式中 n 为所求样本大小,P 为总体率(即为具有某特性在全部调查对象中所占的比例,为总体估计阳性率或患病率);$Q = 100 - P$;δ 为允许误差,常用 P 的 $1/10$ 代替。

如某钩虫病流行地区,人口约 3 万人,2 年前普查粪便感染率为 70%,今抽样复查之。

依上式,本例应为 $n = 4 \times (Q/P) = 4 \times 0.3 \times 0.70/0.07^2 = 171$ 人,则应抽查 171 人。如感染率已降至 30%,需抽取人数应为:$n = 4 \times 0.3 \times 0.70 \div 0.03^2 = 933$ 人。

第四节 病例对照研究

一、概念与特点

病例对照研究(case-control study)属于回顾性研究(setrospective study)。最常用于疾病病因的研究,也可用于疾病流行因素研究及某种防治措施、效果的研究与评估。

其特点是:选择一组"病例组",与一组同一时段未患该病的"对照组"进行比较。即将病例组成员在患病前暴露于某种可能的致病因素与对照组暴露于该因素的各自比例作比较。这种推断实质上是由"果"求"因"。

二、调查模式

病例对照研究通常采用 2×2 表。

例如研究肺癌与吸烟是否有联系,调查肺癌患者又等同地选择了非患肺癌为其对照组,比较 2 组中吸烟者的比例。此例可按表 11-1 模式代入。

表 11-1　　　　　肺癌与吸烟的关系

	病　例	对　照	合　计
吸烟	a	b	$a+b$
非吸烟	c	d	$c+d$
合　计	$a+c$	$b+d$	N^*

$^* N = a + b + c + d$

三、资料分析

1. 成组对照资料分析:在病例对照研究中,通常以比值比(Odds Ratio,OR,简称 Ψ)来估计某病与暴露于某危险因素的关联程度。

其比值比 $\mathrm{OR} = (a/c)/(b/d)$
$= ad/bc \qquad (式11\text{-}2)$

表 11-2　　　　膀胱癌患者与吸烟对照分析

吸烟习惯	膀胱癌		对照		总计
吸烟者	a	192	b	156	348
不吸烟者	c	129	d	181	310
合　计	$a+c$	321	$b+d$	337	N^* 658

$^* N = a + b + c + d$

一般认为,比值比 $\mathrm{OR} \geqslant 2$ 有参考意义,比值比越大,该因素与本病关联性越大。

例 11-1　有人报道吸烟和不吸烟与膀胱癌的关系,结果如表 11-2。

　　$\mathrm{OR} = ad/bc = (192 \times 181)/(129 \times 156) = 34752/20124 = 1.73$

以上结果分析说明,有吸烟史患膀胱癌的机会仅为无吸烟史患膀胱癌机会的 1.73 倍。因此例 $\mathrm{OR} < 2$,可考虑膀胱癌的发生与吸烟史无明显意义。

2. 配对对照资料分析:最常用的是 1:1 配对,通常对其资料采用 χ^2 检验。

例 11-2　有人报道哺乳与乳癌的关系,结果如表 11-3,试分析哺乳与乳癌发生有无联系。

代入公式：
$$\chi^2 = (|b-c|-1)^2/(b+c)$$
$$= (|27-43|-1)^2/(27+43)$$
$$= 3.21$$

自由度 $=1$，$P>0.05$。

$OR = b/c = 27/43 = 0.63$，结果表明，哺乳与乳癌发生无联系。

表 11-3　乳癌与哺乳史配对分析

病例组	对照组	
	有哺乳史	无哺乳史
有哺乳史	a　165	b　27
无哺乳史	c　43	d　23

第五节　队列研究

队列研究（cohort study）习称定群研究或定点研究。队列研究可分为回顾性与前瞻性两类。在病因研究中后者的论证力较大，故此处讨论前瞻性队列研究。

一、概念与特点

队列研究是以可疑致病因素危险因子设定假说，选择一定范围明确的人群，根据暴露某因素，确定为暴露组（试验组）与非暴露组（对照组），而后在一定时期内，观察两组人群的发病率或死亡率，确定其危险性的程度，如果两组的差别具有显著性意义，可验证其假说，认为某因素和某病有联系。

其特点主要用于回顾性调查基础之上或其结果出现矛盾时，做进一步研究，对病因的特定假说进行直接检验，在性质上是"从因求果"的研究。

二、观察计划

在病因假说、研究人群、样本含量、诊断标准与随访内容确定后，就应当确定观察期限与随访时间。一般来说，前瞻性队列研究的观察期限取决于研究疾病与病因/危险因素的特性。例如研究癌症与危险因素需要观察数年时间，每年随访一次即可，因从接触致病因素/危险因素到发病以至死亡，大多需要若干年。但若在城市研究乙型病毒性肝炎母婴传播则仅需 2~3 年，因为大多数儿童 2~3 岁开始进入幼儿园，母亲与孩子接触机会减少。随访时间可分别为出生后第 1、第 3、第 6、第 12、第 18、第 24 个月等。为防止偏性，在观察期间内，随访与观察登记表应当固定不变，并尽量减少失访率。

三、资料分析

（一）暴露人年计算

慢性病最常用的是人年，即每个对象的实际暴露年数。如 10 人观察 10 年为 100 人年，观察 20 年为 200 人年。实际调查中因观察周期长（如癌症），每月人数常有变动，若全年暴露期短，对象人数变动不大时，如研究孕妇患风疹病毒感染与婴儿先天畸形关系时，可不计算暴露人年。

（二）计算二组发病率或死亡率

$$发病率 = \frac{观察期内新发病例数}{观察期内观察人年数} \times 比例基数 \qquad （式 11-3）$$

$$死亡率 = \frac{观察期内死于该病例数}{观察期内观察人年数} \times 比例基数 \qquad （式 11-4）$$

（三）关联强度分析

1. 相对危险度（relative risk，RR）：指暴露组与对照组的发病率（死亡率）的比值。

即

$$RR = [a/(a+b)]/[c/(c+d)] \qquad (\text{式 } 11\text{-}5)$$

当 RR 等于 1 时，表明该因素与本病无关联；$RR < 1$ 时提示该因素可能对本病具有保护作用；$RR > 1$ 时，提示可能为本病的危险因素，RR 越大，它的病因联系作用越强。

RR 的 95% 的可信区间在求出 χ^2 值后依下式计算，即

$$95\% \text{ 可信区间} = RR^{(1 \pm 1.96\sqrt{\chi^2})} \qquad (\text{式 } 11\text{-}6)$$

2. 归因危险度（attributable risk，AR）：指暴露组的发病率（或死亡率）大于非暴露组的发病率（或死亡率）的程度，它反映该病归因于某因素的危险程度，故又称特异危险度，即 $AR = a/n_e - c/n_u$ $\qquad (\text{式 } 11\text{-}7)$

n_e 为暴露组总数，n_u 为未暴露组总数。

3. 归因危险度百分比（$AR\%$）：它反映归因危险度在暴露组发病率中所占的比率。

$$AR\% = (a/n_e - c/n_u)/a/n_e \qquad (\text{式 } 11\text{-}8)$$

$$\text{或 } AR\% = AR/(a/n_e) \qquad (\text{式 } 11\text{-}9)$$

4. 人群归因危险度（population attributable risk，PAR）又称人群特异危险度，指由暴露于该因素而增加的该病发病率或死亡率，即不暴露该因素可使该病发病率降低的程度。若以 $P = n_e/n_t$，R 代表 RR，则

$$PAR = P(R-1)/[P(R-1)+1] \qquad (\text{式 } 11\text{-}10)$$

应当指出：以上 4 个指标是从不同角度来反应某因素与疾病关联程度的，他们是互补的。然而从大体上看，RR 是反映个体暴露该因素发生该病的危险程度，而 AR、$AR\%$ 与 PAR 是反应某因素对人群发生该病的危险程度的。

例 11-3　某单位对吸烟与肺癌的关系进行队列研究，结果如表 11-4，试求 χ^2、RR、$AR\%$ 与 PAR。

表 11-4 吸烟与肺癌关系资料

	肺癌	无肺癌	合计
吸烟	1116(a)	701684(b)	702800(n_e)
不吸烟	78(c)	443922(d)	444000(n_u)
合　计	1194(n_i)	1145606(n_0)	1146800(n_t)

$$\chi^2 = \frac{(1116 \times 443922 - 78 \times 701684)^2 \times (1146800 - 1)}{1194 \times 1145606 \times 702800 \times 444000} = 521.784$$

由于 $\chi^2 \gg \chi^2_{0.001}$，故吸烟与肺癌有高度关联性。

$$RR = (1116/702800)/(78/444000) = 9.04,$$

由此可知，吸烟人群中肺癌的危险性是不吸烟者的 9.04 倍。RR 的 95% 的可信区间按公式得　$9.04^{(1 \pm 1.96/\sqrt{521.784})} = 9.04^{(1 \pm 0.086)}$

$$AR = (1116/702800) - (78/444000) = 0.00141 = 141/10 \text{ 万}$$

由此可见，就被观察人群而言，每 10 万人中患肺癌者归因于吸烟者有 141 人（1.41‰）。

$$AR\% = 0.00141/(1116/702800) = 0.8879$$

由此可知，吸烟人群中肺癌死亡者由于吸烟引起的约占 89%，换言之，这批人不吸烟，肺癌死亡率大概可降低 89%。

$P = 702800/1146800 = 0.6128$；已知 $RR = 9.04$，则

$$PAR = \frac{0.6128 \times (9.04 - 1)}{0.6128 \times (9.04 - 1) + 1} \times 100\% = 83.13\%$$

由此可见，在被观察人群中，由于吸烟引起的肺癌死亡率约占肺癌总死亡率的83%。

第六节　干预试验研究

一、干预试验的概念

干预试验（intervention study）亦称现场试验，即以试验方法与手段去除初步认定的致病因素或危险因素，观察去除与未去除2组发病率或死亡率的差异。进一步验证该因素与本病因果联系其关联大小。

二、基本步骤

1. 确定试验的目的：干预试验的目的主要有二：一是防治，使观察对象受益；二是通过防治效果佐证病因假说。

2. 确定干预试验措施：从考虑筛选到确定某项干预措施，必须明确与欲去除病因或危险因素的关联的针对性与特异性，其次应考虑采用某种干预措施收到的作用大小。此外，必须保证该干预措施的安全性。

3. 确定干预试验受试对象：

（1）应选择高危人群为受试对象。

（2）应记载受试对象的一般状况如姓名、年龄、职业、病史、体格检查及实验室检查结果等。记载该病地区、人群的发病率（incidence rate）、患病率（prevalence rate）、死亡率（mortality rate）作为基线研究的基础资料。

（3）本试验所查的受试对象指参与试验者和对照者，两者应具有可比性，符合齐同对比的原则。

4. 确定诊断标准及检测指标与随访方法。

5. 干预试验的样本含量估计按下式运算。

$$n = \frac{[P_1(1 - P_1) + P_2(1 - P_2)] \times (Z_\alpha + Z_\beta)^2}{(P_1 - P_2)^2} \qquad (式11\text{-}11)$$

式中 n 为样本含量，P_1 为对照组预期发病率，P_2 为试验组预期发病率，α 与 β 均取 0.05，即 $Z_\alpha = 1.96$，$Z_\beta = 1.65$。

例11-4　以乙型肝炎疫苗对某地区高危人群进行干预试验，未接触疫苗组的发病率约15%，期望接受疫苗组可降至5%，试估计试验组与对照组所需样本含量。

解：$P_1 = 0.15$，$P_2 = 0.05$

$$n = \frac{[0.15(1 - 0.15) + 0.05(1 - 0.05)] \times (1.96 + 1.65)^2}{(0.15 - 0.05)^2} = 228$$

故此例试验组与对照组各需228人。

6. 干预时限：干预试验的观察期限长短与某病的性质与致病因素作用如何有直接关系。如对癌症、心脑血管病、风湿症、慢性胃炎等慢性非传染性疾病进行某疗法干预试验，可观察并随访5～10年之久。对传染性疾病观察时间一般应为3个流行季节。不可以行政意志随意改变观察时间，以免造成违反疾病发病规律及特点的伪科学做法。

三、资料分析常用指标

1. 发病率与死亡率：将试验组与对照组的发病率或死亡率以 χ^2 检验或 u 检验分析，表明干预措施是否显著降低某病的发病率或死亡率，如有显著降低则可认为该干预因素为该病的危险因素。

2. 需治数（number needed to treat）：它反映为减少一例发病要接受治疗性干预措施之例数，需治数越小，说明对某病该治疗性干预措施的必要性越大，对干预医疗临床有重要的意义。其公式如下：

$$N_{ntt} = 1/(Pc - Pt)$$

(式 11-12)

式中 N_{ntt} 为需治数，Pc 为服用安慰剂对照组发病率，Pt 为接受治疗（干预措施）发病率。

3. 保护比率（protective ratio，PR）：是衡量干预措施有效程度的指标。其公式如下：

$$PR = (Pc - Pt)/Pc$$

(式 11-13)

式中 Pc 代表对照组发病率，Pt 代表试验组发病率。

4. 特异性反应发生率：如对乙型肝炎疫苗干预乙肝流行研究中，如检出较高的 HbsAb，但无 HbeAb 和 HbcAb 出现，则说明该疫苗有拮抗病因作用，并无致病作用。

5. 干预措施的副作用发生率：可用 χ^2 检验或 u 检验分析。如干预措施是新疫苗或新药，应无副作用或副作用小到可允许程度，则此措施有推广价值。

第七节　病因学研究报道评价的若干问题

研究者欲对某病进行病因研究，为了少走弯路，常常需要查阅大量文献资料（主要是对该病的病因研究报道），了解、掌握其他学者对该病病因学的认识或结论。尤其注意他们有哪些分歧或不同见解，或哪怕是微小的线索，无论是出自哪个国家、地区、部门或个人声望、资深如何，均不应带有任何偏见地予以重视。更不可人云亦云，无充分根据的相信或否定，应进行科学、实事求是的全面考察和评价。下面就有关的若干问题予以考虑与讨论。

一、病因设计研究的初步考察

1. 查阅病因报道后，可以在脑海中有个初步印象，不必要求自己对该结论做出对或不对（是或否）的肯定，关键要看此病因研究设计是否遵循了实验设计的基本三原则（对照、随机、重复）。如该病因研究设计不符合实验设计的原则，则此报道的意义有限。

2. 病因研究采用何种研究设计，一般认为随机对照试验在病因研究中适合动物实验及干预试验。病例-对照研究适于回顾性探索，队列研究适于前瞻性观察，现况调查主要用于病因研究的初筛。

二、病因结论的可信性

1. 病因结论需有统计学意义，RR、AR、$AR\%$、PAR 越大越有意义。

2. 在无混杂因素前提下，应符合先因后果原则。

3. 因果之间是否存在剂量-效应关系，否则应排除疑点。

4. 寻求因果关系的特异性，必要时应借助某些实验室诊断技术检测以增加病因的佐证。

5. 单个设计结果提示可能性，多个设计增加结论的可信性。

6. 队列研究、病例对照研究、现况调查临床病例分析、个案报告，依次减少其论证力。

7. 致病因素与危险因素，得到现场与临床病例、动物试验证实，并符合已知的生物学规律及具有流行病学意义，多为可靠。

8．一般认为该报道结论与以往大量文献报道吻合，可靠性较大。若不吻合，可能创新性强，但应采取保留态度，继续追踪随后的有关报道。

（张东实）

第十二章　诊断试验的分析与评价

诊断试验（diagnostic test）即临床用于确定或排除疾病的试验或检查方法，各种诊断试验是做出正确诊断的必备条件。为提高临床诊断水平、工作效率和医疗质量，既要不断研究先进的诊断技术，也应对已有的诊断试验的诊断价值进行科学、客观的分析与评价。此外，诊断试验在中医诊法研究中也具有重要的价值。

第一节　诊断试验的设计要点

一、金标准（gold standard）的确立

对一项诊断试验的诊断价值进行评价的基本方法是将诊断试验的结果与金标准的诊断结果进行比较。金标准亦称规范标准，即学术界公认的、能相对地正确区分受试者患病与否的最佳诊断方法。临床上常用的金标准包括基因诊断、病理学检查（组织活检和尸体解剖）、手术探查、特殊的影像诊断（如 CT、MRI、血管造影）、放射性标记扫描、感染部位分泌物的微生物培养、人类免疫缺乏病毒及其抗体的检测以及由长期随访得到的肯定诊断等。

二、研究对象选择与分组

1．分组：研究对象应分为两组：一组是经金标准确诊的病例组，另一组是经金标准证实无该病的对照组。

2．研究对象的代表性：评价临床诊断价值时，必须考虑纳入不同类型（典型和不典型）、不同病情（轻、中和重型）、不同病程（早、中与晚期）、不同临床表现（有或无并发症）的患者，以使患某病组对该病患者总体有较好的代表性。病例组应是总体的随机样本；对照组除被金标准证实未患该病之外，在其他可能影响诊断试验结果的非处理因素也应与病例组一致可比，以避免错误分类偏倚（misclassification bias）。

3．诊断和鉴别诊断能力：正常人在试验研究的初期阶段也可作为对照，但是若对照组只包括健康自愿者，虽然诊断试验的特异度很高，却对该疾病的诊断和鉴别诊断无意义。

三、样本含量估计

诊断试验的样本估算须先设定预期灵敏度、特异度及其允许误差，再按公式计算。

$$n = (u_\alpha/\delta)^2 P(1-p) \hspace{4cm} \text{（式 12-1）}$$

式中：p 为预期特异度或灵敏度；P 为特异度或灵敏度；δ 为允许误差。

注意：p 为特异度时，n 是对照组例数，p 为灵敏度时，n 则是病例组例数。此外，当总体率 π 接近 50%，样本率 p 随 n 增大趋向正态分布，式 12-1 即据此而得。故理论上认为，当 π 逼近 0 或 100% 时（以 p 作为 π 的估计值），p 的分布为偏态，此时应对 p 作百分数的平方根反正弦（$\sin^{-1}\sqrt{p}$）转换方为合理。

四、诊断试验界点的确定

1. 界点划分的原则：划分判断诊断试验结果阳性或阴性的界点（或称界值），须依照该试验病例与非病例人群试验结果的不同分布情况。

（1）A 分布：非本病与本病患者的试验结果在分布上不仅毫无重叠，且二者间还有一定的间隔（如中毒物质的测定试验。参见图 12-1A，此时应设两个界点：a 与 b。若测定值 ＜a，判为非本病；≥b 判为本病存在。如测定值 ＞a 且 ＜b，则属可疑范围，应定期复查。

（2）B 分布：非本病试验结果分布的上限与本病患者试验结果分布的下限为同一水平（如一些遗传性疾病指标），则此水平就是界点 c（图 12-1B）。若测定值 ＜c（或 ＞c），应判为非本病；若测定值 ＞c（或 ＜c），则判定本病存在。

（3）C 分布：非本病与本病患者的试验结果在分布上存在的重叠面积较小（如一部分肿瘤标记物的检测），即假阴性与假阳性面积均接近 5% 左右时，可将重叠区的中间值定为界点 d（图 12-1C）。此时若测定值 ＜d，判为非本病；若测定值 ＞d 则判为本病存在。

（4）D 分布：非本病与本病患者的试验结果在分布上存在较大重叠（如大多数激素及生物活性物质的含量）。此时应设两个界点，即 e 与 f（图 12-1D）。若测定值 ＜e，判为非本病；如测定值 ＞f 则判为本病；若测定值 ＞e 但 ＜f，则为可疑区间，应改用其他试验或定期复查。

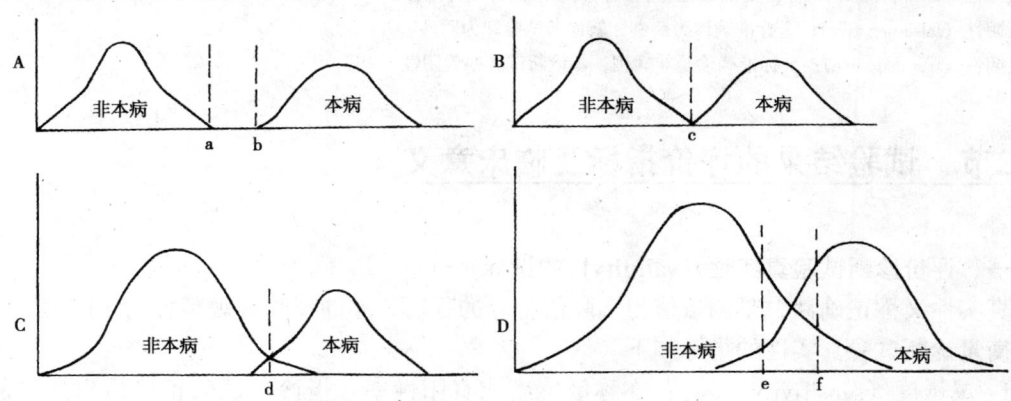

图 12-1　诊断试验结果的几种主要分布示意

2. 界点选择的参考事项：

（1）综合考虑疾病预后的严重性和现有治疗措施的疗效：如疾病的预后不佳，则筛检试验阳性界限可向左移，这时，试验的灵敏度高，同时假阳性增多。若现有治疗措施不理想，阳性界限可向右移以降低灵敏度，提高特异度。

（2）注重分析诊断费用：若为假阳性者做进一步诊断的费用太贵，为了节约经费，可将筛检试验阳性界限右移。

（3）认真权衡假阳性和假阴性的重要性：若筛检试验的假阳性和假阴性的重要性相等，可将筛检试验阳性界限确定在正常分布曲线与异常分布曲线的交界处。

3. 确定诊断试验阈值的方法：诊断试验中确定医学参考值的主要方法为正态分布法、

百分位数法（详见第二十六章）。临床判断可采用 2 种途径：①按照大量临床观察或系列追踪观察某些致病因素对健康损害的阈值作为诊断正常水平的分界值。②通过大量临床研究确定测量指标的界值。

五、偏倚控制

1. 选择偏倚（selection bias）的控制：通过可靠的金标准及严格地选择研究对象。
2. 信息偏倚（information bias）的控制：以盲法同步地测试所有研究对象。
3. 混杂偏倚（confounding bias）的控制：按正确的统计方法进行研究设计与资料处理。
4. 观察者偏倚（observer bias）的控制：采用盲法评价试验结果。

六、试验结果的归纳汇总

评价新的诊断试验应同时或先后用新的诊断方法和标准诊断方法检测一批受检对象，依标准诊断的结果将被检对象分为实际患某病（病例）组与未患某病（对照）组，按照配对资料 χ^2 检验的方法将诊断试验得出的阳性或阴性结果归纳为表 12-1，然后进行评价。

表 12-1 　　　　　　　　　诊断试验结果与金标准诊断结果的关系

诊断试验	金　标　准		合计
	病例（＋）	对照（－）	
阳性（＋）	真阳性 a	假阳性 b	$a+b$
阴性（－）	假阴性 c	真阴性 d	$c+d$
合　计	$a+c$	$b+d$	n（对子数）

真阳性（true positive）：金标准确诊为病例，新诊断试验亦为阳性。

假阳性（false positive）：金标准确诊是非病例，新诊断试验却为阳性。

假阴性（false negative）：金标准确诊为病例，新诊断试验却为阴性。

真阴性（true negative）：金标准确诊是非病例，新诊断试验亦为阴性。

第二节　　试验结果的评价指标及临床意义

一、评价诊断试验真实性（validity）的指标

真实性又称正确性，是测量值与实际值符合的程度，亦即反映客观事物的正确程度。常用的衡量诊断试验真实性的指标如下。

1. 灵敏度（sensitivity，Se）：亦称敏感度或真阳性率，指诊断试验正确检出患者的能力，理想的 Se 为 100%。

$$Se = [a/(a+c)]100\% \tag{式 12-2}$$

2. 特异度（specificity，Sp）：即真阴性率，它反映诊断试验鉴别非患者的能力。理想的 Sp 为 100%。

$$Sp = [d/(b+d)]100\% \tag{式 12-3}$$

3. 误诊率（misdiagnosis rate）：亦称假阳性率（α），理想的 $\alpha = 0$。

$$\alpha = [b/(b+d)]100\% = 100\% - Sp \tag{式 12-4}$$

4. 漏诊率（missed diagnosis rate）：亦称假阴性率（β），理想的 $\beta = 0$。

$$\beta = [c/(a+c)]100\% = 100\% - Se \tag{式 12-5}$$

例 12-1　某医院收治急性心前区疼痛疑诊急性心肌梗死患者 360 例。为研究血清磷酸

肌酸激酶（CPK）对急性心肌梗死的诊断价值，在经冠脉造影或心电图（金标准）确诊的基础上，同步检测患者 CPK，设异常界值为$\geq$80IU/L，结果见表 12-2。试分析其 Se 与 Sp。

表 12-2　　　　　　　　　　　　CPK 对急性心肌梗死的诊断价值

CPK（IU/L）	心肌梗死	无心肌梗死	合　计
阳性（$\geq$80）	215	16	231
阴性（<80）	15	114	129
合　　计	230	130	360

本例：$Se = (215/230) \times 100\% = 93.5\%$，$\beta = 100\% - 93.5\% = 6.5\%$；

$Sp = (114/130) \times 100\% = 87.7\%$，$\alpha = 100\% - 87.7\% = 12.3\%$

结论：以测定 CPK 诊断心肌梗死时，93.5% 心肌梗死病例被正确诊断，6.5% 病例漏判为阴性；87.7% 的非心肌梗死病例被正确地排除，但有 12.3% 非病例被错判为心肌梗死。

5. 准确度（accuracy，Ac）：反映诊断试验结果与金标准试验结果（标准值或真值）一致的程度，亦称符合率或粗一致性（crude agreement rate）。该值越大，其 Se 和 Sp 之和越高，假阳性与假阴性之和越小，其真实性越好。

$$Ac = [(a+d)/n] \times 100\% \qquad\qquad （式 12-6）$$

6. 约登指数（Youden index，YI）：亦称正确指数，YI 值界于 0~1 之间，该值越大，诊断试验的真实性越好，理想的 YI 为 100%。

$$YI = Se + Sp - 1 = 1 - \alpha - \beta \qquad\qquad （式 12-7）$$

例 12-2　试计算表 12-2 的 Ac 与 YI。

本例：$a = 215$，$d = 114$，$n = 360$。代入式 12-6、式 12-7 得：

$Ac = [(215+114)/360] \times 100\% = 91.4\%$，$YI = 93.5\% + 87.7\% - 1 = 0.812$

即总计 329 人被正确诊断，占样本总数的 91.4%，Ac 为 91.4%，真实性较好。

7. 预测值（predictive value，PV）：亦称预告值或验后概率（post－test probability），即可能的试验后概率。PV 分为 2 种：

（1）阳性预测值（positive predictive value，$PV_{(+)}$）：是阳性试验结果中真阳性的概率。

$$PV_{(+)} = [a/(a+b)] \times 100\% \qquad\qquad （式 12-8）$$

（2）阴性预测值（negative predictive value，$PV_{(-)}$）：是阴性试验结果中真阴性的概率。

$$PV_{(-)} = [d/(c+d)] \times 100\% \qquad\qquad （式 12-9）$$

例 12-3　试计算表 12-2 的 $PV_{(+)}$ 与 $PV_{(-)}$。

本例：$a = 215$，$a+b = 231$，$d = 114$，$c+d = 129$。代入式 12-8、式 12-9 得：

$PV_{(+)} = (215/231) \times 100\% = 93.1\%$

$PV_{(-)} = (114/129) \times 100\% = 88.4\%$

即该诊断试验阳性时，93.1% 疑诊病例被正确诊断为心肌梗死，而该诊断试验阴性时，88.4% 疑诊病例被正确地排除了心肌梗死的诊断。

8. 似然比（likelihood ratio，LR）：似然比即患者人群中试验结果的概率与无病人群中试验结果概率之比。分为 2 类：

（1）阳性似然比（positive likelihood ratio，$LR_{(+)}$）：患某病组真阳性率和未患某病组假阳性率的比值。其值越大，试验结果阳性者为真阳性的概率越大。

$$LR_{(+)} = [a/(a+c)]/[b/(b+d)] = Se/(1-Sp) \qquad\qquad （式 12-10）$$

（2）阴性似然比（negative likelihood ratio，$LR_{(-)}$）患某病组假阴性率与未患某病组真

阴性率的比值。其值越小，试验结果阴性者为真阴性的可能性越大。

$$LR_{(-)} = [c/(a+c)]/[d/(b+d)] = (1-Se)/Sp \qquad (式\ 12-11)$$

由式 12-10、式 12-11 可知，LR 包含 Se 与 Sp 的综合信息，且不受 P 的影响。LR 不但可以表示诊断试验的准确性，反映诊断试验真实性，而且区别能力更强。

例如，例 12-1 的 $LR_{(+)} = 7.6$，表示急性心肌梗死患者出现 CPK 试验结果阳性的机会是非急性心肌梗死者出现 CPK 阳性机会的 7.6 倍；$LR_{(-)} = 0.07$，是指急性心肌梗死患者出现 CPK 阴性的机会是非急性心肌梗死者出现阴性结果的 0.07 倍或 1 : 13.4。

二、评价诊断试验可靠性（reliability）的指标

可靠性亦称重复性（repeatability）或精密度（precision），是指某项诊断试验在完全相同情况下重复进行时获得相同结果的稳定程度。理想的诊断试验应有较好的可靠性。

1. 影响可靠性的因素：可靠性主要是检验测量变异的大小。常见的变异见表 12-3。

表 12-3 诊断试验中常见的变异来源

来　源		定　义
测量	仪器	测量的工具
	观察者	进行测量的人
生物	个体内	受试个体随时间和状态的变化
	个体间	各受试对象之间的生物学差异

（1）生物学变异：①不同观察者间的变异（interindividual variability）：表示不同观察者独立地检查同一样本时所得结果不一致的程度。②观察者本身的变异（intraindividual variability）：表示同一观察人员重复地检查同一样本时所得结果的不一致程度。

（2）测量变异（measurement variation）：是测量过程中所涉及的各种变异，包括来自观察者的变异和来自测量工具的变异及来自研究对象的生物学变异。

2. 评价指标

（1）标准差或变异系数：评价定量资料可靠性的指标，参见第九章第三节。

（2）符合率（agreement rate for observation，ARO）：2 名观察者对同一事物的观察或同一观察对象对同一事物 2 次观察一致的百分率。是评价定性资料可靠性的指标。

$$ARO = [(a+d)/n]100\% \qquad (式\ 12-12)$$

（3）$Kappa$ 值：表示不同观察者对某一结果的判定或同一观察者在不同情况下结果判定的一致性强度。

$$Kappa = \frac{2(ad-bc)}{(a+b)(b+d)+(a+c)(c+d)} \qquad (式\ 12-13)$$

$Kappa$ 值越高，一致性越好。$Kappa$ 值一致性的强度见表 12-4。

例 12-4 试求表 12-5 资料的 ARO 及 $Kappa$ 值。

表 12-4 判断 $Kappa$ 一致性的强度

$Kappa$ 值	一致性强度
<0	弱（poor）
0.00～0.29	轻（slight）
0.21～0.40	尚好（fair）
0.41～0.60	中度（moderate）
0.61～0.80	高度（substantial）
0.81～1.00	最强（almost perfect）

表 12-5 两位眼科医生对 100 张眼底图像诊断视网膜炎结果

甲医生	乙医生		合　计
	无或轻度	中或重度	
无或轻度	46（a）	10（b）	56（a+b）
中或重度	12（c）	32（d）	44（c+d）
合　计	58（a+c）	42（b+d）	100（n）

$$ARO = \frac{46+32}{100} \times 100\% = 78\% \ , \ Kappa = \frac{2(46 \times 32 - 10 \times 12)}{56 \times 42 + 58 \times 44} = 0.55$$

三、常用评价指标间的关系

1. Se 与 β 的关系：二者的和为1，β 愈小，Se 越高。

2. Sp 与 α 的关系：二者的和也为1，α 愈小，Sp 越高。

3. 截断点与 Se、Sp 的关系：截断点（cutoff point）指的是在诊断试验中用以划分阳性与阴性的分界值，故又称界点。由于患某病与未患某病的受试对象检查结果分布存在不同程度重叠（如图 12-1 的 c 和 d），因此界点位置改变势必在一定范围内影响 Se 与 Sp 的高低。对于大多数诊断试验而言，在临床中试图从实践中通过调整截断点提高 Se 或 Sp，但事实是二者不能同时提高，提高其中一个，另一个必然降低。正由于这个缘故，当漏诊可能造成不良后果时，应选择更敏感的试验，使其 β 更低、试验阴性时的结果更为可靠，以有利于筛选疾病、防漏诊或排除某一诊断。若试验的 Sp 很高、α 很低，试验阳性有助于肯定诊断。对于某些预后险恶、治疗伴有伤残结局的疾病，诊断试验的假阳性结果将给病员带来巨大风险或更多医疗花费时（如对恶性肿瘤采取放疗、化疗或手术治疗），必须选择 Sp 高的试验，以肯定诊断。

临床诊断的实践中鲜见 Se 与 Sp 均高的理想诊断试验。当用定量指标表示诊断试验结果时，在多数情况下，随着区别正常与异常阈值的改变，Se 和 Sp 之间的关系必然成反比。

4. PV 与 Se、Sp 的关系：诊断试验的 PV 与 Se、Sp 及受试人群的患病率有关。越是特异的试验，$PV_{(+)}$ 越大，即为阳性结果时对确诊疾病越有把握；越是敏感的试验，$PV_{(-)}$ 越大，即为阴性结果时对排除待查疾病越有把握。此外，PV 也受患病率的影响，当诊断试验应用于患病率甚低的人群时，即使 Sp 很高的试验，在阳性结果中也会使很多未患某病的人错判为阳性；在患病率很高时，即使 Se 很高的试验，在阴性结果中，也会有不少患某病的人被漏诊。总之，应结合诊断试验对象所在人群的患病率解释 PV。患病率增大时，$PV_{(+)}$ 随之升高；患病率减

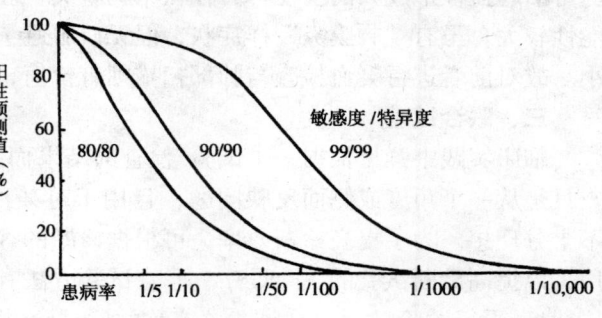

图 12-2 Se、Sp、P 和 $PV_{(+)}$ 的关系

小时，$PV_{(+)}$ 下降，患病率极低时 $PV_{(+)}$ 趋于零（参见图 12-2）。一般来说，Se 高的试验，$PV_{(-)}$ 越高，而 Sp 越高，$PV_{(+)}$ 越好。但诊断试验 PV 的高低并不完全依靠试验本身，很大程度上依赖于受检人群中的患病率。

第三节　提高诊断试验临床价值的策略

一、正确估计病人的验后概率

验后概率即诊断试验为阳性（或阴性）时受试对象患某病（或未患该病）的概率。计算方法为：首先应将患病率，即 P 转换为验前比（pretest odds，PO），然后可通过诊断试验的似然比（likelihood ratio，LR）计算验后比，从而准确地估计单个病人的患病概率（验后概率）。

$$PO = P / (1 - P) \qquad \text{（式 12-14）}$$
$$\text{验后比} = PO \cdot LR \qquad \text{（式 12-15）}$$
$$\text{验后概率} = \text{验后比} / (1 + \text{验后比}) \qquad \text{（式 12-16）}$$

二、增加验前概率

预测值的大小虽然受诊断试验 Se、Sp 和待诊疾病患病率（验前概率）的影响，但受患病率影响更大。在不同层次医疗单位的就诊人群中，受病人来源、转诊条件等因素的影响，待诊疾病患病率可从极小至接近 100%，而诊断试验的 Se、Sp 却相对稳定。临床上，患病概率为 50% 时最需要应用诊断试验以达到确诊或排除诊断的目的，在这种情况下进行诊断试验，诊断效能较高。

1. 转诊：三级医疗中心或医科大学门诊、病房、急诊有大量从基层医疗中心转诊的病人，适宜广泛应用各种诊断试验。

2. 设立专科（病）门诊、病房：专科门诊、病房中因患某病就诊的人群相对集中，临床医师可根据临床经验，估计具有高危症状、体征和疾病危险因素等特征的患者待诊疾病的患病率，从而针对性地选择使用诊断性试验，进一步提高验后概率。

3. 选择高危人群：许多疾病患病率与性别、年龄、遗传、生活习惯、嗜好及职业等因素有关，选择这些人群将显著提高诊断预断值。

4. 选择有特殊表现的人群：特殊的临床表现是决定选择何种诊断试验的依据。根据试验目的有意识的选择具有该表现的人群可提高试验效率。例如，有口服避孕药史（口服避孕药可引起血栓形成）的女性，若存在"胸膜炎"症状、同时伴有小腿胀痛时，患肺栓塞的可能性较大；虽有"胸膜炎"样症状，但无口服避孕药史和小腿肿痛时，患肺栓塞的可能性极小。故对前者进行凝血检查与肺部扫描则有价值，对后者可能无意义。

三、联合试验

临床实践中鲜见根据一个试验/检查的结果而肯定或否定某一诊断。因为每个试验或检查只是从一个角度或侧面反映问题，且用于对某种疾病诊断的诊断试验的 Se 或 Sp 往往均不十分理想。为了提高诊断效率，可根据诊断的客观需要及可能性，将多项诊断试验联合应用，以提高诊断试验的 Se 或 Sp。联合试验方法有以下几种：

1. 平行试验（parallel test）：亦称并联试验，指同时应用多项诊断试验时，只要其中任何一项呈阳性，即视为阳性；2 个（或多个）均为阴性，方接受为阴性。其优点是 Se 及阴性预测值增加，不易漏诊，有利于排除其他诊断；代价是 Sp 降低，假阳性率升高，容易造成误诊。A、B 两个诊断试验并联应用时联合灵敏度（$SeCp$）与联合特异度（$SpCp$）按下式估计：

$$SeCp = Se_A + (1 - Se_A)Se_B \qquad \text{（式 12-17）}$$
$$SpCp = Sp_A \times Sp_B \qquad \text{（式 12-18）}$$

由式 12-17 与式 12-18 可知，若 2 项试验中只要有 1 项结果呈阳性就被接受，则 $SeCp$ 高于 2 个试验中的任何一个，但 $SpCp$ 却低于两个试验中的任何一个。

例 12-5　对于急性胰腺炎的诊断，在血清脂酶与淀粉酶单独使用时，若脂酶以 196.5U/L 为界点时，$Se_A = 98.1\%$，$Sp_A = 96.3\%$；淀粉酶以 72.5U/L 为界点时，$Se_B = 72.6\%$、$Sp_B = 83.5\%$。试求二者采用并联式应用的联合敏感度与联合特异度。

将上述数据代入式 12-17 与式 12-18 得：

$$SeCp = 0.981 + (1 - 0.981)0.726 = 99.5\%，\quad SpCp = 0.963 \times 0.835 = 80.4\%$$

平行试验原则上用于下述情况：

(1) 必须迅速确诊，但目前尚无敏感度很高的试验（如急性心肌梗死，急性胰腺炎等危重病人），以防止漏掉危重病例而造成不利的后果。

(2) 对某一疾病的几种诊断方法的灵敏度均不理想时。

(3) 虽有 Se 很高的试验，但十分昂贵或损害性较大时。

(4) 远道而来且难以再次复诊者。

例如：前列腺特异抗体和肛门指检二者对前列腺癌均不敏感，二者平行联合应用时，如任何一个结果异常，则认为是阳性，于是 Se 升高，但 Sp 也降低（表 12-6）。

表 12-6 前列腺特异抗体及指检的临床应用

试 验 方 法	Se	Sp
前列腺特异抗体大于截断值	0.67	0.97
指检异常	0.50	0.94
前列腺特异抗体或指检异常（平行试验）	0.84	0.62
前列腺特异抗体和指检异常（序列试验）	0.34	0.99

2. 序列试验（serial test）：又称串联试验或系列试验，是指同时应用多项诊断试验时，若其中有一项为阴性，即视为阴性；只有当每一项试验均为阳性，才被视为阳性。序列试验使 Sp 增加，阳性预测值增加。其代价是 Se 降低，OD 增加。如前列腺特异抗体和肛门指检二者序列联合应用诊断前列腺癌时，Sp 升高，但 Se 也降低了（表 12-6）。若 A、B 两个诊断试验串联应用时，其联合灵敏度（$SeCs$）与联合特异度（$SpCs$）的计算如下：

$$SeCs = Se_A \times Se_B \qquad\qquad (式 12-19)$$

$$SpCs = Sp_A + [(1 - Sp_A)Sp_B] \qquad\qquad (式 12-20)$$

由式 12-19 与式 12-20 可知，若 2 个试验中，要求 2 个结果均呈阳性才被接受为阳性时，虽然 $SeCs$ 低于其中任何一个，但 $SpCs$ 却高于其中任何一个。

例 12-6 试求例 12-5 资料串联应用的 $SeCs$ 与 $SpCs$。

将已知数据代入式 12-19 与式 12-20 得：

$$SeCs = 0.981 \times 0.726 = 71.2\%，SpCs = 0.963 + [(1 - 0.963)0.835] = 99.4\%。$$

序列试验原则上适用于以下情况：

(1) 无需急速确立诊断时。

(2) 病情发展是渐进性的，且目前尚无特异度很高的试验诊断的疾病。

(3) 目前虽有特异性很高的试验，但费用十分昂贵或具有较大损害性。

(4) 不同诊断试验分别使用时各自 Sp 均较低，但临床需要 Sp 较高的试验以证实诊断。

(5) 简单安全的试验怀疑存在待查疾病，值得应用昂贵或危险的试验证实诊断。

(6) 可以随时复诊的慢性病患者。

序列试验的病人患病概率可通过似然比计算：验前概率（患病率）换算成验前比，与第 1 个诊断试验的阳性似然比相乘，其积为第 1 个诊断试验完成后的验后比；此验后比可看做第 2 个诊断试验的验前比，如此类推，最后一个诊断试验的验后比换算成验后概率，即得出系列试验阳性时的患病验后概率（阳性预测值）。

3. 并联、串联混合联用：即根据各种诊断试验的特点，兼顾 Se 和 Sp，在试验中串联、并联多种方法混合应用，以得到较好的诊断效果。例如有 4 项诊断试验，拟定任何 3 项阳性时判为阳性，或 1 项阳性再加上其他 3 项中任何 1 项阳性时判为阳性，否则判为阴性等。

应用联合试验时应注意以下事项：

（1）当联合应用 2 个或 2 个以上诊断试验时，常先选用简便、易行、廉价、对受试者无损伤的试验。在临床上，为了迅速确定诊断，但当前又缺乏一种 Se 很高的诊断试验时，最好采用并联试验；倘若为了尽量减少误诊率（MD），但缺乏一种 Sp 很高的诊断试验时，最好采用串联试验。一般说来，在串联试验中最好将特异性高的试验先用，这样可以减少总的试验次数，缩短确诊时间，提高诊断效益。

（2）由于没有联合试验预断值的专用公式，可将联合试验的联合敏感度与联合特异度代入相应的公式求出联合试验的预断值。

（3）当联合应用诊断试验时，由于临床上对特定疾病的多种诊断试验方法可能并非完全独立，因此在评价最终结果时应比分别单独应用诊断试验时的结论保守一些。

第四节　诊断试验的选择原则

从目前中医学发展的实际情况来看，对病证的诊断常常应用若干项诊断试验（包括实验室诊断试验）。鉴于各项诊断试验的 Se、Sp 等指标意义不一、实施难度迥然、费用高低不等或对人体损害性各异，等等，故针对每个病人选择何种诊断试验，需要根据初步拟诊情况，依照不同诊断试验的特点与试验目的而定。

1. Se 高的诊断试验选择：主要目的在于防止漏诊、早期诊断（辅以 Sp 高的试验确诊）、排除某一诊断或筛选某一疾病（如以甲胎球蛋白试验筛选肝癌）。

2. Sp 高的诊断试验选择：拟诊本病的概率较大时、拟诊为病情严重但疗效与预后均不好的疾病（如恶性肿瘤、多发性硬化症、艾滋病等）或拟诊疾病严重且根本治疗方法具有较大损害性时。

3. Se 与 Sp 均高的试验选择：通常用于病情十分危急，需要尽快做出特殊处理的疾病。例如对急性中毒者应尽快以 Se 与 Sp 均高的试验找出毒物，以便及时采取特殊治疗。在大多数情况下，当单独使用 Se 很高的诊断试验时，虽然漏诊率（OD）低，但由于特异性相对较差，MD 必然较高。反之，若单纯应用 Sp 高的试验，虽然 MD 低，但由于敏感性相对较低，OD 必然较高。所以，面对每个具体病人时，如有多个诊断试验可供选择，应当根据不同情况采取不同对策。

第五节　诊断试验的评价原则

随着科学技术特别是电子技术、分子生物学与基础医学的飞速发展，医学期刊中新的诊断试验报道不断涌现。这些新的诊断试验成果是否值得在科研中采用或临床上推广，这涉及对新的诊断试验的评价问题。有实际意义的诊断试验应是真实可靠，快速安全，无创少痛，价廉易行。故研究者应对新的诊断试验的应用前景、社会经济效益、安全性等做出实事求是的评价。

评价诊断试验的目的主要有 2 个：①探讨推广前景；②了解其应用价值。尽管目的不同，但评价的一般原则是相同的，主要是对科学性、先进性和实用性进行评价。

一、科学性评价

科学性就是要求试验本身的确能真实地反映疾病的本质或病理过程。

1．试验的本病患者与非本病患者的划分是否采用金标准？

2．用于对照的非本病组是否与本病组具有可比性？

3．病人的来源是门诊抑或住院病人？

4．界点的确定是否合理？

5．是否具有良好的重复性？

6．被检查对象是否具有代表性？

7．对诊断试验操作方法、步骤、试验条件、注意事项等是否有详细描述？

8．如果是联合诊断试验，是否每一个试验的 Se 与 Sp 等重要指标都进行了测量？

9．是否采用盲法判断和比较？

二、先进性评价

先进性即新试验本身与原有试验相比在某个或某些方面具有优越性。

1．该试验比原有试验是否与疾病的本质性联系更强？

2．该试验比原有试验的准确性是否提高（偏差系数是否缩小)？

3．该试验比原有试验的变异系数是否缩小（精密性是否提高)？

4．该试验比原有试验的敏感度是否有明显提高？

5．该试验比原有试验的特异度是否有明显提高？

6．该试验比原有试验的可用范围是否扩大？

7．该试验比原有试验的稳定性是否更好。

三、实用性评价

实用性就是要求新试验比原有试验在某个或某些方面更易于推广应用。

1．试验原理、材料、方法、操作步骤、结果计算与注意事项是否描述详尽？

2．该实验是否对病人具有损伤性与危害性？

3．该试验的仪器、试剂是否容易获得？

4．该试验的诊断效益与经费开支（效果与成本）分析是否合理？

（申　杰）

第十三章　中医临床疗效研究与评价

　　临床疗效研究通常有两种方法，即观察法和试验法。从科学研究的角度而言，单纯观察时，许多与疾病疗效及不良反应的相关因素不在研究者的控制之下。因此，与观察到的现象相关因素就无法确定。而试验的方法就是把变量人为地控制起来，只保留要观察的因素，从而把复杂的因果关系分解成为一系列直接相关的简单问题，从而确定某一因素与现象之间的必然联系，得出正确的结论。

第一节　临床随机对照试验的必要性

传统医学模式无论是西医、中医或中西医结合大多是以经验与推理为基础。目前临床医学正处于由传统模式向循证医学（evidence-based medicine）模式转换。循证医学强调以科学证据为基础，采用随机对照临床试验（randomized cordrdled trial，RCT）汇后分析（meta-analysis）评估药物或治疗方案的有效性和安全性。其中证据来自随机对照临床试验。

一、随机的必要性

随机化的意义在于使被抽取的观察对象能最好地代表其所来源的总体人群，并使得各个比较组间具有最大程度的可比性。在临床研究过程中，对照组与实验组除研究因素（如服用的药物，给予的治疗方法，整复方法，针灸的穴位等）有所不同外，其他非研究因素（如年龄、性别、诊断、辨证、分期、病情轻重、合并症、相关的嗜好如烟、酒等），应该是尽量一致的，均衡的。

本书第五章已经介绍了常用的随机方法，在临床研究中，还可采用 Doll's 临床病例随机表的办法来分配病例（表13-1）。

使用办法：取住院日期与住院号码最后 2 位数字相加，再取其和的最后 2 位查表；凡十位数与个位数相交为 T 者安排在实验组，为 C 者安排在对照组。

例如某病人 5 月 26 日入院，住院号码为 010687，则 26 + 87 = 113，于是从表 13-1 查得 13 的交点为 T，则此病人分在实验组；若某患者 5 月 19 日入院，住院号码为 010738，则 19 + 38 = 57，于是从表查得 57 的交点为 C，则此病人分在对照组。

表 13-1 Doll's 临床病例随机表

个位数	十 位 数 0	1	2	3	4	5	6	7	8	9
0	T	C	C	C	T	C	T	T	C	T
1	C	C	T	T	C	T	T	C	T	C
2	T	C	T	C	C	T	C	T	T	C
3	C	T	T	T	T	C	C	C	C	T
4	T	T	C	T	C	C	T	C	C	C
5	T	C	C	C	T	T	C	T	T	C
6	T	T	C	C	T	C	T	C	C	C
7	C	C	T	T	C	T	C	T	C	T
8	C	C	T	C	C	C	T	C	T	T
9	C	C	C	T	C	T	C	T	T	T

二、对照的必要性

"没有比较就没有鉴别"，无对照在临床试验中就无法评定达到某种疗效的处理因素的优劣。因此要鉴别试验性措施（处理因素）与非试验性措施（非处理因素）的差异，从而确认实验性措施的真实效应，就必须进行对照。疾病的发生、发展、变化与转归受到多种因素的制约，比如个体差异、地域差异、气候、心理等，有些疾病如感冒、口腔溃疡、骨折及皮肤愈合都具有自愈或自行缓解的倾向，如果不设立对照，对非处理因素和处理因素加以准确的控制，就无法判断处理因素与疾病的发展、转归及其结果的相关关系，因而降低了研究结果的真实性和可靠性。

另外，对照的另一层意义在于减少和消除实验误差。合理、均衡的对照，可以使得对照组与实验组的非实验性的措施处于相等状态，组间具有可比性，这样就使实验误差减少或消除，确保了结论的真实性。在临床疗效研究中，对照物的选择是十分重要的。但究竟选择什么做对照为宜，这主要取决于试验目的与专业知识。例如研究某中药复方对消渴证（糖尿病）的疗效，若欲观察该复方有无胰岛素作用，应使用胰岛素作为阳性对照药；如想观察该复方是否对胰岛细胞有无刺激分泌作用，则应使用磺酰脲类药物（优降糖等）做对照物；若拟观察该复方是否具有增强外周组织糖利用的作用，宜用双脲类药物（降糖灵等）作对照物。在动物疗效试验中，尚应设立单纯模型组（空白对照组）。但在临床疗效研究中，当存在有效药物时，不允许空白或安慰剂对照，因为这是违背人道主义原则与医师道德标准的。

第二节　临床疗效研究的设计

科研三要素的正确选定是科研成败的关键。在临床疗效研究中，被试因素常为药物、手术、针灸或其他措施，受试对象是以公认标准确认的病人或已暴露于危险的人。而疗效指标依据不同的目的可以是：存活或死亡，痊愈或未愈，有效或无效，缓解或恶化，并发症发生与否，某种（些）症状或体征存在或消失，实验室指标变化以及副作用等等。

在实验设计方面，临床疗效科研设计应注意正确处理以下 3 个问题。

一、疗效试验设计类型的选择

属于随机对照试验的临床疗效研究的设计有许多种，可依照试验目的而选择不同的设计。从原则上说，如仅需回答是否有效或比较疗效高低，则可采用完全随机设计、配对设计、交叉设计或序贯设计；若除回答是否有效或比较疗效外，还需同时观察另一因素（诸如疾病类型或证型、疗程等）对疗效的影响，则可采用配伍组设计或均衡不完全配伍设计；凡需回答 3 个问题（如药物、剂量、疾病类型或证型等），则可采用拉丁方设计与尧敦方设计；若除需了解各个因素作用外，还需观察因素间交互作用及最佳组合式，则可采用析因设计和正交设计，当因素数与水平数较多时，最好采用正交设计。应当强调指出：作为新药或新疗法的疗效考核最常用的设计是完全随机、配对与交叉设计，这些试验设计简便易行，回答问题干脆明确。

二、疗效研究的安慰剂对照问题

在临床疗效的实验设计中，如何选择对照是极为重要的，总的原则是病人利益第一。一般说来，若已有疗效肯定的药物或疗法时，无疑应当选择它们作为对照；若无疗效肯定的药物或疗法，则可用安慰剂作对照。应当看到，随着医学研究进展，有效药物与疗法日益增多，因此使用安慰剂作对照将会逐步减少。

三、随机对照试验模式

按照医学伦理学原则，病人是否参与临床试验，应当征求患者本人或法定代表人的意见，只有同意者方可作为试验的对象。所以世界卫生组织（WHO）推荐临床随机对照试验采取图 13-1 模式。

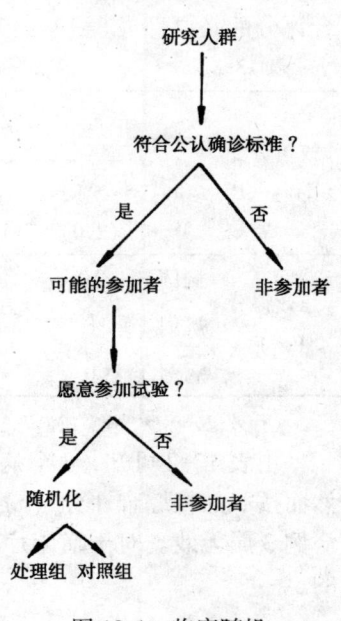

图 13-1　临床随机
对照试验模式图

第三节　疗效的统计处理与综合评价

一、疗效研究的统计分析问题

在进行疗效研究的统计分析时，首先要注意的是组间可比性分析。因为中医临床的受试对象不但存在着诊断、年龄、地域、心理等多种因素的差异，同时由于中医本身的特点也存在着同病而不同证候的差异，以及舌苔、脉象、自觉症状等难以比较和确定的指标之间的差异，因此，除首先要注意将某些证候量化外，同时如果发现某个变量在接纳时存在组间差异，并且与疗效指标变化有关，在统计分析结果时应进行必要的调整。一般说来，如属连续变量应作协方差分析，计数资料应作分层比较。

二、疗效的综合评价

判断疗效，除统计分析各个指标的变化外，还应遵照中医学理论的整体思想，从中医辨证的整体上加以区分评价。虽然反应疾病疗效的效应指标可能很多，但其在某一种疾病和该种疾病的证候中的生理和病理意义及变化程度却不尽相同。中医理论在诊断和治疗疾病中有时"舍脉从证"有时又"舍证从脉"，可见某一症状或脉象在不同辨证情况下，其所代表的疾病的病理生理意义不同。因此，在疗效综合评价时不宜采用直接累计记分法，因为不分主次与程度，可能导致错误的结论。解决这个问题应从两方面入手：①以不同权重（W_1）反映不同指标（X_1）的主次；②以不同记分（g_1）反映疗效（X_2）的变化方向和程度。因此不论疗效指标数多少均将权重总和（ΣW_1）规定为10，各指标权重依主次进行分配。疗效按5级计分，痊愈或消失10分，显效8分，有效6分，无效0分，恶化 -5 分。按此规定，若每个指标达到痊愈则累计记分为100分；若每个指标均无效，则累计记分为0分；如大多数指标恶化，则累计记分可为负数。现举3个病例（假定疗效指标为8个）说明疗效加权综合评分的必要性（表13-2）。

表 13-2　　　　　　　　　　　　疗效加权综合评分登记表

权重分配 ($\Sigma W_1 = 10$)		X_1 (2.0)	X_2 (1.5)	X_3 (0.5)	X_4 (0.3)	X_5 (0.2)	X_6 (2.5)	X_7 (2.0)	X_8 (1.0)	加权综合评分 ($\Sigma g_1 W_1$)
疗效得分 (g_1)*	病例1	10	8	6	0	-5	10	8	8	83.0
	病例2	8	10	8	-5	8	6	0	10	60.1
	病例3	0	8	10	8	10	-5	6	8	28.9

*疗效记分标准，痊愈或消失10分，显效8分，有效6分，无效0分，恶化 -5 分。

由表13-2可知，3个病例若按直接累计得分（Σg_1）均为45分，则三者的疗效都差。然而按照加权综合评分（$\Sigma g_1 W_1$），则三者疗效迥然不同，病例1属显效，病例2属有效，病例3属无效。对于临床疗效的判断实行加权综合评分是十分必要的，也是十分科学合理的。

第四节 联合用药的效应判断

中药治疗多为复方，小的中药方是一味药，大的中药方达十几味药或几十味药物；在临床治疗中，随着世界范围内医学的进展，学术界越来越重视复方疗法，尤其是中药组方本身强调君、臣、佐、使，2味药、4味药物的组方，不仅仅是数量的增加，而且显示出质的变化。因此，如何判断2个作用方向相同的药物或2个因素联合应用的效应，这也是医学科学研究经常碰到的问题之一。以下介绍相互作用效应的基本概念与2种常用计算方法。

一、正确理解协同、叠加与拮抗关系

习惯上，人们总把"1+1>2"判为协同作用，"1+1=2"视为叠加效应，"1+1<2"看成拮抗作用。其实这只是一种形象的说法，不能把它绝对化。因为药物的剂量-效应关系不是直线，而是曲线。在一定范围内，药物剂量加大1倍，其效应不一定是原剂量效应的2倍。如图13-2A所示，抑制剂A剂量为1mg/kg时，反应降低10%（由100%降为90%）；当剂量增至2mg/kg时，反应降低90%（由100%降为10%）。如图13-2B所示，抑制剂B剂量效应关系与抑制剂A一样。由此可见，判断联合用药效应不能机械地套用"1+1"的含义。

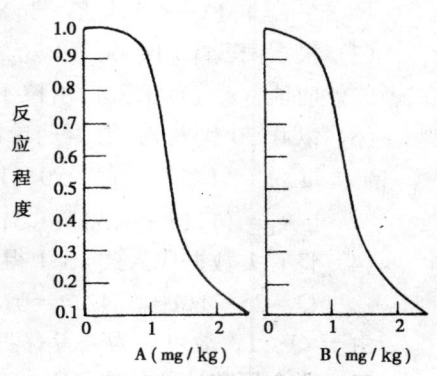

图13-2　A、B二药的剂量-效应曲线

目前等效概念被广泛接受，也就是说，如两药联合应用效应是叠加的，则它们的效应关系可用以下公式表示：

$$\frac{A_c}{A_e} + \frac{B_c}{B_e} = 1 \qquad\qquad\text{（式13-1）}$$

式中 A_c 和 B_c 为 A、B 两药联合应用时各自的剂量，A_e 和 B_e 分别为与联合用药效应相等的单用 A 药和 B 药的剂量。

若以 Q 代表 $A_c/A_e + B_c/B_e$，则 $Q<1$ 时，两药存在协同作用；当 $Q=1$ 时，两药存在叠加效应，当 $Q>1$ 时，两药存在拮抗作用。

二、联合用药计量效应的判断

若以计算指标来研究联合用药的效应性质，通常采用以下步骤：

1．A、B两药按等比级数取3个或3个以上剂量，另各加1个空白，按正交拉丁方设计进行试验。

2．按对数曲线回归方程求出A、B两药不同剂量单用时的剂量-效应回归方程。

3．药物效应为抑制作用时，根据A、B两药单用的最小效应；药物效应为增加作用时，根据A、B两药单用最大效应，从拉丁方表中央选出接近二者的效应值 e，并依此找出相应的 A_C 与 B_C 剂量。

4．以 e 代入两药单用回归方程求出 A_e 与 B_e。

5．以 A_c，B_c，A_e，B_e 代入式13-1，并作出判断。

例13-1 已知6-MP与BUDR对抗体指数均有抑制作用。某室研究二者联合用药的效

应，其结果如表 13-3，试对联合效应性质做出判断。

表 13-3　　　　　　　　　　　A、B 两药单独、联合用药效应

B 药（BUDR, mg/kg）	A 药（6-MP, mg/kg）			
	0	8.33	25	75
0	1.00	0.90	0.52	0.32
3	0.88	0.63	0.30	0.24
10	0.62	0.46	0.28	0.16
30	0.37	0.43	0.25	0.09

（1）根据 A 药（6-MP）、B 药（BUDR）单用剂量（不包括 0）与抗体指数，求出各自的回归方程：

$$\hat{Y}_A = 1.43 - 0.61 \lg X_A, \quad \lg X_A = (1.43 - \hat{Y}_A)/0.61$$
$$\hat{Y}_B = 1.13 - 0.51 \lg X_B, \quad \lg X_B = (1.13 - \hat{Y}_B)/0.51$$

（2）根据两药单用情况，A 药最小效应为 0.32，B 药 0.37，故从拉丁方中选出接近二者的效应值（e）为 0.30。由拉丁方表中可知，当 e 为 0.30 时 A_c 为 25，B_c 为 3。

（3）以 0.30 代入 A、B 两药单用方程，求得：

$$\lg X_A = (1.43 - 0.30)/0.61 = 1.852, \quad A_e = \lg^{-1}(1.852) = 71.1$$
$$\lg X_B = (1.13 - 0.30)/0.51 = 1.627, \quad B_e = \lg^{-1}(1.627) = 42.4$$

（4）将有关数据代入式 13-1 得：

$$Q = 25/71.1 + 3/42.4 = 0.422$$

由于 $Q < 1$，故可认为二者有明显协同作用。

三、联合用药计数效应判断

若联合用药的效应指标是计数资料，常以率表示，亦可依照计量效应进行 Q 值计算，但较简便的方法是利用概率论中独立事件相加式来解决这一问题，即

$$V_t = P_{A+B} = P_A + P_B - P_A \cdot P_B \tag{式 13-2}$$

式中 V_t 为 A、B 两药叠加作用的理论值，P_A 为 A 药疗效，P_B 为 B 药的疗效。考核联合效应的性质，应当依据实际观察值（V_0）与 V_t 的比值 Q 来判断，即

$$Q = V_0/V_t \tag{式 13-3}$$

判断标准：$1.2 > Q > 0.8$ 为叠加作用，$Q \leqslant 0.8$ 为拮抗作用，$Q \geqslant 1.2$ 为协同作用。

例 13-2　在单独应用时，A 药疗效为 60%，B 药疗效为 40%，二者联合应用时，观察到疗效为 75%，试判断联合效应的性质。

依式 13-2：$V_t = 0.6 + 0.4 - 0.6 \times 0.4 = 0.76$

$$Q = \frac{0.75}{0.76} = 0.987$$

因此 A 药与 B 药联合疗效为叠加效应。

第五节　不同疗程的疗效比较问题

在临床实践中，对某种慢性疾病的治疗需要较长的时间，甚或多个疗程；在新药研究中也存在着如何根据疗效来确定最佳疗程的问题。因此正确判断疗程与疗效的关系，得出正确

结论进而指导临床是十分重要的。从下面的示例中不难得出这方面的结论。某治疗血管性痴呆课题组，应用自拟补神丹合用六味地黄丸治疗血管性痴呆。选择 100 个病例，先后共观察 2 个疗程，结果第 1 疗程末有效率为 60%，第 2 疗程末有效率为 75%。该研究组将结果列成四格表进行 χ^2 检验，结论为 2 个疗程的疗效高于 1 个疗程。

这个结论的统计学依据显然是错误的，应当使用配对 χ^2 检验的方法进行统计处理。按配对四格表，这 100 例可有 4 种情况：①2 个疗程均有效；②第 1 疗程有效但第 2 疗程无效；③第 1 疗程无效而

	有效	无效	合计
第 1 疗程	60	40	100
第 2 疗程	75	25	100
合 计	135	65	200

$$\chi^2 = 4.47, \ P < 0.05$$

第 2 疗程有效；④2 个疗程均无效。上述不正确的四格表内容并未提供这 4 种情况的数据，无法进行配对 χ^2 检验，所以关于 2 个疗程的疗效高于 1 个疗程的结论是值得怀疑的。因为在 $(a+b)$、$(c+d)$、$(a-c)$、$(b+d)$ 4 个数不变的条件下，四格表中的 a、b、c、d 可有许多组合。现在任意举出 2 个例子，它们都能满足第 1 疗程末有效率 60% 与第 2 疗程末有效率 75% 的数学要求，但它们的配对 χ^2 检验结论却截然相反，一个是两疗程疗效差异有统计学意义，另一个是两疗程疗效无统计学意义。

		第 1 疗程		
		有效	无效	合计
第 2 疗程	有效	35	40	75
	无效	25	0	25
	合计	60	40	100

$$\chi^2 = 22.222, \ P < 0.001$$

		第 1 疗程		
		有效	无效	合计
第 2 疗程	有效	45	30	75
	无效	15	10	25
	合计	60	40	100

$$\chi^2 = 0, \ P > 0.99$$

但若该组补充 a、b、c、d 中任何一个数据，便可作出正确判断。假如同时报道 2 个疗程均无效者为 15，那么在保持 2 个疗程疗效不变的条件下，其四格表必然组成如右：

		第 1 疗程		
		有效	无效	合计
第 2 疗程	有效	50	25	75
	无效	10	15	25
	合计	60	40	100

其 $\chi^2 = 5.556$，$0.01 < P < 0.02$，则可认为 2 个疗程的疗效高于 1 个疗程。

第六节　多中心临床试验研究

评价一个新药或一个新疗法的疗效和安全性，仅由一个医疗单位在一固定地区，由某一固定的试验人员来进行研究是不合理的，因为它受到地域和受试者来源的限制、试验组织者水平和观察方法的限制\诊断和判定效应指标的仪器设备和判定水平的限制等等，因此在扩大使用范围时，结论则不尽一致。要开展疗效研究，特别是对新药和疗法做出疗效和安全评价，则必须选择不同地点不同单位进行多中心的临床试验。

所谓多中心临床试验，就是由多位研究者按同一试验方案在不同地点和单位同时进行的

临床试验。各中心同期开始与结束试验。该试验由一位主要研究者总负责（俗称牵头单位），并作为临床试验多中心之间的协调研究者。搞好多中心临床试验必须做到以下几点：①多中心临床试验的负责单位应具有该研究领域的高水平的专家，相关的设备仪器较完备。②试验方案及附件应由各中心的主要研究者共同讨论后制定，并报伦理委员会批准后方可执行。③在临床试验开始前，应对主体试验人员按照临床方案进行先期培训，进行至中期，应组织研究者会议，及时总结和分析存在的问题，修正和完善研究方案。④多中心临床试验样本量大小应符合统计学要求。⑤保证各中心以相同程序管理试验用药品（包括分发和储藏等）。⑥建立标准化的评价方法，试验中所使用的实验室和临床评价方法均应有统一的质量控制。⑦数据资料应集中管理与分析，建立数据传递与查询程序。⑧确保多中心的研究者严格遵从试验方案，包括在违背方案时如何发现和终止其参加试验。

多中心临床研究的负责人应定期巡视各参与单位，以及时发现问题和妥善解决，根据存在情况，采取相应措施（继续或停试），保证最后方案的圆满的实施。

各中心试验结束后，应分别进行统计和分析得出结论，写出各中心的报告。负责单位应根据各中心的试验数据和结果进行统计分析和统计处理，最后得出总的结论，写出观察试验报告。其总报告的所有数据应来自各分题报告。

第七节　药物不良反应的观察

20 世纪 30 年代起不断出现的药物不良反应事件使医学界开始注意到这一新领域的研究。尤其是 1937 年美国由于磺胺酯剂用了有毒的二乙醇作为溶剂造成了 100 多人的无辜死亡及 60 年代初发生的震惊世界的"反应停惨事"——妇女在怀孕初期服用了当时认为安全有效的"反应停"，从而使海豹型婴儿（四肢部分或全部长骨缺损）出生率大量增加，因此在世界范围内开始重视药物不良反应的观察和监测，以最大程度地减少它对人类的影响。

有关中药的不良反应，自古以来就已有较为深刻的认识。张景岳便有"无药不毒"的说法，认为"即如家常茶饭，本皆养人之正味，其或过用、误用而能毒人"。明确指出了中药同样存在不良反应，不仅在于本身的毒性，也在于用药不当所致。因此中医药理论中十分注重药物配伍，不但强调组方中君、臣、佐、使的制约关系，协同而增效，制约而减毒，同时也明确了配伍原则，即如"十八反"、"十九畏"。可以说，凡是药品就有发生不良反应的可能性，随着中医药学的发展和中药新药研究水平的提高及中药使用率的提高，中药不良反应的监测也日益成为医学界关注的重点。

一、药物不良反应的概念

世界卫生组织（WHO）对药品不良反应的定义是："为了预防、诊断和治疗人的疾病，改善人的生理功能，而给以正常剂量的药品所出现的任何有害且非预期的反应。在临床试验中，由于超剂量，药物滥用或药物依赖性、药物相互作用引起的损害被认为不良反应。"

我国在《药品临床试验管理规范》（GCP）中第六十条18款将药品不良反应定义为："在按规定剂量正常应用药品的过程中产生有害而非期望的且与药品应有因果关系的反应。在一种新药或药品新用途的临床试验中，其治疗剂量尚未确定时所有有害而非所期望的且与药品应有因果关系的反应，也应视为药品不良反应。"

二、药物不良反应的分类

药物不良反应就其广义而言分为可预测的药物不良反应和不可预测的药物不良反应。

（一）与药物用量有关的不良反应（A型反应）

1. 治疗效果过程：药物过强的药理活性而使病情发生不良反应。如大黄之过下，水蛭之破血。

2. 副作用：常用剂量下，伴随药物治疗作用而发生的非期望的药物效应。这其中包括属正常的药理性质者，二次效果，即间接的药理作用和药物本身即具有毒性的毒理作用药。《中华人民共和国药典》（1995版）列出了中药具有小毒、有毒和大毒的中药有：

小毒：雷公藤、九里香、土鳖虫、川楝子、小叶莲、艾叶、北豆根、红大戟、吴茱萸、苦木、苦杏杜、南鹤虱、鹤虱、蛇床子、猪牙皂、草乌叶、鸦胆子、重楼、急性子、绵马贯众、蒺藜。

有毒：干漆、土荆皮、山豆根、千金子、制川乌、天南星、木鳖子、水蛭、蜈蚣、甘遂、仙茅、白附子、白果、半夏、地枫皮、朱砂、全蝎、罂粟壳、芫花、苍耳子、两头尖、附子、苦楝皮、金钱白花蛇、京大戟、蕲蛇、制草乌、牵牛子、轻粉、洋金花、常山、商陆、蓖麻子、蟾酥。

大毒：川乌、马钱子、天仙子、巴豆、巴豆霜、闹羊花、草乌、斑蝥。

我国卫生部将下列药物按毒性中药管理：

砒石（红砒、白砒）、砒霜、生川乌、生草乌、红升丹、生马钱子、生甘遂、雄黄、红娘子、生白附子、生附子、水银、生巴豆、白降丹、生千金子、生半夏、斑蝥、青娘子、洋金花、生天仙子、生南星、红粉、生藤黄、蟾酥、雪上一支蒿、生狼毒、轻粉、闹羊花。

（二）与药物用量无关的不良反应（B型反应）

1. 药物的异常性反应，即由于药物本身性状的异常而导致的不良反应。

2. 人体的异常性，包括特异体质反应，即由特异性遗传素质所致的与常人不同、在常用剂量下出现的难以解释或不能预测的非期望异常药物效应。也包括药物过敏反应，是少数经过某药致敏的，再接触某药时所产生的抗原抗体结合反应。

（三）药物相互作用所致的不良反应

药物相互作用是指某种药物的作用，由于其他药物的存在而受到干扰，使该药的疗效发生变化或产生药物不良反应。合用药物数与不良反应密切相关。有资料认为合用药物数为2～5种时，不良反应发生率为4%；6～10种时为10%；超过11种时，在原有基础上增加2倍。中药与西药有本质上的不同，其多种药物的配伍应用目的在于减毒增效。但尽管如此，仍不能忽视其相互作用而产生的不良反应，因此古代医家提出了"十八反""十九畏"的中药配伍禁忌。

（四）迟现型不良反应

即推迟出现不良反应，也就是说此类型的不良反应的产生需要较长时间后才显现出来。这种不良反应包括：

1. 致突变作用：即生物体遗传物质在短期内发生变化。表现在由它所决定的某些组织器官在形态、功能上发生变异。

2. 致癌作用：即与致突变密切相关的、导致生物发生癌变的作用，当代研究认为有些中药成分具有致癌作有。

3. 致畸作用：某些药物可以透过胎盘屏障直接或间接地干扰胚胎（或胎儿）的正常发

育和生长过程，使其具有某种永久性形态结构异常，称为药物致畸作用。中医药对此早有认识，在用药中提出了妊娠禁忌药物。

4．药物依赖性：是指药物与机体相互作用所造成的一种精神状态，有时也包括身体状态，它表现出一种强迫要连续或定期用该药的行为和其他反应，为的是要去感受它的精神效应，或是为避免由于断药所引起的不适。此种药物多为镇静、麻醉等。中药的药物依赖性尚无明确报道。

三、药物不良反应的因果关系判定

鉴于上述关于药物不良反应种类之繁多，引发因素的复杂，要明确导致不良反应的原因是一件困难和必要工作。尤其是中药本身一味药物其内在多种成分，如果是复方制剂，除了其成分复杂以外，各药物本身的药量也不尽相同，因而必须由果求因，做出正确判定，才能研制出高效安全的药物，提高安全用药水平。

（一）因果关系的判断指标

1．原因与结果在时间上有无必然联系。

2．已知的药物不良反应与可疑不良反应的类型和内在机理是否符合。

3．出现可疑不良反应患者的病理状态，合并用药及综合疗法是否与出现的可疑不良反应有必然联系。

4．停药或降低药物用量，可疑不良反应是否在机体自愈能力所及之前减轻或消失。

5．重复使用原剂量药物是否再次出现同样反应。

（二）因果关系的量化判定

依据上述 5 种情况，对结果进行科学判定，5 个等级即肯定、很可能、可能、可疑、不可能。依据表 13-4 的判定原则，可以准确地化分为 5 个等级。

表 13-4   药物不良反应因果判定表

判断结果	判断指标				
	一	二	三	四	五
肯　定	+	+	－	+	+
很可能	+	+	－	+	?
可　能	+	+	±	±	?
可　疑	+	－	±	±	?
不可能	－	－	+	－	－

（卫生部药品不良反应检测中心制订标准）

四、药物不良反应的监测与研究方法

药物引起的不良反应在性质上亦属流行病学的研究范畴。中药在几千年的应用历史中，虽然积累丰富的经验，但由于药材生产的质量规范研究与制剂及生产的质量规范尚未全面建立和有效实施，加之在临床应用中多种制剂（包括中西制剂）等的联合应用以及病人的种族及个体差异等原因，不免存在中药不良反应。在实施对中药的不良反应的监测及研究中，多采用：①随机对照临床试验；②队列研究；③病例对照研究；④相同病种系列监测；⑤病例报告等方法。

对使用药物后发生不良反应的病例，进行综合、归纳、总结、分析、判断，确定其与使用某药物的关系，反映给国家监测中心或发表文章。

第八节　疗效研究的评价

对于疾病做出正确的诊断之后，接下来的就是治疗问题，什么样的药物、手术疗法等治疗措施是最有效的呢，这就要求我们遵循科学的原则，应用科学的方法，恰如其分地检验和评价治疗（预防）措施的价值，以得出最正确的结论。以下是临床疗效评价的原则。

一、对照是否恰当

下述常见的几种形式由于种种弊端将不同程度地影响结论的真实性和可靠性。

1. 无对照试验：在中医临床疗效的评价中，以往常看到无对照的大组病例报道。而无对照的临床观察一般不可能断定某一药物或疗法是否真正改变了患者的预后，其原因有4点：

（1）许多疾病在不同个体之间辨证不同，临床经过极不相同，因此仅以治疗后病情的变化与治疗前相比较来评价疗效是不可靠的。因某些疾病不经治疗也会自然好转。

（2）安慰剂效应。在诸多的实践中已证明，即使给予安慰剂的病人，也可能表现出一定的疗效。这种效果并非安慰剂的治疗作用。

（3）霍桑效应（Hawthorne's effect），这是指人们由于成为研究中特别感兴趣和观察的目标而改变他们的心理和行为的一种倾向。霍桑效应是安慰剂效应的一种。

（4）向均数复归现象。即表现极端的病人，在几个测量值后，通常可有一个低值，这种情况随机体的随机变异而产生，称为向均数复归。这种现象也是机体自我调整过程中疾病自转归的一种表现。

因此，一切防治措施的真实价值应该在剔除了自然转归、安慰剂和霍桑效应后，经过对比研究才能获得。

2. 历史对照：这种对比研究受到历史上对于诊断、技术、水平认识、病情、并发症、经济、生活方式等多种因素的干扰，使得两组病人在治疗前即无科学的可比性，造成了偏倚的产生，不可能得出正确的结论。

二、临床结果的全面性

1. 只有全部地总结和报告了试验的效应，才能对疗效得出全面、确切的评价。

2. 实验室数据是否能真实地反应疾病发展变化的全过程和说明其本质。如不发生形态学改变的腹痛，选取这类指标所证实的疗效丝毫没有意义。

3. 报告结果的准确性和可靠性：①疗效评定标准的科学性、统一性和执行这一标准的人的科学性和统一性。②判断方法的可靠性。判断指标的量化和客观化及不同检测者对同一结果或同一检测者不同时间对于同一结果的判断互相接近的程度如何体现了判断方法的可靠性。③是否采用了盲法设计来判断结果。

三、受试对象的代表性结果是否具有可重复性

受试对象要具备合格的资格，控制的方法即诊断标准、纳入标准、排除标准、剔除标准等，而这些标准要尽量是金标准，同时要有足够的具有统计学意义的例数。

四、临床意义和统计学意义

临床意义是指治疗组与对照组之间临床效果差异之间的重要性。它常常导致临床防治决策的改变和方案、方法的取舍，而统计学的意义则告诉我们这种差异的真实可信性有多大。

五、防治措施是否具有可行性

就是要求一项防治措施除了实验室进行外，应该具有普遍应用的意义，具有可应用性。

六、结论是否包括了研究的全部病例

要客观真实地判定结果，就要把全部纳入病例纳入到研究分析中来，不可随意剔除和人为地减去不理想的病例。

（王中男）

第十四章　疾病预后的研究和评价

疾病预后（prognosis）研究是临床医学科学研究的重要课题之一。运用科学的研究手段，预测疾病发生后各种结局的概率，探讨或筛选影响疾病结局的因素，是预后研究的主要内容。

第一节　疾病预后研究概述

一、疾病预后研究的目的和意义

1. 研究目的：疾病发生以后，在不同情况和条件下可转为痊愈、缓解、恶化、复发、伤残、并发症、死亡等不同的结局。预后研究的目的就是运用细致严密的科研设计，收集整理、分析有关数据，从而预测某种结果发生的概率；探讨对结果产生影响的诸多因素，包括有利于预后的因素和不利于预后的因素。

2. 研究的意义：疾病的预后研究具有重要的临床意义。通过预后研究正确评价治疗措施，有助于临床医师选择治疗方案；对影响预后的因素的研究，有助于改变疾病的结局，使其向着有利于患者的方向发展，减少病死率、伤残率、复发率，提高患者的生活质量。

二、预后研究的内容

（一）预测疾病发生后的结局

1. 疾病的自然史（natural history）：疾病发生后，在未施加任何干预和治疗措施的情况下会经过生物学发病期（biologic onset）、亚临床期（subclinical stage）、临床期（clinical stage）、结局（outcome）4 个阶段，这个全过程就是疾病的自然史。不同的疾病，自然史差别很大，经历的时间长短不同，如某些急性感染性疾病，进展较快，通常经历一个较短的潜伏期就进入临床症状期，出现明显的症状和体征，并在较短时期内达到结局。而大多数疾病，如心脑血管病、糖尿病等，自然病史可长达数十年，过程也相当复杂。研究疾病的自然史，有助于病因及危险因素的探讨，有助于预后的研究。同时，对于疾病的早期诊断，判断治疗效果都有意义。

2. 对病程（clinical course）的估计：疾病发生后从开始出现临床症状和体征到最后的结局所经历的全过程称之为病程。临床医师采取医疗措施（医疗干预），必然会影响病程的长短，并改变某种结局的概率即产生了与疾病自然史不同的转归。这种改变与采取干预措施的时间有关，在疾病的早期就采取积极的治疗措施，往往会使预后有较大的改善，否则预后较差。临床医师应努力做到早期及时正确地诊断，采取恰当的医疗干预措施，争取好的结局，缩短病程。对预后和病程的估计是临床医师十分重视的问题，通过预后研究可以对病程的长短及疾病的结局进行估计。

（二）探讨影响疾病结局的因素

1. 预后因素（prognostic factors）：凡是能对疾病的结局产生影响的因素均称为预后因素。预后因素的存在会改变疾病的结局和病程。预后因素和疾病的危险因素（risk factors）都是对疾病有影响的因素，比如年龄、性别、种族、职业、生活习惯、遗传因素等。但危险因素是指在疾病发生之前，能促使疾病发生，增加患病危险的因素，而预后因素是指疾病发生以后，能够影响疾病的结局和病程的有关因素，其中包括有利因素和不利因素。

2. 预后因素的种类：预后因素复杂多样，概括起来有：

（1）疾病本身的特点：如疾病的性质、辨证分型、病程长短、临床类型和病变部位、病变程度。有些疾病具有自限性，不经治疗也可以痊愈或预后良好，如普通上呼吸道感染。有些疾病虽然病情严重，但是因为有肯定有效的治疗措施，经过治疗预后良好，如急性细菌性感染性疾病。有些疾病目前尚缺乏有效的治疗措施，预后较差，如恶性肿瘤。同一部位的肿瘤，由于病理组织学类型、癌细胞分化程度、浸润程度、有否转移及转移部位等因素不同，其预后凶险程度亦有所不同，一般而言，病情越重，预后越差。

（2）患者的状况：如患者病情的轻重、是否就诊较早并得到及时诊断和治疗；患者的身体素质及心理素质，包括性别、年龄、营养状况、免疫水平、性格特征、行为习惯、文化修养及家庭成员之间的关系等，对于大多数疾病的预后都有影响。例如心肌梗死的预后，男性比女性差；患同一种疾病，婴幼儿和老年人的预后比青壮年差。患者性格开朗、豁达往往能够积极地配合治疗，预后良好。

（3）医疗条件及社会因素：医疗条件的优劣，直接影响疾病的预后。医疗条件包括许多方面，如医院的基本设备，医疗检查设备，辅助诊疗的水平，医生、护士的医疗技术及作风、医德等。社会因素指医疗制度，社会医疗保险等。

三、预后研究常用设计方案

疾病预后的研究，一般均采取前瞻性研究方法，根据研究目的和可行性，可以选择合适的设计方案。任何设计方案均不可避免产生偏倚，故不同的方案，研究结果可能会相差很大，如果条件允许应首选随机对照双盲试验，该方案产生偏倚小，科学论证强度最好。

临床预后因素比较复杂，通常有多个预后因素共同影响结局，只用单因素分析不能将各因素对结局的影响分析清楚，应借助多因素分析方法，其中Cox-比例风险模型最为常用。

（一）常用设计方案

1. 描述性研究：用于疾病预后的评定，通过对研究对象的长期随访，获得纵向调查的资料，经整理、分析得到描述疾病结局的有关指标，如评价疾病预后的指标（治愈率、缓解率、复发率、致残率、生存率等）。

2. 随机对照试验：用于预后评定指标的比较，通过比较判断医疗措施孰优孰劣，同时还能发现可能对预后有影响的因素。

3. 队列研究和病例对照研究：用于预后因素的研究。可以先从回顾性的临床资料中进行筛检，然后通过病例对照研究、队列研究加以论证，从而确定是否为预后因素。

（二）预后研究的设计要点

预后研究的实验设计应遵循科研设计的基本原则，各设计方案有具体的设计要求，可以参照本书第四、五章。在预后研究的设计中，尤其要注意随访及零点时间问题。

1. 随访：预后研究中随访工作的质量是很重要的，保证质量的关键是失访率控制在10%~20%。若失访率超过20%，则难以保证资料的可靠性。为此需要有严密的组织，建立质量控制小组和一套完整且便于执行的调查制度，由经过培训的合格调查员进行随访。

在设计时应将随访方式做明确规定，临床研究常见的随访方式是全部纳入的病例在不同时间接受治疗处理，即随访的开始时间不同，但要规定统一的观察时间，如每个病例都观察3年或5年。具体观察期限视疾病病程而定，原则上随访时间要足够的长，以便能观察到疾病的所有结局。

2. 零点时间：预后研究的起始点称零点时间，在研究设计时应明确规定，是在病程的哪一点起进行观察，否则研究结果就会不正确。起病日（出现症状的日子）、确诊日、手术日或治疗开始日等都可以作为零点时间。预后研究要尽可能选择疾病的早期为观察起始点。

（三）评定预后的指标

反映预后的指标相当广泛。大多数传染病的结局是痊愈或死亡。恶性肿瘤的结局可以有暂时缓解、复发、恶化与死亡。慢性疾病的结局可有痊愈、缓解、迁延、恶化、死亡。神经系统疾病与创伤还可能出现伤残与功能丧失等结局。常用的评定预后的指标：

1. 病死率（case-fatality rate）：主要用于病程短且易引起死亡的疾病。它既可以说明疾病预后的严重程度，又是诊断、医疗水平的重要标志。

$$病死率（\%）=因某病死亡的人数/该病患者总数×100\% \qquad （式 14-1）$$

2. 治愈率（cure rate）：多用于病程短且不易引起死亡的疾病，它也是预后程度与医疗水平的标志。

$$治愈率（\%）=某病治愈人数/同期接受治疗的该病患者总数×100\% \qquad （式 14-2）$$

3. 生存率（survival rate）：常用于反映恶性肿瘤或其他死亡率较高的疾病在一定时间内的存活率。是病例随访研究常用指标。

$$生存率（\%）=患某病活过一定时间的人数/观察期内该病患者总数×100\%$$

$$（式 14-3）$$

上面的公式是直接法计算生存率的公式，这种方法计算简单，缺点是分母中没有包括观察期间失访的病例数，丢失了部分信息，因此不能对生存率做出正确估计。用间接法计算累计生存率，可以充分利用全部病例的信息，具体计算方法在生存分析一节中详细介绍。

4. 缓解率（remission rate）与复发率（recurrence rate）：主要用于病程长、病情复杂、易复发的慢性疾病。

$$缓解率(\%)=某病治后缓解人数/同期内接受治疗的该病患者总数×100\%$$

$$（式 14-4）$$

$$复发率(\%)=某病缓解后复发人数/某病经治后缓解总人数×100\% \qquad （式 14-5）$$

第二节　生存分析

疾病预后研究需要对研究对象做随访观察，获得的资料有随访持续的时间、结束的原因。在随访期间可能会有失访的病例，为了避免丢失信息，可以采用生存分析（survival analysis）的方法处理含有失访病例的资料。生存分析是预后研究的主要内容，是对某疾病在一定时期内的生存或死亡情况进行动态统计判断的方法，又称为生存率分析（analysis of survival rate）。

一、几个基本术语

1. 失效事件：或称失败事件（failure event）或死亡事件。泛指反映（处理因素）治疗措施效果的特征，如癌症患者的死亡、肾移植病人肾功能衰竭所致的死亡、白血病患者化疗缓解后的复发等，在设计时应根据研究目的和疾病特点明确规定失效事件。

2. 截尾值（censored value）：在随访观察中，有些观察对象结束随访的原因不是发生了失效事件，而是由于其他原因终止随访，如中途失访；或规定的观察随访时间已到，仍未发生失效事件，如研究乳腺癌术后存活率，规定随访期为 5 年，若 5 年后仍存活即未发生失效事件，此例的观察值就是一个截尾值。截尾值用符号"＋"表示。

3. 生存时间（survival time）：随访观察持续的实足时间，用符号"t"表示。根据疾病特征可以用天、周、月、年作为时间单位。若观察时间短且病例数不太多，可以规定以天、周为观察时间单位；若观察时间长且病例数多，多以年为时间单位。比如某肝癌患者 1992 年 3 月 1 日进入随访，1992 年 4 月 10 日死于肝癌，即发生了失效事件，该患者的生存时间可以记作 $t=41$ 天；又如某患者安放心脏起搏器 3 年后因车祸死亡，该患者的随访结果是一个截尾值，生存时间记为 $t=3^+$ 年。

4. 生存率（survival time）：某个观察对象活过 t 时刻的概率。研究目的不同规定的失效事件不同，因此计算的指标可以是生存率，也可以是缓解率、有效率等。如研究白血病化疗疗效的评价指标常用缓解率，失效事件是复发，这时生存率就是缓解率；观察麻疹减毒疫苗的预防效果，接种儿童发生麻疹为失效事件，这时的生存率实际上是疫苗的有效率。生存率的符号是 $P(X>t)$。如 $P(X>6)$ 表示研究对象活过 6 天（或年月）的概率。样本例数多时，用 $_nP_0$ 表示生存率。

二、生存分析的内容

（一）描述生存过程

1. 计算生存率。

2. 绘制生存率曲线。

3. 计算中位存活期。

（二）比较生存过程

获得生存率及其标准误的估计值后，可以进行组间的生存率比较，从而了解治疗措施的优劣。

（三）影响因素的研究

通过生存率的计算和比较，可以初步分析影响预后的因素，再通过多因素分析的方法，对预后因素的作用进行估计，通常采用 Cox 回归分析。

三、生存过程的描述

随访资料经过整理后计算生存率和绘制生存率曲线，是描述生存过程的基本步骤。生存率是评定疾病预后的指标之一，根据生存率可以了解疾病发生后某结局的概率，评定治疗的远期效果。

样本例数不同计算生存率的方法略有不同，以下分别介绍小样本资料和大样本资料的计算方法。

(一) 小样本资料

例 14-1　欲比较单纯化疗与化疗加中药治疗白血病的疗效，选择 26 例白血病病例，其中 10 人单纯给予化疗（化疗组），16 人在化疗基础上辅以中药治疗（化疗＋中药），规定死于白血病为失效事件，生存时间的单位为月，随访零点时间为治疗开始日，随访记录如下：

单纯化疗组：2^+，13，7^+，11^+，6，1，11，3，17，7

化疗加中药组：10，2^+，12^+，13，18，6^+，19^+，26，9^+，8^+，6^+，43^+，9，4，31，24

1. 生存率的计算：分别计算单纯化疗组与化疗加中药组的生存率。以单纯化疗组为例，计算步骤如下：

(1) 将单纯化疗组的生存时间由小到大依次排列，列于生存率计算表（表 14-1）的第(1) 栏。如遇非截尾值与截尾值相同将截尾值排在后面。例如有一例生存时间是 7 个月，另一例生存时间是 7^+ 个月，排列时 7 个月在前，7^+ 个月在后。

表 14-1　单纯化疗组生存率和标准误的计算

序号	生存时间 X 月 (1)	死亡数 d (2)	期初病例数 n (3)	生存概率 $P=1-d/n$ (4)	生存率 $P(X>t)$ (5)	生存率的标准误 $S_{P(X>t)}$ (6)
1	1	1	10	0.9000	0.9000	0.0949
2	2^+	0	9	1.0000	0.9000	0.0949
3	3	1	8	0.8750	0.7875	0.1372
4	6	1	7	0.8570	0.6749	0.1571
5	7	1	6	0.8333	0.5624	0.1664
6	7^+	0	6	1.0000	0.5624	0.1664
7	11	1	4	0.7500	0.4218	0.1852
8	11^+	0	4	1.0000	0.4218	0.1852
9	13	1	2	0.5000	0.2109	0.1873
10	17	1	1	0.0000	0.0000	0.0000

(2) 列出与生存时间 X 对应的死亡人数 d，如表 14-1 第 (2) 栏。

(3) 将期初病例数 n 列于表 14-1 的第 (3) 栏。期初病例数是指该时点开始时的病例数。如第 1 行 X 为 1 时，期初病例数为 10，表明化疗后第 1 个月初有 10 例存活病例；第 2 行 X 为 2^+，期初病例数为 9，表明化疗后第 2 个月初有 9 例存活病例，因为 1 月已有 1 例死亡，所以第 2 个月开始还剩 9 例；第 3 行 X 为 3 月，因为第 2 行 $t=2^+$，是截尾数据，虽然没有死亡但已经在此期间失访，所以要减去 1 例，故期初病例数为 8 例，余以此类推。

(4) 计算生存概率，某期内死亡概率 q 为该期内死亡人数除以同期期初病例数，故该期内生存概率为 $1-q$，列于表 14-1 第 (4) 栏。

(5) 计算活过各时点的生存率 P (X>t) 的公式为：

$$P(X > t) = \prod \hat{P} = \prod \left(\frac{n - d}{n} \right) \qquad\qquad \text{(式 14-6)}$$

式中 $\prod$ 表示连乘的符号，$\hat{P}$ 为各时点的生存概率（估计值）。这种计算方法称为乘积极限法（product-limit），又称为 Kaplan-Meier 法。

例如本例：$P(X > 1) = (10 - 1)/10 = 0.9000$

$P(X > 3) = [(10 - 1)/10][(9 - 0)/9][(8 - 1)/8] = 0.7875$ 余类推。

$P(X>1)$ 表示病人活过 1 个月的概率，$P(X>3)$ 表示病人活过 3 个月的概率，因为截尾值的生存概率为 1.000，生存率必然同前一个非截尾值一样，故计算中只计算非截尾值的 $P(X>t)$。

2. 生存率的标准误的计算：计算生存率的标准误的公式为：

$$S_{P(X>t)} = P(X > t) \sqrt{\frac{1 - P(X > t)}{n - d}} \qquad\qquad \text{(式 14-7)}$$

依式 14-7，$P(X>1)$ 的标准误为 $\quad S_{P(X>1)} = 0.9000 \sqrt{\dfrac{1 - 0.9000}{10 - 1}} = 0.0949$

如：$P(X>3)$ 的标准误为 $\quad S_{P(X>3)} = 0.7875 \sqrt{\dfrac{1 - 0.7875}{8 - 1}} = 0.1372$ 余类推。

3. 生存率曲线的绘制：根据计算的生存率绘制生存率曲线，在方格坐标纸上，横轴为时间 t，纵轴为生存率 $P(X>t)$。作图时，以水平横线的长短代表一个 t 时点到下一个 t 时点的距离。可以在同一张图中绘几条生存曲线，以便于直观地比较各样本的生存过程。

例 14-1 资料的生存率曲线如图 14-1。现以单纯化疗组的资料为例说明绘制方法。根据生存率的计算，活过 1~3 个月的生存率为 0.9000，故在纵轴坐标为 0.9000、横轴坐标为 1 处画一水平横线到横坐标为 3 处；活过 3~6 个月的生存率为 0.7875，故在纵坐标 0.7875、横坐标为 3 处画一水平横线到横坐标为 6 处，余类推。然后用纵线将相邻两水平横线连接起来（也可以不要纵线）。

生存率曲线可以直观地比较两组的生存率，由图 14-1 可见，化疗加中药组的生存率高于单纯化疗组。

4. 计算中位生存期：利用生存曲线还可以估计中位生存时间（即生存率为 0.5 时所对应的生存时间）。可用内插法，以单纯化疗组为例，从图 14-1 可见，$P(X>t) = 0.5$ 时，生存时间 t 的估计值在 6~11 个月。

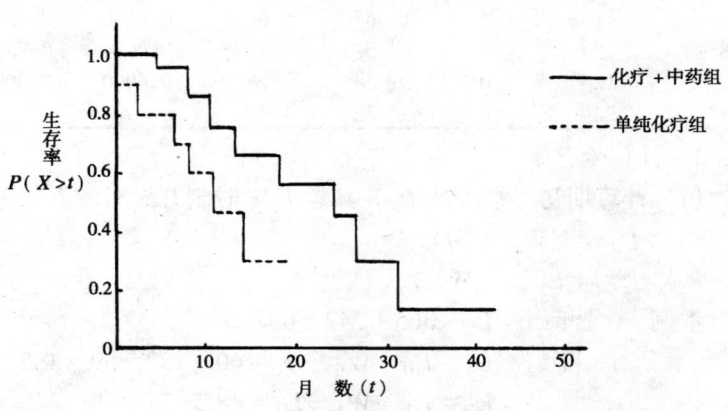

图 14-1　化疗加中药组与单纯化疗组的生存率曲线

$$(6 - 11):(6 - t) = (0.5624 - 0.4218):(0.5624 - 0.5)$$

$$t = 6 - \frac{(6 - 11)(0.5624 - 0.5)}{0.5624 - 0.4218} = 8.22 \approx 8$$

单纯化疗组中位生存时间为 8 个月。

可以利用中位生存时间对随访资料进行比较，该法不足之处是结果不一定准确，如果生存率均高于 0.5 则无法估计中位生存时间；如果生存率为 0.5 处所对应的曲线恰好与 x 轴平行，中位生存时间就不止一个值。

5. 总体生存率可信区间的估计：用正态近似原理估计某时点总体生存率的 95% 可信区间：

$$P(X > t) \pm 1.96\, S_{P(X > t)} \qquad \text{（式 14-8）}$$

本例 6 个月生存率为 0.6749，根据式 14-8，总体 6 个月生存率的 95% 可信区间为：

$$0.6749 \pm 1.96 \times 0.1571 = 0.3670 \sim 0.9828$$

这种估计总体生存率的方法不是很合适，因为如果样本例数太少，误差会较大。

（二）大样本资料

大样本资料可以使用寿命表（life table）法计算生存率。

例 14-2 某医院对乳腺癌患者 607 例进行术后随访观察，所得资料按术后观察年数整理分组，将各年内死亡人数及失访人数列表，见表 14-2。

表 14-2 　　　　　　　　　　　607 例乳腺癌术后生存率和标准误

术后年数	期内失访人数	期内死亡人数	期初观察人数	校正人数	期内死亡概率	期内生存概率	n 年生存率 $(n = x + 1)$	生存率的标准误
x	W_x	D_x	L_x	N_x	$_1q_x$	$_1P_x$	$_nP_0$	S_{nP_0}
(1)	(2)	(3)	(4)	(5)	(6)	(7)	(8)	(9)
0～	63	59	607	575.5	0.1025	0.8975	0.8975	0.0126
1～	71	69	485	449.5	0.1535	0.8465	0.7597	0.0191
2～	55	43	345	317.5	0.1354	0.8646	0.6568	0.0232
3～	38	30	247	228.0	0.1316	0.8684	0.5704	0.0266
4～	31	13	179	163.5	0.0795	0.9205	0.5250	0.0295
5～	26	7	135	122.0	0.0574	0.9426	0.4949	0.0328
6～	21	14	102	91.5	0.1530	0.8470	0.4192	0.0363
7～	11	4	67	61.5	0.0650	0.9350	0.3919	0.0403
8～	15	3	52	44.5	0.0674	0.9326	0.3655	0.0452
9～	12	0	34	28.0	0.0000	1.0000	0.3655	0.0550
10～	22	0	22					

1. 计算生存率

（1）计算期初观察人数 L_x，其意为 x 时刻开始时的人数，列于表 14-2 第（4）栏。

$$L_0 = \Sigma W_x + \Sigma D_x \qquad \text{（式 14-9）}$$

$$L_x = L_{x-1} - W_{x-1} - D_{x-1}$$

本例　0～年组　$L_0 = 365 + 242 = 607$

　　　1～年组　$L_1 = L_0 - W_0 - D_0 = 607 - 63 - 59 = 485$

　　　　　　$L_2 = L_1 - W_1 - D_1 = 485 - 71 - 69 = 345$　余类推。

（2）计算校正人数 N_x 列于表 14-2 第（5）栏，在 x 年～ $x + 1$ 年内存在截尾值数据即失访人数 W_x，因为截尾的时间不等，所以在该期内失访者均按观察了半年计算，因此要在各年的期初观察人数中减同年失访人数的 1/2。

$$N_x = L_x - \frac{W_x}{2} \qquad \text{（式 14-10）}$$

如 0～年组　$N_0 = L_0 - \dfrac{W_0}{2} = 607 - 63/2 = 575.5$

1～年组　$N_1 = L_1 - \dfrac{W_1}{2} = 485 - 71/2 = 449.5$　余类推。

（3）计算死亡概率 $_1q_x$，表示术后活过 x 年的病人在 $x \sim x+1$ 期间的死亡概率。

$$_1q_x = \dfrac{D_x}{N_x} \tag{式 14-11}$$

如 0～年组死亡概率 $_1q_0 = \dfrac{D_0}{N_0} = 59/575.5 = 0.1025$

1～年组死亡概率 $_1q_1 = \dfrac{D_1}{N_1} = 69/449.5 = 0.1538$

（4）计算生存概率 $_1P_x$，表示术后活过 x 年的病人在 $x \sim x+1$ 期间的生存概率。

$$_1P_x = 1 - {_1q_x} \tag{式 14-12}$$

如 2～年组生存概率为 $_1P_2 = 1 - {_1q_2} = 1 - 0.1354 = 0.8646$

表示术后活过 2 年后，在 2～3 年内的生存概率为 0.8646。

（5）计算 n 年生存率，$_nP_0$ 表示术后 n 年内的生存率，它是各组段生存概率的连乘积。

$$_nP_0 = {_1P_0} \times {_1P_1} \times {_1P_2} \times \cdots \times {_1P_{n-1}} \tag{式 14-13}$$

式中 $n = x + 1$。如术后 1 年生存率　$_1P_0 = {_1P_0} = 0.8975$

2 年生存率　$_2P_0 = {_1P_0} \times {_1P_1} = 0.8976 \times 0.8465 = 0.7597$

3 年生存率　$_3P_0 = {_1P_0} \times {_1P_1} \times {_1P_2} = 0.8976 \times 0.8465 \times 0.8646 = 0.6568$

2．计算生存率的标准误 S_nP_0，列于表 14-2 第（9）栏，计算公式为：

$$S_nP_0 = {_nP_0}\sqrt{\dfrac{1 - {_nP_0}}{_1P_x N_x}} \tag{式 14-14}$$

式中 $n = x + 1$。

本例：　$S_4P_0 = {_4P_0}\sqrt{\dfrac{1 - {_4P_0}}{_1P_3 \cdot N_3}} = 0.5704\sqrt{\dfrac{1 - 0.5704}{0.8684 \times 228}} = 0.0266$

用式 14-14 计算的标准误偏大，但计算较简便。

3．绘制生存曲线：在普通格纸上绘制生存率曲线，横坐标为生存时间（t），纵坐标为 n 年生存率（$_nP_0$）。将生存时间上限与相应的生存率在直角坐标系上以点标出，将各点以折线相连即成生存率曲线。如例 14-2 的资料，0～组生存时间上限为 1，$_nP_0$ 为 0.8975，故在 $t = 1$ 上方纵轴为 0.8975 处标点，1～组生存时间上限为 2，$_nP_0$ 为 0.7597，在 $t = 2$ 上方纵轴为 0.7597 处标点，两点以折线相连，余类推，如图 14-2。

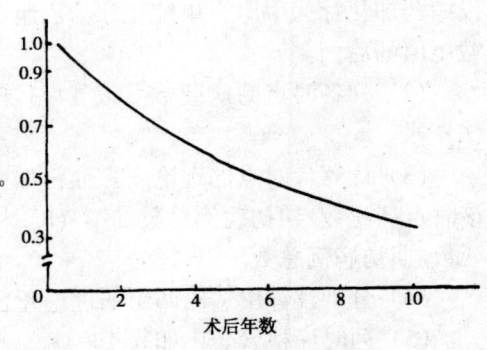

图 14-2　乳腺癌病人术后生存率

4．计算中位生存期：自纵轴 0.5 处即生存率为 0.5 处引一水平线与生存率曲线相交一点，自该点引垂线与横轴相交处就是中位生存期。

5．估计总体生存率的 95% 可信区间：利用正态近似原理估计某时点总体生存率的 95% 可信区间：

$$_nP_0 \pm 1.96 S_nP_0 \tag{式 14-15}$$

如乳腺癌术后 4 年总体生存率的 95% 可信区间为：

$$_4P_0 \pm 1.96 S_nP_0 = 0.5704 \pm 1.96 \times 0.0266 = 0.5183 \sim 0.6225$$

需要注意的是，因为随访期末生存人数可能很少，所以对于生存率曲线尾部末端的总体生存率，不宜利用正态近似原理进行估计。

四、生存过程的比较

比较不同治疗措施的优劣，是预后研究的目的之一。通过对2组或2组以上采用不同治疗方案的病例的生存率进行比较，可以判断不同疗法孰优孰劣。

（一）u 检验

$$u = \frac{|{}_nP_0 - {}_nP_0'|}{\sqrt{(S_nP_0)^2 + (S_nP_0')^2}}$$ （式 14-16）

式中 ${}_nP_0$ 和 ${}_nP_0'$ 分别为两样本某时点生存率，S_nP_0 和 S_nP_0' 为相应的标准误，计算得到的 u 值若大于 1.96 即可认为两样本在该时点的生存率差异有显著性。该法不足之处是不能对整个生存期进行比较。另外，当样本的生存率很小或很大时，该法误差较大。

（二）时序检验

时序检验（log-rank test）用于2个或多个样本生存期的比较，可对各样本不同时点生存率做综合分析。基本原理是如果两总体生存曲线无差别，则各时期的理论死亡数与实际死亡数不会相差太大。现以例 14-1 资料为例做时序检验，判断单纯化疗组与中药加化疗组的生存期的差别有无显著性。具体步骤如下：

1. 建立检验假设：

H_0：单纯化疗组与化疗加中药组的生存率曲线分布相同

H_1：单纯化疗组与中药加化疗组的生存率曲线分布不同

$\alpha = 0.05$

2. 计算统计量 χ^2 值：

（1）列时序检验理论死亡数计算表（表 14-3）。将2组病例的生存时间统一由小到大按顺序排列 [表 14-3 第（2）栏]，并标明生存时间的组别 [表 14-3 第（1）栏]，为叙述方便设中药加化疗为甲组，单纯化疗为乙组，如遇截尾值数据与非截尾值相等，将截尾值排在非截尾值的后面。

（2）列各时点的病死数 [表 14-3 第（3）栏] 和期初病例数，见表 14-3 第（4）～第（6）栏。

（3）计算各时点的理论死亡数：如第（7）栏为甲组的理论死亡数＝甲组期初病例数×该时点病死数/期初病例总数。第（8）栏为乙组的理论死亡数＝乙组期初病例数×该时点病死数/期初病例总数。

（4）分别计算甲、乙两组的理论死亡数合计。

（5）列时序检验表，如表 14-4。

$$\chi^2 = \sum \frac{(A - T)^2}{T}$$ （式 14-17）

式中 A 为实际死亡数，T 为理论死亡数。

$$\chi^2 = \frac{(8 - 11.788)^2}{11.788} + \frac{(7 - 3.212)^2}{3.212} = 5.685$$

3. 确定 P 值：$\nu =$ 组数 $-1 = 2 - 1 = 1$，$\chi^2_{0.05(1)} = 3.84$，本例 $\chi^2 = 5.685 > 3.84$，所以 $P < 0.05$。

4. 结论：按 $\alpha = 0.05$ 检验水准，拒绝 H_0，从统计学角度可以认为单纯化疗组与中药加化疗组治疗白血病的生存率曲线不同，中药加化疗组的效果好。

表 14-3 时序检验理论死亡人数计算表

组别 (1)	生存时间（月）(2)	病死数 d (3)	期初病例数 甲组 (4)	乙组 (5)	合计 (6)=(4)+(5)	理论病死数 甲组 (7)=(4)×(3)/(6)	乙组 (8)=(5)×(3)/(6)
乙	1	1	16	10	26	0.615	0.385
乙	2^+						
甲	2^+		16	9	25		
乙	3	1	15	8	23	0.652	0.348
甲	4	1	15	7	22	0.682	0.318
乙	6	1	14	7	21	0.667	0.333
甲	6^+						
甲	6^+		14	6	20		
乙	7	1	12	6	18	0.667	0.333
乙	7^+		12	5	17		
甲	8^+		12	4	16		
甲	9	1	11	4	15	0.733	0.267
甲	9^+		10	4	14		
甲	10	1	9	4	13	0.692	0.308
乙	11	1	8	4	12	0.667	0.333
乙	11^+		8	3	11		
甲	12^+		8	2	10		
乙	13	1					
甲	13	1	7	2	9	1.556	0.444
乙	17	1	6	1	7	0.857	0.143
甲	18	1	6	0	6	1.000	0.000
甲	19^+		5	0	5		
甲	24	1	4	0	4	1.000	0.000
甲	26	1	3	0	3	1.000	0.000
甲	31	1	2	0	2	1.000	0.000
甲	43^+		1	0	1		
合计		15				11.788	3.212

表 14-4 时序检验表

组别	病例数	实际死亡数 A	理论死亡数 T	病死比 A/T
甲	16	8	11.788	0.679
乙	10	7	3.212	2.179

如果是大样本资料，计算公式完全相同，只是式中的 d 为生存时间各组段内的死亡人数 D_x；$n_甲$ 为甲组的校正人数 $N_甲$；$n_乙$ 为乙组的校正人数 $N_乙$；n 为合计校正数 N_x。

时序检验要求比较的两条生存率曲线无交叉，否则需进一步分析原因，了解是否存在混杂因素的干扰。

五、生存过程的影响因素的分析

在资料的收集阶段，应该记录有关因素，如病人的年龄、病程、一般情况、经济、文化、职业等项目，以便于分析各种因素对生存率的影响，通过生存过程的比较可以了解不同治疗方法对预后的影响。但是，生存分析属于单变量分析方法，只能描述和分析一个因素对生存时间的影响。如果要同时研究多个因素的影响，应该选用多因素分析方法对预后因素进行探讨，如多元回归、逐步回归、Logistic 回归及 Cox 回归等方法的应用，可以筛选出与疾病结局有关的主要预后因素，可以建立该疾病的预后函数或预后指数，其中常用的方法是 Cox 回归分析。

第三节　Cox 回归分析

Cox 回归分析又称比例风险回归分析(proportional hazards regression analysis)，是半参数统计分析方法，它可以处理生存时间分布无一定规律，且具有截尾数据的资料，同时能充分利用这些信息进行多因素分析，故常用于预后因素的研究。Cox 回归也称比例危险度模型。

一、Cox 模型的结构

$$h_i(t) = h_0 t \cdot e^{(\beta_1 X_1 + \beta_2 X_2 + \cdots + \beta_k X_k)} \qquad \text{(式 14-18)}$$

取自然对数

$$\ln \frac{h_i t}{h_0 t} = \beta_1 X_1 + \beta_2 X_2 + \cdots + \beta_k X_k \qquad \text{(式 14-19)}$$

式中 $h_i(t)$ 是风险函数，意为第 i 个病人，从研究开始到结束观察(生存时间为 t)的风险函数。$X_1, X_2, \cdots, X_k$ 是预后因素又称协变量，可以是计量数据，也可以是计数或等级数据。β 的意义是自变量 X 每改变一个单位，所引起的相对危险度的自然对数值的改变量。

二、设计要点

（一）研究对象

1. 与临床实验设计原则相同：有明确的诊断标准，纳入标准和排除标准，完全随机分组，有的可以不分组。

2. 样本含量：根据预后因素的多少决定样本例数，一般为因素的 5～10 倍，至少不能少于 40 例。

3. 明确规定进入随访的时间。

（二）研究因素

1. 研究因素的确立：根据文献或经验，从专业上考虑研究的因素，注意不要罗列全部的可能影响预后的因素，因素过多会增加样本含量。对确立的因素要给予明确的定义。比如研究急性淋巴细胞白血病病人的生存时间及影响因素。根据临床观察初步确定 3 个因素对病人的生存时间有影响，故可以将这 3 个因素定义：X_1 为入院时白细胞数，X_2 为淋巴浸润程度，X_3 为缓解后巩固治疗。

2. 定性指标的量化：回归分析是通过回归方程的建立，反映自变量与因变量之间的数量上的依存关系，所以一切指标均需量化。

（1）无序分两类资料的量化常采用 0-1 法。如性别为变量 X_1，规定男性为 $X_1 = 0$，女性为 $X_1 = 1$。

（2）无序多项分类资料的量化，采用 $k - 1$（k 为项目个数）个指示变量作定性赋值，比如血型有 4 种，则血型这个因子占 3 个 X，如表 14-5。

表 14-5   无序多项分类变量的赋值

血型	X_1	X_2	X_3
O	1	0	0
A	0	1	0
B	0	0	1
AB	0	0	0

（3）有序分类资料：按等级由小到大赋值，如淋巴浸润等级为 X_5，则淋巴无浸润为 X_5 = 0，淋巴 1 级浸润为 X_5 = 1，淋巴 2 级浸润为 X_5 = 2。

（三）资料收集需注意的问题

1. 明确规定并记录开始观察的时间。

2. 记录每个观察对象的终止观察时间。

3. 详细准确地记录每个观察对象终止观察的原因。

4. 注明是否截尾数据。

5. 尽量减少失访。

三、数据的整理和录入

例 14-3   欲比较两种化学疗法治疗肺癌的远期疗效及影响预后的因素，根据临床观察，考虑 5 种因素与预后有关。

1. 首先，将变量定义并量化：设自变量 X_1 为病灶有无扩散，评定标准：X_1 = 0 为无扩散；X_1 = 1 为有肺门扩散；X_1 = 2 为有胸内扩散。X_2 为病人年龄（年）。X_3 为从诊断到进入研究的时间（月）。肿瘤类型为鳞癌、小细胞癌、腺癌、大型细胞癌 4 种病理改变，所以肿瘤类型占 X_4，X_5，X_6 3 项（表 14-6）。

表 14-6   病理分型的量化

	X_4	X_5	X_6
鳞癌	1	0	0
小细胞癌	0	1	0
腺癌	0	0	1
大型细胞癌	0	0	0

X_7 为治疗方法，X_7 = 1 为常规方法，X_7 = 0 为试验疗法；t 为生存时间；δ 为状态变量，δ = 0 为截尾值，δ = 1 为非截尾值。

2. 将原始资料整理成表，如表 14-7。

3. 应用 SPSS 统计软件，将表 14-7 资料录入计算机，完成数据文件的建立。

4. 选用 Analyze→Survival→Cox Regression……

Cox 回归分析有 7 种方法建立比例风险模型，输出的结果有：-2（对数似然值）、回归方程假设检验的 χ^2 值、显著性水平、进入方程的变量（Variables in the Equation）、回归系数的估计值(b)、标准误($s_{\bar{x}}$)、Wald 统计量、b 的显著性水平及其相对危险度 exp(b)等。

同时，还可以产生生存函数（Survival Function，SUR-1）、生存函数的标准误（Standard Error of Survival Function，SE-1）、LML（log（-log（Survival Function），函数累积危险度函数（Cumulative Hazard Function，HAZ-1）等 7 种新的变量值。

选择项（Options）可以得出相对危险度 exp（b）的 95% 或 99% 可信区间等统计量。

序号	X_1	X_2	X_3	X_4	X_5	X_6	X_7	t	δ
1	0	64	5	1	0	0	1	411	1
2	1	63	9	1	0	0	1	126	1
3	0	65	11	1	0	0	1	118	1
4	1	69	10	1	0	0	1	82	1
5	1	63	58	1	0	0	1	8	1
6	0	48	9	1	0	0	1	25^+	0
7	0	48	11	1	0	0	1	11	1
8	0	63	4	0	1	0	1	54	1
9	1	63	14	0	1	0	1	153	1
10	2	53	4	0	1	0	1	16	1
11	0	43	12	0	1	0	1	56	1
12	1	55	2	0	1	0	1	21	1
13	1	66	25	0	1	0	1	287	1
14	1	67	23	0	1	0	1	10	1
15	2	61	19	0	0	1	1	8	1
16	1	63	4	0	0	1	1	12	1
17	1	66	16	0	0	0	1	177	1
18	1	68	12	0	0	0	1	12	1
19	0	41	12	0	0	0	0	200	1
20	0	53	8	0	0	0	1	250	1
21	1	37	13	0	0	0	1	100	1
22	0	54	12	1	0	0	0	999	1
23	1	52	8	1	0	0	0	231^+	0
24	0	50	7	1	0	0	0	991	1
25	2	65	21	1	0	0	0	1	1
26	0	52	28	1	0	0	0	201	1
27	1	70	13	1	0	0	0	44	1
28	1	40	13	1	0	0	0	15	1
29	0	36	22	0	1	0	0	103^+	0
30	1	44	36	0	1	0	0	2	1
31	2	54	9	0	1	0	0	20	1
32	2	59	87	0	1	0	0	51	1
33	1	69	5	0	0	1	0	18	1
34	1	50	22	0	0	1	0	90	1
35	0	62	4	0	0	1	0	84	1
36	0	68	15	0	0	0	0	164	1
37	2	39	4	0	0	0	0	19	1
38	1	49	11	0	0	0	0	43	1
39	0	64	10	0	0	0	0	340	1
40	0	67	18	0	0	0	0	231	1

四、结果分析

1. 结果输出如表 14-8。

表 14-8 配合 Cox 比例风险回归的结果

变量	b (1)	$s_{\bar{x}}$ (2)	Wald (3)	ν (4)	P (5)	$\exp(b)$ (6)
X_1	1.077	0.3259	10.9239	1	0.0009	2.9358
X_2	−0.0159	0.0195	0.665	1	0.4148	0.9842
X_3	2.850E−05	0.0125	0.000	1	0.9982	1.000
X_4	−0.0235	0.4648	0.0026	1	0.9596	0.9767
X_5	−0.0569	0.5075	0.0126	1	0.9107	1.0586
X_6	1.0806	0.6131	3.1063	1	0.078	2.9466
X_7	0.4148	0.3892	1.1553	1	0.2814	1.5195

表中第（1）栏 b 为偏回归系数估计值，第（2）栏 $s_{\bar{x}}$ 为 b 的标准误，第（3）栏是 Wald 检验的结果，第(4)栏 ν 是自由度，第(5)栏 P 为概率，第(6)栏 $\exp(b)$ 为相对危险度。

由表 14-8 可见，经 Wald 检验按 $\alpha=0.05$ 为检验水准，只有变量 X_1 的回归系数有意义，故将其他变量剔除，重新计算，结果如表 14-9。

表 14-9 配合 Cox 比例风险回归的结果

选入变量	b	$s_{\bar{x}}$	Wald	ν	P	$\exp(b)$
X_1	1.0836	0.2779	15.2082	1	0.000	2.955

从 b_1 的符号看，病灶有扩散，使死亡的相对危险度增加，是影响生存时间的主要因素。

2. 根据所求的 b_1 得回归方程为：

$$\ln\frac{h_i(t)}{h_0(t)} = 1.0836X_1$$

$$\frac{h_i(t)}{h_0(t)} = \exp(1.0836X_1)$$

3. 方程的应用：根据该方程可以对患者的预后进行估计，如一名扩散等级为 0 的患者，与一名扩散等级为 1 的患者相比其相对危险度计算为：

$$\frac{h_i(t)}{h_0(t)} = \exp[1.0836(0-1)] = \exp[1.0836(-1)] = 0.34$$

即死亡风险下降了 $1-0.34=0.66=66\%$ 。

又如，一名扩散等级为 2 的患者，与一名扩散等级为 1 的患者相比其相对危险度计算为

$$\frac{h_i t}{h_0 t} = \exp[1.0836\times(2-1)] = \exp[1.0836\times1] = 2.96$$

即病灶扩散等级为 2 的患者的死亡危险性是病灶扩散等级为 1 的患者的 2.96 倍。

Cox 回归是非参数统计分析方法，如果已知生存时间 t 的概率分布类型，最好还是用参数统计方法进行分析，那样，对信息的利用会更充分，对参数的解释会更有意义。

第四节　预后研究的评价原则

为了保证预后研究的科学性、可靠性，避免真实性不强的结论对治疗决策的误导，应根据以下原则，对预后研究进行评价。

1. 观察对象的来源：级别不同的医院，对同一种疾病的预后报道不一，这是因为大医院或专科医院的危重病人较多，基层医院危重病人少，所以在作结论时，应说明观察对象的来源。

2. 对研究对象的选择：不仅要有明确的诊断标准，还要规定明确的纳入标准和排除标准。

3. 零时的规定：明确规定零时十分重要。每个观察对象的零时的概念是一致的，一般情况下急性病以发病时间作为零时，慢性病以确诊时间作为零时，外科手术病人以手术日作为零时。

4. 判断预后的指标：尽量选客观指标，并应尽量做到盲法，对于体检、X 光片、心电图等作为结局的重要诊断指标，应该由不知情的其他医生判断以避免偏倚。

5. 随访：全程随访的百分率越高，结论越可靠，若失访率达到 20％，则研究结果不可靠。

6. 统计方法：应用恰当的统计分析方法。估计疾病经过某种治疗后的远期效果，应采用生存分析方法。生存率和对比应当将线与点结合分析。预后因素的研究采用多元回归分析，如果总体分布明确，应采用参数法。

（赵晓梅　步怀恩）

第十五章　中药新药研究与技术要求

中药新药研究在我国医药科研中占有十分重要地位，它也是中医药学走向世界的关键环节。

第一节　新药的定义与中药新药的分类

一、新药的定义

中药是我国传统药物，随着我国加入 WTO 的到来，研究自主知识产权的新药已十分急切。因此，研究、开发新的中药，是发挥中医药优势的途径，也是中医药科研的重要方面。那么，怎样进行中药新药研究？应按照国家药品监督管理局 1999 年 4 月颁发的《新药审批办法》执行。

新药系指我国未生产过的药品。已生产的药品改变剂型、改变给药途径、增加新的适应证或制成新的复方制剂，亦按新药管理。

二、中药新药的分类

中药新药分为五类：

1. 第一类：①中药材的人工制成品——是指根据该药材的特性和主要组分用人工方法

制得而成的产品，如人工牛黄、人工麝香等。②新发现的中药材及其制剂——是指无国家药品标准或省、自治区、直辖市药品标准的中药材。③中药材中提取的有效成分及其制剂——是指提取的单一化学成分（纯度90%以上），须按中医理论指导临床用药。如青蒿中提取青蒿素。④复方中提取的有效成分——是指提取的单一化学成分（纯度90%以上），须按中医理论指导临床用药。

2. 第二类：①中药注射剂——是指注射剂的原料，是中药有效成分或有效药用部位或复方提取物等。②中药材新的药用部位及其制剂——如历代本草有记载，必须详细提供本草记载的年代、版本及有关记述。③中药材、天然药物中提取的有效部位及其制剂——是指提取的非单一化学成分，如总黄酮、总生物碱等，有效部位含量一般不低于50%。④中药材以人工方法在动物体内的制取物及其制剂——如人工培殖牛黄、引流熊胆等。⑤复方中提取的有效部位群——是指提取的非单一化学成分，如总黄酮、总生物碱等，有效部位含量不低于50%。

3. 第三类：①新的中药复方制剂——是指法定药品标准（国家、省、市）未收载的制剂。其处方中的组分均应符合法定药品标准。②以中药疗效为主的中药和化学药品的复方制剂——须以中医药理论指导。③从国外引种或引进养殖的习用进口药材及其制剂——须以中医药理论为指导。

4. 第四类：①改变剂型或改变给药途径的制剂——是指对已经在药典上认可的药物进行剂型改进或改变给药途径。②国内异地引种或野生变家养的动植物药材——是指道地药材引种为人工栽培，或将野生的动植物药材变家养的动植物药材，还应将原地与异地或野生与家养的药材进行对比。

5. 第五类：增加新主治病证的药品——是指对已经在药典上认可的药物进行再扩大主治病证的适应范围。

第二节　中药新药研究的主要内容及基本要求

一、中药新药研究的主要内容

中药新药研究包含中药材研究和中药制剂研究2大类，一般来讲，新药研究重点都在中药制剂方面。

1. 中药材研究的主要内容：研究内容包括中药材来源、生态环境、栽培（养殖）技术、形态特征、生产工艺（包括加工炮制）、药材的理化性质、成分、农药残留量、重金属、砷盐及检验方法。

2. 中药制剂研究的主要内容：研究内容包括：①新药的临床前研究：是指制备工艺（包括原药材的来源、加工及炮制）、理化性质、纯度、检验方法、处方筛选、剂型、稳定性、质量标准、药理、毒理、动物药代动力学等研究。②新药的临床研究：是指临床试验的Ⅰ期、Ⅱ期、Ⅲ期、Ⅳ期和生物等效性试验。

二、新药中药制剂研究的基本要求

按照《新药审批办法》，新药中药制剂研究的基本要求为4大部分，也是新药申报资料的要求。

1. 综述部分：是指新药名称，处方来源，药品使用说明书等。申报资料1～4号。

2．药学部分：是指制备工艺，质量标准，稳定性试验，卫生标准检验等。申报资料 5～12 号。

3．药理部分：是指药效学试验，动物急性毒性试验，动物长期毒性试验等。申报资料 13～19 号。

4．临床部分：是指处方组成，功能主治，临床试验设计方案，临床试验总结等。申报资料 20～22 号。

第三节　中药新药的处方研究

一、处方来源

在新药研究中处方研究是最基本的研究内容，也是新药制剂研究的依据。处方一般来源于古方、验方，还有医院的协定处方。古方是指清代以前有书籍记载的处方加减；验方是指清代后有行医史在 30 年以上的得到公认的卓有疗效的方药；医院协定处方是指医院内部使用的制剂。这些都要有处方依据、传统文献、经验，或用中医药理论和经验对处方的论述资料。

新的中药制剂处方（含传统古方、验方、医院协定处方）具体要求包括：

1．一般要求：

（1）处方中不含毒性药材及无"十八反""十九畏"配伍禁忌。

（2）处方（包括药味和剂量）必须与原处方完全一致，并全部药味为药典收载品种。

（3）生产工艺必须与原方药制作要求完全相同。

2．若为古方（系指含清代及清代以前文献古籍所载的方药）必须详细提供古代文献的年代、版本及有关记述的复印件。

3．若为验方（指清代后的方药）除必须符合上述一般要求外还必须符合以下几点：

（1）验方提出者系具有 30 年以上临床实践，经验丰富，并在当地享有一定名望的中医大夫。

（2）该方药经多年临床应用，疗效确切，为群众公认的好药。

二、处方的组成

国家药品监督管理局颁布并于 1999 年 5 月 1 日起施行的《新药审批办法》中规定，处方确定后，应当确定科学合理的功能与主治，并按中医药理论分析方义，写出方解。即撰写《新药（中药制剂）申报资料项目》中第 4 部分"临床资料"的第 20 号资料。该资料主要说明研制新药处方的组成及功能主治，并阐述适应病证的病因、病机、治法和方解。这些内容可分为"处方组成"、"功能与主治"及"方义分析"3 个部分。在撰写时还须注意以下一些问题：必须列出处方中的全部药味，并按方中君、臣、佐、使的顺序依次排列。各味药物的名称，要使用《中国药典》采用的正名，《中国药典》未收载的品种，用其他标准或专著中习用的正名。需要特殊炮制的药物，应当加以注明。各药的用量应当是成药中各种干燥饮片（或炮制品）成人的 1 日服用量；儿科专用药品，则应分年龄段逐一说明；外用药有特殊用量要求者，亦应说明。

三、剂量的筛选

剂量是指药物用于机体发生特定生物效应而产生治疗作用所使用的成人 1 日的平均用药量。理想的剂量则要求达到最好的疗效、最小的不良反应，所以在处方药物确定后，剂量是药性和药效的基础。如果少于这个剂量，一般就不产生治疗效果；如果加大用量到某一程度，能引起中毒现象，这个用量称为"中毒量"；如再加大到足以致命时称为"致死量"。通常说的"极量"就是指剂量的最大限度，已接近中毒量。中药里毒剧药物不少，但对大多数中草药而言其毒副作用较低，安全系数较高，有效剂量至中毒量间距离较大，所以剂量选择灵活性较大。中药复方的剂量包括处方全部各药的用量和整个处方药物成人1日用药总量。

剂量不同，疗效也不同。有人说："剂量是中医不传之秘"，说明了中药配方时剂量选择具有相当的难度和灵活性。每味中药都是由多成分组合而成，具有多向性的作用，我们若从不同的侧面去选用，在处方内给它以特殊位置，其结果差异十分明显。

四、功能主治

功能是方剂（或药物）对于人体疾病的治疗作用。主治是方剂（或药物）所适用的疾病、证候或症状。有时又称为适应（病）证。所以，主治的内容，不是具体的作用，而应当是一些病名、证名或症状名称。主治与功能是不同认识层次的概念，不可将此二者混淆。在确定方剂的主治时，应先列出其适应的证候名称，然后适当列出其主要症状。不宜过于简略，也不宜过于繁杂。

五、方义分析

（一）主要内容

1. 应用中医理论，对方剂主治病证的病因、病机进行较为深入而全面的分析阐述，并进而针对其病因、病机，兼顾其证候缓急等特点，提出相应的治法。该部分应贯穿"法随证出"的原则，使辨证分型与确立治法融为一体。

2. 严格按照君臣佐使确定原则，分清方中药物的主次，并依次分析各药在方中的作用。最后加以小结，概括方中药物怎样体现其治法要求，并说明全文的组方特点。使方解既有具体的分析介绍，更有理、法与方、药的联系，反映出中医药治疗相应病证的特色。在这一部分中，要始终体现"方随法立"和"依方选药"的原则。

（二）撰写方解须注意的问题

1. 各种《方剂学》教材为处方的分析提供了典型的范例。但如果完全比照其解方形式，尚与新药申报资料的要求存在一定的差距。因此要注意到新药本身的要求。

2. 在方解时必须结合证的病因、病机，严格各药功能的取舍，既不能忽略其有针对性的作用，又不能将其与主治无关的作用混杂其中。

3. 在分析药物时，引用一些文献资料是可以，有时还是必不可少的。但引文必须准确、精练，切忌引文过多过杂。

第四节　中药新药的药学研究

药学研究是新药产品研究的重要内容，包括制备工艺、质量标准、稳定性试验等。

一、制备工艺研究

制备工艺是新药研究的基本工作和重要环节。中药制备工艺研究要以中医药理论为指导，应用现代科技和方法进行剂型筛选、工艺路线设计和中试等研究，使制备工艺做到科学、合理、先进、可行，使研究的新药达到安全、有效、质量可控和稳定。

不论是用何种剂型，都有一个实验室工艺到放大生产的过程，任何实验室可行的工艺，到工厂放大生产（或中试生产后）都要进行修改。因此每个中药制剂在进行工艺研究时，既要采用和引进先进的生产工艺，还要考虑到我国生产厂家的实际情况，制定出有一定先进性和可行性的生产工艺。

（一）剂型筛选

剂型是药物使用的必备形式。剂型筛选是研究中药新制剂的重要内容之一。因为药物制剂的剂型是影响中药制剂质量稳定性、给药途径、有效成分溶出和吸收，药物显效快慢、强弱的主要因素，它与新药制剂疗效直接相关。

中药剂型的选择应根据临床需要、药物性质、用药对象与剂量等为依据，通过文献研究和预试验予以确定。应充分发挥各类剂型的特点，尽可能采用新剂型，以达到疗效高、剂量小、毒副作用小，储运、携带、使用方便的目的。

（二）提取工艺研究

由于中药新药的研制以中药材为原料，为了达到疗效高、剂量小、毒副作用少的要求，新药都需要经过提取，原则上要经过以下步骤：

1. 药材的鉴定与前处理：中药材的鉴定与前处理是保障制剂质量的基础，投料前原药材必须经过鉴定，符合有关药典规定与处方要求者方能使用。此外，还应根据方剂对药性的要求，药材质地、特性和不同提取方法的需要，对药材进行洗净、切制和炮炙、粉碎等加工处理。凡需特殊炮制的药材，应说明炮制目的，提供方法依据。

2. 提取工艺路线的设计：中药成分复杂、药效各异，组成复方并非药物简单相加，因此对复方中药一般应按复方提取。在工艺设计前应根据方剂的功能、主治，通过文献资料的查阅，分析每味中药的有效成分与药理作用；结合临床要求与新药类别、所含有效成分或有效部位及其理化性质；再根据提取原理与预试结果，选择适当的提取方法，设计合理的工艺路线。

3. 提取工艺技术条件的研究：在提取工艺路线初步确定后，应充分考虑可能影响提取效果的因素，进行科学、合理的试验设计，采用准确、简便、具代表性、可量化的综合性评价指标与方法，优选合理的提取工艺技术条件。

（三）分离、纯化、浓缩与干燥工艺研究

此工艺为中药制剂方的常用工艺，一是粗提；二是分离将无效和有害组分除去，尽量保留有效成分或有效部位；三是纯化，应设计有针对性的试验，考察纯化精制方法各步骤的合理性及所测成分的保留率，提供纯化物含量指标及制订依据；四是浓缩与干燥使药物达到一定的相对密度或含水量，并以浓缩、干燥物的收率及含量为评价工艺的合理性和可行性。

（四）制剂成型性研究

制剂成型性研究应在提取工艺技术条件稳定与半成品质量合格的前提下进行，包括制剂处方设计与制剂成型工艺研究2方面。

1. 制剂处方设计：制剂处方设计是根据半成品性质、剂型特点、临床要求、给药途径等筛选适宜的辅料及确定制剂处方的过程。原则上，应首先研究与制剂成型性、稳定性有关的原辅料的物理化学性质及其影响因素，然后根据在不同剂型中各辅料作用的特点，建立相应的评价指标与方法，有针对性地筛选辅料的种类与用量。制剂处方量应以1000个制剂单位（片、粒、克、毫升等）计，并写出辅料名称及用量，明确制剂分剂量与使用量确定的依据。最终应提供包括选择辅料的目的、试验方法、结果（数据）与结论等在内的研究资料。

2. 制剂成型工艺研究：制剂成型工艺是将半成品与辅料进行加工处理，制成剂型并形成最终产品的过程。一般应根据药物与辅料的特性，通过试验选用先进的成型工艺路线。处理好与制剂处方设计间的关系，筛选各工序合理的物料加工方法与方式，应用相应的先进成型设备，选用适宜的成品内包装材料。提供详细的成型工艺流程，各工序技术条件试验依据等资料。

二、中试研究

中试，是新药实验研究到生产研究过程的中间环节，是对实验室工艺合理性研究的验证与完善，是保证制剂达到生产可操作性的必然环节。因此，在中试放大过程中，必须有一种能把实验室方法与操作，一步步地过渡到常规生产的正确可行的方法。

中试研究主要工作如下：

1. 完善制备工艺条件：中试的一个重要任务是评价最终将用于大规模生产的实验室制备方法。因为不可能用实验室设备来预测新药制备方法是否适合工业生产，所以为了肯定该方法是否满意或是否需要加以修改，所以要进行多次中试，收集各种数据，确定生产条件。

2. 设备配套：虽然中试的处方、制剂原理、工艺路线都必须和实验室的研究结果保持一致，但实验室所用仪器与车间设备完全不同，操作人员技术水平差距大。一方面实验室几乎多为手工式，而大生产都是工业化。另一方面，随着新工艺、新技术的应用、新剂型的开发，老的中药厂的设备已不能适应要求。所以，新制剂的制备工艺从实验室移至生产车间，随着规模的扩大，必须解决设备的配套问题。

3. 新药的成本核算：是产品能否占领市场的一个因素，所以要根据中试过程中原材料消耗、辅料用量、设备折旧、水电消耗及劳动力费用等对产品成本进行初步核算。

4. 中试产品要为药物质量标准、稳定性、药理、临床研究用提供样品。

5. 中试研究每一批生产量应根据所研究的新药的具体特性、设备性能以及成本等因素综合考虑，选择适当的批量。每批不得少于 10 个处方量。

三、质量标准的研究

中药新制剂质量标准的制定，其目的在于保证药品质量可控性、重现性和稳定性。这就要求制定的各项内容切实，能充分反映出该制剂所含成分及其作用与该方功能主治的一致性、剂型的合理性、工艺的可行性、质量标准的针对性及其纯度和品质的优良性。

（一）质量标准

质量标准是新药研究中重要组成部分，是在处方已固定和原料质量、制备工艺基本稳定的前提下制定的，以能确实反映和控制产品质量。质量标准中的各项内容都应做细致的考察及试验，各项试验数据要求准确可靠，以保证药品质量的可控性和重现性。内容一般包括：

1. 名称：按规定命名和写法制定，用中文，名称要简明科学，不重复。

2. 处方：处方应列出全部药味（包括药引、辅料）和用量（以 g 或 mL 为单位），全处方量应以制成 1000 个制剂单位的成品量为准。药味的排列顺序应根据组方原则排列。炮制品需注明。

3. 制法：中药制剂的制法与质量有密切的关系，必须写明制剂工艺的全过程，对质量有影响的关键工艺应列出控制的技术条件及要求。

4. 性状：系指除去包装后的性状、色泽、形态、嗅味等的描述。

5. 鉴别：可根据处方组成实际情况选择一般不少于 2 味药材进行鉴定，应首选君药、贵重药、毒药。鉴别方法要求专属、灵敏、快速、简便，重现性较好。其方法包括显微鉴别、理化鉴别、光谱鉴别、色谱鉴别等。

6. 检查：参照药典附录各有关制剂通则项下规定的检查项目和必要的其他检查项目进行检查，并制订相应的限量范围。药典未收载的剂型则另行制定。

7. 浸出物测定：根据剂型的需要，参照药典附录有关规定，选择适当的溶剂进行测定。

8. 含量测定：应首选处方中的君药（主药）、贵重药、毒药制订含量测定方法。如有困难可选处方中其他药味的已知成分或具有能反映内在质量的指标成分者建立含量测定。如因成品测定干扰较大的，应对其原料（药材）作含量测定，以间接控制成品质量。

9. 功能与主治、用法与用量、禁忌、注意、有效期等均根据该药的研究结果制定。

10. 规格：有关质量标准的书写格式，均参照《中国药典》（现行版）。

（二）质量标准起草说明

1. 名称、汉语拼音：按中药命名原则的要求制定。如生产用质量标准改名称时，必须予以说明。

2. 处方：用中医药理论阐述其处方组成。有药典未收载的炮制品，应说明炮制方法及质量要求。

3. 制法：生产用质量标准制法应与已批准的临床用质量标准的制法保持一致，如有更改，应详细说明或提供试验依据。

4. 性状：叙述在性状中需要说明的问题。所描述性状的样品必须是中试产品。

5. 鉴别：根据处方组成及研究资料确定建立相应的项目，原则上处方中各药都应进行试验研究，并列入标准中。首选君药、贵重药、毒性药。因鉴别特征不明显，或处方中用量较小而不能检出者应予说明，再选其他药材鉴别。重现性好确能反映组方药味特征的特征色谱或指纹图谱鉴别也可选用。

6. 检查：药典附录通则规定以外的检查项目应说明所列检查项目的制定理由，列出实测数据及确定各检查限度的依据。重金属、砷盐等考查结果及列入质量标准的依据。

7. 浸出物测定：说明规定该项目的理由，所采用溶剂和方法的依据，列出实测数据，各种浸出条件对浸出物量的影响，制定浸出物量限（幅）度的依据和试验数据。

8. 含量测定：说明含量测定对象和测定成分选择的依据。根据处方工艺和剂型的特点，选择相应的测定方法，阐明含量测定方法的原理，确定该测定方法的方法学参考资料和相关图谱，包括测定方法的线性关系、精密度、重现性和稳定性试验及回收率试验等。

9. 功能与主治、用法与用量、注意、规格、储藏及有效期等。根据该药的研究资料，叙述其需要说明的问题。

（三）质量标准设计原则

1. 同步进行原则：质量标准的各项试验，应在处方确定后与制剂工艺研究同步进行。包括：制剂用原料研究与质量控制同步，制备工艺研究与质量控制同步。

2. 样品要有代表性原则：样品，包括药材原料、制剂用中试样品。

3. 对照试验原则：所有试验项目必须设阳性对照和阴性对照。所谓阳性对照是指有效成分对照品和单味对照药材；阴性对照是指处方仅缺一味药物并严格按照制备工艺所得到的阴性样品（若缺 2 味药物所得到的样品称为双空阴性样品）。

4. 重复性原则：在制定中药制剂质量标准时，应注意各个环节的影响，方可保证在各个环节中其质量控制内容具有良好的重复性。只有采用固定的处方、规范的原辅料、稳定的制备工艺生产的药品，始终一致地确保其质量和疗效的稳定，才能保证和验证所建立的质量标准具有重复性。

（四）质量标准研究程序

1. 制订质量标准的方案：总方案的设计应在根据国家药品监督管理局颁发的《新药审批办法》中制剂申报资料项目 1～5 材料的基础上进行，质量标准拟定的各项内容参照《中国药典》(现行版)。

2. 方案实施：中药新制剂质量标准拟定方案的重点在于鉴别和含量测定两项，亦是难度最大的部分。因此，把握住这 2 项，就把握住了质量标准的关键。对砷盐、重金属、农药残留物的限量检查也十分重要。

总之，药品质量标准的制定要充分体现"安全有效、技术先进、经济合理"的方针，要从人民健康需要出发，结合生产水平与临床使用的实际情况来考虑，确保药品安全、有效和稳定的原则下，经过一系列的质量研究工作制定出既能保证质量，又能符合生产水平的药品质量标准。

四、药品稳定性研究

药品的稳定性研究是药品质量的重要评价指标之一，也是核定新药使用期的主要依据。新药在申请临床试验时需报送初步稳定性试验资料及文献资料，在申请生产时需报送稳定性试验资料及文献资料。

（一）药品稳定性研究内容

是在已制定的质量标准的基础上进行：

1. 初步稳定性试验，应以临床试验用包装条件，于室温下进行考察，除当月考察 1 次外，要求每月考核 1 次，不得少于 3 个月（也可于 37～40℃ 和相对湿度 75% 保存，每月考核 1 次，连续 3 个月），如稳定，可以进入临床研究。最终须以室温稳定性试验数据为准。

2. 稳定性试验，是在初步稳定性试验结果证明中试样品稳定的基础上，继续对 3 批中试样品在模拟上市销售包装条件下进行考核。考核的期限根据药品的剂型不同有所不同。一般不超过 24 个月。

3. 新药有效期确定，是在申报生产时，根据稳定性考察的试验结果，暂定有效期，待标准转正时，根据试验结果确定药品的有效期。

（二）研究方法

1. 留样观察法：依照储存条件将样品放置于正常室温下，每隔一定时间，按照该剂型所需考核的项目和拟定的质量标准（草案）进行，记录考核结果。至规定考核期满时，总结考核数据，作出质量评价，核定使用期。

2. 加速试验方法：中药新制剂采用温度为 37～40℃ 和相对湿度 75% 的条件保存，每月考核 1 次，连续 3 个月。总结试验记录，如稳定，相当于样品在常温下可保存 2 年。

五、研究资料的整理与要求

制备工艺研究资料一般应包括：制剂处方、制法、工艺流程、工艺合理性研究、中试资料及参考文献等内容。研究资料的整理必须以原始实验结果和数据为基础。要求数据准确、图表清晰、结论合理。制备工艺流程图应直观简明地列出工艺条件及主要技术参数。

第五节　中药新药的临床前药理与毒理评价

中药新药的药理与毒理研究，是关系新药安全和疗效的关键，它包括主要药效学、一般药理学、药代动力学和毒理学研究等。

中药新药的药效学研究，要以中医药理论为指导，运用现代科学方法，制订具有中医药特点的试验方案，根据新药的功能主治，选用或建立与中医"证"或"病"相符或相近似的动物模型和试验方法，其目的是对新药的有效性评价提供科学依据。

中药新药的毒理学研究包括急性毒性、长期毒性和特殊毒性试验等，其目的是对新药的安全性评价提供科学依据。

一、药理与毒理研究基本要求

1. 试验主要负责人应具有药理毒理专业高级技术职称和有较高的理论水平、工作经验与资历。确保试验设计合理，数据可靠，结果可信，结论判断准确。试验报告应有试验负责人签字及单位盖章。

2. 受试药物应处方固定、制备工艺及质量基本稳定。

3. 从事新药安全性研究的实验室应符合国家药品监督管理局《药品非临床研究质量管理规范》（GLP）的要求

4. 实验动物要符合有关规定。

二、主要药效学研究

（一）试验方法的选择

1. 试验设计：应考虑中医药特点，根据新药的主治，参照其功能，选择相应试验方法进行主要药效试验。由于中药常具有多方面的药效或通过多种方式发挥作用，因此应选择相应的方法证实其药效。

2. 实验方法：应根据中医药特点，能充分论证其主要药效作用的根据新药的主治（病或证），参照其功能，选择2种或多种试验方法，进行主要药效研究。

3. 观测指标：应选用特异性强、敏感性高、重现性好、客观、定量或半定量的指标进行观测。

4. 试验药物：的要求应是处方固定、生产制备工艺及质量基本稳定的制剂或提取物，并与临床研究用药基本相同的剂型。

5. 药效试验：应以体内试验为主，必要时配合体外试验，从不同层次证实其药效。

（二）实验动物的要求

根据各种试验的具体要求，合理选择动物，对其种属、性别、年龄、体重、健康状态、饲养条件、动物来源及合格证号等，应有详细记录。

（三）给药剂量及途径的要求

1. 各种试验至少设3个剂量组，剂量选择应合理，其中一个剂量应相当于临床剂量2～5倍。大动物（猴、狗等）或特殊情况下，可仅设2个剂量组，尽可能地反映量效和时效的关系。

2. 给药途径应与临床相同，如确有困难，也可选用其他给药途径进行试验，但应说明原因。

（四）阳性对照药的要求

主要药效学研究应设对照组，包括空白对照（正常及模型动物对照组）及阳性药物对照组。阳性对照药可选用药典收载或正式批准生产的中药或西药，选用的药物应力求与新药的主治相同、功能相似、剂型及给药途径相同，根据需要可设一个或多个剂量组。

三、一般药理研究

设 2～3 个剂量，低剂量应相当于药效学的有效剂量，给药途径应与主要药效试验相同，至少应观察以下 3 个方面：

1. 神经系统：观察给药后动物的活动情况、行为变化及对中枢神经系统的影响。

2. 心血管系统：观察给药后对动物心电图及血压等的影响。

3. 呼吸系统：观察给药后对动物呼吸频率、节律及幅度的影响。根据药物作用特点，应再选择其他相关检测指标。

四、药代动力学研究

是指有效成分明确的一类新药，可参照化学药品的药代动力学研究方法，研究其在动物体内的吸收、分布、代谢及排泄，并计算各项参数。

五、毒理研究

（一）急性毒性试验

主要观察给药后，动物出现的毒性反应情况。根据药物毒性特点，可选择以下方法进行急性毒性试验：

1. LD_{50} 测定：半数致死量（LD_{50}）是评价一个药物毒性大小的重要标志。一般而言，根据急性毒性试验的剂量-死亡曲线可知，位于曲线中段的半数致死量（LD_{50}）最为敏感，同时也比较稳定，误差较小，所以半数致死量（LD_{50}）是用来表示和衡量某药物（或毒物）毒性大小较常用的指标。

其具体测定方法是，选用拟推荐临床试验的给药途径，观察一次给药后动物的毒性反应并测定 LD_{50}。水溶性好的一类、二类新药应测定 2 种给药途径的 LD_{50} 给药后至少观察 7 天，记录动物毒性反应情况、体重变化及动物死亡时间分布。对死亡动物应及时进行肉眼尸检，当尸检发现病变时应对该组织进行镜检。

2. 最大耐受量（MTD）试验：如因受试药物的浓度或体积限制，无法测出半数致死量（LD_{50}）时，可做最大耐受量试验。试验应选用拟推荐临床试验的给药途径，以动物能耐受的最大浓度、最大体积的药量 1 次或 1 日内 2～3 次给予动物（如用小白鼠，动物数不得少于 20 只，雌雄各半），连续观察 7 天，详细记录动物反应情况，计算出总给药量（折合生药量 g/kg）。并推算出相当于临床用药量的倍数。在测定 MTD 过程中，也应密切观察动物毒性反应情况。

（二）长期毒性试验

一个中药新药最终能批准生产，主要取决于临床疗效试验的结果，但是能否进行临床试验的主要依据，则是动物长期毒性试验的结果。因此，长期毒性试验在新药的毒性评价中占有重要的地位。

1. 长期毒性试验的目的：

（1）观察不同剂量水平的被试药物在长期连续重复多次给药的情况下，实验动物会出现哪些毒性反应，毒性反应严重程度与剂量之间的依赖性关系，以及停药后组织形态和功能损害的发展与恢复情况，毒性损害哪些组织，主要靶器官是什么，并选择出能反映毒副作用的敏感指标，供临床应用时监测。

（2）观察在长期重复多次给药的情况下，实验动物能耐受多少剂量，找出完全无毒性反应的安全界量（即无不良反应的最大剂量），为判断该药物能否进行临床试用，以及为选择临床安全用药剂量提供依据。

2. 长期毒性试验的要求：

(1) 动物：应用 2 种动物（啮齿类和非啮齿类），雌雄各半。啮齿类常用大白鼠，每组 20～40 只；非啮齿类常用狗或猴等，每组至少 6 只。

(2) 剂量：一般应设 3 个剂量。原则上低剂量应略高于主要药效学研究的有效剂量，此剂量下动物不应出现毒性反应，中剂量应高于药效学试验高剂量，高剂量组应部分动物出现毒性反应或死亡（死亡数不超过 20%）；如急性毒性试验难以求出 LD_{50}，不能找到 3 个理想剂量组，长期毒性试验可设 2 个剂量组，高剂量组应高于药效学试验的高剂量和临床治疗量。

(3) 给药途径与方法：给药途径应与推荐临床试验的途径相一致，口服药应采用灌胃法，如将药物混在饲料、水中给予，要保证每只动物按规定量在一定时限内服入。给药次数应每天 1 次，连续给药，如试验周期在 30 天以上者，可每周给药 6 天。

(4) 试验周期：第三类、第四类中药制剂，如处方中各味药材均符合法定标准，无毒性药材，无"十八反"、"十九畏"等配伍禁忌，又未经化学处理（水、乙醇粗提取），难以测出 LD_{50} 而给药量大于 20g/kg，临床用药期为 1 周以内者可免做长期毒性试验；若临床用药周期在 1 周以上者长期毒性试验应为 2 周；2 周以上者长期毒性试验应为 4 周；4 周以上者长期毒性试验的给药期应为临床试验用药期的 2 倍以上。如大白鼠长期毒性试验无明显毒性，可免做狗等的长期毒性试验。

(5) 外用药治疗局部疾患的，方中不含有毒性药材或有毒成分的，可不做长期毒性试验，但需做局部刺激试验、过敏试验，必要时需做吸收试验。如外用药治疗全身疾患的，尚应做长期毒性试验。

(6) 保胎药与影响胎儿及子代发育的药物，除按一般毒理学要求进行试验外，还应增做生殖毒性试验。

第六节　中药新药的临床研究与评价

一、新药临床研究的内容

新药临床研究包括临床试验与生物等效性试验。第四类、第五类新药进行临床验证。临床验证不分期。但第一类、第二类、第三类新药必须进行临床试验，临床试验分为 I 期、II 期、III 期、IV 期：

I 期临床试验：初步的临床药理学及人体安全性评价试验。观察人体对于新药的耐受程度和药物代谢动力学，为制订给药方案提供依据。试验组例数 20～40 例。

II 期临床试验：随机盲法对照试验。对新药有效性及安全性作出初步评价，推荐临床给药剂量。试验组例数 ≥100 例。

III 期临床试验：扩大的多中心临床试验。应遵循随机对照原则，进一步评价有效性、安全性。试验组例数 ≥300 例。

IV 期临床试验：新药上市后监测。在广泛使用条件下考察疗效和不良反应。试验组例数 ≥2000 例。

(一) I 期临床试验

1. 目的：初步的临床药理学及人体安全性评价试验。观察人体对于新药的耐受程度，在具有技术可行性时需进行药物代谢动力学研究，为制订给药方案提供依据。主要是研究人体对新药的反应和耐受性，探索安全有效的剂量，提出合理的给药方案和注意事项。

2. 适应范围：对于第一类、第二类和第三类、第四类、第五类新药中含有毒性成分，或有配伍禁忌（如"十八反"、"十九畏"）的新药，应进行Ⅰ期临床试验。

3. 受试对象：选择正常人（健康志愿者），特殊病证可选择志愿轻型患者。年龄一般以18～50岁为宜。试验组例数20～30例。

4. 给药方案：剂量确定应相当慎重，以保证受试者安全为原则。应当充分考虑中医药特点将临床常用剂量或习惯用量作为主要依据。也可参考动物试验剂量，制定出预测剂量。应根据需要确定几个剂量级别，试验从低剂量逐个剂量依次进行。一个受试者只能接受一个剂量的试验。

5. 不良反应的判断和处理：对不良反应首先要停止试验。然后要分析确定不良反应是否与药物存在因果关系，如时间、量效关系，停药后是否有所缓解等。

6. 观察和记录：要按照试验方案，逐项详细记录。对于自觉症状的描述应客观，不能诱导和暗示。对于客观指标，应按规定的时间和方法进行检查。

7. 根据试验结果客观而详细地进行总结，并应对试验数据进行统计学处理，确定临床给药的安全范围，提出对Ⅱ期临床试验给药方案的建议，并作出正式书面报告。

（二）Ⅱ期临床试验

1. 目的：对新药有效性及安全性作出初步评价，推荐临床给药剂量。

2. 适应范围：第一类、第二类、第三类、第四类、第五类新药均要进行。

3. 基本要求：Ⅱ期临床试验是新药研究的一个重要阶段。应从以下方面进行。

（1）遵循随机盲法对照原则，进行临床试验设计。试验组与对照组例数均等，试验组例数不少于100例，主要病证不少于60例。而且采用多中心临床试验，每个中心观察例数不少于20例。

（2）对受试者要严格控制可变因素，保证不附加治疗方案以外的任何治疗因素。还要对受试者进行依从性监督。

（3）临床观察疗程要根据病证的具体情况而定，凡有现行公认标准者，均按规定执行。如无统一规定，应根据具体情况制定。对有些病证要进行停药后的随访观察。

4. 试验设计：由有经验的医师及相关学科专业人员根据中医药理论，结合临床实际进行设计。

（1）临床研究单位：是经国家药品监督管理局批准的药品临床研究基地的医院承担。

（2）病例选择：要根据新药的功能要求，依据现行公认的病名、证候诊断标准，再确定纳入标准和排除标准，最后制定符合要求的病例选择标准。

（3）给药方案：临床试验的给药剂量、次数、疗程和有关合并用药等可根据药效试验及临床实际情况，或Ⅰ期临床试验结果，在保证安全的前提下，予以确定。若需要2个或2个以上给药方案时，临床试验例数须符合统计学要求。

（4）试验方法：临床试验设计应采用对照、随机和盲法的原则。①对照原则：是为了观察药效，避免或减少由于干扰因素所造成的误差。对照方法一般采用随机有效对照试验等。对照用药为已知有效、公认的药物为对照药。第四类新药应以原剂型药为对照药，五类新药应以同类有效药为对照药。②随机原则：试验组与对照组的分配，应采用随机化分组的方法。随机的方法可采用分层随机、区组随机、完全随机等。③盲法原则：在盲法试验时应规定设盲的方法、破盲的条件、时间和程序等。

（5）疗效判断：①应按现行公认标准执行。若无公认标准，应制定合理的疗效标准，综合疗效评定一般分为：临床痊愈、显效、进步、无效4级。注重显效以上的统计。若为特殊病种可根据不同病种分别制定相应的疗效等级。若无临床痊愈可能，则分为临床控制、显效、进步、无效4级。抗肿瘤药，其近期疗效可分为：完全缓解、部分缓解、稳定、进展4级，以完全缓解、部分缓解为有效。②疗效评定标准须重视规定疗效评定指标参数。疗效评定应包括中医证候、客观检测指标等内容。③对于受试的每个病例，都应严格地按照疗效标准，分别加以判定。在任何情况下都不能任意降低或提高标准。

（6）不良反应观察：临床研究期间如发生不良反应，承担临床研究的单位须立即采取必要措施保护受试者安全，要详细记录各种不良情况，统计不良反应发生率。并在资料总结中给予报告。

（三）Ⅲ期临床试验

1. 目的：扩大的临床试验。进一步评价新药的有效性、安全性。

2. 适应范围：第一类、第二类、第三类新药均需进行Ⅲ期临床试验。

3. 基本要求：这期是临床评价的重要环节，主要是对新药的疗效和安全性作出确切的评价，并与已知有效药物作对比观察，指出它的优缺点。

（1）为多中心临床试验。临床试验所需病例数要符合统计学要求，试验组一般不少于300例，主要病证不少于100例。临床试验应合理设置对照组，对照组例数不少于治疗组例数的1/3，每个中心的病例数不得少于20例。

（2）本期的病例选择、诊断标准、证候判断标准、疗效标准、临床总结等与Ⅱ期临床试验的要求基本相同。

（四）Ⅳ期临床试验

1. 目的：新药上市后监测。在广泛使用条件下考察疗效和不良反应（注意罕见不良反应）。

2. 适应范围：对于第一类、第二类药和《新药审批办法》规定的某些第三类、第四类新药应进行Ⅳ期临床试验。

3. 试验设计：①本期的病例选择、疗效标准、临床总结等与Ⅲ期临床试验的要求基本相同，一般可不设对照组。②对于疗效的观察，应包括考察新药远期疗效。③对于不良反应、禁忌、注意等考察，应详细记录不良反应的表现（包括症状、体征、实验室检查等）并统计发生率。④观察例数：新药试生产期间的临床试验单位不少于30个，病例数不少于2000例。罕见或特殊病种，可说明具体情况，申请减少试验例数。

二、临床总结与评价

（一）临床试验总结

临床试验结束后，各临床试验中心都应写出分总结报告，由临床负责单位写出总结报告。

临床试验总结必须突出中医药特色，客观、全面、准确地反映全部试验过程和结果。论据要充分，论证要有逻辑性，需经统计学分析，文字要简练，结论要准确。

总结报告的主要内容应包括：题目，摘要，目的，病例选择，试验方法，疗效判断，一般资料，试验结果，典型病例，对剔除、脱落或发生严重不良事件病例的分析和说明，讨论，疗效和安全性结论。最后列出试验设计者、临床总结者、各临床负责人员的姓名、专业、职称及课题主要研究者签字、日期、各临床研究单位盖章等。

（二）综合评价

在总结报告的讨论中应当根据本次试验结果，对新药的功能主治、适应范围、给药方案、疗程、疗效、安全性、不良反应（包括处理方法）、禁忌、注意等作出结论。并根据其临床意义及数理统计结果，对新药的特点作出客观评价。

中药新药生物等效性试验的技术要求，参照化学药品的有关规定执行。

第七节　中药新药的申报与审批

新药的申报与审批分为临床研究和生产上市 2 个阶段。初审由省级药品监督管理部门负责，复审由国家药品监督管理局负责。

一、申报临床

研究单位在新药基础研究工作完成后，要进行临床研究时，必须向省、自治区、直辖市药品监督管理局提出申请，并报送有关资料及样品。

（一）资料整理

资料要按《新药审批办法》的要求进行准备，资料体例按试验报告形式，文字通顺，简明扼要，准确如实，同时资料编号和标题应与《新药审批办法》该项资料编号和标题一致。每份资料要单独装订。

（二）资料内容（以第三类新药申报资料要求为例）

1 号资料：品种研制工作概况。

2 号资料：名称（包括中文名、汉语拼音）及命名依据。

3 号资料：处方来源，选题目的、选题依据及有关文献资料综述。

5 号资料：制备工艺及其研究资料。

6 号资料：与质量有关的理化性质研究资料及文献资料。

7 号资料：临床试验用药品的原料和成品质量标准草案及起草说明。

8 号资料：临床试验用药品的初步稳定性试验资料及文献资料。

9 号资料：临床试验用样品及其质量检验和卫生标准检验报告书。

13 号资料：与功能主治有关的主要药效学试验资料及文献资料。

15 号资料：动物急性毒性试验资料及文献资料。

16 号资料：动物长期毒性试验资料及文献资料。

20 号资料：处方组成及功能主治，以中医药理论阐述适应病证的病因、病机、治法与方解。

21 号资料：临床试验设计方案及供临床医师参阅的药理、毒理研究结论综述。

（三）资料送审

新药研究单位要将填写好的"新药临床研究申请表"，正式行文的申请临床研究报告，和以上申报资料及原始记录、样品一并报送省级药品监督管理局药品注册处，经省级药品监督管理局初审后，报国家药品监督管理局审批。

（四）临床审批程序

省级药品监督管理局受理新药申报后，要对申报的原始资料进行初审，同时派员对试制条件进行实地考察；省级药品检验所负责对申报新药的质量标准（草案）进行技术复核，并对新药样品进行检验。然后加具初审意见后上报国家药品监督管理局审批临床研究。具体程序：

1. 新药研究单位按要求向省级药品监督管理局上报有关资料、样品等。

2. 省级药品监督管理局对申报资料进行形式审查合格后，发出正式受理通知书和收费通知，并开具样品复核通知书，由省级药检所复核。

3. 申报单位交纳审批费后，由省级药品监督管理局组织专家对新药原始记录进行审查，并对品种研制现场考核，省药检所复核样品。

4. 以上均合格后，方能由省级药品监督管理局组织召开新药审评会，并形成正式书面意见通知申报单位。

5. 对初审基本符合要求的品种，省级药品监督管理局上报国家药品监督管理局审批临床研究。

6. 国家药品监督管理局收到省级药品监督管理局的初审报告后，就向申报单位发出收取审批费的通知。

7. 国家药品监督管理局药品审评中心视不同情况决定审评方式，如会议评审、书面评审等。

8. 审评结果符合临床研究要求的，即由国家药品监督管理局药品审评中心写出报告，由国家药品监督管理局下发批准同意临床研究的批件。

二、申请生产

中药新药在取得药品监督管理局批准的临床研究后，研究单位要与药品监督管理局指定的医院签订临床试验合同，并免费提供药品（包括对照药品），并承担临床试验费用。完成Ⅲ期临床试验后，新药研究单位要向省级药品监督管理局提出生产申请，报送有关资料及样品，经审查后上报国家药品监督管理局，由国家药品监督管理局审核批准，发给新药证书及批准文号。

（一）资料整理

完成临床试验后，新药研究单位在原临床申报资料基础上，按《新药审批办法》的要求，新增相关资料，同时资料编号和标题应与《新药审批办法》该项资料编号和标题一致。每份资料要单独装订。

（二）资料内容（以第三类新药申报资料要求为例）

4号资料：药品使用（试用）说明书样稿及起草说明。

10号资料：生产用药品原料和成品的质量标准及起草说明，并提供对照品及有关资料。

11号资料：药品的稳定性试验资料、结论和药品有效期的有关研究资料及文献资料。

12号资料：连续生产的样品至少3批(中试产品)，及其质量检验和卫生标准检验报告书。

22号资料：临床试验负责单位整理的临床试验总结资料及各临床试验单位的临床试验报告。

（三）资料送审

新药研究单位要将填写好的"新药生产申请表"，正式行文的申请生产的报告，和以上申报资料及原始记录一并报送省级药品监督管理局药品注册处，经初审后，再报国家药品监督管理局审批。

（四）生产审批程序

省级药品监督管理局受理后，同时通知省级药品检验所对药学部分技术资料进行复核，并对新药样品进行检验，然后召开初审会，提出初审意见后上报国家药品监督管理局审批生产。具体程序：

1. 新药研究单位按要求向省级药品监督管理局上报有关资料。

2. 省级药品监督管理局对申报资料进行初审合格后，通知研究单位将全套资料和样品送省药检所。并发出收费通知，交纳审批费。

3. 由省药检所对药学部分技术资料进行复核修订和对新药样品进行检验，并出具综合复核报告。

4. 由省级药品监督管理局组织召开新药初审会，并形成正式书面意见上报国家药品监督管理局审批。

5. 国家药品监督管理局收到省级药品监督管理局的初审报告后，就向申报单位发出收取审批费的通知，并批转药品审评中心组织评审。

6. 国家药品监督管理局可根据审评的需要安排中国药品生物制品检定所进行实验室技术复核。

7. 国家药品监督管理局药品审评中心组织新药评审委员会对申报新药进行审评。

8. 评审合格的药品，由国家药品监督管理局下发批文，颁发"新药证书"和"生产批准文号"。

（傅春华）

第四篇 常用统计学方法

第十六章 总体均数的估计和两均数的假设检验

对数值变量的统计分析，一般先作集中位置和离散程度的描述，然后再进一步作统计推断。本章先讨论均数的抽样误差及 t 分布的特点，从而对总体均数进行估计，再介绍假设检验的一般步骤及两均数假设检验的方法。

第一节 均数的抽样误差与标准误

一、抽样误差与标准误的概念

在同一总体中随机抽取许多同样大小的样本，由于抽样误差的存在，所得各样本均数有大有小，如果总体中的变量值呈正态分布，或虽呈偏态分布但每次抽取的观察单位较多时，这些样本均数的分布是以总体均数为中心的正态分布。若将样本均数看做变量值，可用"标准差"来说明样本均数间的变异程度，这个"标准差"称为样本均数的标准误（standard error of mean，SEM），简称标准误（standard error，$s_{\bar{x}}$）。它反映了 $\bar{x}$ 的离散程度。标准误越大，说明 $\bar{x}$ 的离散程度越大，通过一次抽样得到的某个 $\bar{x}$ 与 μ 的差往往也越大，也就是说抽样误差越大，用 $\bar{x}$ 代表 μ 的可靠性就越小。

二、标准误的计算

$$\sigma_{\bar{x}} = \sigma / \sqrt{n} \qquad \text{（式 16-1）}$$

式中 $\sigma_{\bar{x}}$ 为标准误（理论值），σ 为总体标准差，n 为样本含量。在抽样研究中，σ 常属未知，而是用单一样本的标准差来替代，于是将式 16-1 改写为：

$$s_{\bar{x}} = s / \sqrt{n} \qquad \text{（式 16-2）}$$

式中 $s_{\bar{x}}$ 为标准误（估计值），s 为标准差，n 为样本含量。

这是计算标准误的实用公式，由此可见标准误与标准差成正比，而与样本含量的平方根成反比。我们通常用 $s_{\bar{x}}$ 来说明抽样误差的大小。

三、标准误与标准差的区别与联系

标准误与标准差的概念，应用各不相同，但两者又有一定的联系，其比较列成表 16-1：

表 16-1　　　　　　　　　　　　　　　标准误与标准差的比较

区别	标准误	标准差
离散度	表示样本均数的离散度	表示观察值的离散度
估计范围	作总体均数的区间估计。	作参考值范围估计。
样本大小	随着样本含量的增大，标准误逐渐减小，当 n 趋近于总体时，则标准误趋近于0。	随着样本含量的增大，s 逐渐趋于稳定，当 $n>200$ 时，基本稳定。
两者联系	当样本含量不变时，标准差愈大，标准误也愈大，如均数的标准误与标准差成正比。	

第二节　 t 值与 t 分布

一、t 值

前面曾将变量 x 采用 $u=(X-\mu)/\sigma$ 变换，将一般的正态分布 $N(\mu, \sigma^2)$ 转为标准正态分布 $N(0,1)$，方便了应用。由于样本均数 $\bar{x}$ 也服从正态分布，也可将其采用 $u=(\bar{x}-\mu)/\sigma_{\bar{x}}$ 变换，将正态分布 $N(\mu, \sigma_{\bar{x}}^2)$ 转为标准正态分布 $N(0,1)$，即 u 分布。实际工作中 $\sigma_{\bar{x}}$ 往往不能得到，而以 $s_{\bar{x}}$ 来替代，这时 $\bar{x}$ 采用的不是 u 变换而是 t 变换了，即：

$$t=(\bar{x}-\mu)/s_{\bar{x}}=(\bar{x}-\mu)/(s/\sqrt{n}) \qquad (式16-3)$$

t 值可理解为样本均数与总体均数相差多少个标准误（$s_{\bar{x}}$）。

二、t 分布

1. t 分布：从同一总体中抽取许多大小相同的样本，可得到许多 $\bar{x}$ 及 s，代入式16-3，就可以得到许多的 t 值，将这些 t 值绘成直方图，当样本无限多时，就绘成一条光滑的曲线，这就是 t 分布曲线。这种 t 值的分布就称 t 分布。

2. t 分布的特点：①是单峰分布。以 0 为中心，左、右两侧对称。②形似标准正态分布。当样本含量越小（严格地说是自由度 $\nu=n-1$ 越小），峰越矮，尾越翘；反之尾部越低。当自由度逐渐增大时，则 t 分布逐渐逼近标准正态分布；当 $\nu=\infty$ 时，t 分布就完全成标准正态分布了。所谓尾越翘，是指 t 值分散到尾侧的比例较多，即离散度较大，$s_{\bar{x}}$ 越大的缘故。③t 分布是一簇曲线。一个自由度对应一条 t 分布曲线（图16-1）。

3. t 界值表：为了方便应用，将不同自由度、不同 P 值（或 α 值）的 t 值列成表格，称 t 界值表（附表5）。在 t 界值表中，横标目为自由度 ν，纵标目为概率 P（即检验水准 α），表中数字为相应的 t 界值，常简记为 $t_{\alpha,\nu}$。当 ν 确定后，t 与 α 的关系如 t 界值表右上角插图所示，图

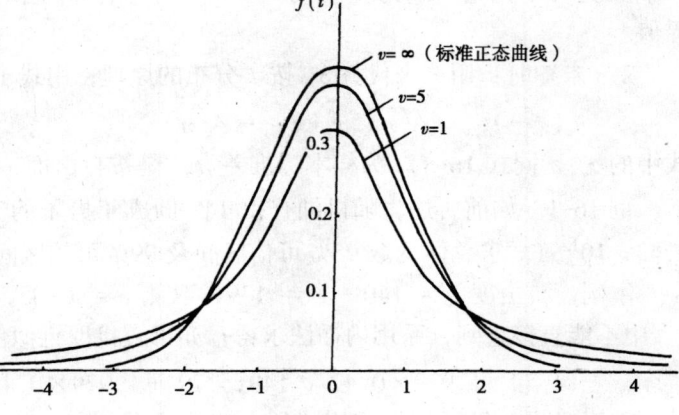

图 16-1　自由度分别为 1、5、∞ 的 t 分布

中阴影部分表示 $t_{\alpha,\nu}$ 以外尾部面积占总面积的百分数 P，P 的意思是从正态总体作随机抽样，

得样本 t 值落在该区间的概率。如单侧 $t_{0.05,25}=1.708$，表示 $\nu=25$，单侧 $P=0.05$ 时，t 的界值为 1.708，理论上 $t\leqslant-1.708$ 者，或 $t\geqslant1.708$ 者，其概率分别为 0.05。同理，双侧 $t_{0.05,25}=2.060$，认为当自由度为 25 时，理论上 $t\leqslant-2.060$ 及 $t\geqslant2.060$ 者合计的概率为 0.05。由 t 界值表还可看出，当自由度相同时，单侧 P 与双侧 $2P$ 的界值相等，如单侧 $t_{0.05,25}=$ 双侧 $t_{0.10,25}$。

第三节　总体均数的估计

统计推断包括参数估计和假设检验 2 个方面。所谓参数估计就是用样本指标（即统计量）来估计总体指标（即参数）。本节就讨论用样本均数来估计总体均数。

一、总体均数的点值估计

点值估计（point estimation）就是以某一样本均数来作总体均数的估计。如随机抽查 140 例成年男子，测得红细胞的均值为 4.79×10^{12}/L，以此值作为某地成年男子的总体均数的估计值，叫"点值估计"。点值估计比较方便、简单。但由于存在抽样误差，不同的样本可能得到不同的估计值，所以其准确度较低。

二、总体均数的区间估计

区间估计（interval estimation）是按一定的概率来估计总体均数在哪个范围。预先给定的概率称为可信度，符号为 $1-\alpha$，常取 95% 或 99%，按此确定的可信区间分别称为 95% 或 99% 可信区间。意思是说，从被估计的总体中随机抽取若干个含量为 n 的样本，由每个样本计算出一个 95% 可信区间，理论上有 95% 的可信区间将包含被估计的总体均数。以样本对 95% 可信区间作估计时，被估计的总体均数不在该区间的概率 α 是很小的，仅 5%。

（一）μ 可信区间的计算

总体均数可信区间的计算方法随总体标准差 σ 是否已知而异。现分述如下：

1. σ 已知时：可按正态分布原理，由式 16-4 估计 μ 的 $1-\alpha$ 可信区间：

$$(\bar{x}-u_{\alpha}\cdot\sigma/\sqrt{n}，\bar{x}+u\cdot\sigma/\sqrt{n}) \tag{式 16-4}$$

式中 n 为样本含量，$\bar{x}$ 为样本均数。σ 为总体标准差，u_{α} 是按 $\nu=\infty$ 由 t 界值表查得的界值。

2. σ 未知时：用 s 来代替 σ，按 t 分布的原理，用式 16-5 来估计 μ 的 $1-\alpha$ 可信区间：

$$(\bar{x}-t_{\alpha,\nu}\cdot s/\sqrt{n}，\bar{x}+t_{\alpha,\nu}\cdot s/\sqrt{n}) \tag{式 16-5}$$

式中的 $\bar{x},n$ 同式 16-4，s 为样本标准差。$t_{\alpha,\nu}$ 是按自由度 $\nu=n-1$，由 t 界值表查得的 t 界值。

例 16-1　如前所述，随机抽查得 140 例成年男子的红细胞数，$\bar{x}=4.79\times10^{12}$/L，$s=0.42\times10^{12}$/L，求总体均数 95% 可信区间及 99% 可信区间。

本例，自由度 $\nu=140-1=139$，双侧 $\alpha=0.05$，查 t 界值表，得 $t_{0.05,139}=1.979$（表中不能直接查到，系用内插法求得；亦可直接取近似值），按式 16-5 得

$$(4.79-1.979\times0.42/\sqrt{140},4.79+1.979\times0.42/\sqrt{140})=(4.72,4.86)$$

因而对成年男子红细胞均数的点值估计为 4.72×10^{12}/L，其 95% 可信区间为（4.72×10^{12}/L，4.86×10^{12}/L）。仿此，也可求得 99% 可信区间：

$$(4.79-2.616\times0.42/\sqrt{140},4.79+2.616\times0.42/\sqrt{140})=(4.70,4.88)$$

其 99% 可信区间为 $(4.70 \times 10^{12}/L, 4.88 \times 10^{12}/L)$

在报告结果时,可将点估计与区间估计同时写出,如本例 95% 可信区间可写成:$4.79 \times 10^{12}/L$ $(4.72 \times 10^{12}/L, 4.86 \times 10^{12}/L)$。若只用点估计,为了说明估计的精密度,应同时写明标准误。

应当注意:当 ν 趋向 ∞ 时,t 分布就趋向于标准正态分布(即 u 分布),故当样本含量足够大时,式 16-5 中的 $t_{\alpha,\nu}$ 可近似地用 u_α 来代替,于是式 16-5 可近似地用式 16-6 来代替:即

$$(\bar{x} - u_\alpha \cdot s/\sqrt{n}, \ \bar{x} + u_\alpha \cdot s/\sqrt{n}) \qquad\qquad (\text{式 } 16\text{-}6)$$

此时计算 95% 可信区间,$u_{0.05} = 1.96$,99% 可信区间,$u_{0.01} = 2.58$。

（二）可信区间的 2 个要素

1. 准确度（accuracy）：就是可信区间包含 μ 的概率大小,与可信度 $1 - \alpha$ 成正比,如可信度 99% 比 95% 的准确度高。

2. 精密度（precision）：也就是可信区间的长度,长度越小则精密度越高。当 n 确定时,准确度越高则精密度越低,所以两者矛盾。在实际工作中往往兼顾两者。以 95% 可信区间更为常用。当 $1 - \alpha$ 确定时,n 越大,$t_{\alpha,\nu}$ 和 $s_{\bar{x}}$ 越小,则精密度越高。

（三）可信区间与可信限的关系

可信区间（confidence interval,简记为 CI）和可信限（confidence limit,简记为 CL）是互有联系又有区别的两个概念。如例 16-1 求得 95% 可信区间为 $(4.72 \times 10^{12}/L, 4.86 \times 10^{12}/L)$,其中 $4.72 \times 10^{12}/L$ 称为可信区间的下限（lower limit）,$4.86 \times 10^{12}/L$ 称为可信区间的上限（upper limit）,是指两个点值;可信区间是以上、下可信限为界的一个范围。故可信限可写作 $\bar{x} \pm t_{\alpha,\nu} \cdot s_{\bar{x}}$;可信区间则常写作 $(\bar{x} - t_{\alpha,\nu} \cdot s_{\bar{x}}, \ \bar{x} + t_{\alpha,\nu} \cdot s_{\bar{x}})$。

（四）可信区间与参考值范围的区别

可信区间和参考值范围的意义,算法均不同。如 95% 参考值范围一般是指同质总体中约有 95% 的个体值在此范围内,若总体为正态分布,常按 $\bar{x} \pm 1.96s$ 计算;而 95% 可信区间是按 95% 可信度估计的总体参数,常按 $\bar{x} \pm t_{\alpha,\nu} s_{\bar{x}}$ 计算。前者用标准差,后者用标准误。

第四节　假设检验的一般步骤

一、建立假设

根据研究目的,资料的类型和单双侧检验而建立不同的假设。若是数值变量资料常作均数间的比较,分类资料常作率或构成比的比较。

假设有 2 种:一种是检验假设（hypothesis under test）或称无效假设（null hypothesis）,符号为 H_0,是按反证法的思想提出的。它是假设总体指标等于某一定值如 $\mu_d = 0$,或各总体指标相等如 $\mu_1 = \mu_2$,以及总体符合某一定的分布。另一种是备择假设（alternative hypothesis）,符号为 H_1,是与 H_0 相对的。假设检验是针对 H_0 被拒绝或不拒绝,H_1 是否被接受取决于 H_0 拒绝与否。假设检验可分为 2 种情况。例如已知 20 名脾虚男病人的脉搏均数 $\bar{x}$ 和健康男人的总体脉搏均数 μ_0,设脾虚男病人的脉搏总体均数为 μ。①研究目的是推断两总体均数有无差别。不管脾虚男病人的脉搏均数高于或低于健康男子,两种可能性均有,研究者都同等关心。备择假设应为 H_1:$\mu \neq \mu_0$,称为双侧检验（two-sided test）;②若根据专业知识,能排除一侧的情况,如脾虚男病人的脉搏均数不会低于（或高于）健康男

子；或研究者只关心脾虚男病人的脉搏均数是否高于（或低于）健康男子，备择假设应为 H_1：$\mu > \mu_0$（或 $\mu < \mu_0$），称为单侧检验 (one-sided test)。

如此可列出以下假设：

	目的	H_0	H_1
双侧检验	是否 $\mu = \mu_0$	$\mu = \mu_0$	$\mu \neq \mu_0$
单侧检验	是否 $\mu > \mu_0$	$\mu = \mu_0$	$\mu > \mu_0$
	是否 $\mu < \mu_0$	$\mu = \mu_0$	$\mu < \mu_0$

二、确定检验水准

检验水准也称显著性水准 (significance level)，符号为 α，它是作假设检验时预先确定的用于作为判断小概率事件的水准，以便由 P 值与 α 的关系决定对 H_0，H_1 的取舍。也就是 I 类错误的概率。它的大小是根据具体情况人为规定的，一般取 0.05 或 0.01。

三、选定检验假设方法和计算检验统计量

根据设计的类型、资料的类型和分布、统计推断的目的以及 n 的大小选用不同的检验方法，并计算相应的检验统计量。如完全随机实验中，已知的样本均数与总体均数比较，n 又不大，可用 t 检验，计算统计量 t 值。

四、求 P 值

P 值是指在 H_0 所规定的总体中作随机抽样，获得等于及大于（或等于及小于）现有统计量的概率。也就是差异来自抽样误差的概率。由自由度，查有关检验的界值表，可确定 P 值的大小。而应用统计软件计算检验统计量的同时也就算出了确切的 P 值。P 值越小，说明差异来自抽样误差的可能性越小，来自本质差异的可能性越大。

五、作出推断结论

当 $P \leqslant \alpha$ 时，结论为按所取检验水准拒绝 H_0，接受 H_1；当 $P > \alpha$ 时，结论为按所取的检验水准不拒绝 H_0，此时不接受 H_1。

如 $|t| \geqslant t_{0.05,\nu}$，则认为由该总体抽到这样大和比这更大的 t 值的可能性很小，$P \leqslant 0.05$，应拒绝 H_0，接受 H_1，一般常称为两总体均数差别有显著性。

如 $|t| < t_{0.05,\nu}$，则认为由该总体抽到这样大和比这更大的 t 值的概率 $P > 0.05$，因而不能否定差别是抽样误差所致，应接受 H_0，一般认为两总体均数差别无显著性。详见表 16-2。

表 16-2　　　　　　　　　　$|t|$ 值与假设检验结果的关系

$|t|$ 值	检验水准	P 值	结论
$< t_{0.05,\nu}$	$\alpha = 0.05$	> 0.05	不拒绝 H_0，不接受 H_1
$\geqslant t_{0.05,\nu}$	$\alpha = 0.05$	$\leqslant 0.05$	拒绝 H_0，接受 H_1
$\geqslant t_{0.01,\nu}$	$\alpha = 0.01$	$\leqslant 0.01$	拒绝 H_0，接受 H_1

第五节　样本均数与总体均数的比较

样本均数与已知总体均数（一般为理论值、标准值或大量观察所得的稳定值等）比较的目的，是推断样本所代表的未知总体均数与已知的总体均数是否相等。它分为 3 种情况：

①正态分布的资料，若是大样本或样本虽小但总体标准差 σ 已知时，可用 u 检验。u 值的计算公式为：

$$u = |\bar{x} - \mu| / (\sigma/\sqrt{n}) \qquad\qquad (式16\text{-}7)$$

式中 $\bar{x}$ 为样本均数，μ 为总体均数，n 为样本含量。

②σ 未知的小样本正态分布资料可用 t 检验，t 值的计算公式为：

$$t = |\bar{x} - \mu| / (s/\sqrt{n}) \qquad \nu = n - 1 \qquad (式16\text{-}8)$$

式中 $\bar{x}$，μ，n 的含义与式 16-7 相同，s 为样本标准差。

③对于非正态分布或分布类型未知的资料，可用非参数检验，或作变量变换后再处理。

例 16-2　已知正常成年男子脉搏均数为 72 次/min，现随机检查了 20 名慢性胃炎所致脾虚的男病人，其脉搏均数为 74.3 次/min，标准差为 6.4 次/min。问此类脾虚男病人的平均脉搏是否与正常成年男子不同？

1. H_0：$\mu = \mu_0$；H_1：$\mu \neq \mu_0$。$\alpha = 0.05$，双侧检验。

2. 本例 $n = 20$，$\bar{x} = 74.3$ 次/min，$\mu = 72$ 次/min，$s = 6.4$，代入式 16-8 得：

$$t = \frac{|74.3 - 72|}{6.4/\sqrt{20}} = 1.607$$

3. $\nu = 20 - 1 = 19$，查 t 界值表，得 $t_{0.05,19} = 2.093$，$P > 0.05$

4. 按 $\alpha = 0.05$ 水准，接受 H_0，故认为此类脾虚男病人的脉搏数与正常成年男子相同。

第六节　成对资料均数的 t 检验

成对（配对）比较的 t 检验适用于下列情况：受试对象配成对子，每对中的 2 个受试实验对象分别给予不同的处理，观察某一指标的变化；观察同一批对象实验前后某种指标的变化；相同样本 2 种实验方法的比较等。要求这类资料符合正态性和配对方差齐性。处理时先假设成对资料差数的总体均数为 0，再检验样本差数的均数与 0 之间差别有无显著性。计算公式为：

$$t = \frac{|\bar{d} - 0|}{s_{\bar{d}}} \qquad\qquad (式16\text{-}9)$$

$$\bar{d} = \frac{\Sigma d}{n} \qquad\qquad (式16\text{-}10)$$

$$s_d = \sqrt{\frac{\Sigma d^2 - (\Sigma d)^2/n}{n - 1}} \qquad\qquad (式16\text{-}11)$$

$$s_{\bar{d}} = s_d/\sqrt{n} \qquad\qquad (式16\text{-}12)$$

式中 d 为各个对子数值的差数，$\bar{d}$ 为差数均数，s_d 为差数的标准差，$s_{\bar{d}}$ 为差数的标准误。

例 16-3　为研究三棱莪术液的抑瘤效果，将 20 只小白鼠配成 10 对，然后把每对中的 2 只动物随机分到实验组和对照组中。两组动物都接种肿瘤，实验组在接种肿瘤 3 天后注射 30% 的三棱莪术液 0.5mL，对照组不加任何处理。测量瘤体直径如表 16-3，问两组瘤体大小是否有差异？

1. H_0：$\mu_d = 0$；H_1：$\mu_d > 0$

2. $\alpha = 0.05$，单侧。

3. 本例 $n = 10$，$\Sigma d = 21.6$，$\Sigma d^2 = 62.36$，

$\bar{d} = 21.6/10 = 2.16$ (cm)

$s_d = \sqrt{\dfrac{62.36 - (21.6)^2/10}{10-1}}$

$\quad = 1.321$ (cm)，

$s_{\bar{d}} = 1.321/\sqrt{10}$

$\quad = 0.418$ (cm)

按式 16-9：

$t = \dfrac{2.16}{0.418} = 5.167$

4. $\nu = 10 - 1 = 9$，查 t 界值表，得单侧 $t_{0.05,9} = 1.833$，故 $P < 0.05$。

5. 按 $\alpha = 0.05$ 水准，拒绝 H_0，接受 H_1。可认为注射三棱莪术液有抑瘤作用。

表 16-3　　三棱莪术液抑瘤实验的结果（cm）

小白鼠对子数	对照组	注射药液组	d	d^2
1	3.6	3.0	0.6	0.36
2	4.5	2.3	2.2	4.84
3	4.2	2.4	1.8	3.24
4	4.4	1.1	3.3	10.89
5	3.7	4.0	-0.3	0.09
6	5.6	3.7	1.9	3.61
7	7.0	2.7	4.3	18.49
8	4.1	1.9	2.2	4.84
9	5.0	2.6	2.4	5.76
10	4.5	1.3	3.2	10.24
合计			21.6	62.36

第七节　成组资料两样本均数的比较

一、成组资料两样本均数比较的 t 检验

成组比较亦称两样本均数比较。目的是推断两样本分别代表的两总体均数 μ_1 与 μ_2 是否相等。满足正态性和方差齐性时，可用 t 检验。t 值的计算需先按式 16-13 或式 16-14 求出合并方差（conbined variance）s_c^2，再按式 16-15 求出两均数之差的标准误 $s_{\bar{x}_1 - \bar{x}_2}$，最后按式 16-16 算出 t 值。

$$s_c^2 = \dfrac{\Sigma X_1^2 - (\Sigma X_1)^2/n_1 + \Sigma X_2^2 - (\Sigma X_2)^2/n_2}{n_1 + n_2 - 2} \qquad \text{（式 16-13）}$$

或　$$s_c^2 = \dfrac{(n_1-1)s_1^2 + (n_2-1)s_2^2}{n_1 + n_2 - 2} \qquad \text{（式 16-14）}$$

式中 s_c^2 为合并方差，n_1 及 n_2 分别为两样本含量，X_1 及 X_2 分别为两样本观察值，s_1 及 s_2 分别为两样本的标准差；分子为两样本离均差平方和的合计，即 $\Sigma(X_1 - \bar{x}_1)^2 + \Sigma(X_2 - \bar{x}_2)^2$，而 $\bar{x}_1$ 及 $\bar{x}_2$ 分别为两样本均数；分母为两样本自由度的和，即 $(n_1 - 1) + (n_2 - 1)$。

$$s_{\bar{x}_1 - \bar{x}_2} = \sqrt{s_c^2 \left(\dfrac{1}{n_1} + \dfrac{1}{n_2} \right)} \qquad \text{（式 16-15）}$$

$$t = \dfrac{|\bar{x}_1 - \bar{x}_2|}{s_{\bar{x}_1 - \bar{x}_2}} \qquad \nu = n_1 + n_2 - 2 \qquad \text{（式 16-16）}$$

式中 $s_{\bar{x}_1 - \bar{x}_2}$ 为两均数之差的标准误，ν 为自由度。

例 16-4　某医师要观察自拟中药方"降压百灵丹"对原发性高血压的疗效，将诊断为 II 期高血压的 20 名患者随机分为 2 组，一组用上述中药治疗，另一组用西药治疗，3 个月后观察舒张压下降的幅度（mmHg），结果如下，试比较两药的降压效果。

中药组（X_1）：　　12　17　13　8　4　10　9　12　10　7

西药组（X_2）：　　11　8　12　13　9　10　8　0　7　16

1. $H_0: \mu_1 = \mu_2$; $H_1: \mu_1 \neq \mu_2$

2. $\alpha = 0.05$，双侧检验。

3. 本例 $n_1 = 10$，$\bar{x}_1 = 10.20$，$s_1 = 3.58$；$n_2 = 10$，$\bar{x}_2 = 9.40$，$s_2 = 4.27$。

$$s_c^2 = \frac{(10-1) \times 3.58^2 + (10-1) \times 4.27^2}{10+10-2} = 15.52$$

$$s_{\bar{x}_1 - \bar{x}_2} = \sqrt{15.52\left(\frac{1}{10} + \frac{1}{10}\right)} = 1.762$$

在成组 t 检验中，如果 $n_1 = n_2 = n$，则 $s_{\bar{x}_1 - \bar{x}_2}$ 可由下式求得：

$$s_{\bar{x}_1 - \bar{x}_2} = \sqrt{\frac{s_1^2 + s_2^2}{n}} \qquad \text{（式 16-17）}$$

如以本例 s_1、s_2 和 n 代入式 16-17，则

$$s_{\bar{x}_1 - \bar{x}_2} = \sqrt{\frac{3.58^2 + 4.27^2}{10}} = 1.762$$

由此可见，以式 16-15 与式 16-17 计算结果一致。

不论使用哪个公式，在计算得 $s_{\bar{x}_1 - \bar{x}_2}$ 后，仍按式 16-16 求 t 值：

$$t = \frac{10.20 - 9.40}{1.762} = 0.454$$

4. $\nu = 10 + 10 - 2 = 18$，查 t 界值表，得 $t_{0.05,18} = 2.101$，$P > 0.05$。

5. 按 $\alpha = 0.05$ 水准不拒绝 H_0，即两药降压效果差别无显著性。

二、成组资料两样本几何均数比较的 t 检验

对于用几何均数表示其平均水平的资料，作两样本几何均数的比较就是推断它们各自所代表的两总体几何均数是否相等。要求对数变量呈正态性和方差齐性。其检验方法是将观察值全部取对数后，按两个算术均数比较的 t 检验一样进行。公式如下：

$$t = \frac{|\lg G_1 - \lg G_2|}{s_{\lg G_1 - \lg G_2}}, \quad (\nu = n_1 + n_2 - 2) \qquad \text{（式 16-18）}$$

$$s_c^2 = \frac{\sum(\lg X_1)^2 - (\sum \lg X_1)^2/n_1 + \sum(\lg X_2)^2 - (\sum \lg X_2)^2/n_2}{n_1 + n_2 - 2} \qquad \text{（式 16-19）}$$

$$s_{\lg G_1 - \lg G_2} = \sqrt{s_c^2(1/n_1 + 1/n_2)} \qquad \text{（式 16-20）}$$

例 16-5 为了研究补益法对预防注射的效果有无增强作用，将观察对象分为 2 组。甲组 24 人，用补益法加预防注射；乙组 22 人，只用预防注射。免疫处理后采血，分别测定抗体滴度，结果如表 16-4（用滴度倒数），问两组免疫效果有无差别？

表 16-4　两种免疫处理方法的结果

抗体滴度	4	8	16	32	64	128	256
甲组人数	4	4	2	8	1	3	2
乙组人数	3	4	3	7	2	2	1

1. $H_0: \mu_1 = \mu_2$，$H_1: \mu_1 \neq \mu_2$

2. $\alpha = 0.05$

3. 本例 $n_1 = 24$，$n_2 = 22$

$$\sum \lg X_1 = 4\lg 4 + 4\lg 8 + 2\lg 16 + \cdots + 2\lg 256 = 33.411$$

$$\sum(\lg X_1)^2 = 4(\lg 4)^2 + 4(\lg 8)^2 + 2(\lg 16)^2 + \cdots + 2(\lg 256)^2 = 53.9076$$

$$\lg G_1 = (\sum \lg X_1)/n_1 = 33.411/24 = 1.392$$

同理得：$\sum \lg X_2 = 29.799$，$\sum(\lg X_2)^2 = 45.7535$，$\lg G_2 = 1.355$

$$s_c^2 = \frac{53.9076 - (33.411)^2/24 + 45.7535 - (29.799)^2/22}{24 + 22 - 2} = 0.2906$$

$$s_{\lg G1 - \lg G2} = \sqrt{0.2906\left(\frac{1}{24} + \frac{1}{22}\right)} = 0.1591$$

$$t = \frac{|1.392 - 1.355|}{0.1591} = 0.233$$

4. $\nu = 24 + 22 - 2 = 44$

查 t 界值表，无 $\nu = 44$ 栏，以 $\nu = 40$ 代替，$t_{0.05,40} = 2.021$，$P > 0.05$，按 $\alpha = 0.05$ 水准不拒绝 H_0，可认为该补益法对预防注射的抗体生成无增强作用。

三、两个大样本均数比较的 u 检验

当两样本含量均较大，比如均大于 50 或 100，或 n 虽小但 σ 已知的正态分布资料，可按正态近似原理，用 u 检验。其计算较 t 检验简单，结果亦很接近。计算公式为：

$$u = \frac{|\bar{x}_1 - \bar{x}_2|}{s_{\bar{x}_1 - \bar{x}_2}} \tag{式 16-21}$$

$$s_{\bar{x}_1 - \bar{x}_2} = \sqrt{\frac{s_1^2}{n_1} + \frac{s_2^2}{n_2}} \tag{式 16-22}$$

u 检验时 $\alpha = 0.05$ 的临界值是固定的，不必查表，双侧检验时为 1.9600，单侧检验时为 1.6449。

第八节　方差不齐时两小样本均数的比较

一、两个方差的齐性检验

用 t 检验比较两样本均数的差别，其先决条件是两总体方差相等，即 $\sigma_1^2 = \sigma_2^2$。对于两样本方差不等是否由抽样误差所致，需用方差齐性检验，按式 16-23 计算 F 值。

$$F = s_1^2/s_2^2 \tag{式 16-23}$$

$$\nu_1 = n_1 - 1, \quad \nu_2 = n_2 - 1$$

式中 s_1^2 为较大的样本方差，s_2^2 为较小的样本方差，相应的自由度分别为 ν_1 和 ν_2，相应的样本含量分别为 n_1 和 n_2。求得 F 值后，查方差齐性检验用 F 界值表确定 P 值，作出结论。

例 16-6　有人比较单味大黄与西药（抗血纤溶芳酸）治疗急性上消化道出血的效果，以止血天数为指标，算得结果如下，试检验两个方差的齐性。

西药治疗组：$n_1 = 20$，$\bar{x}_1 = 6.90$ 天，$s_1 = 2.90$ 天

单味大黄组：$n_2 = 30$，$\bar{x}_2 = 1.50$ 天，$s_2 = 0.88$ 天

1. H_0：$\sigma_1^2 = \sigma_2^2$，H_1：$\sigma_1^2 \neq \sigma_2^2$。$\alpha = 0.05$

2. $F = \dfrac{2.90^2}{0.88^2} = 10.86$

3. $\nu_1 = 20 - 1 = 19$，$\nu_2 = 30 - 1 = 29$

查方差齐性检验用 F 界值表，得 $F_{0.05}(19, 29) = 2.21$，本例 $P < 0.05$，按 $\alpha = 0.05$ 水准拒绝 H_0，接受 H_1，可认为两个总体方差不齐。

二、t' 检验

方差不齐时两小样本均数的比较，可采用适当的变量变换，使达到方差齐的要求（参见

本书第十七章第六节）再作 t 检验；或用不要求方差齐的方法比较其分布如秩和检验；或用近似法 t' 检验。即按式 16-24 求统计量 t' 值。由于 t' 不服从 t 分布，故需另按式 16-26 求界值 t_α'。

$$t' = \frac{|\bar{x}_1 - \bar{x}_2|}{s_{\bar{x}_1 - \bar{x}_2}'} \qquad\qquad\qquad (式16\text{-}24)$$

$$s_{\bar{x}_1 - \bar{x}_2}' = \sqrt{\frac{s_1^2}{n_1} + \frac{s_2^2}{n_2}} \qquad\qquad\qquad (式16\text{-}25)$$

$$t_\alpha' = \frac{s_1^2/n_1 \cdot t_{\alpha,\nu_1} + s_2^2/n_2 \cdot t_{\alpha,\nu_2}}{s_1^2/n_1 + s_2^2/n_2} \qquad\qquad\qquad (式16\text{-}26)$$

$$\nu_1 = n_1 - 1, \quad \nu_2 = n_2 - 1$$

当确定 α 后，t_{α,ν_1} 和 t_{α,ν_2} 可分别按 ν_1 和 ν_2 由 t 界值表查得。t_α' 意为两个 t 界值以其相应的标准误作权数的加权均数。有了 t' 及校正界值 t_α' 就可得 P 值，作出结论。

例 16-7　由例 16-6 已知两组总体方差不齐，试比较其均数有无差别？

1. H_0：$\mu_1 = \mu_2$；H_1：$\mu_1 \neq \mu_2$。$\alpha = 0.05$

2. 按式 16-24 和式 16-25 得

$$s_{\bar{x}_1 - \bar{x}_2}' = \sqrt{\frac{2.90^2}{20} + \frac{0.88^2}{30}} = 0.668$$

$$t' = \frac{|6.90 - 1.50|}{0.668} = 8.084$$

$\nu_1 = 20 - 1 = 19$，$\nu_2 = 30 - 1 = 29$，查 t 界值表，得双侧 $t_{0.05,19} = 2.093$，$t_{0.05,29} = 2.045$，代入式 16-26 得

$$t_{0.05}' = \frac{(2.90)^2/20 \times 2.093 + (0.88)^2/30 \times 2.045}{(2.90)^2/20 + (0.88)^2/30} = 2.090$$

3. 本例 $t' > t_{0.05}'$，则 $P < 0.05$，按 $\alpha = 0.05$ 水准，拒绝 H_0，接受 H_1，可认为单味大黄组治疗上消化道出血效果优于西药组。

关于 t' 检验的说明：

1. 当 $n_1 = n_2 = n$ 时，则 $\nu_1 = \nu_2 = \nu$，于是用式 16-24 求得的 t' 值与用式 16-16 求得的 t 值相等，故当两样本含量相等时，直接用 t 检验较为方便，只是查 t 界值表时，自由度用 $n-1$，而不用 $2(n-1)$。

2. 当样本含量足够大时，譬如 n_1，n_2 均大于 50 时，界值 t 的变化很小，即使 $n_1 \neq n_2$，t_{α,ν_1} 亦近似于 t_{α,ν_2}，在这种情况下，为简便起见，亦可直接用 t 检验法。但是统计量 t 值正好在 t_α 附近时，下结论要慎重。

第九节　假设检验时应注意的问题

1. 严格掌握假设检验的前提：假设检验的前提是科学的统计学设计。如随机抽样和分组、注意组间的均衡性和资料的可比性、尽量减少或消除混杂因素的影响。要记住：任何统计方法都不能弥补设计上的缺陷。

2. 正确选用假设检验的方法：每一种假设检验均有其适用条件，要按照设计类型、资

料性质、分布类型和样本大小等情况选择合适的检验方法。如同为数值变量资料，配对设计与完全随机设计的 t 检验不同；同为完全随机设计的两样本均数比较，若样本较大既可用 u 检验又可用 t 检验；同为两小样本均数的比较，若方差齐可用 t 检验，否则只能用 t' 检验或秩和检验。

3. 检验水准是人为规定的：在一般的情况下确定 $\alpha = 0.05$，是考虑到犯 I 类、II 类错误的概率都不是很大。但在特殊需要时，α 的大小是可以改变的。如筛选抗癌中药，可将 α 定为 0.10 甚至 0.20，这样虽然增加了误选的机会，但却减少了漏选的概率。

4. 合理确定单、双侧检验：单双侧的选取是由研究目的、结合专业知识决定的，如欲了解 A、B 两药同用治疗某病是否比只用 A 药好，由药理知识知道 A、B 两药有相加或相乘作用，但不可能有拮抗作用，这时就可用单侧检验。否则，A、B 两药联合作用的机理不清楚，就只能用双侧检验了。由于 ν 相同时，单侧 t_α 小于双侧的 t_α。所以单侧检验更容易得出差别有显著性的结论。

5. 科学地解释假设检验的结论：对于某一组资料，α 与单、双侧检验已经确定，若接受 H_0，可能是被研究事物与对比事物并无差异，或 n 较小使抽样误差较大，如增加 n 有可能就拒绝 H_0；若接受 H_1，认为两者间有差别，其意义只是统计学意义上的差异，而非数量上的差别大小。至于这种统计学意义上的差别是否有实用价值还得由专业知识决定。应当牢记：在作结论时，接受 H_0 会犯 II 类错误，而接受 H_1 会犯 I 类错误。

第十节　可信区间与假设检验的关系

本章已述及用可信区间估计总体均数在什么范围（即量的大小）；用假设检验推断两总体均数有无差别（即质的不同）。那么两者有何关系呢？

一、可信区间与假设检验的结论一致

1. 双侧检验时：如例 16-2，H_0：$\mu = \mu_0$；H_1：$\mu \neq \mu_0$；$\alpha = 0.05$。这里关心的是 $\mu = \mu_0$ 能成立吗？故求 μ 的双侧 95% 可信区间。按式 16-5：

$$(\bar{x} - t_{0.05,19} \cdot s_{\bar{x}}, \bar{x} + t_{0.05,19} \cdot s_{\bar{x}}) = (74.3 - 2.093 \times 6.4 / \sqrt{20}, 74.3$$
$$+ 2.093 \times 6.4 / \sqrt{20}) = (71.3, 77.3)(次/\min)$$

现 $\mu_0 = 72$ 次/min，在此可信区间内，故按 $\alpha = 0.05$ 水准，接受 H_0，结论与例 16-2 的 t 检验一致。

2. 单侧检验时：μ 的上侧 $1 - \alpha$ 可信区间为：

$$\mu > \bar{x} - t_{\alpha,\nu} (s / \sqrt{n}) \qquad\qquad (式 16-27)$$

μ 的下侧 $1 - \alpha$ 可信区间为：

$$\mu < \bar{x} + t_{\alpha,\nu} (s / \sqrt{n}) \qquad\qquad (式 16-28)$$

$t_{\alpha,\nu}$ 为单侧界值。

如例 16-3，H_0：$\mu_d = 0$，H_1：$\mu_d > 0$；$\alpha = 0.05$，这里关心的是 $\mu_d > 0$ 吗？按式 16-27，μ_d 的上侧 95% 可信区间为 $\mu_d > d - t_{0.05,9} s_{\bar{d}} = 2.16 - 1.833 \times 0.418 = 1.394$（cm），也就是 $\mu_d > 1.394$cm 的概率为 0.95。现 $\mu_d = 0$，不在此区间内，故按 $\alpha = 0.05$ 水准拒绝 H_0，接受 H_1，与例 16-3 的 t 检验结论相同。

若本例关心的是 $\mu_d < 0$ 吗? 则按式 16-28 求 μ_d 的下侧 95% 可信区间。

上侧可信区间用于估计总体均数 μ 至少是多大,下侧可信区间用于估计总体均数 μ 至多是多大。

二、可信区间比假设检验能提供更多信息

由于可信区间给出了具体的数量范围,不仅能回答差别有无统计学意义,当已知有实际意义的界值时,还能提示差别有无实际意义。如图 16-2 所示:

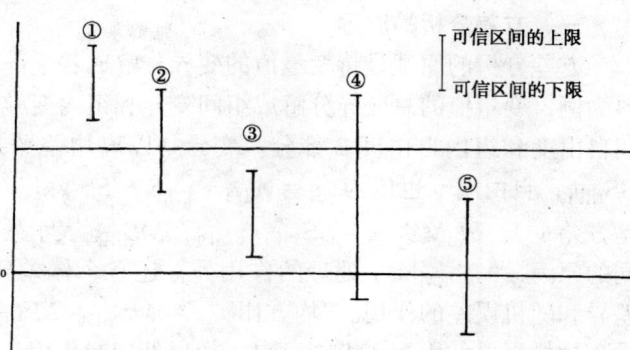

①~③均有统计学意义:其中:①可信区间的下限超过有实际意义的界值,提示既有统计意义又有实际意义;②可信区间包含有实际意义的界值,但不包含 H_0,提示有统计意义,也可能有实际意义;③可信区间的上限不包括有实际意义的界值,下限不包括 H_0,提示仅有统计意义,而无实际意义。④与⑤均无统计意义,其中:④可信区间包含有实际意义的界值和 H_0,提示样本可能太小,尚难作出结论;⑤可信区间的上限在有实际意义的界值以下但包含 H_0,提示既无统计意义也无实际意义,即使增加样本例数,得到有统计意义,也可能没有实际意义。

H_0:无效假设的值　　V_p:有实际意义的界值

图 16-2　可信区间在统计推断上提供的信息

三、可信区间与假设检验互为补充

尽管可信区间用于统计推断可提供较多信息,但它只能揭示在 α 水准上有无统计意义,并不能提供精确的概率。而假设检验能得到一个确切的 P 值,使结论有精确的概率保证。因而两者各有所长,应结合起来应用,所以在报道统计结果时,应同时给出检验统计量、P 值和可信区间。

（石晶　高永刚）

第十七章　方差分析

两个样本均数比较可用 t 检验或 u 检验,多个样本均数比较则用方差分析。方差分析(analysis of variance) 简称 ANOVA,又叫均方分析或变异数分析,由于是英国统计学家 R. A. Fisher 首先提出,故又叫 F 检验。

第一节 方差分析的原理、条件及应用

一、方差分析的原理

方差分析的原理是将变量值的变异分解成若干部分来加以分析,如以完全随机化设计资料为例,变量值的总变异分解成组间变异和组内变异 2 部分,自由度也由总自由度分解为组间自由度和组内自由度 2 部分。变异是以离均差平方和 SS 来表示,因而 $SS_总 = SS_{组间} + SS_{组内}$,自由度 ν 也成为 $\nu_总 = \nu_{组间} + \nu_{组内}$。$SS$ 除以对应的自由度 ν,则成为均方 MS(也就是方差 s^2)。故 $MS_{组间} = SS_{组间}/\nu_{组间}$,$MS_{组间}$ 表示处理所起的作用,它是造成各组均数不相同的原因,$MS_{组间}$ 除了处理的作用外,还有个体差异及随机误差的作用。$MS_{组内}$ 表示个体差异和随机误差的作用。"均方比" $F = MS_{组间}/MS_{组内}$,如果处理不起作用 F 值应为 1,但受到抽样误差的影响 F 应接近 1,如果处理起作用,F 值应大于 1。F 值服从 F 分布,F 值是否有意义,由 F 分布的概率来决定。F 值的分布是偏态的,由 ν_1 及 ν_2 的值可查出 F 值的概率分布(图 17-1),计算出的 F 值查 F 分布界值表来决定相应的 P 值,与 α 水准比较,再决定 H_0 及 H_1 的取舍。

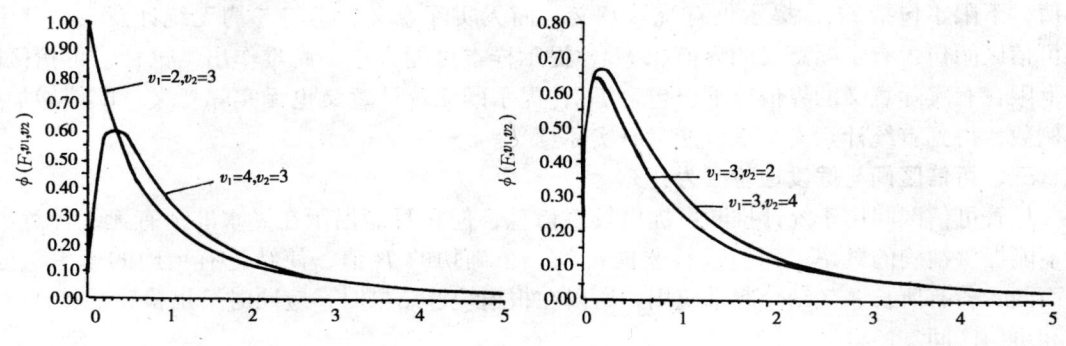

图 17-1 F 分布概率密度函数的图形

F 分布与 t 分布及标准正态分布、χ^2 分布的关系为:$\sqrt{F_{1,\infty}} = t_\infty = u = \sqrt{\chi_1^2}$。

二、方差分析的条件

方差分析的条件是:①各样本为相互独立的随机样本;②各样本均来自正态总体;③各处理组总体方差相等。

三、方差分析的应用

方差分析应用相当广泛,可用于:①2 个或多个样本均数比较;②回归方程的假设检验;③方差齐性检验;④多因素、多水平、有交互作用资料的分析。

第二节 完全随机化设计的方差分析

完全随机化设计的多个样本均数比较也叫单因素方差分析(one-way ANOVA)。它是完全随机化两组资料的扩大。

单因素方差分析公式:

$$SS_{总} = \Sigma X^2 - \frac{(\Sigma X)^2}{N} \qquad\qquad (式\ 17-1)$$

其中 $\frac{(\Sigma X)^2}{N} = C$，为校正数

$$SS_{组间} = \Sigma \frac{(\Sigma X_i)^2}{n_i} - C \quad 或\ \Sigma n_i(\bar{X}_i - \bar{X})^2 \quad 或\ SS_{总} - SS_{组内} \qquad (式\ 17-2)$$

$$SS_{组内} = \Sigma(n_i - 1)s_i^2 = \Sigma SS_i \qquad 或\ SS_{总} - SS_{组间} \qquad (式\ 17-3)$$

$$MS_{组间} = SS_{组间}/\nu_{组间} \qquad\qquad (式\ 17-4)$$

$$MS_{组内} = SS_{组内}/\nu_{组内} \qquad\qquad (式\ 17-5)$$

$$\nu_{组间} = K - 1, \nu_{组内} = N - K \qquad\qquad (式\ 17-6)$$

$$F = MS_{组间}/MS_{组内} \qquad\qquad (式\ 17-7)$$

例 17-1　研究单味中药对小白鼠细胞免疫功能的影响,把 40 只鼠随机分为 4 组,每组 10 只,用药 15 天后,检测 E-玫瑰花结形成率(E-SFC),结果见表 17-1 上半部,试比较各组均数差别有无显著性。

表 17-1　　　　　　　　不同中药对小白鼠 E-SFC 的影响

	对照组	党参组	黄芪组	淫羊藿组		
X_{ij}	14	21	24	35		
	10	24	20	27		
	12	18	22	33		
	16	17	18	29		
	13	22	17	31		
	14	19	17	40		
	12	18	18	35		
	10	23	22	30		
	13	20	19	28		
	9	18	23	36		
ΣX_i	123	200	204	324	851	ΣX
n_i	10	10	10	10	40	N
$\bar{x}_i$	12.3	20.0	20.4	32.4	21.275	$\bar{x}$
ΣX_i^2	1555	4052	4212	10650	20469	ΣX^2
s_i	2.163	2.404	2.366	4.115	32.98	Σs_i^2
SS_i	42.1	52.0	50.4	152.4	296.9	ΣSS_i

本例计算:

1.建立假设,确定检验水准:$H_0:\mu_1 = \mu_2 = \mu_3 = \mu_4$,$H_1$:各总体均数不等或不全等,$\alpha = 0.05$。

2. 计算 F 值:结果见表 17-2。

3. 确定 P 值,作统计推断:本例 F=83.6,查 F 界值表,ν_1 为分子均方自由度,ν_2 为分母均方自由度,本例 $\nu_1 = 3$,$\nu_2 = 36$,得 $F_{0.05(3,36)} = 2.87$,$F_{0.01(3,36)} = 4.38$,故 P<0.01,在 $\alpha = 0.05$ 水准上拒绝 H_0,接受 H_1,可认为 4 个样本均数的总体均数不等或不全等,可以认为 4 个处理效果不同。

说明:①本例如不用 F 检验,而改用多个 t 检验则不仅麻烦,而且会使犯第一类错误 α 增大。②表中符号作了简化如 ΣX_i 实为 $\Sigma_j X_{ij}$ 是指列 i 的变量按行 j 累加。X_{ij} 是指 i 列 j 行的变量值。③表 17-2 列出多种计算法,可选简便者使用,如组内离均差平方和（$SS_{组内}$）可

用 $\Sigma(n_i-1)s_i^2$ 求出,再求 $SS_{组间}=SS_{总}-SS_{组内}$。④ F 检验仅指出 4 组均数总的有无差别,欲知某 2 个之间有无差别,则需作两两比较(见本章第四节)。⑤对方差不齐或非正态分布资料,可用变量变换使成正态后再作 F 检验,或用秩和检验。

表 17-2   单因素方差分析计算表

变异来源	离均差平方和 SS	自由度 ν	均方 MS	F	P
组间	$\begin{cases}\dfrac{(123)^2+(200)^2+(204)^2+(324)^2}{10}-\\ 18105.025=2067.075\\ \text{或 } SS_{总}-SS_{组内}=2363.975-\\ 296.9=2067.075\end{cases}$	$4-1=3$	$\begin{cases}\dfrac{2067.075}{3}=689.025\\ \text{或 } 8.3^2\times10=688.9\\ =689\end{cases}$	$\dfrac{689}{8.24}=83.6<0.01$	
组内	$\begin{cases}\Sigma(n_i-1)s_i^2=\Sigma SS_i=296.9\\ \text{或 } SS_{总}-SS_{组间}=2363.975-\\ 2067.075=296.9\end{cases}$	$40-4=36$	$\begin{cases}\dfrac{296.9}{36}=8.247\\ \text{或 } 32.98/4=8.245\end{cases}$		
总变异	$20469-\dfrac{(851)^2}{40}=2363.975$ $C=(851)^2/40=18105.025$	$40-1=39$			

第三节   随机区组设计资料的方差分析

随机区组设计即配伍组设计,其方差分析也称双因素方差分析(two-way ANOVA),它是配对设计的扩大,随机区组设计比完全随机化设计统计效率高;缺点是计算稍麻烦,如有缺失值则计算更为麻烦。

例 17-2 将 3 种中药复方降血脂制剂与降血脂药安妥明作疗效比较,分别为 4 组,安妥明为 A 组,中药甲复方为 B 组,中药乙复方为 C 组,中药丙复方为 D 组,取品种相同健康的雄性家兔 16 只,按体重不同分成 4 个配伍组(区组),各组动物都同样饲以高脂饮食,并每日灌以不同药物,第 45 天后处死动物,观察其冠状动脉根部动脉粥样硬化斑块大小,其结果如表 17-3 所示,试求不同药物对动脉粥样硬化斑块形成大小有无影响,试求动物不同体重对药物疗效有无影响?

表 17-3   不同降脂药物对冠状动脉硬化斑块面积(cm²)的影响

区组	A组	B组	C组	D组	$\bar{x}_b$	ΣX_b	SS_b
I	0.000	0.283	0.114	0.094	0.12275	0.491	0.041651
II	0.009	0.196	0.146	0.131	0.12050	0.482	0.018893
III	0.003	0.217	0.158	0.065	0.11075	0.443	0.027225
IV	0.001	0.236	0.159	0.087	0.12075	0.483	0.030225
ΣX_i	0.013	0.932	0.577	0.377	1.899(ΣX)		0.117994(ΣSS_b)
$\bar{x}_i$	0.00325	0.23300	0.14425	0.09425			
ΣX_i^2	0.000091	0.221290	0.084557	0.037791	0.343729(ΣX^2)		
s_i	0.00403	0.03712	0.02101	0.02744	0.002588509(Σs_i^2)		
SS_i	0.000049	0.004134	0.001325	0.002258	0.007766(ΣSS_i)		

1．建立假设，确定检验水准：

处理组间：H_0 不同药物对冠状动脉硬化斑块面积影响相同；H_1：不同药物对冠状动脉硬化斑块面积影响不同或不全相同。

区组间：H_0：4 个区组（动物体重不同）对冠状动脉硬化斑块面积影响相同；H_1：动物体重不同对冠状动脉硬化斑块面积影响不同或不全相同。

$\alpha = 0.05$

2．计算 F 值：

$$SS_{总} = \sum X^2 - \frac{(\sum X)^2}{N} = 0.343729 - \frac{1.899^2}{16} = 0.118341 \qquad C = 0.225388$$

$$SS_{处理} = SS_{总} - \sum SS_i = 0.118341 - 0.007766 = 0.110575$$

$$SS_{区组} = SS_{总} - \sum SS_b = 0.118341 - 0.117994 = 0.000347$$

$$SS_{误差} = SS_{总} - SS_{处理} - SS_{区组} = 0.118341 - 0.1110575 - 0.000347 = 0.007419$$

$$MS_{处理} = SS_{处理}/\nu_{处理} = 0.110575/3 = 0.036858$$

$$MS_{误差} = SS_{误差}/\nu_{误差} = 0.007419/9 = 0.000824$$

$$MS_{区组} = SS_{区组}/\nu_{区组} = 0.000347/3 = 0.000116$$

$$F_{处理} = \frac{MS_{处理}}{MS_{误差}} = \frac{0.036858}{0.000824} = 44.7306$$

$$F_{区组} = \frac{MS_{区组}}{MS_{误差}} = \frac{0.000116}{0.000824} = 0.1407$$

表 17-4　　　　　　　　　　　双因素方差分析计算

变异来源	离均差平方和 SS	自由度 ν	均方 MS	F	P
处理组间	0.110575	$3(c-1)$	0.036858	44.7306	<0.01
区组间	0.000347	$3(r-1)$	0.000116	0.14077	>0.05
误差	0.007419	$9(c-1)(r-1)$	0.000824		
总变异	0.118341	15			

3．确定 P 值，作统计推断：$F_{处理} = 44.7306$，查 F 界值表，$F_{0.05(3,9)} = 3.86$，$F_{0.01(3,9)} = 6.99$，故 $P < 0.01$，应接受 H_1，拒绝 H_0，可以认为处理组差异有极显著意义，不同中药复方对动脉粥样硬化斑块的大小有影响。$F_{区组} = 0.14077$，查 F 值表，$0.14077 < 3.86$　$P > 0.05$，应接受 H_0，拒绝 H_1，可为区组间差异不显著，动物体重不同对动脉粥样硬化斑块形成没有影响。

第四节　多个样本均数间的两两比较

多个样本均数间的两两比较又叫多重比较（multiple comparison），如用 t 检验作两个对比，会使犯第一类错误的概率 α 增大，会使本来无差别的两个总体均数判为有差别，例如 6 个样本均数作两两比较，其组合数为 $\binom{2}{6} = \frac{6!}{2!(6-2)!} = 15$ 次，即 15 个对比组，如每次比较检验水准为 $\alpha = 0.05$，则每次比较不犯第一类错误的概率 $= 1 - 0.05$，这样 15 次不犯第一类错误的概率 $= (1-0.05)^{15} = 0.46$，因而犯第一类错误的概率即总的显著性水准变为：$1 - 0.46 = 0.54$，比 0.05 大多了，因此多重比较不宜用前述的 t 检验分别作两两比较。

一、多个样本均数间每两个均数的比较

q 检验又称 Newman-Keuls 法，或 Student-Newman-Keuls 即 SNK 法，用于均数的两两比较。q 值的计算公式如下：

$$q = (\bar{x}_A - \bar{x}_B) \Big/ \sqrt{\frac{MS_{误差}}{2}\left(\frac{1}{n_A} + \frac{1}{n_B}\right)} \qquad\qquad (式 17\text{-}8)$$

式中 $\bar{x}_A$ 及 $\bar{x}_B$ 为两个对比样本均数。$MS_{误差}$ 为方差分析中算得的误差均方（或组内均方），n_A 及 n_B 分别为两对比组的例数。q 检验步骤见例 17-3。

例 17-3　以例 17-1 资料为例，进行均数两两比较。计算步骤如下：

1. 建立假设、确定显著水准：H_0：$\mu_A = \mu_B$，任两对比组 $\bar{x}_A$ 及 $\bar{x}_B$ 的总体均数相等；H_1：$\mu_A \neq \mu_B$，$\alpha = 0.05$。

2. 样本均数排序：结果见表 17-5，由大到小排，再注上组别。

表 17-5　　样本均数排序

处理组次	1	2	3	4
均数	32.4	20.4	20.0	12.3
组别	淫羊藿组	黄芪组	党参组	对照组

3. 列出两两均数比较的 q 检验计算表：

表 17-6　　均数两两比较计算表（q 检验）

对比组 A 与 B	两均数之差 $\bar{x}_A - \bar{x}_B$	组数 a	q 值 $\dfrac{(2)}{0.9081}$	q 界值 $P = 0.05$	q 界值 $P = 0.01$	P 值
(1)	(2)	(3)	(4)	(5)	(6)	(7)
1 与 4	20.1	4	22.13	3.81	4.74	<0.01
1 与 3	12.4	3	13.65	3.46	4.40	<0.01
1 与 2	12.0	2	13.21	2.87	3.85	<0.01
2 与 4	8.1	3	8.92	3.46	4.40	<0.01
2 与 3	0.4	2	0.44	2.87	3.85	>0.05
3 与 4	7.7	2	8.48	2.87	3.85	<0.01

q 值计算中的几点说明：

① 对比组的组合数为 $\binom{n}{x}$ 或 $C_x^n = \dfrac{n!}{X!\,(n-X)!}$，本例组合数为 $\binom{4}{2} = \dfrac{4!}{2!\,(4-2)!} = 6$。

② a 为组数，如 1 与 4，包含 1，2，3，4，故 $a = 4$，余类推。

③ q 值的计算，以 1 与 4 均数比较为例，$MS_{误差}$ 由表 17-2 可查到 8.247。

$$q = (32.4 - 12.3) \Big/ \sqrt{\frac{8.247}{2}\left(\frac{1}{10} + \frac{1}{10}\right)} = 22.13$$

④ 表 17-6 的第（5）及第（6）两列，由附表 11 q 界值表中可查到，当 1 与 4 对比时 $a = 4$，$\nu_误 = 36$。查 q 界值表仅有 $\nu = 30$ 及 $\nu = 40$，查表 $q_{0.05(30,4)} = 3.85$，$q_{0.05(40,4)} = 3.79$。用内插法求 $q_{0.05(36,4)}$。列式求 x，$\dfrac{3.79 - 3.85}{40 - 30} = \dfrac{x - 3.85}{36 - 30}$，$x = 3.814$ 即 $q_{0.05(36,4)} = 3.814$，$q_{0.01(30,4)} = 4.80$，$q_{0.01(40,4)} = 4.70$，解 $\dfrac{4.7 - 4.8}{40 - 30} = \dfrac{x - 4.8}{36 - 30}$，$x = 4.74$，$q_{0.01(36,4)} = 4.74$。其余 q 界值用相似的内插法求出。

⑤ 求出的 q 值与 q 界值比较，定出 P 值（表 17-6 中第 7 列）。

按表 17-6 求出的 P 值作出相应判断，本例可认为各对比组大多有差别，仅黄芪组与党参组相比较没有差别。

二、多个实验组分别与一个对照组均数比较

多个实验组分别与一个对照组均数间的两两比较,可用 Dunnett t 检验,检验统计量为:

$$t_D = (\bar{x}_{实验} - \bar{x}_{对照})/s_{\bar{x}_{实验} - \bar{x}_{对照}} = (\bar{x}_{实验} - \bar{x}_{对照})/\sqrt{MS_{误差}\left(\frac{1}{n_{实验}} + \frac{1}{n_{对照}}\right)} \quad (式\ 17\text{-}9)$$

式中 $\bar{x}_{对照}$、$\bar{x}_{实验}$ 分别为对照组、对比的那个实验组的样本均数;$n_{对照}$、$n_{实验}$ 则分别为其相应的样本例数;$s_{\bar{x}_{实验} - \bar{x}_{对照}}$ 为 $\bar{x}_{实验} - \bar{x}_{对照}$ 的标准误,计算公式为:

$$s_{\bar{x}_{实验} - \bar{x}_{对照}} = \sqrt{MS_{误差}\left(\frac{1}{n_{实验}} + \frac{1}{n_{对照}}\right)} \quad (式\ 17\text{-}10)$$

式中 $MS_{误差}$ 为方差分析中算得的误差均方(单因素方差分析时为组内均方)。

例 17-4 用 Dunnett t 检验,对表 17-1 资料,分别 3 个中药组与对照组比较其对小鼠 E-SFC 影响。方法步骤如下:

1. H_0:3 个中药组与对照组对小鼠 E-SFC 影响相同,H_1:3 个中药组与对照组对小鼠 E-SFC 影响不同。$\alpha = 0.05$。

2. 同 q 检验,需先将样本均数按大小顺序排列,并编秩;本例先将 4 个均数按大小重新排秩,方法和结果同表 17-5。

3. 列出对比的实验组。从样本均数最大的实验组开始,本例结果见表 17-7 第①栏。

4. 分别求各实验组均数与对照组均数的差值($\bar{x}_{实验} - \bar{x}_{对照}$)。结果见表 17-7 第②栏。

表 17-7

表 17-1 资料的 Dunnett t 检验计算表

对比的实验组 ①	$\bar{x}_{对照} - \bar{x}_{实验}$ ②	秩差 T ③	$s_{\bar{x}_{实验} - \bar{x}_{对照}}$ ④	统计量 T_D 值 ⑤	P 值 ⑥
淫羊藿组	20.1	3	1.284	15.65	$P < 0.01$
黄芪组	8.1	2	1.284	6.31	$P < 0.01$
党参组	7.7	1	1.284	6.00	$P < 0.01$

5. 类似于 q 检验求两对比组所包含的组数 a,Dunnett t 检验则是按下式计算对照组均数秩次与对比的实验组均数秩次之差 T。本例结果见表 17-7 第③栏。

$$T = |对照组均数的秩次 - 对比的那个实验组均数的秩次|。$$

6. 按式 17-10 求标准误 $s_{\bar{x}_{实验} - \bar{x}_{对照}}$。本例结果见表 17-7 第④栏。

7. 按式 17-9 计算检验统计量 t_D 值。本例结果见表 17-7 第⑤栏。

8. 用 α,$\nu = \nu_{误差}$ 及 T 的数值查附表 12 Dunnett t 界值表,得界值 $t_{\alpha(\nu, T)}$,如果附表 12(Dunnett t 界值表)中未列出所需的界值 $t_{\alpha(\nu, T)}$ 时,可查就近的界值估计;或者先查出相邻的两界值,再用内插法计算公式求未列出的界值。本例,单因素方差分析已求得 $\nu_{误差} = 36$。淫羊藿组与对照组比较时,$\nu = \nu_{误差} = 36$,$T = 3$,附表 12-2 双侧 Dunnett t 界值表中没有列出 $t_{0.01(36,3)}$ 的值,但可查得相邻 $t_{0.01(36,3)}$ 的界值 $t_{0.01(30,3)} = 3.17$,$t_{0.01(40,3)} = 3.10$,从而估计出 $3.10 < t_{0.01(36,3)} < 3.17$。余仿此。

9. 将 Dunnett t 检验的统计量 t_D 值同 Dunnett t 界值比较。本例,淫羊藿组与对照组比较,$\alpha = 0.01$ 时,检验统计量值大于界值,故 $P < 0.01$,可认为淫羊藿组与对照组对小鼠 E-SFC 影响的差别有统计学意义;仿此,黄芪组与对照组比较 $P < 0.01$,可认为黄芪组与对照组差别有统计学意义;党参组与对照组比较,$P < 0.01$,可认为党参组与对照组差别有统计学意义。

第五节　多个方差的齐性检验

方差分析的条件是各组的总体方差相等，多个方差齐性检验可用 Bartlett 法，计算统计量 χ^2 值，其公式如下：

$$\chi^2 = \frac{\Sigma(n_i-1)\ln(s_c^2/s_i^2)}{1+\dfrac{1}{3(k-1)}\left[\Sigma\dfrac{1}{n_i-1}-\dfrac{1}{N-k}\right]} \qquad\qquad (\text{式 } 17\text{-}11)$$

$$s_c^2 = \Sigma s_i^2(n_i-1)/(N-k) = MS_{组内}$$

$$\nu = k-1$$

式中 n_i 为样本例数，N 为总例数，k 为样本个数，s_i^2 为样本方差，s_c^2 为合并方差。

Bartlett 法的基本思想是，如果各总体方差相等，均等于合并方差，则各样本方差与合并方差相差不应很大，χ^2 值大的概率(P)很小，如 $P \leqslant \alpha$ 则应拒绝 H_0，$P > \alpha$，则应接受 H_0。

例 17-5　以例 17-1 表 17-1 资料作方差齐性检验

H_0：$\sigma_1^2 = \sigma_2^2 = \sigma_3^2 = \sigma_4^2$，$H_1$：4 个总体方差不等或不全等，$\alpha = 0.05$

由表 17-1 下半部已求出 $s_1 = 2.163$，$s_2 = 2.404$，$s_3 = 2.366$，$s_4 = 4.115$。

故可求出对照组 $s_1^2 = 4.678$，党参组 $s_2^2 = 5.779$，黄芪组 $s_3^2 = 5.598$，淫羊藿组 $s_4^2 = 16.933$。

$$s_c^2 = \frac{4.678(10-1)+5.779(10-1)+5.598(10-1)+16.933(10-1)}{40-4} = 8.247$$

按表 17-2，$MS_{组内} = 8.247$，$s_c^2 = MS_{组内}$。

计算式 17-11 分子部分：

$$\begin{aligned}
分子 &= (10-1)\ln\left(\frac{8.247}{4.678}\right)+(10-1)\ln\left(\frac{8.247}{5.779}\right)\\
&\quad +(10-1)\ln\left(\frac{8.247}{5.598}\right)+(10-1)\ln\left(\frac{8.247}{16.933}\right) = 5.32
\end{aligned}$$

$$分母 = 1+\frac{1}{3(4-1)}\left[\left(\frac{1}{10-1}+\frac{1}{10-1}+\frac{1}{10-1}+\frac{1}{10-1}\right)-\frac{1}{40-4}\right] = 1.05$$

$$\chi^2 = \frac{5.32}{1.05} = 5.07$$

$\nu = k-1 = 3$，查附表 13 χ^2 界值表，$\chi^2_{0.05(3)} = 7.81$，$5.07 < 7.81$，$P > 0.05$，按 $\alpha = 0.05$ 的水准，接受 H_0，故可认为四组资料，方差齐，即 $\alpha_1^2 = \alpha_2^2 = \alpha_3^2 = \alpha_4^2$。如果方差不齐，则应作变量变换，以求达到方差齐。

第六节　变量变换

方差分析与 t 检验的前提条件是资料呈正态分布，各组方差具有齐性。若实际资料不符合这些条件，则应进行变量变换。变量变换是将原始数据变成某种函数值，以满足各样本数据具有正态性、方差齐性及处理效应可加性的要求。医学统计中变量变换方法很多，如对数变换、平方根变换、倒数变换、平方根反正弦变换、logit 变换及概率单位变换等。它除用于多个均数的方差分析外，也可用于曲线回归分析的直线化。

一、对数变换

以原始数据的对数值作为统计分析的变量值，称为对数变换（logarithmic transformation）。例如 $y = \lg x$ 或 $y = \ln x$。用对数变换时，原始数据中不能有零和负数。当原始数据中有小值及零或有负数时，可根据需要选用 $y = \lg(x + k)$、$y = \lg(k - x)$ 或 $y = \ln(x + k)$、$y = \ln(k - x)$ 等。

当原始数据具有倍数的关系时，作对数变换后具有差数的关系，便于进行统计分析。

对数变换常用于：①使服从对数正态分布的资料正态化。②当 k 个样本均数作比较时，若方差不齐，但是标准差与均数的比值（变异系数）接近时，可经对数变换以缩小各方差间的差别，使资料达到方差齐性要求。③使曲线直线化，常用于曲线拟合。

二、平方根变换

以原数据的平方根作为统计分析的变量值，称平方根变换（square root transformation）。即：$y = \sqrt{x}$。

上式变量变换要求原数据不能有负值。当原始数据有负值或零值时，可用 $y = \sqrt{x + k}$，k 为常数项，如 $y = \sqrt{x + 0.5}$ 或 $y = \sqrt{x + 3/8}$。

平方根变换常用于：①使服从 Poisson 分布的变量（方差与均数之比近于 1）或轻度偏态分布的变量正态化。②当对比的 n 个样本方差不齐，尤其是方差与均数呈正比关系时，用本法往往能消除或削弱此比例关系，达到方差齐性要求。

三、倒数变换

倒数变换（reciprocal transformation）是将原始数据的倒数 $y = 1/x$ 作为新的分析数据。倒数变换常用于数据两端波动较大的资料，可使极端值的影响减小。

四、平方根反正弦变换

平方根反正弦变换（inverse sine transformation）是一种角度转换（angular transformation），即将原始数据为百分数（亦可是千分数，万分数等）p 的平方根反正弦值作为新的分析数据。这一变换可取下式：

$$\alpha = \sin^{-1}\sqrt{p}。 \hfill (式17-12)$$

p 从 0~100% 时，α 从 0~$\pi/2$（弧度）或 0~90°。

也可取平方根反正弦变换为：

$$\alpha = 2\sin^{-1}\sqrt{p}。$$

平方根反正弦变换常用于以率为观察值的资料，当总体百分数较小（如小于 30%）或较大（如大于 70%）时的小样本，偏离正态明显，通过 p 的平方根反正弦变换，可使资料接近正态分布，达到方差齐性的要求。

平方根反正弦变换最适用于各组百分数的极差大的资料，也可用于 S 形或反 S 形曲线的直线化。

p 值等于 0 或 1 时，用 $\alpha = \sin^{-1}\sqrt{p}$ 的转换形式不够满意，建议以 $1/(4n)$ 代替 $0/n$，以 $1 - 1/(4n)$ 代替 n/n。

五、logit 变换

logit 变换公式为：$y = \ln[p/(1 - p)]$ 或 $y = \ln[p/(1 - p)]^{1/2}$。

以百分数 p 代入公式 $y = \ln[p/(1 - p)]$ 可算得其 logit 函数值 y，称 logit 变换。

当原始数据 x 与 p 的散点图呈 S 形或反 S 形曲线趋势时，取 p 的 logit 变换值 y，若 x

与 y 呈直线趋势，直线化即获得成功，若尚未达到直线趋势，一般都呈指数曲线形，可用 $(x \pm k)$ 取代 x，再行直线化，k 是尝试得出的校正数。

第七节　拉丁方设计的方差分析

拉丁方设计试验结果分析是多个均数比较的一种，也叫三因素方差分析（three-way ANOVA）。分析中可将 $SS_{总}$ 分为 4 个部份，见表 17-9。

例 17-6　观察 A、B、C 3 种中药的促凝作用，以生理盐水作对照（D），取体重相等、品种相同的雄性白兔 16 只，分 4 组以不同顺序进行实验，以血浆复钙凝固时间（秒）为指标，试按拉丁方设计，比较 3 种中药对血浆复钙凝固时间（秒）是否有影响。

表 17-8　　　　　不同中药对血浆复钙凝固时间（秒）的影响

| 兔号（区组） | 顺序 | | | | $\bar{x}_b$ | s_b | SS_b | ΣX_b |
	I	II	III	IV				
1	C(85)	D(102)	A(90)	B(100)	94.25	8.098	196.75	377
2	D(108)	A(88)	B(110)	C(80)	96.50	14.821	658.98	386
3	A(95)	B(98)	C(82)	D(112)	96.75	12.312	454.75	387
4	B(105)	C(78)	D(104)	A(92)	94.75	12.633	478.75	379　$s_{\Sigma X_b}=4.99$
ΣX_i	393	366	386	384	1529(ΣX)	11.5($s_{\Sigma X_i}$)	1789.23(ΣSS_b)	
n_i	4	4	4	4				
$\bar{x}_i$	98.25	91.5	96.5	96	2.875($s_{\bar{x}_i}$)			
ΣX_i^2	38939	33836	37740	37408	147923(ΣX^2)			
s_i	10.44	10.75	12.79	13.47				
SS_i	326.98	347	491	544	1708.98(ΣSS_i)			

本例计算过程略，结果见表 17-9。

表 17-9　　　　　　　　三因素方差分析计算表

变异来源	离均差平方和 SS	自由度 ν	均方 MS	F	P
处理组间	1608.69	3	536.23	39.46	<0.05
区组间	18.71	3	6.24	0.459	>0.05
顺序间	98.96	3	33.00	2.428	>0.05
误差	81.58	6	13.59		
总	1807.94	15			

由表 17-9 可以认为不同中药对血浆复钙凝固时间的影响是存在差别的。

第八节　交叉设计的方差分析

交叉设计或叫交叉配对设计，是 2 组样本 2 种处理按前后交叉配对进行观察，要在前一处理作用完全消失后接受下一个处理，最后对 2 种处理效果进行比较分析。

交叉设计的优点是：不仅兼有异体和自身配对的优点，而且是 1 个受试对象当做 2 个样本使用，因而大大节约了样本例数，由于采用了方差分析，可以得到处理间、阶段间及个体间的 3 个信息，有利于较准确地判断被试因素的效应。交叉设计的举例如下。

例 17-7　2 种中药 A 及 B 刺激 10 只家兔，分两阶段测定其胰岛素效应——血糖下降百分率，求处理（A 与 B）间、阶段间、兔间有无差别，原始资料如表 17-10 所示。

表 17-10　10 只家兔 AB 处理二阶段交叉设计

家兔号	1	2	3	4	5	6	7	8	9	10	$\bar{x}$	
第①阶段	A 52.4	B 37.0	A 29.4	B 44.5	A 35.8	B 41.2	A 36.2	B 40.2	A 29.4	B 36.2	38.23	$s_A = 8.01$
第②阶段	B 39.2	A 49.8	B 53.2	A 40.6	B 48.6	A 41.8	B 48.6	A 40.8	B 53.2	A 48.3	46.41	$s_B = 6.38$
合计	91.6	86.8	82.6	85.1	84.4	83.0	84.8	81.0	82.6	84.5		$s_{个体} = 2.938$

二阶段交叉设计方差分析（采用三因素方差分析）如下：

一、建立假设、确定检验水准

处理组间：H_0：$\mu_A = \mu_B$，　　H_1：$\mu_A \neq \mu_B$，$\alpha = 0.05$。

两阶段间：H_0：$\mu_① = \mu_②$，　　H_1：$\mu_① \neq \mu_②$，$\alpha = 0.05$。

个体间：H_0：不同个体（兔子）血糖下降百分率相同，H_1：不同个体（兔子）血糖下降百分率不同或不全相同，$\alpha = 0.05$。

二、计算基础数据

1. 两处理（A、B）之间：$n = 10$，$\nu_{AB} = 2 - 1 = 1$。

　　$\bar{x}_A = 40.45$（10 个 A 均数）　　　　　　$s_A = 8.01$（10 个 A 标准差）

　　$\bar{x}_B = 44.19$（10 个 B 均数）　　　　　　$s_B = 6.38$（10 个 B 标准差）

　　$SS_{AB} = (\bar{x}_A - \bar{x}_B)^2_{n/2} = (40.45 - 44.19)^2 \times 10/2 = 69.938$

　　$MS_{AB} = SS_{AB}/\nu_{AB} = 69.938$

2. 两阶段（①、②）之间：$\nu_{①②} = 2 - 1 = 1$。

　　$\bar{x}_① = 38.23$　　　　$\bar{x}_② = 46.41$

　　$SS_{①②} = (\bar{x}_① - \bar{x}_②)^2_{n/2} = (38.23 - 46.41)^2 \times 10/2 = 40.90$

　　$MS_{①②} = SS_{①②}/\nu_{①②} = 40.90$

3. 个体之间：$\nu_{个体} = 10 - 1 = 9$。

　　$s_{个体} = 2.938$　　　（由个体合计进行计算）

　　$SS_{个体} = s^2_{个体}(n-1)/2 = (2.938)^2(10-1)/2 = 38.84$

　　$MS_{个体} = \dfrac{38.84}{9} = 4.32$

4. 误差：$\nu_e = 10 - 2 = 8$

　　$SS_{组内} = (s^2_A + s^2_B)(n-1) = [(8.01)^2 + (6.38)^2](10-1) = 943.83$

　　$SS_e = SS_{组内} - SS_{①②} - SS_{个体} = 943.83 - 40.90 - 38.84 = 864.09$

　　$MS_e = \dfrac{864.09}{8} = 108.01$

三、求 F 值并作统计推断

F 值计算方法与前类似，结果见表 17-11。本例三因素各水平间差异均无显著性意义。

表 17-11　　　　　　　　　　　二阶段交叉设计方差分析表

变异来源	离均差平方和 SS	自由度 ν	均方 MS	F	P
处理间（A、B间）	69.94	1	69.94	0.65	>0.05
阶段间（①，②）	40.90	1	40.90	0.38	>0.05
个体间	38.84	9	4.320	0.04	>0.05
误差	864.09	8	108.01		
总变异	1013.77	19			

第九节　层次分组设计的方差分析

层次分组设计常用两层分组。此种设计常用于生理参数、病理参数的研究、病因的探索及疗效的评价，可将重点研究放在大组，次要研究放在小组。

一、各层各组样本含量相等的方差分析

例 17-8　某中医研究院研究男女脾虚病人，在脾虚分度（Ⅰ度、Ⅱ度、Ⅲ度）与木糖口服吸收率（%）的关系，它反映小肠的吸收功能，试求性别不同木糖吸收率有无差别？脾虚分度不同吸收率有无差别？试验设计男女脾虚病人各 60 人（$N = 120$，$P = 2$），脾虚分度三度（$q = 3$）各 20 人（$n = 20$），具体资料如表 17-12 所示。

表 17-12　　　脾虚病人性别不同、分度不同木糖吸收率（%）比较

性别	脾虚分度		木糖吸收率（%）	小组合计 ΣB_i	大组 ΣA_i	总计
男 60人	Ⅰ	20人	25.05, 24.31, 26.13, …, 23.08	506.2		
	Ⅱ	20人	15.60, 14.76, 14.24, …, 13.08	316.8	962.8	1849.6（ΣX）
	Ⅲ	20人	10.24, 6.38, 5.68, …, 7.06	139.8		
女 60人	Ⅰ	20人	24.08, 25.04, 26.23, …, 24.06	440.4		
	Ⅱ	20人	14.08, 15.24, 13.04, …, 14.86	307.8	936.8	44553.584（ΣX^2）
	Ⅲ	20人	8.24, 6.44, 7.26, …, 4.58	138.6		

本例计算

校正数　$C = \dfrac{(1849.6)^2}{120} = 30070.668$

$SS_{性别} = (\Sigma A_i^2)/qn - C = (962.8^2 + 936.8^2)/(3 \times 20) - 30070.688 = 5.633$

$\nu_{性别} = p - 1 = 2 - 1 = 1$

$SS_{分度} = (\Sigma B_i^2)/n - (\Sigma A_i^2)/qn = (506.2^2 + 316.8^2 + \cdots, + 138.6^2)/20 - 30076.301$
$\qquad = 4126.083$

$\nu_{分度} = p(q - 1) = 4$

$SS_{误差} = \Sigma X^2 - (\Sigma B_i^2)/n = 44553.584 - 34202.384 = 10351.2$

$\nu_{误差} = pq(n - 1) = 2 \times 3 \times 19 = 114$

$MS_{性别} = SS_{性别}/\nu_{性别} = 5.63/1 = 5.633$

$MS_{分度} = SS_{分度}/\nu_{分度} = 4126.083/4 = 1031.521$

$$MS_{误差} = SS_{误差}/\nu_{误差} = 10351.2/114 = 90.8$$
$$F_{性别} = MS_{性别}/MS_{误差} = 5.633/90.8 = 0.06$$
$$F_{分度} = MS_{分度}/MS_{误差} = 1031.521/90.8 = 11.36$$

表 17-13　　　　　　　　　层次分组（样本含量相等）的方差分析

变异来源	离均差平方和 SS	自由度 ν	均方 MS	F	P
大组间（性别）	5.633	1	5.633	0.06	>0.05
小组间（分度）	4126.083	4	1031.521	11.36	<0.01
误差	10351.200	114	90.8		
总变异	14482.916	119			

$F_{性别} = 0.06$，查 F 值表 $P > 0.05$，故可认为在脾虚证病人中性别不同其木糖吸收率差别无显著意义。$F_{分度} = 11.36$，查 F 值表 $P < 0.01$，可以认为在脾虚证病人中分度不同其木糖吸收率差别有显著意义。脾虚分度不同木糖吸收率两两比较的计算方法可参见本章第四节。

第十节　尧敦方设计的方差分析

尧敦方设计与均衡不完全区组设计相似，它是不完全拉丁方设计（incomplete latin square design）。本设计除了有均衡不完全区组性质外，还具有 $K = b$ 及 $m = n$ 的性质，即处理数 K 与区组数 b 相等，及每个区组的单元数 m 与每个处理的重复数 n 相等的性质。这是与均衡不完全区组设计的重要差别。最基本的尧敦方设计常是拉丁方设计中删去 1 列，即区组单元数较处理少 1 个即 $m = K - 1$。由于区组是不完全的，故作 F 检验前应作区组因素的校正。

例 17-9　观察其中药的 4 个组分（ABCD）对 4 个种系的动物（Ⅰ、Ⅱ、Ⅲ、Ⅳ）的生理反应值有无影响，而每个种系动物只有 3 只，（不是 4×4 拉丁方），故采用尧敦方设计（即不完全拉丁方设计）。资料见表 17-14 及表 17-15。

表 17-14　某中药不同组分对动物生理反应值的影响

动物种系	剂 量（$\mu g/g$）		
	5	10	50
Ⅰ	A85	D66	C20
Ⅱ	C76	B78	D60
Ⅲ	B75	C42	A18
Ⅳ	D70	A40	B72
合计	306	226	170

表 17-15　　　　　　　　　按中药组分与动物种系整理表

动物种系	处理				合计 b_j
	A	B	C	D	
Ⅰ	85	—	20	66	171
Ⅱ	—	78	76	60	214
Ⅲ	18	75	42	—	135
Ⅳ	40	72	—	70	182
合计（ΣX_i）	143	225	138	196	702（ΣX）　41067[$(\Sigma X)^2/N$]

一、对处理效应的校正

1. 求处理的 Q 值：

$$Q_i = \Sigma X_i - \Sigma b_j / m \qquad\qquad (式17-13)$$

$$Q_A = 143 - (171 + 135 + 182)/3 = -19.7$$

$$Q_B = 225 - (214 + 135 + 182)/3 = 48$$

$$Q_C = 138 - (171 + 214 + 135)/3 = -35.3$$

$$Q_D = 196 - (171 + 214 + 182)/3 = 7$$

$\Sigma Q = 0$ 　说明计算正确

2. 求各区组的 q 值：

$$q_j = b_j - \Sigma X_i/m \qquad\qquad\qquad\qquad\text{(式 17-14)}$$

$q_I = 171 - (143 + 138 + 196)/3 = 12$, $q_{II} = 214 - (225 + 138 + 196)/3 = 27.7$

$q_{III} = 135 - (143 + 225 + 138)/3 = -33.7$, $q_{IV} = 182 - (143 + 225 + 196)/3 = -6$

$\Sigma q_j = 0$ 　说明计算正确

二、方差分析

1. 校正数：　$C = 702^2/12 = 41067$

2. 总变异：$SS_{总} = (85^2 + 20^2 + \cdots, + 72^2 + 70^2) - 41067 = 46838 - 41067 = 5771$

$\nu_{总} = Km - 1 = 12 - 1 = 11$

3. 处理：$SS_{处理} = \dfrac{m}{K(K-2)} \cdot \Sigma Q_i = \dfrac{3}{4(4-2)}[(-19.7)^2 + 98^2 + (-35.3)^2 + 7^2]$

$\qquad\qquad\qquad = 0.375 \times 3987.18 = 1423.42$

$\nu_{处理} = K - 1 = 4 - 1 = 3$

$MS_{处理} = 1423.42/3 = 474.47$

3. 区组：$SS_{区组} = \Sigma b_i^2/n - C = (121^2 + 214^2 + 135^2 + 182^2)/3 - 41067 = 1061.67$

$\nu_{区组} = b - 1 = 4 - 1 = 3$

$MS_{区组} = \dfrac{1061.67}{3} = 353.89$

4. 列：$SS_{列} = \Sigma C_i^2/B - C = (306^2 + 226^2 + 170^2)/4 - 41067 = 2336$，$\nu_{剂量} = 3 - 1 = 2$

$MS_{剂量} = 2336/2 = 1168$

5. 误差：$SS_{误差} = SS_{总} - SS_{处理} - SS_{区组} - SS_{剂量} = 5771 - 1423.42 - 1061.67 - 2336$

$\qquad\qquad = 949.91$

表 17-16　　　　　　　　　　　　　尧敦方设计方差分析

变异来源	SS	ν	MS	F
处理间	1423.42	3	474.47	1.49
区组间（动物种系）	1061.67	3	353.89	1.12
剂量间	2336	2	1168.0	3.69
误差	949.91	3	316.64	

$\nu_{误差} = \nu_{总} - \nu_{处理} - \nu_{区组} - \nu_{剂量} = 11 - 3 - 3 - 2 = 3$

$MS_{误差} = SS_{误差}/\nu_{误差} = 949.91/3 = 316.64$

$F_{处理} = MS_{处理}/MS_{误差} = 474.47/316.64 = 1.49$

$F_{种系} = MS_{种系}/MS_{误差} = 353.89/316.64 = 1.12$

$F_{剂量} = MS_{剂量}/MS_{误差} = 1168/316.64 = 3.69$

按 $\nu_1 = 3$，$\nu_2 = 3$，$F_{0.05(3,3)} = 9.28$；$\nu_1 = 2$；$\nu_2 = 3$，$F_{0.05(2,3)} = 9.55$，因此认为处理

间、种系间、剂量间差异没有统计学意义（$P>0.05$），因此不必作两两比较。

第十一节　析因试验设计的方差分析

析因试验设计也叫交叉组设计，它是将 2 个或多个因素的多水平进行排列组合、交叉分组进行试验。下面以实例形式介绍 $2^2(2\times2)$ 析因试验的方差分析。

表 17-17　　　　　　　中药 A 及 B 对有机磷中毒动物存活时间（h）比较

组别	1 一般疗法	2 一般疗法加 A 药	3 一般疗法加 B 药	4 一般疗法加 A 及 B	
	16	56	28	64	
	25	44	31	78	
	18	42	23	80	
ΣX_i	59	142	82	222	505（ΣX）
$\bar{x}_i$	19.67	47.33	27.33	74.00	42.08（$\bar{x}$）
ΣX_i^2	1205	6836	2274	16580	26895（ΣX^2）

例 17-10　观察用中药（A 及 B）急救有机磷中毒动物，将 12 只大鼠分层随机成 4 组，第一组用一般疗法，第二组用一般疗法加 A 药，第三组一般疗法加 B 药，第四组一般疗法加 A、B 两药，以存活时间（h）为指标考核 A、B 两药作用以及二者有无交互作用（表 17-17）。

表 17-18　　AB 交互作用副表

		B 药		共　计
		不用	用	
A 药	不用	59（a）	82（b）	141（a+b）
	用	142（c）	222（d）	364（c+d）
	共计	201（a+c）	304（b+d）	505（ΣX）

按表 17-17 和表 17-18 进行计算：

$$C = (\Sigma X)^2/N = 505^2/12 = 21252.08$$

$$SS_{总} = \Sigma X^2 - C = 26895 - 21252.08 = 5642.92$$

$$SS_{处理} = \frac{\Sigma(\Sigma X_i)^2}{n} - C = (59^2 + 142^2 + 82^2 + 222^2)/3 - 21252.08 = 5298.92$$

$$SS_A = (141^2 + 364^2)/6 - 21252.08 = 4144.09$$

$$SS_B = (201^2 + 304^2)/6 - 21252.08 = 884.09$$

$$SS_{交互} = SS_{AB} = SS_{处理} - SS_A - SS_B = 5298.92 - 4144.09 - 884.09 = 270.74$$

$$SS_{误差} = SS_{总} - SS_{处理} = 5642.92 - 5298.92 = 344.00$$

表 17-19　　　　　　　　　　2×2 析因试验方差分析表

变异来源	SS	ν	MS	F	P
处理间	5298.92	$K-1=3$	1766.31	41.07	<0.01
A 药	4144.09	1	4144.09	96.37	<0.01
B 药	884.09	1	884.09	20.56	<0.01
交互	270.74	1	270.74	6.30	<0.05
误差	344.00	$N-K=8$	43.00		
总变异	5642.92	11			

查 F 界值表 $F_{0.05(1,8)} = 11.26$，$F_{0.05(1,8)} = 5.32$，$F_{0.01(3,8)} = 7.59$，可认为处理间，A 药、B 药差别有高度显著意义，交互作用也有显著意义，均有降低胆固醇作用。

第十二节 裂区设计的方差分析

裂区设计又称裂单位设计（split-unit design）。

完全随机设计的裂区试验如下：

一级为 A 因素 I 水平（a_1，a_2，a_3，$\cdots$，a_I），二级为 B 因素 J 水平（b_1，b_2，b_3，$\cdots$，b_j）。例如表 17-20 是一个 3×2 完全随机化设计的裂区分组（每组例数 $= \nu$，A 水平数 $= I$，B 水平数 $= J$）。裂区设计方差计算公式见式 17-15。

表 17-20   完全随机设计 3×2 裂区分组

编号	一		级				(a_3b_2 的 6 个组合)
	1	2	3	4	5	6	
二级	a_3b_2	a_1b_2	a_2b_1	a_1b_1	a_3b_2	a_2b_1	
	a_3b_1	a_1b_1	a_2b_2	a_1b_2	a_3b_1	a_2b_2	

表 17-21   完全随机化设计一级单位计算

方差来源	SS	ν	MS	F	P 值
A	$SS_A = \frac{1}{rJ}\Sigma A_i^2 - C$	I-1	$I(SS_A/\nu_A)$	SS_A/ν_A	$\frac{MS_A}{MS_{E_1}}$
一级误差（E_1）	$\frac{1}{J}\Sigma U_K^2 - C$	$\nu I - 1$	SS_{E_1}/ν_{E_1}		
一级单位合计 T_1	$SS_{T_1} = \frac{1}{J}\Sigma U_k^2 - C$	$\nu I - 1$			

表 17-22   二级实验单位计算

变异来源	SS	ν	MS	F	P
B	$SS_B = \frac{1}{\nu I}\Sigma B_j^2 - C$	J-1	SS_B/ν_B	MS_B/MS_{E_2}	
AB	$SS_{AB} = \frac{1}{r}\Sigma T_K^2 - C - SS_A - SS_B$	(I-1)(J-1)	SS_{AB}/ν_{AB}	MS_{AB}/MS_{E_2}	
二级误差 E_2	$SS_{E_2} = SS_{T_2} - SS_B - SS_{AB}$	$\nu I(J-1)$	SS_{E_2}/ν_{E_2}		
二级单位合计 T	$SS_T = \Sigma X^2 - C$	$\nu IJ - 1$			

$$SS_{T_2} = SS_T - SS_{T_1}$$

（式 17-15）

T_K 为第 K 个两因素组合试验结果小计

例 17-11   将 12 个有持续疼痛的病人随机分成 4 组，各组分别接受复方中药镇痛药 A（$a_1 a_2 a_3$ 三个水平），在此基础上，同一病人再先后接受复方中药镇痛药 B（$b_1 b_2 b_3$ 三个水平、次序随机）构成裂区设计（表 17-23），试求药 A、药 B 及 AB 之交互作用是否显著。

表 17-23　　　　　　　AB 两药设计方差分析（r＝4，I＝3，J＝3）

A药	病例号	B 药						U_K	
		b_1		b_2		b_3			
a_1	1	3.0		5.5		6.0		14.5	
	2	2.0		3.5		5.5		11.0	
	3	1.2	9.2	2.2	14.2	3.0	19	6.4	42.4
	4	3.0	(T_1)	3.0	(T_2)	4.5	(T_3)	10.5	(A_1)
a_2	5	0.5		1.0		1.0		2.5	
	6	1.0		1.5		1.5		4.0	
	7	0	3.5	0.5	6.0	2.0	7.5	2.5	17.0
	8	2.0	(T_4)	3.0	(T_5)	3.0	(T_6)	8.0	(A_2)
a_3	9	4.0		5.0		6.0		15.0	
	10	3.6		4.5		5.5		13.6	
	11	2.0	12.6	4.0	17.5	5.0	22.5	11.0	52.6
	12	3.0	(T_7)	4.0	(T_8)	6.0	(T_9)	13.0	(A_3)
合计	12	25.3		37.7		49		112	
		B_1		B_2		B_2		ΣX	

本例计算

1. 校正数：$C = 112^2/36 = 348.4$，

2. 一级单位分析：

$SS_总 = (3.0^2 + 2.0^2 + 1.2^2 + 3.0^2 + \cdots + 6.0^2 + 5.5^2 + 5.0^2 + 6.0) - 348.4 = 107.34$

$SS_A = (42.4^2 + 17.0^2 + 52.6^2)/(4 \times 3) - 348.4 = 56.06$

$MS_A = 56.06/2 = 28.03$

$SS_{T_1}, SS_{病人间} = (14.5^2 + 11.0^2 + \cdots + 11.0^2 + 13.0^2)/3 - 348.4 = 76.57$

$SS_{一级误差} = SS_{E_1} = SS_{T_1} - SS_A = 76.57 - 56.06 = 20.51$

$MS_{E_1} = 20.51/9 = 2.28$

$SS_B = (25.3^2 + 37.7^2 + 49^2)/(3 \times 4) - 348.4 = 23.47$

$MS_B = 23.47/2 = 11.73$

$SS_{AB} = (9.2^2 + 14.2^2 + 19^2 + 3.5^2 + 6^2 + \cdots + 22.5^2)/4 - 348.4 - 56.06 - 23.47$
$\quad = 2.83$

$MS_{AB} = 2.83/4 = 0.71$

3. 二级单位分析：

二级单位合计（T）的 $SS = SS_T = \Sigma X^2 - C = 107.34$

$SS_{E_2} = SS_T - SS_{T_1} - SS_B - SS_{AB} = 107.34 - 76.57 - 23.47 - 2.83 = 4.47$

$MS_{E_2} = 4.47/18 = 0.25$

二级单位间 $SS = SS_B + SS_{AB} + SS_{E_2} = 23.47 + 2.83 + 4.47 = 30.77$

查 F 值表：$F_{0.01(2,9)} = 8.02$，$F_A > F_{0.01}$，$P < 0.01$，可以认为药物 A 作用有显著意义，$F_{0.01(2,18)} = 6.01$，$F_B > F_{0.01}$，$P < 0.01$，可以认为药物 B 作用有高度显著意义。$F_{0.05(2,4)} =$

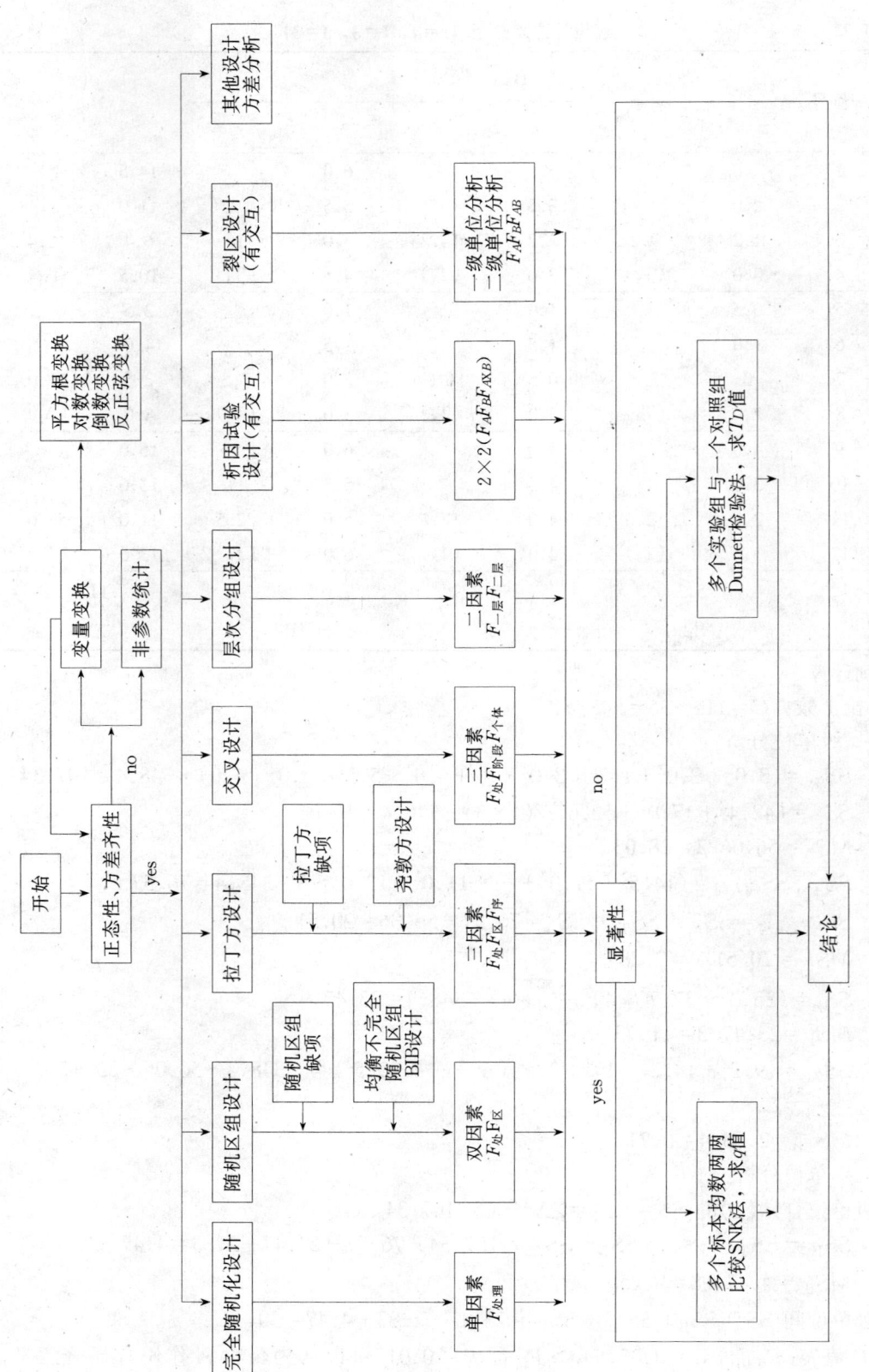

图17-2 方差分析的选择（多个样本均数的比较）

表 17-24 裂区设计方差分析

方差来源	SS	ν	MS	F
药物 A	56.06	2	28.03	12.29
一级误差	20.51	9	2.28	
一级单位合计	(106.34)	(11)		
药物 B	23.47	2	11.73	46.92
药物 AB	2.83	4	0.71	2.84
二级误差	4.47	18	0.25	
二级单位间	(30.77)	(24)		
二级单位合计	137.11	35		

2.93，$F_{AB} < F_{0.05}$，$P > 0.05$，故可以认为药物 A 与 B 无明显交互作用。

以上介绍常用设计资料的方差分析，现概括如图 17-2。

（黄宝枝）

第十八章　一元相关与回归

医学领域中的某些事物或现象之间彼此存在联系，即甲事物的改变可使乙事物发生相应的改变。例如，药物的剂量与反应，年龄与血压，性别、年龄与身高，体温与心率，病情与疗效等之间均有一定联系。统计分析的目的就是要找出事物之间是否存在某种联系。本章分析两种数值变量间关系。

两个数值变量间的关系可分为确定性关系和非确定性关系。确定性关系又称函数关系，如半径和圆面积关系。非确定性关系又称随机关系或统计关系，医学现象间的关系属于非确定性关系。如人的血压与年龄有关，但某一年龄人的血压并非定值，而是一个变量。非确定性关系从统计学角度又可分为相关关系、回归关系、直线关系、曲线关系、一元关系及多元关系。相关关系又称伴随关系或协同变化关系，即随自变量 X 的改变，应变量 Y 发生相应的变化；回归关系又称依存关系，可通过自变量 X 的大小求得应变量 Y 的估计值；直线关系是指 X 与 Y 呈直线状变化关系，即呈匀速变化；曲线关系是指 X 与 Y 呈曲线状变化，即呈加速度变化；一元关系是指 1 个自变量和 1 个应变量间关系；多元关系则是指多个自变量和 1 个应变量的关系。

第一节　直线相关

一、直线相关（linear correlation）的意义

如果两个数值变量 X 与 Y 间存在一定的数量关系，即应变量 Y 随自变量 X 的改变发生相应的变化，且这种变化呈直线状趋势，并具有统计学上的显著性则称 X 与 Y 之间存在直线相关关系。如果 Y 随 X 的增减发生相应的增减称为正相关，如果 Y 随 X 的增减发生相应

的减增称为负相关。直线相关分析就是计算相关系数后对 X 与 Y 变量间有无直线相关关系以及相关的方向作出判断。

二、相关系数的意义及计算

相关系数（correlation coefficient）又称积差相关系数，以 r 表示样本相关系数，以 ρ 表示总体相关系数。相关系数是描述 X 与 Y 变量之间直线关系的密切程度和相关方向的指标。r 的大小范围是 $-1 \leqslant r \leqslant 1$。$r$ 为正值表示正相关，即 Y 随 X 的增加而增加，$r=1$ 为完全正相关。r 为负值表示负相关，即 Y 随 X 的增加而减少，$r=-1$ 为完全负相关。$r=0$ 为无线性相关。在实际工作中一般不会出现。$|r|$ 越大说明 X 与 Y 间关系越密切。$|r|$ 多大时可说明 X 与 Y 间有直线相关关系需作假设检验。

直线相关和相关系数的意义见图 18-1。

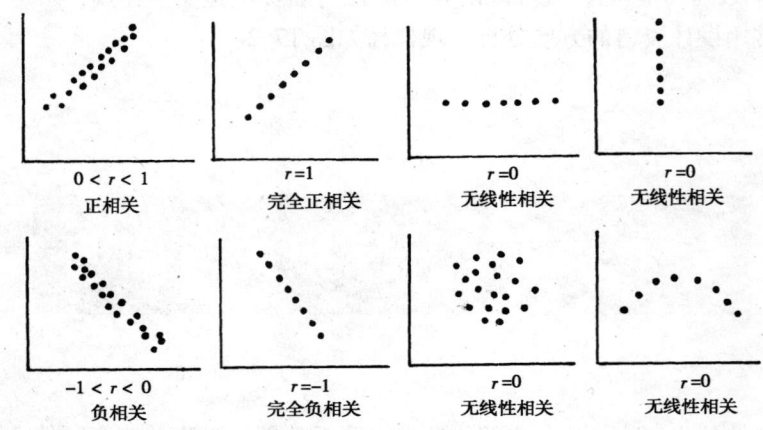

图 18-1　直线相关示意图

相关系数的计算公式为：

$$r = l_{XY} / \sqrt{l_{XX}l_{YY}} \tag{式 18-1}$$

式中 l_{XY} 称为离均差积和，l_{XX} 称为 X 离均差平方和，l_{YY} 称为 Y 离均差平方和。

三、直线相关的分析

例 18-1　10 名糖尿病人血糖（mmol/L）与胰岛素（mU/L）测定结果如表 18-1。试分析血糖与胰岛素之间有无直线相关关系。

表 18-1　　10 名糖尿病人血糖与胰岛素

病例	胰岛素（X）	血糖（Y）
1	10.2	14.3
2	11.5	13.5
3	13.7	12.1
4	14.6	11.8
5	16.2	10.8
6	17	9.5
7	18.7	9.1
8	19.4	8.5
9	20.8	8
10	22	7.5
合计	164.1	105.1

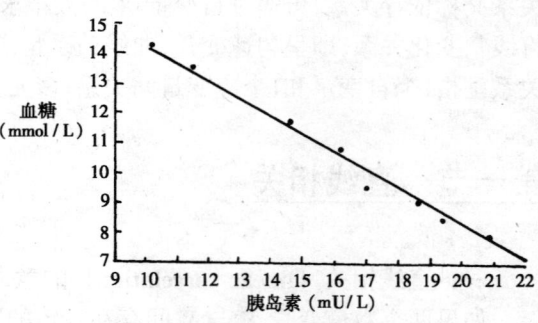

图 18-2　10 名糖尿病人胰岛素与血糖水平散点图

1. 绘制散点图：将每一对 X 与 Y 标在坐标中，观察 X 与 Y 的变化趋势，见图 18-2。本例散点图中散点的分布基本上为直线趋势，可作直线相关分析。坐标绘制时注意：①原点不一定从 0 开始，可以小于 X 和 Y 的整数为起点。② 将 X 与 Y 实测范围作为坐标长度。

2. 相关系数的计算：

（1）计算基础数据：本例 $\Sigma X = 164.1$，$\Sigma X^2 = 2831.27$，$\Sigma Y = 105.1$，$\Sigma Y^2 = 1154.59$，$\Sigma XY = 1642.09$。

（2）计算 l_{XY}，l_{XX}，l_{YY}。

$$l_{XY} = \Sigma XY - (\Sigma X)(\Sigma Y)/n = 1642.09 - 164.1 \times 105.1/10 = -82.601$$

$$l_{XX} = \Sigma X^2 - (\Sigma X)^2/n = 2831.27 - (164.1)^2/10 = 138.389$$

$$l_{YY} = \Sigma Y^2 - (\Sigma Y)^2/n = 1154.59 - (105.1)^2/10 = 49.989$$

（3）计算相关系数，将以上数据代入式 18-1 得

$$r = \frac{-82.601}{\sqrt{138.389 \times 49.989}} = -0.9931$$

3. 相关系数的假设检验：由于 r 为样本相关系数，故需对 r 作检验后方可说明 X 与 Y 间有无直线相关关系。r 的检验可用 t 检验或直接查表法。

（1）假设 $H_0 : \rho = 0$，即 X 与 Y 间无相关关系，总体相关系数 ρ 为零。$H_1 : \rho < 0$，从专业知识判断，胰岛素水平与血糖不可能呈正相关，故用单侧检验。

（2）确定检验水准 $\alpha = 0.05$，单侧。

（3）计算 t_r 值：

$$t_r = |r|\sqrt{(n-2)/(1-r^2)} = |-0.9931| \times \sqrt{(10-2)/[1-(-0.9931)^2]}$$
$$= 23.952$$

（4）确定 P 值：由于 t_r 近似服从自由度为 $(n-2)$ 的 t 分布，故可查 t 值。本例 $\nu = 8$，查得单侧 $t_{0.05(8)} = 1.860$，本例 t 值 23.952 大于 1.860，故 $P < 0.05$。

（5）判断与结论：按 $\alpha = 0.05$ 水准，拒绝 H_0，接受 H_1，说明胰岛素水平与血糖之间有负相关关系，即血糖水平随胰岛素水平的升高而降低，本例如用直接查表法，查附表 20 r 界值表得单侧 $r_{0.05(8)} = 0.549$，$|-0.9931| > 0.549$，故 $P < 0.05$。结果与 t 检验相同。

第二节　直线回归

一、直线回归（linear regression）的意义

从图 18-2 中可以看出，血糖和胰岛素在坐标中的点虽不在同一条直线上，但呈带状分布，具有线性趋势，而且根据专业理论，血糖和胰岛素之间有依存关系，我们称血糖和胰岛素之间具有直线回归关系。一般地说，如果 Y 变量随 X 变量的变化呈直线状的增加或减少趋势，且具有专业上的因果依存关系和统计学上的显著性，则称 Y 变量与 X 变量之间有直线回归关系。

直线回归分析是求直线回归方程并作假设检验，描述 X 与 Y 间的直线回归关系，或者在坐标图中的散点中找出一条最能代表两变量关系的回归直线，从而根据 X 的值推算出 Y 的估计值。

二、直线回归方程

1. 直线回归方程的意义：直线回归方程的表达式为 $\hat{Y} = a + bX$，和直线方程区别在于，$\hat{Y}$ 是 X 为某值时 Y 的估计值，而直线方程中的 Y 为定值，直线回归方程中的 b 称为回归系数，它除了反映图中回归直线的斜率，还可以反映 X 与 Y 之间回归关系的程度。此外，直线回归方程中 X 的取值具有一定的范围。

2. 直线回归方程的求法：求直线回归方程的过程就是求 b 和 a 的过程，它的求法如下：

$$b = l_{XY}/l_{XX} \qquad\qquad\qquad\text{（式 18-2）}$$
$$a = \overline{Y} - b\overline{X} \qquad\qquad\qquad\text{（式 18-3）}$$

三、直线回归分析方法

仍以例 18-1 为例，说明直线回归分析方法。

1. 绘制散点图：直线回归分析时绘制散点图，一是观察散点的分布趋势是否呈直线状，二是绘制回归直线。本例散点图如图 18-2，散点基本呈直线状，且从专业知识可知，血糖与胰岛素间有依存关系，故可作直线回归分析。

2. 求直线回归方程：

（1）计算基础数据 ΣX，ΣX^2，ΣY，ΣY^2，ΣXY：本例前已求得 $\Sigma X = 164.1$，$\Sigma X^2 = 2831.27$，$\Sigma Y = 105.1$，$\Sigma Y^2 = 1154.59$，$\Sigma XY = 1642.09$。

（2）计算 $\overline{X}$，$\overline{Y}$，l_{XX}，l_{YY}，l_{XY}：本例前已求得 $l_{XX} = 138.389$，$l_{YY} = 49.989$，$l_{XY} = -82.601$，

$$\overline{X} = (\Sigma X)/n = 164.1/10 = 16.41$$
$$\overline{Y} = (\Sigma Y)/n = 105.1/10 = 10.51$$

（3）计算 b 与 a：

$$b = l_{XY}/l_{XX} = -82.601/138.389 = -0.5969$$
$$a = \overline{Y} - b\overline{X} = 10.51 - (-0.5969) \times 16.41 = 20.305$$

（4）列出直线回归方程：根据所求 b 和 a，可得直线回归方程 $\hat{Y} = 20.305 - 0.5969X$。

3. 绘制回归直线：在 X 实测范围内，取靠近两端且易读出的 2 个 X 值，本例取 $X_1 = 10.5$，$X_2 = 21$，代入方程得 $\hat{Y}_1 = 14.04$，$\hat{Y}_2 = 7.77$，将 2 点绘在坐标图中，连成一线，即得回归直线。参见图 18-2。

4. 回归系数的假设检验：由于样本回归系数是有抽样误差，b 是否来自总体回归系数 $\beta = 0$ 的总体，即 X 与 Y 间有无直线回归关系，需作假设检验。b 的检验可用 t 检验或 F 检验，也可用相关系数的检验代替，故回归系数的检验方法从略。

四、直线回归分析的应用

1. 估计：通过建立直线回归方程和回归系数的假设检验，以及专业知识上确定 X 与 Y 间的因果关系，确定 X 与 Y 间的直线回归关系。用直线回归方程 $\hat{Y} = a + bX$ 描述 X 与 Y 间确切的定量关系，从而可从 X 变量估计 Y 变量。实际工作中常用易测值估计难测值。

2. 预测：根据以往先后发生的 X 变量与 Y 变量，建立有效的直线回归方程，即可通过已发生的 X 变量，对尚未发生的 Y 变量进行预测。

3. 制定正常值范围：如果 X 变量与 Y 变量有直线回归关系，则在制定 Y 变量的正常值范围时，应根据不同 X 变量制定出不同的正常值范围。

4. 控制：通过对 X 的控制，确保 Y 变量不超出某一范围。先建立 X 与 Y 变量间有意义的直线回归方程，然后将 Y 值容许区间的单侧或双侧界限代入方程，所求 X 即为控制界限。

第三节　直线回归与相关分析注意事项

一、作相关或回归分析要有实际意义

一般在作直线回归与相关分析之前应先作散点图，观察散点的分布趋势。如呈现有一定斜率的直线状，则可作直线回归或相关分析；如呈水平状或垂直状或团状，则不可作直线回归与相关分析；如呈曲线状分布则采用相应的曲线回归分析。除此之外，还应从专业理论知识考虑，X 与 Y 之间有无理论上的联系。如果将专业理论上毫无关联的两个变量作直线相关和回归分析是没有意义的。即使相关系数和回归系数均有显著意义，也不能说明任何实际问题。例如，每位儿童种一棵小树，则随着儿童身高增加，树高同时增加，此时计算 r 值可能较大，且有显著性，但两者间根本没有专业上的联系，这样的分析毫无意义。

二、相关与回归的区别和联系

（一）区别

1. 意义上区别：直线相关是说明 X 与 Y 之间是否存在直线变化关系，即 X 的变化是否影响 Y 的改变；直线回归除了说明 X 与 Y 间是否存在直线变化关系以外，还用直线回归方程说明两变量间确切的定量关系，即 X 变化一个单位，Y 相应改变多少单位，从而可用 X 变量估计 Y 变量。

2. 资料要求上区别：直线回归与相关分析对资料的要求有所不同。直线相关要求 X 与 Y 均为服从双变量正态分布。如不符合则可采用适当的变量变换，或采用等级相关。

直线回归分析对资料的要求有 2 种情况：

（1）Ⅰ型回归：应变量 Y 服从正态分布，而自变量 X 可以是精确测量和严格控制的变量。例如制定标准线时，某种物质的加入量（X）是经过精确测量和控制的，而测定的光密度读数（Y）则为随机变量，要求服从正态分布。

（2）Ⅱ型回归：如果 X 与 Y 双变量均服从正态分布，则作出的回归分析称为Ⅱ型回归。

3. 从应用上区别：直线回归应用于分析专业理论上具有因果关系的两变量的关系，用直线回归方程描述 X 与 Y 之间确切的定量关系，从而用 X 估计 Y。而直线相关除了可以分析具有因果关系的两变量关系，还可分析仅有伴随关系或协同变化关系的两变量关系。而变量有相关关系，不一定有因果关系。有时仅为伴随关系，此时不可作直线回归分析。

（二）联系

1. r 和 b 的正负号一致：同一组资料如同时作相关与回归分析，可发现如 X 变量增加 Y 变量相应增加，此时回归系数 b 亦为正值，即 X 增加一个单位，Y 相应增加 b 个单位，反之亦然。

2. r 和 b 的假设检验等价：同一组资料对其 r 和 b 作假设检验，虽然方法不同，但是结果相同。由于相关系数检验较为简便，故在作回归分析之前，可先作相关分析。如果相关系数有意义，则再作回归分析，此时对 b 的检验可省去。如果相关系数无意义，则不必作回归分析。

3. r 和 b 可相互换算：根据 r 和 b 的计算公式可以发现，两者间可按下式换算：

$$b = r\sqrt{l_{YY}/l_{XX}}, \quad r = b\sqrt{l_{XX}/l_{YY}}$$

因此，在实际工作中，已知 r 或 b，可方便地求出 b 和 r。

4. 用相关解释回归：r 的平方称为决定系数（coefficient of determination），通过换算，与回归的关系如下式：

$$r^2 = \frac{l_{XY}^2}{l_{XX} \cdot l_{YY}} = \frac{l_{XY}^2/l_{XX}}{l_{YY}} = \frac{SS_{回}}{SS_{总}}$$ （式 18-4）

从上式可看出，r^2 可视为回归平方和与总平方和的比例，且 $|r|$ 与 r^2 均小于或等于 1。$|r|$ 与 r^2 越接近 1，则说明散点的带状分布越窄，等于 1 时则呈一直线，这一直线可视为回归直线。从回归分析可见，$SS_{回归}$ 大，则 $SS_{剩余}$ 小，则说明散点靠近回归直线，估计误差小。根据上述关系，可用 r^2 即 $SS_{回归}$ 与 $SS_{剩余}$ 的比例说明回归分析的实际意义。当 $r = 0.3$，$\nu = 50$ 时，按双侧 $\alpha = 0.05$ 可说明 r 有显著性。但 $r^2 = 0.09$ 则说明回归分析时 $SS_{回归}$ 仅占的 $SS_{总}$ 9%。说明回归分析的意义不大。因为 X 推算 Y 时估计误差是很大的。

三、正确估计相关强度

对 r 的检验按 $\alpha = 0.05$ 水准拒绝 H_0，接受 H_1，说明 X 与 Y 间有相关关系，但并不说明相关的强度。$P < 0.01$ 也不能认为有高度相关。因为假设检验结果只说明 r 来自 $\rho = 0$ 的总体中可能性有多大，按 α 水准接受或拒绝 H_0，判断 X 与 Y 间有无相关性。P 值的大小不能说明相关的程度，而应根据 r 绝对值大小说明 X 与 Y 关系的密切程度。在实际工作中，根据不同的研究和样本大小，由 r 值来说明 X 与 Y 间相关程度。

四、回归方程的适用范围

根据样本资料所求回归方程，一般仅适用于 X 实测范围，不能向外任意延推。因为超出 X 实测范围，X 与 Y 的关系并不明了，很可能与现有方程的关系有出入，甚至在实际研究中不可能出现。例如，医学检验结果一般不会有负值，这也是直线回归方程与数学上直线方程的区别所在。同样，在绘制回归直线时，不可将回归直线任意延长。

第四节　曲线回归

一、曲线回归（curvilinear regression）的意义

医学现象中有许多变量之间并不呈匀速变化的直线关系，而是呈加速度变化的曲线关系，即 X 与 Y 的变化速度有快慢之分。例如，细菌培养的时间与细菌数量之间，随着培养时间在一定范围内的延长，细菌数量呈加速度变化。药物在某一剂量范围内，随着剂量的增加，其效应可呈加速度变化。此时如作回归分析，则可使估计误差增大。一般地说，如果 X 与 Y 变量间数量变化呈现加速度趋势，且具有专业理论上的因果关系，则称 X 与 Y 间具有曲线回归关系。曲线回归分析是根据实测资料的曲线类型，求出相应的曲线回归方程。这一过程又可称为曲线拟合（curve fitting）。

二、曲线回归类型

医学上常见的曲线有对数曲线、指数曲线、双曲线、多项式曲线、S 形曲线等。它们的回归方程、曲线特点及其示意图如下。

1. 指数曲线：指数曲线回归方程为 $\hat{Y} = ae^{bX}$ 或 $\ln\hat{Y} = \ln a + bX$。指数曲线的特点是 X 近似匀速变化。而 Y 呈加速度变化，渐近线与 X 轴平行。见图 18-3。

2. 对数曲线：对数曲线回归方程为 $\hat{Y} = a + b\lg X$。对数曲线的特点是 Y 近似匀速而 X 呈加速度变化，渐近线与 Y 轴平行。见图 18-4。

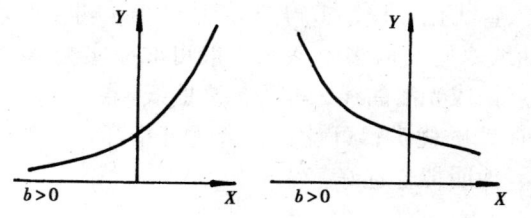
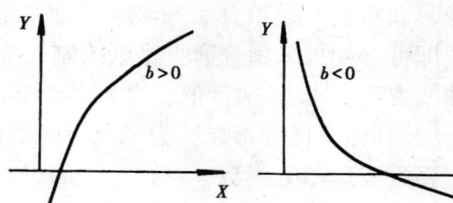

图 18-3　指数曲线示意图　　　　图 18-4　对数曲线示意图

3．双曲线：双曲线回归方程为 $1/Y = a + b/X$。双曲线的特点是 X 与 Y 均呈加速度变化，有两条渐近线分别与 X 和 Y 轴平行。见图 18-5。

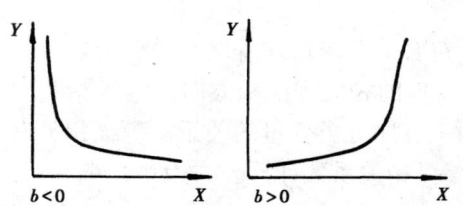
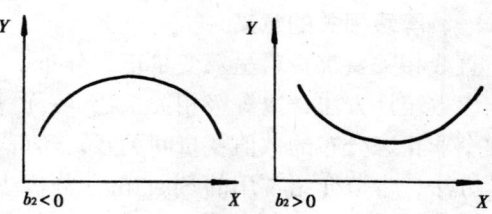

图 18-5　双曲线示意图　　　　图 18-6　抛物线曲线示意图

4．多项式曲线：多项式曲线回归方程为 $\hat{Y} = a + b_1X + b_2X^2 + \cdots + b_mX^m$。如 $m = 2$，则为二次多项式，又称为抛物线（图 18-6）。其曲线特点是，X 呈均速变化，Y 呈加速度变化，有 2 条渐近线均和 Y 轴平行，在 X 值中段 Y 变化速度较慢，但在两侧变化速度较快，且有一极大值或极小值。此外，在极大值或极小值两侧，Y 的变化方向相反。

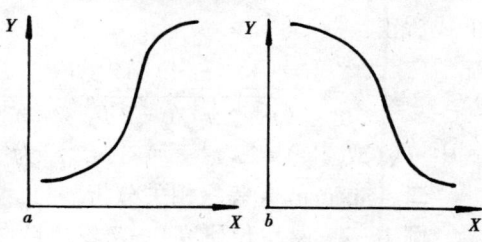

图 18-7　S 形曲线示意图

5．S形曲线：S 型曲线的回归方程为 $\hat{Y} = \dfrac{k}{1 + ae^{bX}}$（图 18-7a）或 $k - \hat{Y} = \dfrac{1}{a + be^{-X}}$（图 18-7b），式中 k 为经过尝试所得的校正数。其图形特点是，在 X 范围中段，Y 值呈加速度变化，在 X 范围两侧 Y 变化慢，而 X 呈加速度变化。上下有两条渐近线和 X 轴平行。因该曲线的形状类似拉长后的 S，或反 S，故称为S形曲线。

三、曲线拟合的步骤

1．选择合适的曲线类型：常用方法有：①根据专业知识和经验选择。②用实测数在普通坐标纸上绘制散点图，观察散点分布选择相应的曲线类型。③用对数坐标纸绘制散点，或是作变量变换，再用普通方格纸绘制散点图，同样可发现曲线类型，此时已将曲线直线化。

2．直线化处理：大部分常用的曲线类型均可通过适当的变量变换使曲线直线化。例如对数曲线是对 X 作对数变换，指数曲线是对 Y 作对数变换，双曲线可对 X 与 Y 作倒数变换等。以上曲线直线化后，可按直线回归处理求得直线化方程。多项式曲线变换为多元线性方程后，用多元回归处理。

3．还原为曲线方程：对所求直线化方程进行各项必要的假设检验，有意义后即可将其还原为曲线方程。

4．绘制曲线：如果采用对数坐标纸绘图，则方法同回归直线绘制，即取两点 X 并作适当变换，如对数曲线须对 X 作对数变换，代入直线化方程，求得两 Y 估计值，再用两点连成一线即可。如果采用普通方格纸绘制标准曲线，则需取多个 X（一般可取原实测 X 值），代入曲线方程，求 Y 估计值，再将多个坐标点描成光滑曲线，即为标准曲线。

5. 计算拟合优度指标：为了说明所拟合曲线的优劣，可计算拟合优度指标。一般可计算决定系数或称相关指数 (r^2)，r^2 越接近 1，说明拟合越好。

第五节 等级相关

一、等级相关的意义

直线相关要求资料呈双变量正态分布，如果不符合此要求可作等级相关分析。等级相关属非参数统计方法，以等级相关系数 (r_s) 表示两变量的相关程度和方向。等级相关除可分析两个非正态分布的数值变量间关系，还可分析两个有序分类变量的关系。等级相关有多种分析方法，本节介绍常用的 Spearman 分析法，其等级相关系数计算公式为：

$$r_s = 1 - 6\Sigma d^2 / ((n^2 - 1)n) \tag{式 18-5}$$

式中 d 为 X 与 Y 变量的等级差，n 为例数，r_s 的意义与 r 相同。如果有相同等级，应采用下式矫正：

$$r_s = \frac{(n^3 - n)/6 - (T_X + T_Y) - \Sigma d^2}{\sqrt{(n^3 - n)/6 - 2T_X}\sqrt{(n^3 - n)/6 - 2T_Y}} \tag{式 18-6}$$

式中 T_X（或 T_Y）$= \Sigma(t_i^3 - t)/12$，t_i 为第 i 组相同等级的个数。

二、Spearman 等级相关分析

例 18-2　某单位研究 2~7 岁急性白血病患者的血小板数 (X) 与出血症状 (Y) 间有无联系，结果见表 18-2。本例血小板数为数值变量，出血症状为有序分类变量，故应作等级相关分析，方法如下。

1. 排等级：血小板数从小到大编排等级 1~12，如果有相同则求平均等级。出血症状从明显到无出血症状编排等级，本例出血症状有相同者有相同等级，应求平均等级（表 18-2）。

表 18-2　　　　　　　　　　血小板数与出血症状等级相关系数计算

病例号	X 血小板数	等级	Y 出血症状	等级	等级差（d）	d^2
1	12160	1	明显	1	0	0
2	13790	2	较明显	3	-1	1
3	16500	3	出血点	5.5	-2.5	6.25
4	31050	4	无	9.5	-5.5	30.25
5	42600	5	较明显	3	2	4
6	54270	6	较明显	3	3	9
7	74240	7	无	9.5	-2.5	6.25
8	106430	8	无	9.5	-1.5	2.25
9	126170	9	无	9.5	-0.5	0.25
10	129000	10	无	9.5	0.5	0.25
11	143880	11	出血点	5.5	5.5	30.25
12	160400	12	无	9.5	2.5	6.25
合计	——	——		——	——	96

2. 求等级差 d、d^2 及 Σd^2：将每一对 X 与 Y 的等级相减，求得等级差 d，平方以后相加得 $\Sigma d^2 = 96$。

3. 计算等级相关系数：本例血小板数 X 无相同等级，而出血症状有三组相同等级，故应采用矫正公式。将 $T_X = 0$，$T_Y = (3^3 - 3)/12 + (2^3 - 2)/12 + (6^3 - 6)/12 = 20$，代入式 18-6，得：

$$r_s = \frac{(12^3 - 12)/6 - (0 + 20) - 96}{\sqrt{(12^3 - 12)/6 - 0}\ \sqrt{(12^3 - 12)/6 - 40}} = 0.641$$

4. r_s 的检验：r_s 为样本等级相关系数，是否有显著性需作假设检验。r_s 的检验可用直接查表法，查附表 21 r_s 界值表得单侧 $r_{s0.05(12)} = 0.503$，$P < 0.05$，说明血小板数和出血症状之间有相关关系，血小板越少，出血症状越明显。

（陈全良）

第十九章　协方差分析

协方差分析法（covariance analysis）是把直线回归法与方差分析法结合起来的一种方法。其目的是要把与 Y 值呈直线关系的 X 值化为相等后，再来检验各 Y 均数（修正均数）的显著性。例如，在营养研究中，不考虑动物食量的差别，直接用方差分析法来比较不同饲料动物组所增加的体重，以评价不同饲料营养价值是不够恰当的。因为动物体重的增加，除与食物的营养有关之外，还与各组动物的食量有关，在限定食量的情况下，每只实验动物的实验食量仍会有一定的差异，即同等食量，有的动物能吃完，有的动物吃不完。这时进食量就成为影响所增加体重进行比较的混杂因素，又称为协变量（covariable）。协方差分析法的目的是把与体重（Y 值）呈直线关系的进食量（X 值）化成相等后，求得各饲料组动物所增加体重的修正均数，再用方差分析检验各修正均数差异的显著性。通过协方差分析能够校正对比各组 $\bar{X}$ 的不同所致的偏差，提高统计效率，更恰当地评估各种处理的优劣。

协方差分析有两个重要的假定，即：①各个样本（即各组）是从具有相同方差（σ^2）的正态分布的总体中抽样来的，因此，要求各组 s^2 的差别无显著意义；②各个样本的回归显著而且斜度相同，即要求各个 b 本身具有显著意义，同时各 b 之间的差别无显著意义。这样就可在上述假定的基础上进行协方差分析。

协方差分析不仅用于两组比较，也可用于多组比较。它适用于完全随机试验，随机区组实验，拉丁方实验和各种类型的析因试验等，因此用处较大；其中最普遍的应用是提高随机试验的精密度。本章只介绍完全随机化设计资料的协方差分析。

第一节 完全随机化实验的协方差分析

在完全随机化试验中，用协方差分析是为了提高试验的精密度。例如，观察 A、B 两药的降压效果，若两组均值经 t 检验，在 $\alpha = 0.05$ 水准上无显著性，这时就不能认为 A、B 两药的降压效果有差别。但考虑到差别不显著可能是由于用药前血压水平不同所影响，因此要进一步分析降压量 Y 是否与原血压水平相关。由 A 组可算出 X 与 Y 的相关系数 $r = 0.75$，B 组的相关系数 $r = 0.80$，这两个相关系数分别在 α 等于 0.05 及 0.01 水准上显著。因此有必要将各组降压量 Y 对原血压水平进行校正，使两组的平均降压量 $\overline{Y}_1$ 和 $\overline{Y}_2$ 能在用药前相同的血压水平上进行比较，下面举例说明。

例 19-1 比较 A、B 两种中药对两组雌性白兔的降压作用，实验结果见表 19-1。问血压的变化与治疗前血压值是否有关，以及两药降压效应的差别是否显著。对表中数据应用协方差分析。

一、进行协方差分析的步骤

1. 按表 19-1 资料分别求出各组的 $\sum X$，$\sum X^2$，$\sum Y$，$\sum Y^2$，$\sum XY$，$\overline{X}$，$\overline{Y}$ 各值。计算公式前面各章已述。

$$\sum X_1 = 1140, \quad \sum X_1^2 = 133200,$$
$$\overline{X}_1 = 114$$
$$\sum Y_1 = 402, \quad \sum Y_1^2 = 17010,$$
$$\overline{Y}_1 = 40.2$$
$$\sum X_1 Y_1 = 47070$$
$$\sum X_2 = 1176, \quad \sum X_2^2 = 139848,$$
$$\overline{X}_2 = 117.6$$
$$\sum Y_2 = 320, \quad \sum Y_2^2 = 11048,$$
$$\overline{Y}_2 = 32$$
$$\sum X_2 Y_2 = 38524$$

表 19-1 比较 A、B 两种中药对兔血压的影响

A		B	
开始血压	降值	开始血压	降值
(X_1)	(Y_1)	(X_2)	(Y_2)
90	34	92	20
135	55	130	40
130	50	128	30
115	45	120	25
110	30	110	25
140	45	130	50
130	45	130	40
95	23	110	25
90	40	104	27
105	35	122	38
1140	402	1176	320
($\sum X_1$)	($\sum Y_1$)	($\sum X_2$)	($\sum Y_2$)

2. 求 l_{XX}，l_{YY}，l_{XY} 及相关系数 r_{XY}，回归系数 b_{XY}。本例计算得

A 组　$l_{X_1 X_1} = \sum X_1^2 - \dfrac{(\sum X_1)^2}{n_1} = 133200 - \dfrac{(1140)^2}{10} = 3240$

$l_{Y_1 Y_1} = \sum Y_1^2 - \dfrac{(\sum Y_1)^2}{n_1} = 17010 - \dfrac{(402)^2}{10} = 849.6$

$l_{X_1 Y_1} = \sum X_1 Y_1 - \dfrac{(\sum X_1)(\sum Y_1)}{n_1} = 47070 - \dfrac{1140 \times 402}{10} = 1242$

$r_{X_1 Y_1} = \dfrac{l_{X_1 Y_1}}{\sqrt{l_{X_1 X_1} l_{Y_1 Y_1}}} = \dfrac{1242}{\sqrt{3240 \times 849.6}} = 0.75$

$$b_1 = \frac{l_{X_1 Y_1}}{l_{X_1 X_1}} = \frac{1242}{3240} = 0.38$$

B组　　$l_{X_2 X_2} = \sum X_2^2 - \frac{(\sum X_2)^2}{n_2} = 139848 - \frac{(1176)^2}{10} = 1550.4$

$$l_{Y_2 Y_2} = \sum Y_2^2 - \frac{(\sum Y_2)^2}{n_2} = 11048 - \frac{(320)^2}{10} = 808$$

$$l_{X_2 Y_2} = \sum X_2 Y_2 - \frac{(\sum X_2)(\sum Y_2)}{n_2} = 38524 - \frac{1176 \times 320}{10} = 892$$

$$r_{X_2 Y_2} = \frac{l_{X_2 Y_2}}{\sqrt{l_{X_2 X_2} l_{Y_2 Y_2}}} = \frac{892}{\sqrt{1550.4 \times 808}} = 0.80$$

$$b_2 = \frac{l_{X_2 Y_2}}{l_{X_1 X_1}} = \frac{892}{1150.4} = 0.58$$

将 A 组和 B 组两组资料合并成一组后，同样计算一系列数值，称为总计。用 T 作符号的下标：

$n_T = 10 + 10 = 20$　　　　　　　$\sum X_T = 1140 + 1176 = 2316$

$\sum Y_T = 402 + 320 = 722$　　　　$\sum X_T^2 = 133200 + 139848 = 273048$

$\sum Y_T^2 = 17010 + 11048 = 28058$　　$\sum X_T Y_T = 47070 + 38524 = 85594$

$$\overline{X}_T = \frac{\sum X_T}{n} = \frac{2316}{20} = 115.8$$

$$\overline{Y}_T = \frac{\sum Y_T}{n} = \frac{722}{20} = 36.1$$

$$l_{X_T X_T} = \sum X_T^2 - \frac{(\sum X_T)^2}{n_T} = 273048 - \frac{(2316)^2}{20} = 4855.2$$

$$l_{Y_T Y_T} = \sum Y_T^2 - \frac{(\sum Y_T)^2}{n_T} = 28058 - \frac{(722)^2}{20} = 1993.8$$

$$l_{X_T Y_T} = \sum X_T Y_T - \frac{(\sum X_T)(\sum Y_T)}{n_T} = 85594 - \frac{(2316)(722)}{20} = 1986.4$$

3. 将 A、B 两药的开始血压值和血压下降值，分别作为 X 和 Y，作点图，根据所算出的直线回归方程画出 3 条直线（图 19-1）。

A 药　$\widehat{Y}_1 = 40.2 + 0.38(X - 114) = 0.38X - 3.12$

B 药　$\widehat{Y}_2 = 32 + 0.58(X - 117.6) = 0.58X - 36.21$

公共　$\widehat{Y}_3 = 36.1 + 0.45(X - 115.8) = 0.45X - 16.01$

如图 19-1 所示，第一，各组各点的分布呈直线回归的趋势；第二，绘制 3 条直线，可初步观察它们的坡度如何及它们之间是否平行。

4. 列出协方差分析的计算用表，

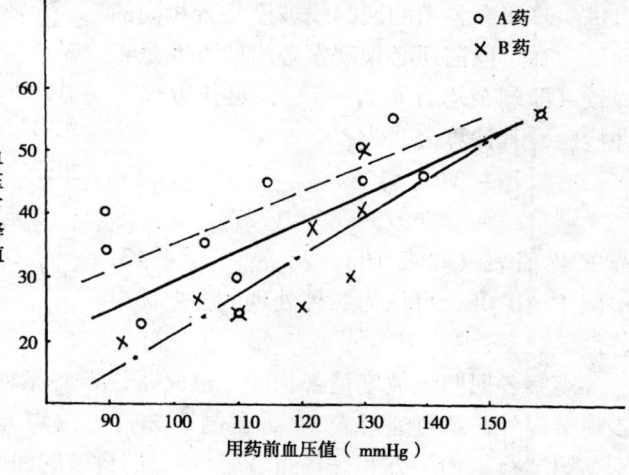

图 19-1　用药前血压值和降压作用的关系

如表 19-2。将上面计算的 l_{XX}，l_{YY}，l_{XY} 各值连同自由度列于表的左边。A 药各数值置于第一行，B 药各数值置于第 2 行，总计各数值（即总变异）置于第 7 行。此外并将第 1，第 2 两行各数值相加置于第 5 行称为公共变异，第 7 行各值是总变异。

表 19-2 协方差分析计算用表

	变异来源	ν	l_{XX}	l_{XY}	l_{YY}	回归系数	剩余 ν	剩余 平方和	剩余 MS
1	A组	9	3240.0	1242.0	849.6	0.38	8	373.50	46.69
2	B组	9	1550.4	892.0	808.0	0.58	8	294.80	36.85
3	组内						16	668.30	41.77
4	回归系数						1	38.66	38.66
5	公共	18	4790.4	2134.0	1657.6	0.45	17	706.96	41.59
6	修正均数						1	474.15	474.15
7	总计	19	4855.2	1986.4	1993.8	—	18	1181.11	

另外需计算 X 与 Y 的组间与组内变异有无显著性，用 F 检验，见表 19-3。表中总变异减去组内变异为组间变异。

查 F 界值表（附表 10），$F_{0.05(1,18)}=4.41$，$P>0.05$，说明以上未纠正的 X 和 Y 的组间、组内变异无显著性。

5. 求回归的剩余平方和 $\sum(Y-\hat{Y})^2$ 及自由度 ν，列入协方差分析表的右边。剩余平方和的公式为：

$$SS_{剩余}=\sum(Y-\hat{Y})^2=l_{YY}-l_{XY}^2/l_{XX} \qquad (式\ 19\text{-}1)$$

剩余平方和的意义是各变量 Y 离回归线的平方和，其自由度由于用去了一个回归系数，所以要比原有的减少一个。本例各组剩余平方和的计算为：

A 药 $\quad 849.6-(1242)^2/3240=373.50$

B 药 $\quad 808-(892)^2/1550.4=294.80$

公共 $\quad 1657.6-(2134)^2/4790.4=706.96$

总计 $\quad 1993.8-(1986.4)^2/4855.2=1181.11$

6. 有了各组的剩余平方和以后，就可以进一步研究各组的回归线坡度是否相同的问题。在这以前还必须观察各组的方差是否一致（即剩余均方是否一致），可作方差齐性检验，其计算公式为：

$$F=MS_A/MS_B$$
$$=46.69/36.85=1.27$$

查 F 界值表（附表 10），$F_{0.05(8,8)}=4.43$，本例 $P>0.05$，可认为二种处理的方差无显著性。

表 19-3 X 项与 Y 项方差分析

X 项	ν	l_{XX}	MS	F	P
总计	19	4855.2			
组内	18	4790.4	266.13		
组间	1	64.8	64.80	0.24	>0.05

Y 项	ν	l_{YY}	MS	F	P
总计	19	1993.8			
组内	18	1657.6	92.09		
组间	1	336.2	336.20	3.65	>0.05

观察各回归线坡度是否相同，也就是说，各条回归线是否平行，除了从图 19-1 可作初步观察以外，还可通过表 19-2 右侧第 3 行组内均方与第 4 行回归系数均方做 F 检验来判别。第 3 行组内平方和是各组 Y 距离它们自己的回归线的平方和，而第 5 行公共的平方和，则是距公共回归线的平方和。如果各条回归线不是平行的话，那么，距公共回归线的平方和

将比各组距自己回归线的总和（即"组内"平方和）为大。从第5行公共剩余平方和减去第3行组内平方和的差数，把它列于第4行，称为回归系数平方和。此值以自由度除之，得回归系数均方（相当于各回归系数间的误差均方），可供检验各条回归线是否平行之用。以回归系数均方与组内均方相比较，如果 F 检验不显著就认为各条回归线是平行的。

本例公共平方和为706.96减去组内平方和668.30得回归系数平方和38.66，后者用自由度等于1除之得均方为38.66，进行 F 检验，得

$$F = MS_{回归}/MS_{组内} = 38.66/41.77 = 0.93$$

查 F 界值表（附表10），$F_{0.05(1,16)} = 4.49, P > 0.05$，差别无显著性，故可认为两回归线是平行的。假如 F 检验结果有显著性，就是说两条回归线并不平行。在这种情况下，再进一步研究两条回归线的高度问题，就没有什么意义了。

7. 在满足方差一致，回归线平行的条件下，才可进行回归线高度是否相同的检验。回归线高度决定 Y 均数的大小，故在协方差分析中，以检验修正均数间的相差来代替检验回归线高度的相差。这是协方差分析的最终目的。检验方法是从第7行总计平方和减去第5行公共平方和，将差数置于第6行，称为"修正均数平方和"，即将与 Y 值呈直线关系的 X 化为相等后的 Y 均数间的平方和，此值相当于回归线高度方面的抽样误差。如果各回归线高度间相差很大，则"总计"平方和必然也大于"公共"平方和，其差数（即修正均数）是否有显著性，可用第6行修正均数与第5行公共的均方作 F 检验，得

$$F = MS_{修正}/MS_{公共} = 474.15/41.59 = 11.40$$

查 F 界值表（附表10），$F_{0.05(1,17)} = 4.45, F_{0.01(1,17)} = 8.49, P < 0.01$，差异有显著性。这两条回归线是平行的，高度的差异有显著性。

二、判断结果

说明用协方差分析后，A、B两组中药治疗高血压，修正用药前的血压值后，差异有显著性，故认为降压效应与用药前的血压值有关，高血压者降压明显，血压低者不明显，两者呈正相关。

第二节 简化协方差分析

根据专业分析和图示法所得的印象，在一般情况下，回归线平行和方差一致性两个条件往往具有的，就可把步骤简化。

例19-2 仍按例19-1资料进行协方差的简化计算。具体步骤如下：

1. 计算 $\sum X$，$\sum Y$，$\sum X^2$，$\sum Y^2$，$\sum XY$ 各值

2. 计算总变异的 l_{XX}，l_{YY}，l_{XY} 各指标。

3. 列出协方差分析计算用表如表19-4。把计算所得的 l_{XX}，l_{YY}，l_{XY} 各值列于表的左侧，自由度 $\nu = N - 1$。

4. 计算各处理组间的离均差平方和、积和。

组间 $\quad l_{XX} = \sum \dfrac{(\sum X_i)^2}{n_i} - \dfrac{(\sum X)^2}{N}$ （式19-4）

$\quad\quad\quad l_{YY} = \sum \dfrac{(\sum Y_i)^2}{n_i} - \dfrac{(\sum Y)^2}{N}$ （式19-5）

表 19-4 协方差计算用表

变异来源	l_{XX}	l_{YY}	l_{XY}	ν	剩余		
					平方和	ν	MS
总变异	4855.2	1993.8	1986.4	19	1181.11	18	
均数间	64.8	336.2	−147.6	1			
组 内	4790.4	1657.6	2134.0	18	706.96	17	41.59
修正均数					474.15	1	474.15

$$l_{XY} = \sum \frac{(\sum_i X)(\sum Y_i)}{n_i} - \frac{(\sum X)(\sum Y)}{N} \qquad (式\ 19\text{-}6)$$

自由度 $\nu = k - 1$

式中 $\sum X_i$ 或 $\sum Y_i$ 为第 i 组变量值 X 或 Y 的和，n_i 为第 i 组的例数，k 为组数，其他符号意义同前。

本例：

$$l_{XX} = \frac{(1140)^2}{10} + \frac{(1176)^2}{10} - \frac{(1140 + 1176)^2}{20} = 64.8$$

$$l_{YY} = \frac{(402)^2}{10} + \frac{(320)^2}{10} - \frac{(402 + 320)^2}{20} = 336.2$$

$$l_{XY} = \frac{(1140 \times 420)(1176 \times 320)}{10} - \frac{(2316)(722)}{20} = -147.6$$

把以上计算结果的各数值列于表 19-4 的第 2 行称为均数间变异。自由度 $\nu = 2 - 1 = 1$。

5. 从第 1 行各值减去第 2 行各值，得第 3 行即组内变异各值，其自由度为 $19 - 1 = 18$。

6. 计算回归的剩余平方和 $\sum(Y - \bar{Y})^2$ 及自由度 ν 列入协方差分析表，如表 19-4 的右侧部分。按式 19-1 计算 SS 的剩余。

第 1 行　$SS_{剩余} = 1993.8 - (1986.4)^2/4855.2 = 1181.11$

　　　　$\nu_{剩余} = 19 - 1 = 18$

第 3 行　$SS_{剩余} = 1657.6 - (2134.0)^2/4790.4 = 706.96$

　　　　$\nu_{剩余} = 18 - 1 = 17$

　　　　$MS_{剩余} = 706.96/17 = 41.59$

7. 从表 19-4 右侧，总变异平方和减去组内平方和即为修正均数间的剩余平方和。本例 $1181.11 - 706.96 = 474.15$。总的自由度减组内的即为修正均数间的自由度 $\nu = 18 - 17 = 1$，故算得均方为 474.15。

8. 根据修正均数的均方与组内均方作 F 检验：$F = 474.15/41.59 = 11.40$，$P < 0.01$，差异有显著性。本例通过简化法计算与不用简化法计算的结果完全一致。

（韦明）

第二十章　分类资料的统计描述

分类资料（categorical data）又称定性资料（qualitative data），其观察值是定性的，表现为互不相容的类别或属性。对观察值结果的分析与比较常用率（rate）、构成比（constituent ratio）和相对比（relative ratio）等统计指标描述。这些指标可以反映事物的强度，工作的重点，对比的水平。

第一节　相对数的意义

一、绝对数

绝对数是反映事物在某时某地出现的实际水平。在医疗卫生工作中，经常从统计报表、现场调查、实验研究中获得一些数据。如某中医院在 1998 年共收住院病人 7654 人，在 1999 年共收住院病人 7753 人，这些原始数据称为绝对数。还有某年甲地区的小学生中流脑发病 63 人，乙地区的小学生中流脑发病 35 人，这些绝对数反映了事物的实际水平，也是统计分析的基本数据。它只能说明甲地区流脑发病比乙地区流脑发病多 28 人，但不能肯定甲地区小学生较乙地区小学生流脑感染程度严重，因为甲乙两地小学生的总人数不一定相等，也就是对比的基数不一定相同，所以不能直接进行比较，如果要进行比较，必须计算相对数。

二、相对数

相对数（relative number）是由两个有联系的指标之比组成，常用于分类资料统计分析。在制定计划、总结工作和分析资料中绝对数是不可缺少的，但对资料深入分析时仅用绝对数是不够的。因为绝对数不便于互相比较。如前面所讲的某年甲地区小学生流脑发病 63 人，乙地区小学生流脑发病 35 人，若要了解甲乙两地小学生中发生流脑的严重程度，就必须知道甲乙两地各有小学生多少人，才能计算相对数。据调查甲地区共有小学生 50051 人，乙地区共有小学生 14388 人。计算成相对数为：甲地区小学生流脑发生率 $= 63/50051 \times 1000‰ = 1.3‰$；乙地区小学生流脑发生率 $= 35/14388 \times 1000‰ = 2.4‰$。这两个地区的发生率是由绝对数计算出来的相对数。相对数的意义：①表示事物出现的程度：如果甲地区小学生流脑发生率为 1.3‰，乙地区小学生流脑发生率为 2.4‰，用来说明流脑中在甲乙两个地区发生的严重程度。②便于比较：在两个率进行比较时，绝对数是不能直接进行比较的。这里两地都用 1000‰ 作基数，统一了标准，就可以直接进行比较了，从计算结果可以看出，乙地区小学生流脑发生率是甲地区小学生流脑发生率的 1.85 倍。

第二节　常用相对数

一、率

率又称频率指标，说明某现象发生的频率或强度。计算公式为：

$$率 = \frac{发生某现象的观察单位数}{可能发生某现象的观察单位总数} \times 比例基数 = \frac{A_{(+)}}{A_{(+)} + A_{(-)}} \times 比例基数 \quad （式20-1）$$

式中 $A_{(+)}$ 代表发生某现象出现的观察单位数，$A_{(-)}$ 代表发生某现象未出现的观察单位数，比例基数常用 100%、1000‰、1万/万、10万/10万等。

例20-1　某中医院用温阳法与治标（止咳祛痰）法治疗各型虚证慢支患者，求各组的有效率。

表 20-1　　　　　　各型虚证慢支患者用温阳法与治标法的疗效

分型	温阳组			治标组		
	例数 (1)	有效数 (2)	有效率(%) (3)	例数 (1)	有效数 (2)	有效率(%) (3)
肺气虚	21	20	95.20	17	14	82.30
脾阳虚	27	26	96.30	6	4	66.70
肾阳虚	34	31	91.20	10	6	60.00
合　计	82	77	93.90	33	24	72.70

将慢性支气管炎患者中肺气虚人数与有效数代入式 20-1 得肺气虚温阳组与治标组有效率：肺气虚温阳组有效率 = 20/21×100% = 95.20%，余此类推。

从计算中可以看出各组有效率的水平，主要取决于本组的例数和有效数。它不受其他组例数和有效数的影响。

在计算几个率的平均值时，不能把各个率直接相加后再平均：如上例温阳组中，不能把温阳组各虚证型有效率相加(95.20 + 96.30 + 91.20)/3 = 94.30，这种计算是将各组的虚证有效率处于同等地位，而忽略了原来各组例数和有效数不同的影响，它掩盖了各组虚证有效率的真实水平。正确的计算方法是分别将各虚证组的例数和有效数相加，得出总的例数和总的有效数，再计算总的有效率。温阳治疗慢性支气管炎患者有效率为 93.90%，而治标组有效率为 72.70%。

二、构成比

构成比又称构成指标，说明某一事物内部各组成部分所占的比重或分布。常以百分数表示，计算公式为：

$$构成比 = \frac{某一组成部分的观察单位数}{同一事物各组成部分的观察单位总数} \times 100\% \quad （式20-2）$$

$$= \frac{A}{A + B + C + D + \cdots} \times 100\%$$

式中 A、B、C、D 代表事物内部某一组成部分的观察单位数，$A + B + C + D + \cdots$ 代表同一事物各组成部分的观察单位的总数。常用来表示疾病或死亡的顺位，位次或所占比重。如表 20-2，中医治疗崩漏 133 例，根据临床观察，按中医辨证分型，各型所占比重，见表 20-2。

表 20-2　　　　　　　　　　　　　　中医治疗崩漏 133 例临床观察

证　型 (1)	例　数 (2)	百分比（％） (3)
肾虚	41	30.83
肝虚型	12	9.02
肝郁型	31	23.31
血虚型	49	36.84
合计	133	100.00

将崩漏患者中肾虚型人数与崩漏患者总人数代入式 20-2，得崩漏患者中肾虚型所占比重为：41/133×100% ＝30.83%，表示某医院每 100 例崩漏患者中，平均有 30.83 人属于肾虚型。余此类推，得第（3）栏数字。由表 20-2 可见，4 个构成比之和应为 100%（亦可用小数表示，总和为 1），这时可将尾数取舍作适当调整，使构成比的总和为 100%（或 1）。由此可见，构成比的一个重要特点为各组成部分的百分比总和必须等于 100%，其中某一部分的增减也会影响其他部分数字大小的变化。

构成比也可以比较 2 个或 2 个以上相同性质的事物各自内部比重变化情况。如表 20-3 描述了某中医院 1998 年与 1999 年各科病床构成比，从表可看出，1998 年外科、传染科病床与 1999 年比较没有变化，仍然各为 100 张，但构成比 1998 年为 33.30%，而 1999 年为 25%，降低的原因为 1998 年内科病床从 1999 年的 100 张增加到了 200 张，相应的使 1999 年外科、传染科的病床比重有所降低，其病床数并没有减少。

表 20-3　　　　　　　　　　　　某中医院 1998 年与 1999 年各科病床构成比

科别	1998 年		1999 年	
	病床数	构成比（％）	病床数	构成比（％）
内科	100	33.30	200	50.00
外科	100	33.30	100	25.00
传染科	100	33.30	100	25.00
合计	300	100.00	400	100.00

率与构成比的区别：

1．率与构成比的作用不同。发病率说明特定人群中一定时期内新发病例的多少；而构成比则说明某病患者的性别、年龄、职业等的分布情况。

2．率与构成比的计算方法不同。发病率与患病率都需要以人口数作为分母，某病病死率以该病患者数作为分母，死亡数作为分子。构成比则以某病各组病人合计数作为分母，该病某组病人数作为分子。

三、相对比

相对比又称对比指标，表示两个有联系的同类指标之比，可以是绝对数、相对数、平均数等，通常以倍数或百分数表示，其计算公式为：

$$相对比 = \frac{甲指标}{乙指标} \times 100\% = A/B \qquad\qquad （式 20-3）$$

A、B 分别为两个有关指标，其相对比 A/B 说明 A 是 B 的若干倍或百分之几。2 个比较指标可以性质相同，也可以性质不同。如相对危险度（RR）、变异系数（CV）等。

例 20-2　有人将《伤寒论》与《金匮要略》两书中药方作了统计分析。《伤寒论》共 113 方，《金匮要略》共 183 方，计算相对比为：183/113 ＝ 1.62（倍），说明《金匮要略》药方是《伤寒论》药方的 1.62 倍，或者 113/183×100% ＝ 61.75%，说明《伤寒论》药方是《金匮要略》的 61.75%。习惯上甲指标大于乙指标，结果用倍数表示，若甲指标小于乙指标，结果用百分数表示。

四、动态数列及其分析指标

动态数列（dynamic series）是一系列按时间顺序排列起来的统计指标（可以是绝对数、相对数或平均数），用以说明事物在时间上的变化和发展趋势。常用的分析指标如表 20-4 第（4）～（8）栏，有绝对增长量、发展速度和增长速度。

依动态数列的指标在时间方面的特点可分为 2 种：

时点动态数列：各个指标在时点上的数据，如历年人口数（年中人口数、年末人口数）、性比例、现场调查中的患病人数、时点患病率等。

时期动态数列：各个指标在一定的时间间隔内陆续发生的数据，并将其数据积累，如历年出生数和出生率、死亡数和死亡率、发病数和发病率等。时期动态数列的各时期间互相联系，将反映的时间全部连续起来。

例 20-3　按表 20-4 提供的资料，试求动态数列各部分指标。

表 20-4　　　　　　　　　　　某地 1989～1998 年中医病床数的发展动态

年份	指标符号	床位数	绝对增长量		发展速度（%）		增长速度（%）	
			累计	逐年	定基比*	环比△	定基比*	环比△
(1)	(2)	(3)	(4)	(5)	(6)	(7)	(8)	(9)
1989	a_0	1497	—	—	100.00	100.00	—	—
1990	a_1	2115	618	618	141.28	141.28	41.28	41.28
1991	a_2	2520	1023	405	168.34	119.15	68.34	19.15
1992	a_3	3373	1876	853	225.32	133.85	125.32	33.85
1993	a_4	4050	2553	677	270.54	120.07	170.54	20.07
1994	a_5	5838	4341	1788	389.98	144.15	289.98	44.15
1995	a_6	7623	6126	1785	509.22	130.58	409.22	30.58
1996	a_7	7820	6323	197	522.38	102.58	422.38	2.58
1997	a_8	8509	7012	689	568.40	108.81	468.40	8.81
1998	a_9	11566	10069	3057	772.61	135.93	672.61	35.93

* 以 1989 年年病床数为基数，△以前一年的病床数为基数。

1．绝对增长量：绝对增长量说明事物在一定时期所增长的绝对值。绝对增长量可计算：

（1）累计增长量：若以 1989 年床位数为基数，各年床位数与其相减即得，如表 20-4 第（4）栏：1990 年年累计增长量 = 2115 - 1497 = 618 张；1991 年年累计增长量 = 2520 - 1497 = 1023 张，余此类推。

（2）逐年增长量，即以下一年床位数与上一年相减，如表 20-4 第（5）栏：1990 年逐年增长量 = 2115 - 1497 = 618 张；1991 年逐年增长量 = 2520 - 2115 = 405 张，余此类推。

2．发展速度和增长速度：发展速度和增长速度均为相对比，说明事物在一定时期的速度变化。定基比是统一用某个时间的指标作基数以各时间的指标与之相比。环比是以前一个时间的指标作基数，以相邻的后一时间的指标与之相比。

第（6）栏：1990 年定基发展速度 = 2115/1497 × 100% = 141.28%

1991 年定基发展速度 = 2520/1497 × 100% = 168.34%，余此类推。

第（7）栏：1990 年环比发展速度 = 2115/1497 × 100% = 141.28%

1991 年环比发展速度 = 2520/2115 × 100% = 119.15%，余此类推。

第（8）栏：1990 年定基增长速度 = 1990 年定基发展速度 − 1 = 141.28% − 100.00% = 41.28。

第（9）栏：1990 年环比增长速度 = 1990 年环比发展速度 − 1 = 141.28% − 100% = 41.28，余此类推。

3. 平均发展速度和平均增长速度：平均发展速度和平均增长速度用于概括某一时期的变化，即该时期环比的几何均数，其计算公式为：

$$平均发展速度 = \sqrt[n]{a_n/a_0} \qquad （式 20-4）$$

式中，a_0 为基期指标；a_n 为第 n 年指标。

$$平均增长速度 = 平均发展速度 − 1 \qquad （式 20-5）$$

现对例 20-3 表 20-4（1）、（3）栏资料作动态分析

本例平均发展速度 $= \sqrt[9]{11566/1497} = 1.255$（125.50%）

平均增长速度 $= 1.255 − 1 = 0.255$（25.50%）

由表 20-4 可见：该地 1989 年中医病床数只有 1497 张，至 1998 年已达 11566 张，相当于原有数的 772.61%。10 年间共增加 10069 张，增加了 672.61%，虽然 10 年间总的看来中医病床数每年均有上升，但发展是不平衡的。1996~1997 年每年递增速度只有 2.60%~8.80%，而 1992~1995 年每年递增速度达 20.10%~44.10%。此期间的平均发展速度为 125.50%，平均增长速度为 25.50%。

动态数列的分析不仅可以总结过去，而且可以预测今后，根据平均发展速度公式（式 20-4）可计算几年后达到的指标。如根据表 20-4 资料预测 2002 年后的床位数，代入式 20-4：$1.255 = \sqrt[13]{a_{13}/1497}$，得 $a_{13} = 28681$（张）。

根据该地 1989~1998 年中医院床位数平均发展速度，到 2002 年末，该地中医院床位数可达 28681 张。预测时适用近期比较稳定的发展速度，可求得更为接近实际的预测值。

第三节　应用相对数时应注意的问题

一、计算相对数时分母不宜过小

观察单位数足够多时，计算的相对数比较稳定，可以正确反映实际情况。但若观察单位过少，则不可能得到正确结论。如某医师用川红溶液治疗 4 例突发性耳聋患者，2 例有效，即报道有效率为 50%，显然这个有效率是不可靠的，这时宜用绝对数表示（如 2/4）。如果必须用相对数时可同时列出其可信区间。但在动物实验中，由于可以周密设计，精选对象，严格控制实验条件，如有的毒理实验，每组用 10 只小白鼠也可以求反应率或死亡率。

二、避免"比"和"率"的误用

构成比只能说明事物各组成部分的比重或分布，并不能说明某现象发生的频率或强度，其概念不同，计算方法也不同，所得的结论也不同。因此，在临床研究报告中，常有人将"比"和"率"误用。例如，某中医院从住院病例中选胃脘痛病人 165 例辨证治疗，按年龄构成列表分析，如表 20-5。

表 20-5 结论为：胃脘痛发病率以 40~岁组最高。这显然是将"比"和"率"误用了。表中只能说明某中医院胃脘痛住院病人在各年龄组所占的比重，而不能说明各年龄组的发病强度。此时必须明确区别"比"和"率"的定义，才能避免两者的误用。

表 20-5　　　　　　　　　　　　　胃脘痛的病人年龄构成

年龄组	病人数	构成比（%）
<20	2	1.21
20~	43	26.06
30~	36	21.81
40~	52	31.52
50~	29	17.58
60~	3	1.82
合计	165	100.00

三、要注意资料对比分析的可比性

用相对数进行比较时，要注意各指标之间是否具有可比性。如指标产生的时间、地点、条件、内部构成、计算方法是否一致。一般要求除了被研究的因素之外，其他可能影响指标的重要因素应控制在"齐同对比"的条件下进行，才有比较的意义。如在进行中医诊断和治疗时，要统一辨证标准，使诊断严谨有据，对痊愈、显效、进步、无效等的判定标准要明确定义，否则会影响统一指标的可比性。又如比较两种疗法（A，B）对急性菌痢的治愈率时，A 组以临床症状消失后作治愈标准，而 B 组以临床症状消失后，再加上三次肛门拭子细菌培养阴性作为治愈指标。因比较的基础不一致，失去了比较的意义，不能作比较。

四、样本率（或构成比）的比较应遵循随机原则，并要作假设检验

在抽样研究中，样本应遵循随机抽样的原则，否则就不能用该"样本"来推断总体。由于样本率和构成比也有抽样误差，所以不能仅凭表面数值的大小下结论，而需作假设检验后才能下结论。

五、必要时作率的标准化法处理

当两组资料内部构成有明显不同时，应分组计算频率指标，再进行对比，最好进行标准化法处理，求出标准化率再进行比较。

第四节　标准化法

一、标准化法（Standardization method）的概念

对两组或多组率进行比较，当其内部构成不同时，需要按统一的"标准"进行调整，使之具备可比性，称为标准化法。用统一标准后计算的率，称为标准化率（standardized rate），又称调整率（adjusted rate）。如年龄、性别、工龄、病情等有明显的不同，不能直接进行比较得出结论。

例 20-4　某年甲乙两县男性肝癌死亡率资料，见表 20-6。

如表 20-6 可见甲县男性肝癌总死亡率为 79.20/（10 万），乙县甲性肝癌总死亡率为 68.8/（10 万），甲县高于乙县；但从各年龄组男性肝癌死亡率来看，除 0~岁组和 30~岁组甲县高于乙县外，其它各组年龄组都为乙县高于甲县。这是什么原因造成的矛盾呢？再分析一下表 20-6 的内容，男性肝癌死亡率和年龄有关,30 岁以下很低,30 岁以上较高,随着年龄的增加肝癌的死亡率增高,而 70~岁组又降低。由此可知,年龄是影响男性肝癌死亡率的一个客观因素。只有消除其影响后,才能正确反映死亡率的真实情况,通常采用标准化法。

表 20-6

某年甲乙两县男性肝癌死亡率 [1/ (10 万)]

年龄组	甲县		乙县	
(1)	人口数 (2)	死亡率 (3)	人口数 (4)	死亡率 (5)
0～	323600	7.40	364500	6.00
30～	56800	132.00	64300	116.60
40～	42400	242.90	40100	259.40
50～	30500	285.20	28800	291.70
60～	21300	323.90	16200	333.30
70～	19100	172.80	10600	207.50
合计	493700	79.20	524500	68.80

表 20-6 所示资料，应采取统一的标准人口年龄构成进行"调整"，消除人口构成不同的影响后，才具有可比性。如甲、乙两地某病死亡率比较，而两地人群年龄、性别构成不同；又如试验组和对照治愈率的比较，而两组患者的病情轻重、病程长短等不一致，均须进行标准化，采用统一标准人口构成。这种思想方法也可用于均数标准化，如实验组和对照组平均治愈天数的比较，也应考虑两组的病情、病型、病程等的标准化。了解标准化的基本知识后，我们在分析资料的可比性时，应该特别注意是否由于某方面的构成不同会影响总率（或均数）的可比性，这在实际工作中是很有意义的。

二、标准化法

（一）选定标准

进行标准化计算时，首先要选定一个"标准"，如标准人口数或标准人口构成比等；然后进行标准化计算。选定"标准"的原则如下：

1. 选择具有代表性的，较稳定的，数量较大的人群作标准：例如世界的、全国的、全省的、本地区的或本单位历年来累计的数据，作为标准较理想。

2. 根据现有数据的条件选用直接法或间接法：如比较两组资料时常用甲乙两组合并的数据作为标准，也可用样本数较多的一组（甲组或乙组）的数据作标准。

（二）常用的标准化方法

标准化率的计算方法有 3 种：直接法、间接法与反推法。常用的方法是前二者。无论利用哪种方法进行标准化率计算，首先必须按一定格式列表。下面以死亡率的年龄构成标准化为例来说明：列表格式见表 20-7。

表 20-7　　　　　　　　　　**计算标准化率的数据符号**

年龄组	标 准 组			标 准 化 组		
	人口数	死亡数	死亡率	人口数	死亡数	死亡率
1	N_1	R_1	P_1	n_1	r_1	p_1
2	N_2	R_2	P_2	n_2	r_2	p_2
3	N_3	R_3	P_3	n_3	r_3	p_3
…	…	…	…	…	…	…
I	N_i	R_i	P_i	n_i	γ_i	p_i
…	…	…	…	…	…	…
κ	N_κ	R_κ	P_κ	n_κ	r_κ	p_κ
合计	N	R	P	n	r	p

标准化率（p'）计算公式如下：

直接法 $p' = \Sigma N_i P_i / N$ （式 20-6）

或 $p' = \Sigma (N_i / N) P_i$ （式 20-7）

间接法 $p' = p \cdot (r / \Sigma n_i P_i)$ （式 20-8）

一般来说，已知 P_i 用直接法。此法计算简便，容易理解，故为常用。若原始资料中有些年龄组人口过少，致使年龄别死亡率波动较大时，用间接法。下面分别举例说明标准化率两种计算方法。

1．直接法算法：直接法的意义可用式 20-6 及式 20-7 来说明，式 20-7 中 N_i / N 为标准组人口年龄构成，它和式 20-6 中的 N_i 均可看成是 P_i 的权数，因此，求标准化率 p' 实际上是求 P_i 的加权均数，也就是对被标准化组采用了统一的权数。式 20-6 中的 $\Sigma N_i P_i$ 是被标准化按标准组年龄组人口数算得的预期死亡数，除以标准组的总人口数即直接法的标准化率。式 20-7 可看成有标准年龄组人口构成时式 20-6 的简化算式。

例 20-4　某年甲乙、两县男性肝癌死亡率资料见表 20-6，试用直接法计算标准化死亡率。

表 20-8　　　　按式 20-7 用直接计算标准化死亡率 [1/（10 万）]

年龄组	标准人口数	甲 县		乙 县	
（岁）	（N_i）	原死亡率 P_i	预期死亡数 NP_i	原死亡率 P_i	预期死亡数 NP_i
(1)	(2)	(3)	(4)=(2)(3)	(5)	(6)=(2)(5)
0～	688100	7.4	51	6.0	41
30～	121100	132.0	160	116.6	141
40～	82500	242.9	200	259.4	214
50～	59300	285.2	169	291.7	173
60～	37500	323.9	121	333.3	125
70～	29700	172.8	51	207.5	62
合计	1018200（N）	79.2	752（$\Sigma N_i P_i$）	68.8	756（$\Sigma N_i P_i$）

甲县标准化死亡率 $P' = 752/1018200 \times （10 万）/（10 万） = 73.90/（10 万）$

乙县标准化死亡率 $P' = 756/1018200 \times （10 万）/（10 万） = 74.20/（10 万）$

经标准化后可知，甲县总死亡率低于乙县总死亡率，除 0～ 和 30～组段外，与其他各年龄组段比较死亡率的结论是一致的，纠正表 20-6 中未标准化之前出现的甲县总死亡率高于乙县总死亡率的错误。

例 20-5　对表 20-6 资料，按表 20-8 第(2)栏，标准人口年龄构成比是由表 20-6 中第(2)和第(4)栏求得，求甲、乙两县标准化死亡率。

表 20-9　　　　按式 20-7 用直接法计算标准化死亡率 [1/（10 万）]

年龄(组)	标准人口构	甲 县		乙 县	
（岁）	成比(N_i/N)	原死亡率 P_i	分配死亡率 $(N_i/N)P_i$	原死亡率 P_i	分配死亡率 $(N_i/N)P_i$
(1)	(2)	(3)	(4)=(2)(3)	(5)	(6)=(2)(5)
0～	0.6785	7.4	5.00	6.0	4.05
30～	0.1190	132.0	15.71	116.6	13.88
40～	0.0810	242.9	19.67	259.4	21.01
50～	0.0582	285.2	16.60	291.7	16.98
60～	0.0368	323.9	11.92	333.3	12.27
70～	0.0292	172.8	5.05	207.5	6.06
合计	1.0000	79.2	73.95	68.8	74.25

本例已知 P_i 用直接法，按式 20-7 计算，见表 20-7，与按式 20-7 算得结果一致，即甲县分配死亡率低于乙县分配死亡率。

2. 间接法：间接法的意义可用式 20-8 来说明：式中 $\Sigma n_i P_i$ 是被标准化组按标准年龄组死亡率算得的预期死亡数；r 为实际死亡数；P 为标准组合计死亡率。实际死亡数与预期死亡数之比，称为标准化死亡比，用 SMR 表示。

例 20-6 已知甲县死亡总人数为 391 人，乙县死亡总人数为 361 人，表 20-10 第（2）栏以某地肝癌死亡率作为标准组年龄死亡率 [1/（10 万）]，第（3）、第（5）栏数据抄自表 20-6 第（2）、第（4）栏。

表 20-10　　　　　　　按式 20-8 用间接法计算标准化死亡率 [1/（10 万）]

年龄组	标准组年龄死亡率	甲 县		乙 县	
（岁）	（P_i）	人口数 N_i	预期死亡数 N_iP_i	人口数 N_i	预期死亡数 N_iP_i
（1）	（2）	（3）	（4）=（2）（3）	（5）	（6）=（2）（5）
0～	0.5	323600	1.618	364500	1.823
30～	9.6	56800	5.453	64300	6.173
40～	75.2	42400	31.885	40100	30.105
50～	210.3	30500	64.142	28800	60.566
60～	465.0	21300	99.045	16200	75.330
70～	580.2	19100	110.818	10600	61.501
合计	71.8	493700	312.96（ΣN_iP_i）	524500	235.548（ΣN_iP_i）

按式 20-8 计算甲、乙两县标准化死亡率，见表 20-10。

甲县标准化死亡比 = 391/312.96 = 1.249

甲县标准化死亡率 = 71.8/（10 万）× 1.249 = 89.70/（10 万）

乙县标准化死亡比 = 361/235.548 = 1.53

乙县标准化死亡率 = 71.8/（10 万）× 1.53 = 110.04/（10 万）

综上所述甲、乙两县均以各自的人口构成，求得其标准化死亡率的结论与其直接法相同。

间接法计算标准化率，另外用途是计算标准化死亡比（SMR）。

$$SMR = \frac{\text{实际死亡数}}{\text{期望死亡数}}$$ （式 20-9）

式中实际死亡数为某特殊人群（或单位）的死亡人数。期望死亡人数为按某特殊人群（或单位）的各年龄组人口数与标准人群的年龄别死亡率乘积之和估计的预期死亡人数。标准人群一般选择该特殊人群所在地区同时间、数量较大的人群。当 $SMR > 1$，表示被研究人群的死亡频率高于当地一般人群；反之，$SMR < 1$，表示被研究人群的死亡频率低于当地一般人群。

例 20-7 某冶炼厂对 10 年间接触砷作业男工人 2753 名进行观察，共计 20573 人年。观察期内有 16 例患肺癌死亡，以该地区同期男性肺癌死亡专率作指标，试计算冶炼厂接触砷作业男工人期望肺癌死亡人数，如表 20-11。

按式 20-9 得：$SMR = 16/4.437 = 3.61$。计算结果 $SMR > 1$，表示接触砷作业男工人死于肺癌的频率相当于该地区同年龄的男性人群肺癌死亡率的 3.61 倍。

在一般情况下，直接与间接法计算结果接近，直接法计算简便，易于理解，更为常用。如果原始资料中有些年龄组的人口过少，致使年龄别死亡率波动较大时，则宜用间接法。

表 20-11　　　　　　　某冶炼厂砷作业工人肺癌资料

年龄组 (岁) (1)	观察人年数 (2)	该地区同期男性肺 癌死亡率(10^{-5}) (3)	接触砷作业男工人 期望肺癌死亡数 (4)=(2)(3)
20~	3500	1.40	0.049
30~	6700	4.80	0.322
40~	4900	17.40	0.853
50~	3200	42.50	1.360
60~	1600	78.00	1.248
70~	630	92.40	0.582
80~	43	52.70	0.023
合计	20573	—	4.437

三、标准化法的注意事项

1. 标准化法是采用统一标准人口年龄构成，以消除由于构成明显差异而造成对率的影响，使计算的总标准率具有可比性；一般情况下，直接法计算简便，易理解，更为常用；如果原资料中有些年龄组人口过少，致使年龄别死亡率波动较大时，用间接法计算。

2. 标准化法所求得的数字（或率）仅限于采用共同标准构成的组间比较，选用标准不同，所得标准化率也不同。不表示某地实际水平，只能表明相互比较资料间的相对水平。

3. 如不计算标准化率，而分别比较各分组的率，也可得出正确结论，但不能比较总率的大小。

4. 两样本标准化率的样本值，存在着抽样误差，如果想得出标准化组和被标准化组的总率是否相等的结论，还需作假设检验。

（黄先敬　刘翠枝）

第二十一章　二项分布、泊松分布与负二项分布

二项分布、泊松分布及负二项分布均是重要的离散型分布，常分别用于总体率的估计、两个率的假设检验、泊松分布总体均数的估计和两个均数的假设检验以及拟合度的检验。

第一节　二项分布

一、二项分布的意义及适用条件

二项分布（binominal distribution）由 J. Bernoulli 提出，故又称 Bernoulli 分布。如果某种试验每次的试验结果只能是互相对立的两种结论之一（如检验结果只能是阳性或阴性，二

者必居其一），其阳性概率为 π，那么该试验在同一条件下独立地重复 n 次，n 次试验中阳性的次数 X 称为"二项随机变量"，其分布类型与数学上的二项定理 $(a+b)^n$ 一致，故称二项分布。医学上遇到的事物和现象，常常是两种对立结果之一，如生或死，有效或无效，阳性或阴性以及中医证型中的寒证或热证，表证或里证和虚证或实证等，像这类计数资料，一般都服从二项分布。这时，如从阳性率为 π 的总体中随机抽取许多大小为 n 的样本，则出现阳性数为 X（$X = 0,1,2\cdots$）的样本分布呈二项分布。出现样本的阳性数为 X 的概率可由二项式展开后的各项求得，即

$$[(1-\pi)+\pi]^n = (1-\pi)^n + \begin{bmatrix} n \\ 1 \end{bmatrix}(1-\pi)^{n-1}\pi + \begin{bmatrix} n \\ 2 \end{bmatrix}(1-\pi)^{n-2}\pi^2 + \cdots$$

$$+ \begin{bmatrix} n \\ X \end{bmatrix}(1-\pi)^{n-X}\pi^X + \cdots + \pi^n \qquad \text{（式 21-1）}$$

式中含有 π^X 的项记作 $P(X)$，称为二项分布的概率函数，即

$$P(X) = \begin{bmatrix} n \\ X \end{bmatrix}(1-\pi)^{n-X}\pi^X = \frac{n!}{X!(n-x)!}(1-\pi)^{n-X}\pi^X, X = 0,1,2\cdots\cdots n$$

$$\text{（式 21-2）}$$

在含量为 n 的样本中最多有 X 例为阳性的概率记作

$$P(X) = \sum_0^X P(X) = P(0) + P(1) + \cdots + P(X) \qquad \text{（式 21-3）}$$

当 n 足够大，且 π 不太靠近 0 或 1 时的二项分布近似正态分布，此时最多有 X 例为阳性的概率 $P(X)$ 相当于标准正态分布函数 $\phi(u)$，可按式 21-4 计算 u 值。

$$u = \frac{(X - n\pi) \pm 0.5}{\sqrt{n\pi(1-\pi)}} \qquad \text{（式 21-4）}$$

式中 ± 0.5 为连续校正数，当 $(X - n\pi) < 0$ 时，则取 $+0.5$；当 $(X - n\pi) > 0$ 时，则取 -0.5，然后查标准正态分布曲线下面积表求得：

$$P(X) = \phi(u)$$

二项分布应用条件是：每次试验的结果只能是相互对立的两种情况中的一种，即阳性或阴性；某一结果如阳性发生的概率是常数 π，另一结果阴性发生的概率则为 $1-\pi$；在 n 次重复试验中，各次试验相互独立。在医学中二项分布常用于率的抽样研究，如总体率的估计及两个样本率比较等。

二、二项分布的图形

当 π 为 0.4 时，n 分别为 4 及 20 的二项分布图形，见图 21-1。

图中横轴代表二项分布变量 X 的各取值，左图 $n = 4$ 时，X 的取值为 0，1，2，4。纵轴代表 X 取值的概率。这些概率值是通过式 21-2 计算出来的。如左图中，$X = 1$ 的概率是将 $\pi = 0.4$，$n = 4$。$X = 1$ 代入式 21-2 计算得 0.3456，则 $X = 1$ 处线条的高度为 0.3456。当 π 与 $1-\pi$ 均不接近 0，n 逐渐增大时，二项分布就逐渐呈正态分布。见图 21-1 的右图。

三、二项分布的应用

1. 总体率的区间估计：研究某地区某病的患病率，感染某病原体的阳性率或研究某种疗法对某病的疗效等等。如果样本观察数 n 不太小时（$n > 50$），样本率 p 不太靠近 0 或 1 时，其分布近似正态分布。则可以仿照估计总体均数可信区间的方法处理。

总体率 95% 的可信限 = $(p - 1.96S_p, \ p + 1.96S_p)$ （式 21-5）

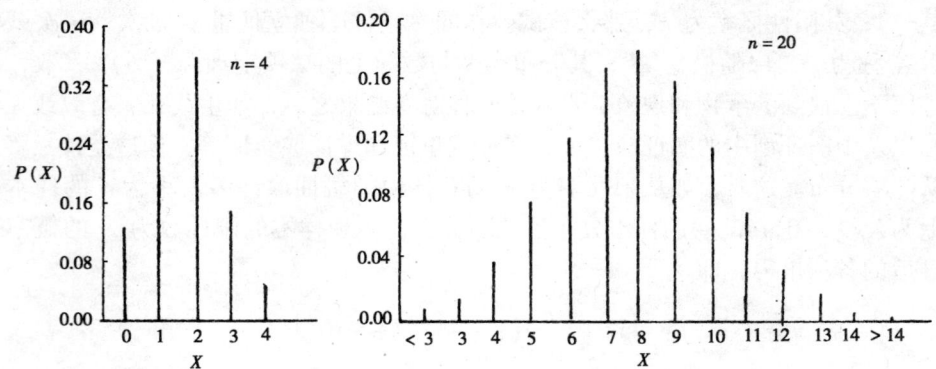

图 21-1 π 为 0.4 时两种样本含量的二项分布

总体率 99% 的可信限 = $(p - 2.58 S_p, \ p + 2.58 S_p)$ （式 21-6）

而 $S_p = \sqrt{p(1-p)/n}$ （式 21-7）

当样本观察数较小（$n < 50$）或 p 靠近 0 或 1 时，需用二项分布法估计可信区间，但计算繁琐，可查阅附表 8。

2. 小样本率与总体率比较：

例 21-1 用某中药单方治疗某病，治愈率 60%、病死率 40%，今用某中药复方治疗该病 15 人，结果有 1 人死亡。问该复方疗效是否较单方好？设复方的治愈率为 78%，那么用复方治疗该病 100 人，最少治愈 85 人的概率为多少？

H_0: $\pi_1 = \pi_2$; H_1: $\pi_1 \neq \pi_2$; $\alpha = 0.05$

计算概率（P）的大小，观察结果，用中药复方治疗该病 15 人，15 人全部治愈的概率按式 21-3 为 $(0.60)^{15}$，治愈 14 人的概率应为 $15(0.60)^{14}(0.40)$，故最少治愈 14 人（即最多死亡 1 人）的概率为 $P(X) = (0.60)^{15} + 15(0.60)^{14}(0.40)^1 = 0.00517$。

本例 $P = 0.00517$，即 $P < 0.01$，在 $\alpha = 0.05$ 的水准上，拒绝 H_0，接受 H_1，可以认为中药复方治疗该病较中药单方为好。

治愈率 $\pi = 0.78$，100 名患者中最少治愈 85 名的概率相当于最多死亡 15 名的概率 $P(15)$。因 $P(X) = \phi(u)$，按式（21-4）计算 u 值。

$$u = \frac{(15 - 100 \times 0.22) + 0.5}{\sqrt{100 \times 0.22 \times (1 - 0.22)}} = -1.57$$

查标准正态分布曲线下面积表得 $\phi(-0.157) = 0.0582$，复方治愈率 $\pi = 0.78$ 时，治疗 100 名该患者，最少治愈 85 人的概率为 0.0582。

3. 大样本的率与总体率比较的 u 检验：在对大样本率与总体率进行差异显著性检验时，其计算公式为

$$u = \frac{|p - \pi|}{\sigma_p} = \frac{|p - \pi|}{\sqrt{\pi(1 - \pi)/n}}$$ （式 21-8）

式中 u 为 u 值，p 为样本率，π 为总体率，σ_p 为样本率的标准误，n 为样本含量。

例 21-2 据报道西药治疗石淋病其临床有效率为 35%，现某医院采用中药与针灸结合疗法（下称中医疗法）治疗 160 例，有效率为 50.50%，问中医疗法是否比西药疗法要好？

此例中，可将西药治疗石淋病的临床疗效有效率 35% 当作总体率 π。

H_0: $\pi = \pi_0$; H_1: $\pi > \pi_0$; $\alpha = 0.05$，单侧。

本病 $p = 0.505$，$\pi = 0.350$，$n = 160$，代入式 21-8 计算 u 值。

$$u = \frac{0.505 - 0.350}{\sqrt{\dfrac{0.350(1 - 0.350)}{160}}} = 4.111$$

本例 $u = 4.111$，因 $u > 2.58$，$P < 0.01$，故在 $\alpha = 0.05$ 的水准上，拒绝 H_0，接受 H_1，可以认为此中医疗法对石淋病的疗效比西药为优。

4. 两个样本率比较的 u 检验：当研究两个样本率的水平是否相同，即是否来自相同总体时，需要对两个样本率进行差异显著性检验。其计算公式为：

$$u = \frac{|p_1 - p_2|}{S_{p_1 - p_2}} \qquad\qquad \text{(式 21-9)}$$

式中 p_1、p_2 为两组样本率，$S_{p_1 - p_2}$ 为两组样本率的合并标准误。

$$S_{p_1 - p_2} = \sqrt{PQ\left[\frac{1}{n} + \frac{1}{n}\right]} \qquad\qquad \text{(式 21-10)}$$

式中 $P = (A_1 + A_2)/(n_1 + n_2)$，$Q = 1 - P$，$n_1$、$n_2$ 为两组样本数，A_1、A_2 为两组样本中的阳性数。

例 21-3　用某中草药治疗慢性支气管炎患者，其中吸烟组治疗 86 人，显效 35 人，显效率为 40.70%，不吸烟组治疗 107 人，显效 82 人，显效率为 76.64%。试问吸烟组与不吸烟组显效的差异是否有显著意义？

$\qquad H_0$：$\pi_1 = \pi_2$；H_1：$\pi_1 \neq \pi_2$；$\alpha = 0.05$

$\qquad$本例 $p_1 = 0.4070$，$p_2 = 0.7664$，$n_1 = 86$，$n_2 = 107$，$A_1 = 35$，$A_2 = 82$，$P = 35 + 82/86 + 107 = 0.6062$，$Q = 1 - 0.6062 = 0.3938$ 代入式 21-10、式 21-9 计算 u 值。

$$u = \frac{|0.4070 - 0.7664|}{\sqrt{0.6062 \times 0.3938\left[\dfrac{1}{86} + \dfrac{1}{107}\right]}} = 5.079$$

因 $u > 2.58$，$P < 0.01$，在 $\alpha = 0.05$ 水准，拒绝 H_0。认为中药治疗不吸烟组慢性支气管炎的显效率高于吸烟组。

5. 两个样本率等价比较的 u 检验：在医学领域中研究两药（或两法等）效果是否相近（或等价），能否用一种检验法代替常规（或标准）法，是经常遇到的课题。对此类课题，常采用等价检验（equivalence test）。

等价检验主要用于推断两总体率是否等价（即相近或相等）。判断方法是：等价检验假设 H_0' 是两总体率 $\pi_1 - \pi_2 \geq \delta$，可认为二者不等价；$H_1'$ 是两总体率 $\pi_1 - \pi_2 < \delta$，即可认为二者等价。当检验结果 $P < 0.05$，根据 $\alpha = 0.05$ 的水准，拒绝检验假设，表明两者的差值小于 δ 的可能性已经很大，则可认为两者等价。

$$u = \frac{\delta - (p_1 - p_2)}{\sqrt{\dfrac{p_1(1 - p_1)}{n_1} + \dfrac{p_2(1 - p_2)}{n_2}}} \qquad\qquad \text{(式 21-11)}$$

式中 δ 为允许的差值，p_1、p_2 为两样本率，并定 $p_1 > p_2$，n_1、n_2 为两组观察例数。

例 21-4　某中医师用中药血宁冲剂对胃出血患者进行止血治疗，并用西药止血敏作对照，结果如表 21-1。问血宁冲剂止血效果能否与止血敏疗效等价（或接近）？

$\qquad H_0'$：$\pi_1 - \pi_2 \geq \delta$，两率不等价；$H_1'$：$\pi_1 - \pi_2 < \delta$，两率等价；定 $\pi_1 > \pi_2$；$\alpha = 0.05$ 单侧检验。

表 21-1　　　　　　　　　　　　两组药物对胃出血的治疗

组别	治愈人数	未愈人数	合计	止血率（%）
止血敏	156	29	185	84.32
血宁冲剂	175	37	212	82.54
合计	331	66	397	83.38

本例定 $\delta = 0.1$，即 10%，$p_1 = 0.8432$，$p_2 = 0.8254$，$n_1 = 185$，$n_2 = 212$。

将上述数据代入式 21-11，计算得：

$$u = \frac{0.1 - (0.8432 - 0.8254)}{\sqrt{\dfrac{0.8432(1 - 0.8432)}{185} + \dfrac{0.8254(1 - 0.8254)}{212}}} = 2.20$$

推断结论，本例 $u = 2.20$，$P < 0.05$，拒绝 H_0'，接受 H_1'，可以认为中药血宁冲剂止血效果与西药止血敏等价（或接近）。

第二节　泊松分布

一、泊松分布的意义及适用条件

泊松（Poisson）由 S. D. Poisson 提出。其意思是指在一个小面积（或空间、时间）里，发生着某一事件 A；事件 A 的发生，完全是随机的独立性的。在单位面积（或空间、时间）里事件 A 发生的次数叫做泊松分布变量，其概率分布称为泊松分布。

医学上许多稀疏现象，如生三胞胎；一定人群中患病率很低的非传染性疾病（白血病、恶性肿瘤等）的患病数或死亡数的分布；在单位容积或面积内计算细菌、血细胞、粉尘数的分布；在单位空间中某些野生动物或昆虫数的随机分布等都是属于泊松分布。

应用二项分布来解决实际问题时，要注意百分率 π（或 p）不能接近于 0，但当 π（或 p）很小，如 $\pi < 0.01$，且 n 很大时，可以用泊松分布来解决。泊松分布的概率函数为

$$P(X) = e^{-\lambda} \cdot \frac{\lambda^X}{X!}, X = 0, 1, 2 \cdots \qquad \text{（式 21-12）}$$

式中 e 为自然对数的底，$e = 2.71828$，λ 为泊松分布的总体均数，X 为事件发生数。

上述 $P(X)$ 亦可用下式作递推计算。

$$\begin{cases} P(0) = e^{-\lambda} \\ P(X+1) = P(X) \cdot \dfrac{\lambda}{X+1}, X = 0, 1, \cdots \end{cases} \qquad \text{（式 21-13）}$$

泊松分布适用条件与二项分布一样，可视其为二项分布中 p 值很小的极限形式。

二、泊松分布的图形

确定了总体均数 λ，也就惟一地确定了一个泊松分布。图 21-2 是两种均数的泊松分布图形。

图中横轴代表泊松分布变量 X 的各取值，纵轴代表 X 取值的概率。知道了 λ 的数值，就可以由式 21-12 算出 X 取各值的概率。图 21-2 中左图 $\lambda = 2$，其分布图形与正态分布图形相差较远；右图 $\lambda = 8$，其分布图形与正态图形比较接近。一般来说 $\lambda > 50$ 时，泊松分布就近似正态分布。

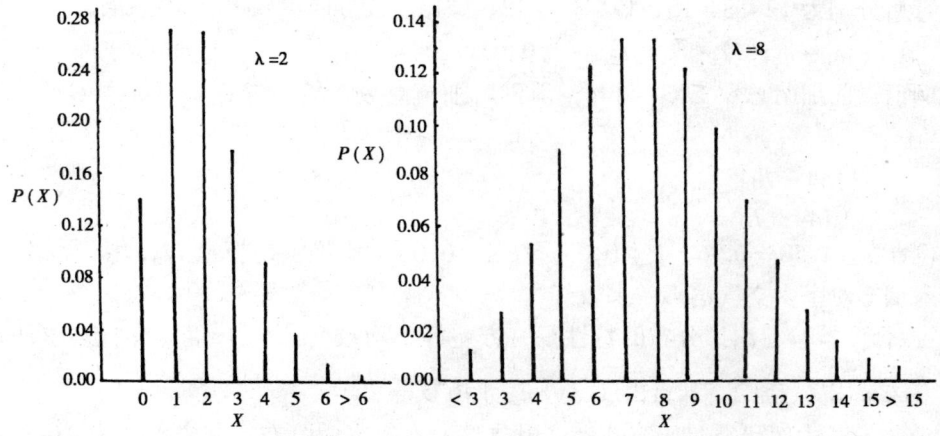

图 21-2 两种均数的泊松分布

三、泊松分布的应用

1. 估计总体均数的可信区间：当资料服从泊松分布时，估计总体均数的可信区间方法有 2 种：

当 $X \leqslant 50$ 时，可以从泊松分布 λ 的可信区间表（附表 41）直接查得。

当 $X > 50$ 时，一般可用式 21-14、式 21-15 求出近似的 95% 或 99% 可信区间。

$$\lambda \text{ 的 95\% 可信区间} = X \pm 1.96 \sqrt{X} \tag{式 21-14}$$

$$\lambda \text{ 的 99\% 可信区间} = X \pm 2.58 \sqrt{X} \tag{式 21-15}$$

式中 X 为样本均数。

例 21-5　18 个省市医疗单位以低频电脉冲刺激井穴（或原穴），进行循经感传现象的调查，共调查了 203874 人，发现显著型的人数为 407 人。试估计该人群显著型者总体均数的 95% 可信区间与出现总体率的 95% 可信区间。

显著型总体均数的 95% 可信区间按式 21-14 计算得

$$407 \pm 1.96 \sqrt{407} = 367.46 \sim 446.54$$

显著型出现总体率的 95% 可信区间为：

$(367.46 / 203874) \times 100\% = 0.18\%$ ，$(446.54 / 203874) \times 100\% = 0.22\%$ ，即 $0.18\% \sim 0.22\%$ 。

2. 两样本均数差别的假设检验：目的是推断两个样本所代表的总体均数有无差别，可以用 u 检验。如两个样本含量相等（$n_1 = n_2$）时用式 21-16 计算，如不等（$n_1 \neq n_2$）时用式 21-17 计算。

$$u = \frac{|\Sigma X_1 - \Sigma X_2|}{\sqrt{\Sigma X_1 + \Sigma X_2}} , \quad n_1 = n_2 \tag{式 21-16}$$

式中 ΣX_1、ΣX_2 分别为两样本各观察单位的计数之和。

$$u = \frac{|\Sigma X_1 - \Sigma X_2|}{\sqrt{X_1 / n_1 + X_2 / n_2}} , \quad n_1 \neq n_2 \tag{式 21-17}$$

式中 n_1 与 n_2 分别为两样本含量，X_1 与 X_2 分别为两样本均数。

例 21-6　用艾叶苍术烟雾对室内空气进行消毒，在室内设 6 个地点，每点消毒前后各放置一个平皿（时间及空间相同）。培养葡萄球菌个数消毒前分别为 22、27、23、19、20、

23；消毒后分别为 12、8、15、19、10、12，试比较消毒前后效果有无差别？

H_0：$\lambda_1 = \lambda_2$；H_1：$\lambda_1 \neq \lambda_2$；$\alpha = 0.05$

本例消毒前细菌总数 $\Sigma X_1 = 144$，消毒后细菌总数 $\Sigma X_2 = 76$，$n_1 = n_2 = 6$，按式 21-16 计算 u 值。

$$u = \frac{|144 - 76|}{\sqrt{144 + 76}} = 4.58$$

本例，$u = 4.58 > 1.96$，$P < 0.05$，在 $\alpha = 0.05$ 的水准上，拒绝 H_0，接受 H_1，可认为艾叶苍术烟雾对室内空气消毒效果较好。

3. 拟合度检验：泊松分布的特性是：方差等于均数（$\sigma^2 = \lambda$），可作泊松分布的拟合度检验。方法常用 χ^2 检验。其自由度（ν）等于组数减 2。

例 21-7　某中医研究院研究肺痨（虚热型）在家庭内分布，其资料如表 21-2，问此资料是否服从泊松分布？

表 21-2　　　　　　　　　　　家庭内肺痨（虚热型）资料

每户肺痨人数（X）	0	1	2	3	4	合计
户数（f）	125	30	8	7	0	170

H_0：本资料服从泊松分布；H_1：本资料不服从泊松分布；$\alpha = 0.05$

本例总阳性数为 $0 \times 125 + 1 \times 30 + \cdots + 4 \times 0 = 67$，平均每户阳性数（$\lambda$）$= 67/170 = 0.394117647$，将 $\lambda = 0.394117647$ 代入式 21-12 计算得：

$$P_0 = \frac{e^{-0.394117647} \times 0.394117647^0}{0!} = 0.674274725$$

$$P_1 = P_0 \times \frac{\lambda}{1} = 0.674274725 \times 0.394117647 = 0.265743568$$

p_1、p_2 类推。

$$p_4 = 1 - (p_0 + p_1 + p_2 + p_3) = 0.000734902$$

计算各行的理论户数，如 $f_0' = 170 \times 0.6742725 = 114.63$。余仿此。

再计算各行的 $(f - f')^2/f'$，并算出 $\Sigma[(f - f')^2/f'] = \chi^2$。（表 21-3）

表 21-3　　　　　　　　　　　泊松分布的拟合与检验

每户阳性数（X）	户数（f）	理论概率 P（X）	理论户数 $f' = nP$（X）	$(f - f')^2/f'$
0	125	0.674274725	114.63	0.9381
1	30	0.265743568	45.18	5.1003
2	8	0.052367114	8.90 ⎫	
3	7	0.066879601	1.17 ⎬ 10.19	2.2704
4	0	0.000734002	0.12 ⎭	
合计	170	1.000000000		8.3088

本例 $\chi^2 = 8.3088$，$\nu = $ 组数 $- 2 = 3 - 2 = 1$，$\chi^2_{0.05(1)} = 3.84$。本例 $\chi^2 = 8.3088 > 3.84$，$P < 0.05$，在 $\alpha = 0.05$ 的水准上，拒绝 H_0，接受 H_1。表明与泊松分布极不符合，有显著性差异，故不认为是随机分布，从而推论肺痨（虚热型）的分布有家庭聚集性。

第三节 负二项分布

一、概述

负二项分布由 Pascal 提出，主要用于描述生物的聚集性。在医学上用于描述传染性疾病的分布及致病生物（如寄生虫、昆虫、微生物等）的分布等，以及流行病学（如显性致死试验及致癌试验等）的研究。

负二项分布的数学理论公式为 $(q-p)^{-k}$。负二项分布类似二项分布。负二项分布展开得到含有 $X=0$，1，2，…个个体取样单位的概率函数为

$$p(X) = \begin{bmatrix} -k \\ X \end{bmatrix} \left[1 - \frac{1}{\pi} \right]^X \left[\frac{1}{\pi} \right]^{-k-X} = \begin{bmatrix} -k \\ X \end{bmatrix} \pi^k (\pi-1)^X \qquad (式21-18)$$

式中 $k>0$，$0<\pi<1$，$X=0$，1，2，…

$$\begin{bmatrix} -k \\ X \end{bmatrix} = \begin{cases} [-k(-k-1)(-k-2)\cdots(-k-X+1)]/X! & X \geqslant 1 \\ 1, X=0 \end{cases} \qquad (式21-19)$$

负二项分布的均数 μ 与方差 σ^2 公式分别为

$$\mu = k(1-\pi)/\pi \qquad (式21-20)$$
$$\sigma^2 = k(1-\pi)/\pi^2 = \mu/\pi \qquad (式21-21)$$

上述 $p(X)$ 亦可用下式作递推计算

$$p(X) = \frac{k+X-1}{X}(1-\pi)p(X-1) \qquad (式21-22)$$

式中参数 π 与 k 的估计有两种方法：

（1）矩法：先由样本求得均数 $\overline{X}$ 与方差 s^2 作为 μ 与 σ^2 的估计值，代入式 21-21 算得 π 的估计值，再按式 21-20 算得 k 的估计值。

（2）频数法：此法简单易算，在样本含量很大时可得到满意结果。方法是先由样本求得 $\overline{X}$ 作为 μ 的估计值，再按式 21-22，令 $X=1$，得

$$p(1)/p(0) = k(1-\pi) \qquad (式21-23)$$

式中左端的分子、分母同乘以样本含量 n，得 $np(1)/[np(0)]$，即 $X=1$ 与 $X=0$ 时理论频数之比。当 n 足够大时，可以用实际频数之比估计，其比值近似于 $k(1-\pi)$，再按式 21-20 及式 21-23 求出 π 及 k 的估计值。

二、负二项分布的图形

已知参数 k 与 π 按式 21-18 及式 21-19 可算得 $X=0$，1，2，…时的各个概率 $p(X)$。图 21-3 是当 $k=2$，$\pi=0.6$ 时的负二项分布图形。

图中横轴代表负二项分布变量 X 的各取值，纵轴代表 X 取各值的概率。如图中 $X=1$ 的概率是将 $\pi=0.6$，$k=2$，$X=1$ 代入式 21-18 及式 21-19，计算得 0.288，则 $X=1$ 处线条的高度为 0.288。

三、负二项分布拟合度检验

例 21-8 某中医研究所研究某药对小白鼠的致畸试

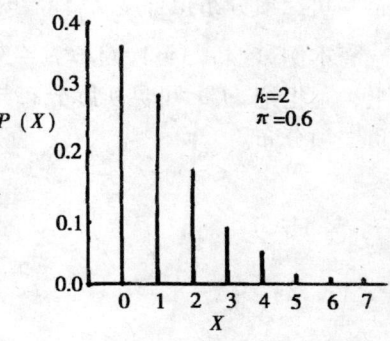

图 21-3 负二项分布

验。共观察 35 只受孕雌鼠，产生不同胚胎畸形数的雌鼠分布如表 21-4，问是否服从负二项分布？

表 21-4   负二项分布拟合度 χ^2 检验

胎畸数 (X)	雌鼠数 (f)	累计数 $\Sigma f_i = A$	理论概率 $p(X)$	理论数 (f')	χ^2 值 $(f - f')$
0	18	17	0.472075	16.52	
1	8	9	0.249922	8.75	
2	3	6	0.131746	4.61 ⎫ 7.04	0.1536
3	2	4	0.069350	2.43 ⎭	
4	2	2	0.036479	1.28 ⎫	
5	1	1	0.019180	0.76 ⎬ 2.69	0.6380
6	1	0		0.74 ⎭	
合计	35			35	0.9952

计算累计数 Σf_i，$A_6 = 0$，$A_5 = 1$，…，$A_0 = 17$。

本例 $n = 35$，总畸形胚胎数 $= 0 \times 18 + 1 \times 8 + \cdots + 6 \times 1 = 39$。

计算平均每鼠畸形胚胎数：$\bar{X} = 39/35 = 1.1114286$，作为 μ 的估计值。

计算 π 与 k 的估计值，按式 21-23 得：$k(1 - \pi) = np(1)/[np(0)] = 9/17 = 0.529421$。

按式 21-20 得：$\pi = 0.529412/1.114286 = 0.475113$。

再按式 21-23 得：$k = 0.529412/1 - 0.475113 = 1.008621$。

按式 21-18、式 21-19 计算 $X = 0$ 的理论概率：$p(0) = \begin{pmatrix} -1.008621 \\ 0 \end{pmatrix}(0.475113)^{1.008621}$

$(0.475113 - 1)^0 = 0.472075$。

按式 21-22 计算各组的理论概率 $p(X)$。

$p(1) = (1.008621 + 1 - 1/1)(1 - 0.475113)(0.472075) = 0.249922$。$p(2) \sim p(5)$ 依次类推。

$p(6) = 1 - (p_0 + p_1 + \cdots + p_5) = 0.021248$。

计算理论数 (f')，$p(0) \sim p(6)$ 的理论概率各乘以总例数 35 得各组的理论数，见表 21-5。当理论数小于 5 时，应将各组加以合并后，再计算各组的卡方值，最后将各组卡方值相加。本例 $\chi^2 = 0.9952$。

负二项分布拟合度 χ^2 检验时，其自由度 (ν) ＝组数 -3。

本例 $\nu = 4 - 3 = 1$，$\chi^2_{0.05(1)} = 3.84$，本例 $\chi^2 = 0.9952 < 3.84$，$P > 0.05$，在 $\alpha = 0.05$ 水准上，不拒绝 H_0，可见实际分布与理论分布之间无显著差异，可以认为胚胎的畸形分布服从负二项分布。

（黄先敬）

第二十二章 χ^2 检验

χ^2 检验（chi-square test）是一种用途很广的假设检验方法，常用于分类变量资料的统计分析。本章介绍用其推断 2 个或多个样本率（或构成比）之间有无差别，两因素间有无相关关系以及频数分布的拟合优度检验。

第一节　四格表资料的 χ^2 检验

一、四格表资料的模式

两组二项分布资料通常列成四格表，如表 22-1 所示。

表 22-1　　　　　　　　　　　　　　四格表资料模式

分组	A +	A -	合计
甲组	a	b	$a+b$
乙组	c	d	$c+d$
合计	$a+c$	$b+d$	n

表中 a、b、c、d 四个格子的数据是整个表的基本数据，其余数据都是从这 4 个基本数据推算出来的，这种资料称为四格表（fourfold table）资料。

例 22-1　某中医院将 184 例急性无黄疸型肝炎患者随机分为 2 组，分别用 2 种方法治疗，结果见表 22-2。问两种方法的疗效有无差别？

表 22-2　　　　　　　　两种方法治疗急性无黄疸型肝炎的结果

组别	有效例数	无效例数	合计	有效率（%）
西药组	48(54.78)	42(35.22)	90	53.33
中西医结合组	64(57.22)	30(36.78)	94	68.09
合计	112	72	184	60.87

表中 4 个格子的基本数据 $a=48$，$b=42$，$c=64$，$d=30$，也分别称实际数 A_{11}、A_{12}、A_{21}、A_{22}。本例要作两样本率的比较，可用 χ^2 检验的方法。

二、χ^2 检验的基本思想

χ^2 检验是一种检验实际频数（actual frequency）与理论频数（theoretical frequency）之间偏离度的方法。偏离度用 χ^2 值（统计量）表示，其意义和算法可用计算 χ^2 值的基本公式（式 22-1）来说明。

$$\chi^2 = \Sigma[(A-T)^2/T] \qquad T_{RC} = n_R n_C / n \qquad \text{（式 22-1）}$$

式中 A 为实际频数，如上例的 4 个基本数据；T 为理论频数，即括号内的数据，它是按检验假设两总体率相等，均等于两样本的合计率时算出的；T_{RC} 表示 R 行 C 列格子的理论频数；n_R 和 n_C 分别是相应行和列的合计；n 为 2 个样本的总例数。如表 22-2 中，1 行 1 列格子的理论频数为

$$T_{11} = (112 \times 90)/184 = 54.78$$

在四格表中每行（列）的 T 值之和要等于原已确定的合计数，当求得任一格的 T 后，其余 3 格的 T 均可从合计数中用减法求得。

$T_{12} = 90 - 54.78 = 35.22$，$T_{21} = 112 - 54.78 = 57.22$，$T_{22} = 72 - 35.22 = 36.78$，见表 22-2 中括号内数据。

从式 22-1 可以看出，χ^2 值反映了 A 和 T 吻合的程度。若检验假设成立，则 A 与 T 之差不会很大，出现大的 χ^2 值的概率 P 是很小的，若 $P \leqslant \alpha$（检验水准），就怀疑假设成立，因而拒绝它；若 $P > \alpha$，则没有理由拒绝它。χ^2 与 P 值的对应关系可查 χ^2 界值表。

χ^2 值的大小，除决定于 $A-T$ 的差值外，还取决于格子数（严格地说是自由度）的多少，因为每个格子都提供一个正值，故格子数愈多 χ^2 值也愈大。只有排除了这种影响，χ^2 值才能正确反映 A 和 T 的吻合程度，故在查 χ^2 界值表时要考虑自由度的大小。通常 χ^2 检验的自由度可由下式求得。

$$\nu = （行数-1）（列数-1） \qquad \text{（式 22-2）}$$

四格表是由 2 行 2 列组成的，故 $\nu = (2-1)(2-1) = 1$

三、用 χ^2 检验的基本公式求 χ^2 值

当 $n > 40$，4 个格子的各 $T > 5$ 时，可用式 22-1 求 χ^2 值，以例 22-1 为例：

1. H_0：两组有效率相等，即 $\pi_1 = \pi_2$；H_1：两组有效率不等，即 $\pi_1 \neq \pi_2$；$\alpha = 0.05$。

2. 按式 22-1，$\chi^2 = (48-54.78)^2/54.78 + (42-35.22)^2/35.22 + (64-57.22)^2$
$/57.22 + (30-36.78)^2/36.78 = 4.20$。

3. 按式 22-2，$\nu = (2-1)(2-1) = 1$，查附表 13 χ^2 界值表，得 $\chi^2_{0.05,1} = 3.84$。本例 $\chi^2 > \chi^2_{0.05,1}$，则 $P < 0.05$。

4. 按 $\alpha = 0.05$ 水准拒绝 H_0，接受 H_1，可认为用中西医结合疗法优。

四、用四格表专用公式求 χ^2 值

为省去求理论频数的过程，四格表资料还可以用式 22-3 求 χ^2 值，以简化运算。

$$\chi^2 = (ad-bc)^2 n / [(a+b)(c+d)(a+c)(b+d)] \qquad \text{（式 22-3）}$$

式中 a、b、c、d 分别为四格表的 4 个实际频数，总例数 $n = a+b+c+d$，$(a+b)$、$(c+d)$、$(a+c)$、$(b+d)$ 分别为各行和各列的合计数，如表 22-2。仍以例 22-1 为例：

$$\chi^2 = (48 \times 30 - 64 \times 42)^2 184 / (90 \times 94 \times 112 \times 72) = 4.20$$

结果与前相同。

五、四格表资料 χ^2 值的校正

χ^2 界值表是根据连续性的理论分布计算出来的。但分类资料是不连续的，由此计算的 χ^2 值也是不连续的，特别是 ν 为 1 的四格表，若 $n > 40$，有 $1 < T < 5$ 时，需计算校正 χ^2

值，或用确切概率法计算。校正 χ^2 值的计算可用式22-4或式22-5。

$$\chi^2 = \Sigma[(|A-T|-0.5)^2/T] \qquad (\text{式 } 22\text{-}4)$$

$$\chi^2 = (|ad-bc|-n/2)^2 n/[(a+b)(c+d)(a+c)(b+d)] \qquad (\text{式 } 22\text{-}5)$$

对于四格表 χ^2 值的校正问题，统计学家有不同的意见。有的专家认为所有四格表资料的 χ^2 值应一律校正；而有的专家认为不校正 χ^2 值使所得概率偏低而校正后有时又偏高。一般认为总例数 n 较少，T 较小时校正的意义较大，但若 n 和 T 过小时，或 χ^2 检验所得 P 值与检验水准 α 接近时，则不宜用 χ^2 检验，最好用四格表确切概率法。

例22-2　某医师用推拿和药物两种疗法治疗小儿单纯性消化不良，结果见表22-3，问两种疗法的治愈率有无差别？

表 22-3　　　　　　　　两种疗法对小儿单纯性消化不良的治疗结果

疗　法	痊愈数	未愈数	合　计
推　拿	26(28.82)	7(4.18)	33
西　药	36(33.18)	2(4.82)	38
合　计	62	9	71

1. H_0：$\pi_1 = \pi_2$，H_1：$\pi_1 \neq \pi_2$；$\alpha = 0.05$。

2. 按式22-1，$T_{11} = 33 \times 62/71 = 28.82$，其余3个格子的 T 用减法求得，$T_{12} = 33 - 28.82 = 4.18$，$T_{21} = 62 - 28.82 = 33.18$，$T_{22} = 38 - 33.18 = 4.82$。

本例 $n = 71 > 40$，有两个格子的 $1 < T < 5$，故对 χ^2 值作校正。按式22-5得：

$$\chi^2 = (|26 \times 2 - 7 \times 36| - 71/2)^2 \times 71/(33 \times 38 \times 62 \times 9) = 2.75$$

$$\nu = (2-1)(2-1) = 1$$

3. 查 χ^2 界值表，得 $\chi^2_{0.05,1} = 3.84$，本例 $\chi^2 < \chi^2_{0.05,1}$，则 $P > 0.05$。

4. 按 $\alpha = 0.05$ 水准不拒绝 H_0，故尚不能认为两种疗法治疗小儿单纯性消化不良的治愈率有差异。

本例若不对 χ^2 值进行校正，则 $\chi^2 = 4.06$，查得 χ^2 界值表，会得出两种疗法治愈率有差异的结论。

第二节　行×列表资料的 χ^2 检验

一、行×列表资料及其 χ^2 值的计算公式

四格表资料的基本数据只有2行2列，称 2×2 表。若行数和（或）列数 >2 的表格习惯上就称行×列表，简记为 $R \times C$ 表。$R \times C$ 表资料的 χ^2 检验用于多个率（例22-3）或构成比的比较，其基本思想和步骤与四格表 χ^2 检验相同，χ^2 值可按式22-1计算，但用式22-6计算更为方便。

$$\chi^2 = n[\Sigma(A^2/n_R n_C) - 1] \qquad (\text{式 } 22\text{-}6)$$

二、多个样本率的比较

例22-3　某中医师用3个药方治疗冠心病，结果如表22-4，试比较3方的疗效。

表 22-4

3 个药方治疗冠心病的结果

药　物	有效例数	无效例数	合计	%
冠心 1 号方	28	9	37	75.7
冠心 2 号方	22	18	40	55.0
冠心 3 号方	15	20	35	42.9
合　计	65	47	112	58.0

1. H_0：$\pi_1 = \pi_2 = \pi_3$；H_1：π_1、π_2、π_3 不等或不全相等；$\alpha = 0.05$。

2. 按式 22-6

$$\chi^2 = 112 \times [28^2 \div (37 \times 65) + 9^2 \div (37 \times 47) + 22^2 \div (40 \times 65) + 18^2 \div (40 \times 47) + 15^2$$
$$\div (35 \times 65) + 20^2 \div (35 \times 47) - 1] = 8.19$$

3. 按式 22-2，得 $\nu = (3-1)(2-1) = 2$，查 χ^2 界值表，得 $\chi^2_{0.05,2} = 5.99$，本例 $\chi^2 > \chi^2_{0.05,2}$，则 $P < 0.05$。

4. 按 $\alpha = 0.05$ 水准拒绝 H_0，接受 H_1。可认为 3 个药方治疗冠心病的效果不同或不全相同。

三、行 × 列表资料的 χ^2 检验应注意的问题

1. 行 × 列表 χ^2 检验要求 $T < 5$ 的格子数不能超过总格子数的 1/5，并且不能有 $T < 1$，否则，可选用以下 2 种方法处理：

(1) 最好增加样本例数以增大理论频数。

(2) 将太小理论频数所在的行（或列）删掉或与性质相近的邻行（或邻列）的实际频数合并，使合并后计算的理论频数增大再计算 χ^2 值。但并组要考虑合理性，如以年龄分组可合并，而以血型分组就不能合并。此法会损失一部分信息并可能破坏样本的随机性，故不宜常用。

2. 关于单向有序行 × 列表资料的统计分析：当效应按强弱（或优劣）分为若干等级，如分为 − 、± 、+ 、+ + 、+ + + 、+ + + +或治愈、显效、有效、无效、恶化、死亡几个等级时，因为效应等级是按照顺序排列的，属于单向有序行 × 列表。若比较各处理组的效应有无差异，宜选用秩和检验。

3. 对双向有序且属性不同的 $R \times C$ 表资料的统计分析：如推断老年环的浑浊程度与眼底动脉硬化级别是否有关系及相关的密切程度。由于 2 个变量均有序，且属性不同，分析时可用等级相关分析或线形趋势性检验。而对于"疗程与疗效"的问题，2 个变量均有序。若想知道不同疗程患者疗效之间的差别是否有显著性时，可按单向有序 $R \times C$ 表资料处理。类似的情况还有"年龄与疗效"、"病程与疗效"等。

4. 对双向有序且属性相同的 $R \times C$ 表资料的统计分析：如用 2 种方法检测同一批糖尿病患者的尿糖，结果用 − 、± 、+ 、+ + 、+ + + 和 + + + +表示。要了解 2 种方法的检测结果是否一致。由于 2 种方法的检验结果均有序，且属性相同，分析时要用一致性检验（kappa 检验）。

5. 行 × 列表资料的 χ^2 检验，结论为 $P < \alpha$，拒绝 H_0，接受 H_1 时，认为各总体率（或总体构成比）不等或不全相等，意思是总体率（或比）间总的来说有差异，但不能保证它们彼此都有差异，或某两者间有差异。若要进一步解决此问题，见本章第三节。

第三节 多个率（或构成比）的两两比较

对行×列表资料作 χ^2 检验，得 $P<\alpha$ 时，需进一步作多个率（或构成比）的两两比较。常用的方法有：①改变显著性水准法（见有关统计书）；②χ^2 分割法；③多个样本率两两比较 χ^2 检验显著性界值法。本节介绍后两种方法。

一、χ^2 分割法

χ^2 分割法是利用 χ^2 值的可加性原理，把原行×列表分割为若干个分割表，这些分割表的自由度之和等于原行×列表的自由度；其 χ^2 值之和十分接近原行×列表的 χ^2 值。分割的方法是将率（或构成比）最接近的两个样本分割出来，计算其 χ^2 值。若得 $P<0.05$，认为两个率（或构成比）不相等；若得 $P>0.05$ 则将其两组数据合并成一个样本，再把它与另一个较接近的样本比较，如此进行下去直至结束。

例 22-4 对例 22-3 三种药方治疗冠心病的效果作 χ^2 分割。

从表 22-4 中看出，冠心 2 号方与 3 号方的有效率相差最小，把它们分割出来作 χ^2 检验，$\chi^2=1.10$，$\nu=1$，查 χ^2 界值表，得 $\chi^2_{0.05,1}=3.84$，本表 $\chi^2<\chi^2_{0.05,1}$，则 $P>0.05$。将这两个组合并，再与冠心 1 号方组作 χ^2 检验，得 $\chi^2=7.06$，$\nu=1$，查 χ^2 界值表，得 $\chi^2_{0.05,1}=3.84$，则 $P<0.05$。说明用冠心 1 号方治疗冠心病比 2 号、3 号方的有效率高（表 22-5）。

表 22-5　　　　　　　　　　　　　　χ^2 分割计算表

比较	药　物	有效例数	无效例数	合计	%	χ^2 值	P
	冠心 2 号方	22	18	40	55.0		
1	冠心 3 号方	15	20	35	42.9	1.10	>0.05
	合计	37	38	75			
	冠心 2+3 号方	37	38	75	49.3		
2	冠心 1 号方	28	9	37	75.7	7.06	<0.05
	合计	65	47	112			

在表 22-5 中，两个分割表的自由度之和等于表 22-4 的自由度；χ^2 值之和为 8.16，与表 22-4 的 χ^2 值 8.19 相近，说明本例采用的分割方法是正确的。若分割的自由度之和及 χ^2 值之和与表 22-4 不相符，说明分割的方法有误。

二、多个样本率两两比较 χ^2 检验显著性界值法

我国罗文海等采用蒙特卡洛法，制定出了多个样本率两两比较 χ^2 检验显著性界值，此值的分布规律与多个样本均数两两比较的 q 检验界值相似，其基本思想和使用方法也类似。检验步骤是：

1. 将 k 个样本率由小到大排列，记为 1，2，3……k。

2. 用四格表 χ^2 检验的方法计算任两个样本率比较的 χ^2 值。并计算包含的组数 a。如 1 与 2 比较，$a=2$；1 与 3 比较，$a=3$。余类推。

3. 由 k 和 a，查多个样本率两两 χ^2 检验显著性界值，（附表 14）与 χ^2 值比较，作出统

计推断。

例 22-5　仍以例 22-3 为例，进行多个样本率两两比较的 χ^2 检验。

H_0：任何两对比组的总体率相等，即 $\pi_A = \pi_B$；H_1：$\pi_A \neq \pi_B$；$\alpha = 0.05$

本例的样本个数 $k = 3$，从小到大排列，并编上组次：

组次	1	2	3
样本率	42.9	55.0	75.7
组别	冠心 3 号方	冠心 2 号方	冠心 1 号方

按式 22-1 计算任何两个样本率比较的 χ^2 值，结果如表 22-6。

表 22-6　　　　　　　　　3 个样本率两两比较的 χ^2 检验结果

对比组 A 与 B (1)	包含组数 a (2)	χ^2 值 (3)	$\chi^2_{0.05}$界值 (4)	$\chi^2_{0.01}$界值 (5)	P (6)
1 与 3	3	8.05	5.52	8.43	<0.05
1 与 2	2	1.10	2.40	4.29	>0.05
2 与 3	2	3.61	2.40	4.29	<0.05

认为冠心 1 号方优于 2 号、3 号方，而冠心 2 号与 3 号方差别无显著性意义。此结论与 χ^2 分割法相同。

第四节　2×2 列联表资料的 χ^2 检验

一、2×2 列联表

若配对设计得到的是两分类变量，如同对受试对象接受甲、乙两种处理，或同一检品经甲、乙两法检测，每一对子的计数情况有四种可能：即甲+乙+、甲+乙-、甲-乙+、甲-乙-。对于这类配对设计资料排成的表格称 2×2 列联表。其模式可见表 22-7。

表 22-7　2×2 列联表的模式

甲法	乙法		合计
	+	-	
+	a	b	$a+b$
-	c	d	$c+d$
合计	$a+c$	$b+d$	n

表 22-8　两种检验方法的结果

甲法	乙法		合计
	+	-	
+	35	18	53
-	6	11	17
合计	41	29	70

二、2×2 列联表的 χ^2 检验

例 22-6　今有 70 份阳性血样分别用甲、乙两法检测，结果整理成表 22-8。试分析其有无关系，何者为优？

（一）两种检测结果有无相关关系

目的是推断甲、乙两法间有无相关关系，常用 χ^2 检验，其 χ^2 值的计算同四格表资料，但表格是 2×2 列联表。

1. H_0：甲、乙两法无关系；H_1：甲、乙两法有关系；$\alpha = 0.05$。

2. $\chi^2 = \dfrac{(ad-bc)^2 n}{(a+b)(c+d)(a+c)(b+d)} = \dfrac{(35 \times 11 - 18 \times 6)^2 \times 70}{53 \times 17 \times 41 \times 29} = 5.09$

3. $\nu = 1$，查 χ^2 界值表，得 $P < 0.05$

4. 按 $\alpha = 0.05$ 水准，拒绝 H_0，接受 H_1，认为甲、乙两法有关系。

（二）两法的优势性 χ^2 检验

只有在甲、乙两法有关系的基础上再作优势性 χ^2 检验才有意义。其假设是甲法优于乙法的例数与乙法优于甲法的例数相等。不考虑两法均为阳性和均为阴性的例数（a 与 d），只比较两法相异的例数（b 与 c），通过检验其差别有无显著性来推断优势性。计算 χ^2 值用式 22-6 或式 22-7。

$$b + c > 40 \text{ 时}, \chi^2 = (b-c)^2 / (b+c) \tag{式 22-7}$$

$$b + c \leqslant 40 \text{ 时}, \chi^2 = \frac{(|b-c|-1)^2}{b+c} \tag{式 22-8}$$

1. H_0：$B = C$；H_1：$B \neq C$；$\alpha = 0.05$。

2. 本例 $b + c = 18 + 6 = 24 < 40$，用式 22-8。

$$\chi^2 = \frac{(|b-c|-1)^2}{b+c} = \frac{(|18-6|-1)^2}{18+6} = 5.04$$

3. $\nu = 1$，查 χ^2 界值表，得 $P < 0.05$

4. 按 $\alpha = 0.05$ 水准，拒绝 H_0，接受 H_1，认为甲法优于乙法。

第五节　四格表的确切概率法

一、适用条件

四格表的确切概率法（exact probabilities for 2×2 table）即 Fisher 确切概率法，也称四格表直接计算法。是一种两个小样本比较的统计分析方法，适用于：

1. 四格表资料 $n < 40$ 时。

2. 四格表中有 $A = 0$ 或有 $T \leqslant 1$ 时。

3. 用其他检验方法所得概率接近检验水准时。

此法不属于 χ^2 检验的范畴，是作为对四格表资料 χ^2 检验应用上的补充。

二、基本思想

在四格表周边合计数不变的条件下，变动四格表的某格数值，得到四个数据各种组合的变动四格表；计算各表的 $|A-T|$ 值；用式 22-9 直接计算 $|A-T| \geqslant$ 原始表的各四格表之概率；按检验假设取单侧或双侧求累计概率；与检验水准比较作出推断结论。

$$P = \frac{(a+b)!\ (c+d)!\ (a+c)!\ (b+d)!}{a!\ b!\ c!\ d!\ n!} \tag{式 22-9}$$

式中 a、b、c、d 的意义同表 22-2，! 为阶乘符号，如 $0! = 1$，$1! = 1$，$3! = 3 \times 2 \times 1 = 6$，一般的电子计算器不能计算 $n \geqslant 70$ 的阶乘，这时可按式 22-9 用对数计算，$\lg n!$ 有表可查，见有关统计书。

三、求 P 值的步骤

1. 列四格表：在周边合计数不变的情况下，依次增减四格表中任一格子的数据，列出所有可能的四格表。表格数量＝最小合计数＋1。如例 22-8，依次增加 a 格的数据，使 $a = 7$、8、9、10、11，列出（2）～（6）表，若增减 a 格的数据，使 $a = 12$ 或 $a = 5$，则周边合计数将变化。故由表22-10，得6个四格表。

2. 计算各表格的$|A-T|$：按式22-1计算T，在四格表资料中，各格子的$|A-T|$相等，故计算某一四格表资料的$|A-T|$时，只需计算表中任一格子的$|A-T|$即可。

3. 计算P值：①双侧检验时，需按式22-9分别计算两侧所有$|A-T|$等于及大于原表$|A-T|$的各四格表的P值，然后相加，即双侧检验的P值。若两样本含量相等，两侧表格对称，则只计算一侧的累积P值，再乘以2即可。②单侧检验时，按式22-9，只计算一侧的所有$|A-T|$等于及大于原表$|A-T|$的各四表格的P值，然后相加，即单侧检验的P值。

例22-7　有20例急性心肌梗死并发休克的病人，分别用西医及中西医结合方法抢救，资料如表22-9，问两组疗效是否有差别？

表 22-9　　　　　　　　　两法治疗心肌梗死并发休克的疗效

组别	康复数	死亡数	合计
西 医 组	6 (8.25)	5 (2.75)	11
中西医结合组	9 (6.75)	0 (2.25)	9
合 计	15	5	20

1. H_0：$\pi_1=\pi_2$；H_1：$\pi_1\neq\pi_2$；$\alpha=0.05$。

2. 本例$n<40$，宜用四格表的确切概率法。按式22-1求T，结果见表22-9括号内数字。列出周边合计数不变的各种组合的四格表，共6个，并计算$|A-T|$。

(1)

6	5	11
9	0	9
15	5	20

$|A-T|$: 2.25

(2)

7	4	11
8	1	9
15	5	20

1.25

(3)

8	3	11
7	2	9
15	5	20

0.25

(4)

9	2	11
6	3	9
15	5	20

$|A-T|$: 0.75

(5)

10	1	11
5	4	9
15	5	20

1.75

(6)

11	0	11
4	5	9
15	5	20

2.75

3. 本例为样本含量不等的双侧检验，原表的$|A-T|=2.25$，$|A-T|\geqslant2.25$的表只有（1）与（6）表。按式22-9分别求（1）、（6）表的概率。

$$P_{(1)}=\frac{11!\ 9!\ 15!\ 5!}{6!\ 5!\ 9!\ 0!\ 20!}=0.0298$$

$$P_{(6)}=\frac{11!\ 9!\ 15!\ 5!}{11!\ 0!\ 4!\ 5!\ 20!}=0.0081$$

$$P=P_{(1)}+P_{(6)}=0.0298+0.0081=0.0379$$

4. 按$\alpha=0.05$水准拒绝H_0，接受H_1，认为用西医与中西医结合的方法抢救心肌梗死并发休克患者的疗效有差别。

第六节　频数分布拟合优度的 χ^2 检验

对样本的频数分别拟合某理论分布后，进而检验样本的实际分布与理论分布是否符合，或样本是否取自某已知分布的总体，称为频数分布的拟合优度检验。由于 χ^2 值能反映实际频数与理论频数的吻合程度，故可用 χ^2 检验推断实际分布是否符合正态分布、二项分布或 Poisson 分布等。

例 22-8　300 个单位容积内的细菌计数结果如表 22-10 第（1）、第（2）栏。问此资料是否服从 Poisson 分布？

表 22-10　　　　　　　　　　　**Poisson 分布的拟合与检验**

单位容积内细菌数 X (1)	观察频数 f (2)	λ/X $(\lambda=2.49)$ (3)	概率 $P(X)$ (4)	累积概率 (5)	理论频数 T (6)$=n\cdot$(4)
0	26	...	0.082910	0.082910	24.9
1	51	2.4900	0.206446	0.289356	61.9
2	84	1.2450	0.257025	0.546381	77.1
3	70	0.8300	0.213331	0.759712	64.0
4	42	0.6225	0.132798	0.892510	39.8
5	15	0.4980	0.066134	0.958644	19.8
6	9 ⎫12	0.4150	0.027445	0.986089	8.2 ⎫12.4
7	3 ⎭	0.3557	0.013911*	1.000000	4.2 ⎭
合　计	300(n)				

*包括 $X \geqslant 7$ 的概率：$1-0.986089=0.013911$。

本例 $\Sigma f=300$

$$\Sigma fX = 26\times0+51\times1+84\times2+\cdots+3\times7=747$$

$$\Sigma fX^2 = 26\times0^2+51\times1^2+84\times2^2+\cdots+3\times7^2=2535$$

$$均数 \lambda = \Sigma fX/\Sigma f = 747/300 = 2.49$$

$$方差 = \frac{\Sigma fX^2-(\Sigma fX)^2/\Sigma f}{\Sigma f-1}=\frac{2535-747^2/300}{300-1}=2.257$$

此资料均数与方差相近，可试行拟合 Poisson 分布。

1. H_0：本资料服从 Poisson 分布；H_1：本资料不服从 Poisson 分布；$\alpha=0.10$。

2. 按 Poisson 分布，估计单位容积内细菌数分别为 0，1，2…的概率。$P(0)=e^{-\lambda}=2.71828^{-2.49}=0.082910$，$P(X)=\frac{\lambda}{X}P(X-1)$，如 $P(1)=\frac{\lambda}{1}\times P(0)=2.49\times0.082910=0.206446$，故由表 22-10 第（3）栏算出第（4）栏数据，进而积累出第（5）栏的数据，再以第（4）栏的概率乘 300，为单位容积内细菌数的理论频数［第（6）栏］。

拟合优度的 χ^2 检验，要求 $n>40$，并且任一组的 $T>5$。如有 $T<5$ 时，应与邻组合并，使 $T>5$，将本例 $X=6$、7 两组合并，相应组数减 1，按式 22-1 计算 χ^2 值。

$$\chi^2 = \frac{(26-24.9)^2}{24.9}+\frac{(51-61.9)^2}{61.9}+\frac{(84-77.1)^2}{77.1}+\frac{(70-64.0)^2}{64.0}+$$

$$\frac{(42-39.8)^2}{39.8}+\frac{(15-19.8)^2}{19.8}+\frac{(12-12.4)^2}{12.4}=4.45$$

$\nu=$ 组数 $-1-k$。其中 k 为计算理论 $P(X)$ 时所用参数的个数。本例 $\nu=$ 组数 $-1-$ $1=5$，查 χ^2 界值表，得 $\chi^2_{0.10,5}=9.24$，本例 $\chi^2<\chi^2_{0.10,5}$，则 $P>0.10$。按 $\alpha=0.10$ 水准接受 H_0，可认为本资料服从 Poisson 分布。

（石晶　　高永刚）

第二十三章　秩和检验

已知分布的总体指标称为参数。统计推断的目的如果是对样本所属的已知分布的总体的未知参数进行估计或检验，这类统计推断方法称为参数统计（parametric statistics）。前面所介绍的 t 检验和 F 检验属于参数统计法。若不知道样本来自的总体分布类型或已知总体分布与参数检验所要求的条件不符，此时可用非参数检验（nonparametric test）。非参数检验是一种与总体分布形状无关的统计检验方法，它不比较参数，而是比较分布的位置。常采用"符号"（sign）或"等级"（rank）来代替数据本身进行分析。

非参数统计方法有如下主要优点：①不受总体分布类型的限制，应用范围广。②对资料的要求不像参数检验那样严格，不论数值变量或分类变量均可适用。组内数据离散性过大或相互比较的组间变异较大时，也可适用。③易于理解和掌握。④某些非参数方法计算简便，在急于获得初步结果（初筛）时可以采用。

非参数统计方法的主要缺点有：①对适用于参数方法的资料，若用非参数法处理，常损失部分信息，降低检验效率。故适合参数统计条件的资料，通常选用参数检验，若参数检验应月条件得不到满足，才用非参数检验。②有部分非参数法计算仍嫌繁杂。

第一节　配对资料的符号秩和检验

配对试验计量资料的非参数检验常用符号秩和检验（Wilcoxon signed rank test）。配对试验中将每对受试对象分别给予不同处理，比较两种处理结果的差别；或是对同一个受试对象前后进行不同的处理，比较前后两种处理结果的差别。

例 23-1　某医师用青木香治疗 8 例高血压病人，治疗前后舒张压变化见表 23-1，试比较治疗前后患者的舒张压有无变化。

配对秩和检验步骤如下：

1. 建立假设 H_0：治疗前后患者的舒张压差值的总体中位数为 0；H_1：治疗前后患者的舒张压差值的总体中位数不为 0。

表 23-1　　　　　　　　　青木香治疗高血压前后舒张压（mmHg）变化表

病例编号 (1)	治疗前 (2)	治疗后 (3)	治疗前后差值 (4)=(2)-(3)	秩次 (5)
1	110	90	20	+6.5
2	115	116	-1	-1.5
3	133	101	32	+8
4	133	132	1	+1.5
5	126	110	16	+4
6	108	88	20	+6.5
7	110	92	18	+5
8	110	104	6	+3

2. 检验水准 $\alpha = 0.05$（双侧检验）。

3. 计算各例病人治疗前后舒张压的差值，见表 23-1 中第（4）栏。依差值的绝对值从小到大编秩，标上正负号。编秩时若遇差值为零，有 2 种处理方法：

（1）将零舍去不计，样本含量相应减少。

（2）将零全部保留，所占等级秩和正负各半。由于零的绝对值总是最小，所以若有 2 个零，占秩次为 1~2，所占等级为 $(1+2)/2 = 1.5$，正负各占 1.5。若有 3 个零所占等级秩和为 $1+2+3 = 6$，正负各得秩和 3。

编秩时若遇差值绝对值相等，则计算平均秩次并保留原符号。如本例 1 与 -1 绝对值相等，取平均秩次 $(1+2)/2 = 1.5$。20 与 20 编秩为 6 位与 7 位，则平均秩次为 $(6+7)/2 = 6.5$。

4. 分别计算正负秩和，正秩和记为 $T+$，负秩和的绝对值记为 $T-$。本例 $T+ = 34.5$，$T- = 1.5$，取绝对值较小者为 T。本例 $T = 1.5$，$n = 8$，T 是配对符号秩和检验的统计量。

5. 确定 P 值，作出推论：依对子数（n）查 T 界值表（附表 15），$T_{0.05(8)} = 3$，$T < T_{0.05}$，$P < 0.05$，按 $\alpha = 0.05$ 水准，拒绝 H_0，接受 H_1。说明治疗前后患者的舒张压差值的总体中位数不为 0；治疗后患者的舒张压下降，青木香治疗高血压有明显降低舒张压效果。

注：（1）当 $n < 5$ 时，不能作配对秩和检验。

（2）当 $n > 25$ 时，附表 15 查不到，可按式 23-1 计算 u 值。

$$u = \frac{|T - n(n+1)/4| - 0.5}{\sqrt{n(n+1)(2n+1)/24}} \qquad \text{（式 23-1）}$$

（3）当 $n > 25$ 时且相同秩次（即相同差值）较多时（不包括差值为零者），用式 23-1 求得的 u 值偏小，宜改用式 23-2。

$$u = \frac{|T - n(n+1)/4| - 0.5}{\sqrt{n(n+1)(2n+1)/24 - \sum(t_j^3 - t_j)/48}} \qquad \text{（式 23-2）}$$

式中 T 为统计量，n 为对子数，t_j 为秩次同为 j 的个数。若有相同秩次 3.5，3.5，6，6，6，9.5，9.5，9.5，9.5，则秩次同为 3.5 的有 2 个，同为 6 的有 3 个，同为 9.5 的有 4 个，则 $\sum(t_j^3 - t_j) = (2^3 - 2) + (3^3 - 3) + (4^3 - 4) = 90$，求得 u 值后查 u 界值表，即得 P 值。

第二节　两样本比较秩和检验

对于完全随机设计实验两样本秩和检验常用 Mann-Whitney 法，又称 Wilcoxon rank

sum test。实际上，本法就是利用两种样本观察值的秩和来推断两总体的位置有无差别。

例23-2　某医师用十枣汤和肺炎散治疗小儿肺炎，以患儿体温降至正常所需天数为观察指标，（表23-2）试比较两组患儿用药后体温降至正常所需天数差别有无显著性意义？

表23-2　　　　　　　　　　　肺炎散、十枣汤治疗小儿肺炎的比较

降 温 天 数		秩 次	
肺炎散	十枣汤	肺炎散	十枣汤
2	3	1	2
4	4	3.5	3.5
5	5	5.5	5.5
6	7	7.5	9
6	8	7.5	11
8	8	11	11
9	10	13	15
10	10	15	15
11	11	17.5	17.5
	12		19

1．建立假设：H_0：两组患儿用药后体温降至正常所需天数相同；H_1：两组患儿用药后体温降至正常所需天数不同。

2．检验水准：$\alpha = 0.05$（双侧检验）。

3．计算统计量 T：

(1) 编秩次：将两组变量混和，从小到大编秩。若有数值相同者取平均秩次。本例变量为4者有2个，占第3、第4两个位次，平均秩次为$(3+4)/2=3.5$，故各取秩次3.5，变量为8者有3个，占第10、第11、第12三个位次，平均秩次为$(10+11+12)/3=11$，故各取秩次11。

(2) 求各组秩和：肺炎散秩和$= 1+3.5+5.5+\cdots+17.5=81.5$，十枣汤秩和$=2+3.5+5.5+\cdots+19=108.5$。

(3) 确定统计量 T 值：规定 $n_1 \leqslant n_2$。若 $n_1 < n_2$，则以 n_1 组秩和为 T 值；若 $n_1 = n_2$，可取任一组秩和为 T 值。本例 $n_1 = 9$，$T = 81.5$。

4．确定 P 值，作出推论。查附表16 T 界值表，以统计量 T 值与表中界值范围比较；当 T 值介于 $T_{0.05}$ 界值范围内，$P > 0.05$；T 值在 $T_{0.05}$ 界值外，$P < 0.05$；T 值落在 $T_{0.01}$ 界值范围外，$P < 0.01$。本例 $n_1 = 9$，$n_2 = 10$，$T = 81.5$，$n_2 - n_1 = 10 - 9 = 1$，查表 $T_{0.05(9,1)} = 65 \sim 115$，统计量 T 值等于81.5，在 $65 \sim 115$ 范围内，故 $P > 0.05$，按 $\alpha = 0.05$ 水准，接受 H_0，拒绝 H_1，即认为两种药物. 治疗小儿肺炎用药后两组患儿体温降至正常所需天数是相同的，两者之间的差别是抽样误差引起。

当 n_1 或 $n_2 - n_1$ 超出附表16中的范围，按式23-3计算 u 值，进行 u 检验。

$$u = \frac{|T - n_1(n_1 + n_2 + 1)/2| - 0.5}{\sqrt{n_1 n_2 (n_1 + n_2 + 1)/12}}$$
（式23-3）

第三节　单因素多组资料的比较

对于单因素多组资料的非参数统计，常用 H 检验，又称 Kruskal – Wallis 法。

例 23-3　某医院用中医、西医和中西医结合 3 种疗法治疗某病，每组 9 例，每例治愈天数见表 23-3，比较 3 种疗法治愈天数差异有无显著性?

表 23-3　　　　　　　　　3 种疗法治愈天数秩和检验计算用表

中医		西医		中西医结合	
治愈天数	秩次	治愈天数	秩次	治愈天数	秩次
23	17.5	13	3.5	20	12
21	15	18	8.5	20	12
25	19	20	12	28	20.5
50	25	20	12	16	6.5
22	16	20	12	14	5
77	27	18	8.5	10	1
28	20.5	30	23	16	6.5
30	23	30	23	12	2
53	26	23	17.5	13	3.5

1. 建立假设：H_0：3 种疗法治愈所需天数相同；H_1：3 种疗法治愈所需天数不同。

2. 检验水准 $\alpha = 0.05$（双侧检验）。

3. 计算统计量 H 值：

(1) 编秩次：将各组数据混合，从小到大依次统一编秩，求秩和。如有数据相同者取其平均秩次，各组数据秩次见表 23-3，分别将各组秩次相加得：中医组秩和 $= 17.5 + 15 + \cdots + 26 = 189$，西医组秩和 $= 3.5 + 8.5 + \cdots 17.5 = 120$，中西医结合组秩和 $= 12 + 12 + \cdots + 3.5 = 69$。

(2) 计算 H 值：
$$H = 12/[N(N+1)] \times \Sigma T_i^2/n_i - 3(N+1) \qquad （式 23-4）$$
式中 N 为总例数，T_i 为各组秩和，n_i 为各组例数。本例 $N = 27$，$T_1 = 189$，$T_2 = 120$，$T_3 = 69$，$n_1 = n_2 = n_3 = 9$

$$H = \frac{12}{27 \times (27+1)} \times \frac{189^2 + 120^2 + 69^2}{9} - 3(27+1) = 12.79$$

如有相同秩次较多，应计算校正的 H_c 值。校正后的 $H_c > H$，P 值减小。

$$H_c = H/[1 - \Sigma(t_i^3 - t_i)/(N^3 - N)] \qquad （式 23-5）$$

式中 t_i 为第 i 种相同秩次的个数，N 为总例数。

本例不同组别中相同秩次有 5 种：第 1 种秩次为 3.5，有 2 个，$t_1 = 2$；第 2 种秩次为 17.5，有 2 个，$t_2 = 2$；第 3 种秩次为 12，有 5 个，$t_3 = 5$；第 4 种秩次为 20.5，有 2 个，$t_4 = 2$；第 5 种秩次为 23，有 3 个，$t_5 = 3$。

$$\Sigma(t_i^3 - t_i) = (2^3 - 2) + (2^3 - 2) + (5^3 - 5) + (2^3 - 2) + (3^3 - 3) = 162$$

代入式 23-5 得：

$$H_c = 12.79 \div [1 - 162 \div (27^3 - 27)] = 12.90$$

4. 确定 P 值：当组数 $k > 3$，或 $k = 3$，而每组例数 $n_i > 5$ 时，H 值近似于 χ^2 分布，可查 χ^2 值表确定 P 值，自由度 $\nu = k - 1$。

判别方法为：$H(H_c) < \chi^2_{0.05}$，$P > 0.05$，差别无显著性意义；$H(H_c) \geq \chi^2_{0.05}$，$P \leq 0.05$，差别有显著性意义；$H(H_c) \geq \chi^2_{0.01}$，$P \leq 0.01$，差别有极显著性意义。

本例 $k = 3$，$n_1 = n_2 = n_3 = 9$，$\nu = 3 - 1 = 2$，查 χ^2 值表得：$\chi^2_{0.05(2)} = 5.99$；$H > \chi^2_{0.05}$；

$P < 0.05$。

5. 结果推断：$P < 0.05$，按 $\alpha = 0.05$ 水准，拒绝 H_0，接受 H_1，可以认为 3 种疗法的治愈天数不同。

当 $k = 3$ 而 $n_i \leqslant 5$ 时。求出 H 值后，应查"三组计量数据秩和检验 H 界值表"。（附表17）。用 H 值与表中相应 $H_{0.05}$ 或 $H_{0.01}$ 的界值作比较，判别方法为：$H < H_{0.05}$，$P > 0.05$，差别无显著性意义；$H \geqslant H_{0.05}$，$P \leqslant 0.05$，差别有显著性意义；$H \geqslant H_{0.01}$，$P \leqslant 0.01$，差别有极显著性意义。

第四节　多组秩和的两两比较

单因素多组资料经秩和检验，当 $P < 0.05$ 时仅是从整体而言认为差别有显著性意义，各组之间差别有无显著性，仍需检验。现以例 23-3 为例，介绍多组秩和两两比较的 q 检验法。

1. 建立假设：H_0：各组秩和两两相等；H_1：各组秩和两两不等或不全等。
2. 检验水准：$\alpha = 0.05$（双侧检验）。
3. 计算统计量 q：

$$q = \frac{|T_A - T_B|}{S_{(T_A - T_B)}} \qquad \text{（式 23-6）}$$

$$S_{(T_A - T_B)} = \sqrt{n(na)(na + 1)/12} \qquad \text{（式 23-7）}$$

式中 T_A、T_B 分别为被比较的 2 组秩和，$S_{(T_A - T_B)}$ 为 2 组秩和之差的标准误，a 为被比较 2 组之间所包含的组数，n 为各组例数，当各组例数不等时，用式 23-8 计算 n 值。

$$n = \frac{1}{k - 1}\left(\sum n_i - \frac{\sum n_i^2}{\sum n_i}\right) \qquad \text{（式 23-8）}$$

式中 k 为组数，n_i 为各组例数。

(1) 将各组秩和从大到小排列并编上组次，进行排序：

序号	1	2	3
秩和(T_i)	189	120	69
组别	中医	西医	中西医

(2) 列各组秩和两两比较计算 q 值用表（表 23-4）：

表 23-4　　　　　　　各组秩和两两比较计算 q 值用表

比较组 A 与 B (1)	秩和差值 $T_A - T_B$ (2)	a (3)	$S_{(T_A - T_B)}$ (4)	q 值 (5)=(2)/(4)	q 界值 0.05 (6)	0.01 (7)	P 值 (8)
1 与 3	120	3	23.81	5.04	3.31	4.12	<0.01
1 与 2	69	2	16.02	4.31	2.77	3.64	<0.01
2 与 3	51	2	16.02	3.18	2.77	3.64	<0.05

表 23-4 中(2)~(5)栏计算方法：

第（2）栏 $T_A - T_B$ 为被比较 2 组秩和之差，如 1 与 3 比较是指序号为 1 的秩和与序号为 3 的秩和比较。

$$T_1 - T_3 = 189 - 69 = 120$$

第(3)栏 a 为被比较 2 组范围内所包含的组数,如 1 与 3 两组比较包含 3 个组,即 $a=3$。

第(4)栏 $S_{(T_A-T_B)}$ 为被比较 2 组秩和之差标准误,按式 23-7 计算。如 1 与 3 比较,$n=9$,$a=3$ 代入式中得:

$$S_{(T_1-T_3)} = \sqrt{9 \times (9 \times 3)(9 \times 3 + 1)/12} = 23.81$$

第(5)栏为 q 值,即表中(2)栏与(4)栏之比值。如 1 与 3 两组比较 q 值为:$q = 120/23.81 = 5.04$。

4. 确定 P 值:查 q 界值表(附表 11);以自由度 $\nu = \infty$,根据 a 值查 $q_{0.05}$ 或 $q_{0.01}$ 的界值,查得 q 的界值见表 23-4 中第(6)、第(7)栏,以计算出的 q 值与临界值比较,本例各两两比较组 P 值见表中(8)栏。q 值与 P 值的关系如下:$q < q_{0.05}$,$P > 0.05$,差别无显著性;$q \geqslant q_{0.05}$,$P \leqslant 0.05$,差别有显著性;$q \geqslant q_{0.01}$,$P \leqslant 0.01$,差别有极显著性。

5. 结果推断:1 与 3、1 与 2 和 2 与 3 两两相互比较,均为 $P < 0.05$,说明两两相互比较组间差别均有显著性,即认为 3 种不同疗法相互比较;其治愈天数差别均有显著性意义,可认为 3 种疗法治愈天数不同,中西医结合疗法治愈天数最短,西医疗法次之,中医疗法治愈天数最长。

第五节 配伍组设计多个样本比较秩和检验

对于配伍组设计试验多样本比较的非参数统计,常用 M 检验,又称 Friedman 秩和检验。

例 23-4 某方剂治疗血吸虫病患者,治疗前后 7 名患者血清丙氨酸转氨酶(ALT)的变化见表 23-5,试检验 4 个治疗阶段的 ALT 变化有无差别,各患者间 ALT 的变化有无差别。

表 23-5　　　　　　　　　某方剂治疗血吸虫病患者 ALT 变化表

患者编号	治疗前	治　　　疗　　　后		
		1 周	2 周	3 周
1	62②	188④	139③	54①
2	90①	238④	220③	144②
3	54①	300④	83②	92③
4	45①	140③	213④	100②
5	54②	175④	150③	36①
6	72①	300④	163③	90②
7	64①	207④	185③	87②
R_i(秩和)	9	27	21	13

在本例中:4 个不同治疗阶段为处理组,各患者之间作为配伍组。

1. 建立假设:H_0:治疗前后 4 个阶段 ALT 变化无差别,总体位置相同;H_1:治疗前后 4 个阶段 ALT 变化的总体位置不同或不全同。$\alpha = 0.05$。

2. 编秩,求秩和:将每个患者作为一个配伍组,治疗前后不同时期的 ALT 数值从小到大编秩,如有相同秩次,则取平均秩次。本例各配伍组编秩结果见表 23-5 圆圈数字。再按不同治疗时期(处理组)将各秩次分别相加,得各处理组的秩和 R_i($i = 1, 2\cdots, k$),结果见表 23-5 下部。

3. 计算检验统计量 M,按式 23-9 计算 M 值。

$$M = \Sigma(R_i - \overline{R})^2 = \Sigma R_i^2 - \frac{(\Sigma R_i)^2}{k} \qquad \text{(式 23-9)}$$

式中 $\overline{R}$ = 处理组的平均秩和：$\overline{R} = (\Sigma R_i)/k$

本例：$\overline{R} = (9 + 27 + 21 + 13)/4 = 70/4 = 17.5$

$\qquad M = \Sigma(R_i - \overline{R})^2 = (9 - 17.5)^2 + (27 - 17.5)^2 + (21 - 17.5)^2 + (13 - 17.5)^2 = 195$

以处理组数 k（本例 $k = 4$）及配伍组数 b（本例 $b = 7$，即各处理值的样本含量 $n_i = 7$）查 M 界值表（附表 18）。若统计量 $M \geqslant M_{0.05}$，则 $P \leqslant 0.05$。

以 $k = 4$，$b = 7$ 查附表 18 M 界值表得 $M_{0.05} = 92$，现统计量 $M = 195 > M_{0.05}$，所以 $P < 0.05$，按 $\alpha = 0.05$ 水准，拒绝 H_0，接受 H_1，即治疗前后 4 个阶段 ALT 变化总体位置不同或不全同。治疗后 1 周 ALT 比治疗前有明显升高。

当附表 18 查不到 M 界值时，可用 χ^2 分布近似法。按式 23-10 计算 χ^2 值。

$$\chi^2 = 12M/[bk(k+1)] \qquad \text{(式 23-10)}$$

本例如用 χ^2 近似法：$\chi^2 = 12 \times 195 \div [7 \times 4 \times (4+1)] = 27.86$

自由度 $\nu = k - 1 = 4 - 1 = 3$，查 χ^2 界值表 $\chi^2_{0.05(3)} = 7.81$，$\chi^2 > \chi^2_{0.05}$，$P < 0.05$，结果同上。

若要检验配伍组间差异有无统计意义，方法步骤与处理组完全相同，只需将处理组与配伍组对换（即行与列对换）即可。注意此时的 k 与 b 也已对换。

第六节 配伍组设计两两比较的秩和检验

配伍组设计样本间两两比较秩和检验系样本含量相等的两两比较秩和检验。可用于多行多列资料列或行变异间两两比较（秩和检验）。

按式 23-11，计算统计量 q。

$$q = (R_A - R_B)/S_{R_A - R_B} \qquad \text{(式 23-11)}$$

$$S_{R_A - R_B} = \sqrt{bk(k+1)/12} \qquad \text{(式 23-12)}$$

式中 q 为统计量，$R_A - R_B$ 为两两比较中任何两个对比组的秩和之差，$S_{R_A - R_B}$ 为两对比组秩和之差的标准误；b 为配伍组数；k 为处理组数。

例 23-4 认为治疗前后 4 个阶段的 ALT 不完全相同，具体哪 2 个阶段 ALT 含量不同？可做两两比较。

1. 建立假设：H_0：任两阶段 ALT 的总体分布相同；H_1：任两阶段 ALT 总体分布不同。$\alpha = 0.05$。

2. 计算 q 值：

（1）计算标准误：本例：$b = 7$，$k = 4$

$\qquad S_{R_A - R_B} = \sqrt{bk(k+1)/12} = \sqrt{7 \times 4 \times 5 \div 12} = 3.42$

（2）将秩和由大到小排列，并编组号（表 23-6）。

（3）列出两两对比计算表（表 23-7），误差自由度 $\nu_{误差} = (b-1)(k-1) = (7-1)(4-1) = 18$，查 q 界值表得 q 界值见表中第（5）栏；将计算的 q 值（4）栏同 q 界值比较，得出的 P 值见第（6）栏。

表 23-6	按秩和大小排序表			
秩　和	27	21	13	9
组　名	治后1周	治后2周	治后3周	治前
秩和序次(组号)	1	2	3	4

表 23-7		两两比较计算表			
对比组 A 与 B (1)	两秩和之差 $R_A - R_B$ (2)	组数 a (3)	检验统计量 $q = (2)/3.42$ (4)	q 界值 (5)	P 值 (6)
1 与 4	18	4	5.26	$q_{0.05(18,4)} = 4.00$	<0.05
1 与 3	14	3	4.09	$q_{0.05(18,3)} = 3.61$	<0.05
1 与 2	6	2	1.75	$q_{0.05(18,2)} = 2.97$	>0.05
2 与 4	12	3	3.51	$q_{0.05(18,3)} = 3.61$	>0.05
2 与 3	8	2	2.34	$q_{0.05(18,2)} = 2.97$	>0.05
3 与 4	4	2	1.17	$q_{0.05(18,2)} = 2.97$	>0.05

3. 结论：根据第（6）栏的 P 值，按 $\alpha = 0.05$ 水准认为治疗后1周，ALT 的值比治疗前及治疗后3周有明显改变；与治疗前相比有显著升高。与治疗后3周相比，治疗后3周 ALT 比治疗后1周有明显下降，治疗后2周、3周的 ALT 值与治疗前相比无显著性差别，可认为治疗后3周患者的 ALT 已恢复到治疗前水平。

注：多行多列的资料，要分析行变异及列变异有无统计意义，满足方差分析条件或通过变量变换可满足方差分析条件，用方差分析及两两比较的参数检验法为好。秩和检验的两两比较一般用于初步分析。

（李大明）

第二十四章　圆分布资料的分析

圆分布（circular distribution）资料是指具有周期性变化规律的资料，本章介绍圆分布资料的分类与特点、统计描述、集中性和正态性检验、角均数的比较等内容。

第一节　圆分布资料的分类与特点

一、圆分布资料的分类

1. 昼时性资料：如早晨、中午、黄昏、夜半、人体阳气生、长、衰、入的变化规律，人体经脉气血运行随时辰的改变而盛衰涨落，子午流注的节律随时辰的变化，卫气运行的

"似日钟"，病情随之有慧、安、加、甚的不同；婴儿的出生时刻；老年人的死亡时刻；及时辰药理学中的高敏时辰等，原始资料限于一天 24 小时，如图 24-1，可以分析其发生是否有集中于一天某一时刻的倾向。

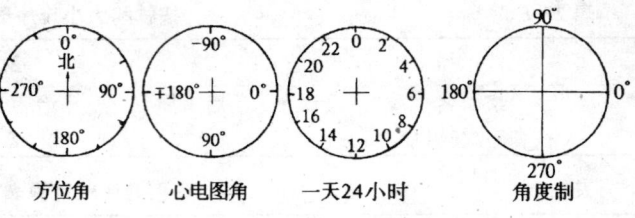

图 24-1　圆周尺度

2. 角度资料：如心电图、脑电图、脑阻抗血流图、脉搏图和同位素肾图等方位角，又如类风湿指关节的最大伸直度、儿童脊椎左右弯曲角度等原始数据的角度，全部读数不超过 360°，即在一个圆周的范围之内。

3. 季节性资料：如生物活动的季节性、中草药采集时期对有效成分的影响、人体的阴阳随季节变化呈规律性的消长、某些温病发生流行的时间集中于某一季节或时期。

4. 方向性资料：如环境卫生学中的风向角等。

5. 圆周上的位置资料：凡是呈圆形的器官或组织上发现有异常之处，就当作一个圆周标出其位置，不考察其数量的大小、质量高低的差异，只考虑在圆周上所占的不同位置数据。如眼角膜溃疡疤痕的位置、乳房肿块的位置、子宫颈溃疡的位置等。

6. 按规定时间测定的定量数据：如为研究血压在一年 12 个月内有无周期性季节波动规律，一年 12 个月每月测 1 次血压的一批正常人测定值，如果把每个人的 12 个数据中取一个最高血压的时间，就成了圆周上的"位置"数据。

二、圆分布资料的特点

圆分布资料具有以下特点：①数据是周而复始的 360° 即"0°"。②起始点及递增方向是人为设定的，没有真正的零点，习惯上把正北方向定为"0"，正午夜定为 0 时 0 分，元旦零时为 0°。如心电图是以右侧正东为 0°，下方正南为 90°，见图 24-1；又如对流行期跨年度的发病资料时间分析，则宜以发病开始上升月份或其前 1 个月的 1 日 0 时为 0 角度进行跨年度的分析，计算出发病高峰时点和 95% 的流行期更符合实际。③可用角度表示方位，数据没有大小之分，如不能说 350° 大于 10°，不能说 90° 的方向大于 60° 方向，也不宜说 2 点钟大于 1 点钟。④角度的均数与标准差之间不存在变异系数的关系，如 5°±10° 与 80°±10° 所表达的变异程度是相同的。⑤圆分布资料多为定量资料，但针对其特点，圆分布资料的统计分析应不同于一般计量资料，而宜用圆形统计法。例如，有 5 个病人入睡时间记录分别为：22，23，0，1，2 点钟。其集中趋势应该在 0 点钟，但用一般定量资料的统计方法，得均数为 $(22+23+0+1+2) \div 5 = 9.6$，即 9 点 36 分；中位数列 0，1，2，22，23 中间的一个数，即 2 点钟。这两个结果显然都是不合理的。圆分布统计方法不仅可避免这种不合理，并且还可检验各数据在一个周期内是均匀分布的还是有集中倾向的。

应用圆分布统计方法一般要求资料呈单峰分布，同时，为了计算准确，角度资料要至少准确到度，昼时资料要准确到时、分。

第二节　位置、时间转换为角度

分析圆分布资料时，原始数据除本身为角度，其余表示时间（包括位置）的数据必须先转换为角度，当圆分布资料的统计指标（如平均角等）计算出来后，再把角度化为时间。转换的方法，要看分割圆周的尺度。

一、圆周上的位置与钟点转换

1. 一个圆周360°分为12小时记录时，将小时、分钟转换为角度的公式为

角度 = 小时数×30° + 分钟数×0.5°　　　　　　　　　　　　　　（式24-1）

将角度转换为时、分，则将角度除以30，取商的整数部分为时值，商的小数部分乘60为分值。

例24-1　4时30分：相当于 $4×30° + 30×0.5° = 135°$，135°转换成时分：$135°÷30 = 4.5$ 小时（商的整数部分为4，商的小数部分为0.5），4时 $+0.5×60$ 分 = 4 时 30 分。135° 相当于4小时30分。

2. 一个圆周360°分为60分钟记录，分钟转换为角度的公式为：

角度 = 分钟数×6°　　　　　　　　　　　　　　　　　　　　（式24-2）

将角度转化为分钟，则

角度÷6 = t（分）　　　　　　　　　　　　　　　　　　　（式24-3）

虽然习惯圆周上位置以时钟短针所指的几点钟为表示，但若以时钟的长针所指的几点钟来表示，则计算角度可更简便。

例24-2　某一病人眼角膜上溃疡疤痕的位置，用长针所指的该数来看，是22.5分钟（即短针的4点半的地方），转换为角度为：角度 $= 22.5×(360/60) = 22.5×6 = 135$（度），反过来，如果将135°角度转为圆周上的位置（长针所指位置）：$t = 135÷6 = 22.5$（分）。

二、时辰与圆周上的角度转换

一天为24小时，每小时占360°的圆周的1/24，即15°。每分钟则将15°再分为60，即 $15°÷60 = 0.25°$。

把1天中的时、分转换为角度，其公式为：

角度 = 时值×15° + 分值×0.25°　　　　　　　　　　　　　　（式24-4）

把角度转换成一天中的时、分，则将角度÷15，取商的整数部分为时值，取商的小数部分乘60为分值。

例24-3　将角度276.25°转换为钟点，将8时12分转换为角度。

$276.25÷15 = 18.42$（小时），$0.42×60 = 25$（分），故276.25°相当于18时25分。

8时12分相当于 $8×15° + 12×0.25° = 123°$。

三、季节与圆周上的角度转换

一年的时间以365天计算，先将月、日记录化为自元旦开始的天数，再按下式转换为角度。

角度 $= (360/365)×$ 天数 $= 0.9863×$ 天数　　　　　　　　　　（式24-5）

角度转换为天数则按式24-6计算。将求得的天数依次减去各月天数，余数即为日期。

天数 = 角度×365/360 = 角度×1.0139　　　　　　　　　　　　（式24-6）

例24-4　将3月15日转换成角度。

3月15日 $= 31 + 28 + 15 = 74$ 天，$74×360/365 = 72.99°$，72.99°转换成天数：$72.99×365/360 = 74$ 天，74天减1月份31天减2月份28天得15天，即为3月15日。

第三节　圆分布资料的统计描述

一、圆分布资料的统计指标

1. 平均角（角均数）：一组圆分布资料，如果有集中于某个角度或方向、时间中发生的倾向，这一集中倾向性可用平均角（mean angle）或称角均数来描述，n 个以角度表示的数据 a_i $(i=1,2,3,\cdots,n)$，其平均角记为 $\bar{a}$。求平均角的步骤及公式如下：

(1) 以 $\alpha_i(i=1,2,3,\cdots,n)$ 求 $\Sigma x,\Sigma y$：

未分组资料：$\Sigma x=\Sigma\cos\alpha,\Sigma y=\Sigma\sin\alpha$ （式 24-7）

分组资料：$\Sigma x=\Sigma f\cos\alpha,\Sigma y=\Sigma f\sin\alpha,n=\Sigma f$ （式 24-8）

(2) 求平均角：当 $\Sigma x>0$ 时，$\bar{a}=\tan^{-1}(\Sigma y/\Sigma x)$

$\Sigma x<0$ 时，$\bar{a}=180°+\tan^{-1}(\Sigma y/\Sigma x)$ （式 24-9）

$$\Sigma x=0,\begin{cases}\Sigma y>0 \text{ 时},\bar{a}=90°\\ \Sigma y<0 \text{ 时},\bar{a}=270°\\ \Sigma y=0 \text{ 时},\bar{a} \text{ 不一定}。\end{cases}$$

2. 极距（平均向量长度）：描述圆分布资料集中性的另一个统计指标，是极坐标的极距，又称平均向量长度，总体极距记为 ρ，样本极距记为 r。样本极距 r 的计算公式为：

$$r=(\Sigma x)/(n\cos\bar{a}) \qquad \text{（式 12-10）}$$

$0\leqslant r\leqslant 1$，没有单位。若 $r=1$，表示全部数据都集中在同一方向。r 愈小，表示样本的观察点的圆周上愈分散，$r=0$ 时，表示没有一个集中方向，即平均角是不明确的。因此，极距 r 间接地也是一个变异的度量，是描述离散程度的一种统计指标。

3. 角标准差：角标准差（mean angular deviation）又称圆标准差（circular standard deviation），记为 s。角标准差 s 是与平均向量长度 r 相对应的描述圆分布资料离散性的统计指标。

$$s=\sqrt{2(1-r)}（\text{弧度}）=\sqrt{2(1-r)}\times180°/\pi=\sqrt{2(1-r)}\times57.296° \qquad \text{（式 24-11）}$$

r 和 s 都是样本统计量，样本观察值在圆周上分布愈集中，r 值愈大，s 值愈小。用样本平均角 α 估计总体平均角 μ_a 愈可靠；反之，样本观察值在圆周上分布愈分散，r 值愈小，s 值愈大，用样本平均角 α 估计总体平均角 μ_a 的代表性愈差。

二、圆分布资料的分析举例

例 24-5　表 24-1 为 20 名足月妊娠妇女的分娩时间，试计算平均分娩时间及标准差。

本例为未分组的时间资料，属圆形分布资料。为求平均数和标准差，应先将时间变换成角度，求出平均角、角标准差，然后再变换成时间

(1) 将分娩时间变换成角度：见表 24-1 第②栏。角度 （α）＝时值×15°＋分值×0.25°

(2) 计算每一角度的正弦值、余弦值，并分别求和，见表 24-1 的第③，第④栏：$\Sigma x=\Sigma\cos\alpha=9.7140,\Sigma y=\Sigma\sin\alpha=10.5338,n=20$。

(3) 求平均角：由于 $\Sigma x>0$，故 $\bar{a}=\tan^{-1}(\Sigma y/\Sigma x)=\tan^{-1}(10.5338/9.7140)=47.32°$，换算为时间：$47.32°/15°=3.155$ 小时 ＝ 3 时 ＋ 0.155×60 分 ＝ 3 点 9 分。

(4) 求极距：$r=(\Sigma x)/(n\cos\bar{a})=9.7410/(20\times\cos47.32°)=0.7165$。

(5) 求角标差：$s=\sqrt{2(1-r)}\times57.296°=\sqrt{2(1-0.7165)}\times57.296°=43.1454°$。

表 24-1　　　　　　　　　　　20 名足月妊娠妇女的分娩时间

分娩时间 t ①	角度 α ②	$y=\sin\alpha$ ③	$x=\cos\alpha$ ④
3:50	57°30′	0.84339	0.53730
23:00	345°	0.25882	0.96593
1:40	25°	0.42262	0.90613
2:45	41°15′	0.65935	0.75184
2:40	40°	0.64279	0.76604
5:40	85°	0.99619	0.08716
3:00	45°	0.70711	0.70711
4:20	65°	0.90613	0.42262
5:00	75°	0.96593	0.25882
5:50	85°30′	0.99905	0.04362
4:15	63°45′	0.89687	0.44229
9:25	141°45′	0.62592	−0.77988
6:50	102°30′	0.97630	−0.21644
3:00	45°	0.70711	0.70711
3:30	52°30′	0.29335	0.60876
1:30	22°30′	0.38268	0.92388
20:20	305°	−0.81915	0.57358
19:30	292°30′	−0.92388	0.38268
3:15	48°45′	0.75184	0.65935
1:00	15°	0.25882	0.96593
合计	（$n=20$）	Σy 10.53378 $\Sigma\sin\alpha$	$\Sigma x=9.71401$ $\Sigma\cos\alpha$

换算成时间：$43.1454° \div 15° = 2.8764$ 小时 $= 2$ 小时 $+ 0.8764 \times 60$ 分 $= 2$ 时 53 分。

例 24-6　某地流脑发病资料如表 24-2，试估计该年流脑发病的集中时间、离散程度。

本例圆分布频数表资料的处理方法与前述相仿，所不同的是，发病时间用各组段的组中值，再将组中值化成角度，并将角度的正弦、余弦值以各组段的频数乘之。步骤如下：

（1）以元旦零时为起点，求各月份的组中值：1 月份有 31 天，月中点距 0 为 15.5；2 月份有 28 天，月中点距 0 为 $31 + 14 = 45$ 天；余类推，见表 24-2 第②类。

（2）将月中值折算成角度，见表 24-2 第③栏：一年 365 天，一天相当于 $(360/365)° = 0.9863°$，1 月月中为 $15.5 \times 0.9863° = 15.29°$，2 月中点为 $45 \times 0.9863° = 44.38°$，余类推。

（3）求出每个角度的正弦、余弦值，见表 24-2 第④，第⑤栏。再以每月频数（或频率）乘正弦、余弦值，分别加总，见表 24-2 第⑦，第⑧栏。

$$n = \Sigma f = 738, \Sigma x = \Sigma f\cos\alpha = 2.8203, \Sigma y = \Sigma f\sin\alpha = 476.6229$$

（4）求 $\bar{\alpha}$：因为 $\Sigma x > 0$，所以 $\bar{\alpha} = \tan^{-1}(476.6229/2.8203) = 89.66°$，换算成日期为：$89.66 \times 365/360 = 90.919$（天），即 90.919 天 − 1 月份 31 天 − 2 月份 28 天 − 3 月份 31 天 $= 0.91$ 天（即为 4 月 1 日）。

（5）求极距：$r = (\Sigma x)/(n\cos\alpha) = 2.8203/(738 \times \cos89.66°) = 0.6440$。

（6）求角标差：$s = \sqrt{2(1-r)} \times 57.296° = \sqrt{2(1-0.6440)} \times 57.296° = 48.3463°$。

换算成时间：$48.3463 \times 365/360 = 49.02$（天）。

表 24-2　　　　　　　　　　　　　某地流行性脑脊髓膜炎发病的频数分布

月份 ①	各月中点 ②	角度 α_i ③	$\sin\alpha_i$ ④	$\cos\alpha_i$ ⑤	发病 f_i ⑥	$f_i\sin\alpha_i$ ⑦	$f_i\cos\alpha_i$ ⑧
1	15.5	15.29	0.2637	0.9646	33	8.7008	31.8323
2	45.5	44.38	0.6995	0.7147	92	64.3502	65.7560
3	74.5	73.48	0.9587	0.2844	237	227.2160	67.3935
4	105.5	103.56	0.9721	−0.2345	148	143.8708	−34.7044
5	135.5	133.64	0.7236	−0.6902	101	73.0836	−69.7073
6	166.0	163.73	0.2802	−0.9599	41	11.4882	−39.3572
7	196.5	193.81	−0.2387	−0.9711	16	−3.8187	−15.5376
8	227.5	224.38	−0.6995	−0.7147	30	−20.9836	−21.4403
9	258.0	254.47	−0.9635	−0.2678	8	−7.7078	−2.1426
10	288.5	284.55	−0.9679	0.2512	12	−11.6153	3.0142
11	319.0	314.63	−0.7117	0.7025	6	−4.2700	4.2151
12	349.5	355.71	−0.2637	0.9646	14	−3.6914	13.5046
合计					$738(\Sigma f_i)$	$476.6229(\Sigma f_i\sin\alpha)$	$2.8203(\Sigma f_i\cos\alpha)$

第四节　集中性检验和正态性检验

一、集中性检验

样本极距 r 可以描述圆分布资料的集中性，但由于抽样误差不可避免，从极距 $\rho=0$ 的总体中随机抽样，算得的 r 一般不等于 0，故圆分布资料需作集中性检验。按式 24-12 计算 $r_{0.05}$ 界值，将 r 值与 r 界值比较，若 $r\geqslant$ 界值 $r_{0.05}$，则 $P\leqslant0.05$，按 0.05 检验水准可认为资料有集中趋势，平均角有统计学意义。反之，若统计量极距 $r<r_{0.05}$ 界值，则 $P>0.05$，按 0.05 检验水准可认为平均角无统计意义，数据分布是随机的，没有集中趋势。

$$r_{0.05}=\sqrt{3/(n+0.28)} \tag{式 24-12}$$

例 24-7　表 24-1 资料，极距 $r=0.71645$，试检验其集中性。

H_0：$\rho=0$，足月妊娠妇女的分娩时间无集中趋势，即平均角无统计意义；$\alpha=0.05$。

按式 24-12 得：$r_{0.05}=0.3846$

故 $r>r_{0.05}$，$P<0.05$，按 $\alpha=0.05$ 水准，拒绝 H_0，接受 H_1，认为 r 有统计意义。所以可以认为在 3 点 9 分是分娩的高峰趋势。

二、正态性检验

圆分布资料正规的正态性检验计算颇繁。实际工作中一般不做这项检验，这里仅介绍简便但较粗糙的判断法。

记平均角上下两侧的数据个数之差为 D_1，$D_1\geqslant2\sqrt{n}$ 表示有偏度，肯定不符合正态分布。但 $D_1<2\sqrt{n}$ 者不能肯定其对称性上有偏度。

记 $\bar\alpha\pm0.645s$ 范围之内与外的数据个数之差为 D_2，$D_2\geqslant2\sqrt{n}$ 表示有峰度偏差，肯定不符合正态分布。但 $D_2<2\sqrt{n}$ 者不能肯定其峰度上有偏差。

例 24-8　表 24-1 资料，平均角 $\bar\alpha=47.32°$，大于 47.32° 的数据有 13 个，小于 47.32° 的数据有 7 个，平均角上下两侧的数据个数之差 $D_1=6$，不能肯定其对称性上有偏度。又 $s=$

$43.154°$，$\alpha \pm 0.645s = 47.32° \pm 0.645 \times 43.14° = 19.49° \sim 75.15°$，在 $\bar{\alpha} \pm 0.45s$ 范围之内的数据有 11 个，在 $\alpha \pm 0.645s$ 范围之外的数据有 9 个，$D_2 = 2 < 2\sqrt{n}$，峰度上不能肯定其有偏差，故可以认为该资料符合正态分布。

第五节　角均数的可信区间

圆分布资料有集中趋势且符合正态性时：

总体平均角 μ_α 的 95% 可信区间计算公式为：

$$(\bar{\alpha} - \delta_{0.05}, \bar{\alpha} + \delta_{0.05}), \text{缩写为 } \bar{\alpha} \pm \delta_{0.05} \qquad \text{(式 24-13)}$$

总体平均角 μ_α 的 99% 可信区间计算公式为：

$$(\bar{\alpha} - \delta_{0.01}, \bar{\alpha} + \delta_{0.01}), \text{缩写为 } \bar{\alpha} \pm \delta_{0.01} \qquad \text{(式 24-14)}$$

式中 $\delta_{0.01}$，$\delta_{0.05}$ 系以 n 和 r 值查附表 19，平均角可信区间的 δ_α 值表得。

例 24-9　已知表 24-1 资料，$n = 20$，$r = 0.71645$，$\bar{\alpha} = 47.32°$，求总体平均角 μ_α 的 95% 和 99% 可信区间。计算步骤如下：

（1）以 $n = 20$，$r = 0.71645$ 查附表 19，平均角可信区间的 δ_α 值表，得：$\delta_{0.05} = 22°$，$\delta_{0.01} = 30°$。

（2）所求总体平均角 μ_α 的 95% 可信区间为：$\bar{\alpha} \pm \delta_{0.05} = 47.32° \pm 22° = 25.32° \sim 69.32°$，化成时间为 1 点 41 分～4 点 37 分。

（3）所求总体平均角 μ_α 的 99% 可信区间为：$\bar{\alpha} \pm \delta_{0.01} = 47.32° \pm 30° = 17.32° \sim 71.32°$，化成时间为 1 点 9 分～5 点 9 分。

第六节　两样本角均数的比较

两样本平均角比较，若资料经检验有集中趋势且符合正态性时，可用参数检验法。如用 Watson – William 检验（参数检验），可按式 24-18 计算 $k = 2$ 时的统计量 F 值。这里介绍较简便的常规 t 检验，统计量为 t：

$$|\bar{\alpha}_1 - \bar{\alpha}_2| \leqslant 180° \text{时：} t = |\bar{\alpha}_1 - \bar{\alpha}_2| \Big/ \sqrt{\frac{(n_1-1)s_1^2 + (n_2-1)s_2^2}{n_1 + n_2 - 2}\left(\frac{1}{n_1} + \frac{1}{n_2}\right)} \qquad \text{(式 24-15)}$$

$$|\bar{\alpha}_1 - \bar{\alpha}_2| > 180° \text{时：} t = (360 - |\bar{\alpha}_1 - \bar{\alpha}_2|) \Big/ \sqrt{\frac{(n_1-1)s_1^2 + (n_2-1)s_2^2}{n_1 + n_2 - 2}\left(\frac{1}{n_1} + \frac{1}{n_2}\right)} \qquad \text{(式 24-16)}$$

自由度 $\nu = n_1 + n_2 - 2$

例 24-10　某中医院 A 病室有 6 个病人，B 病室有 7 个病人，两病室病人晚上入睡时间见表 24-3 第①列、第⑤列，问两病室病人晚上入睡时间是否相同？

（1）H_0：两病室病人晚上入睡时间相同。$\alpha = 0.05$。

（2）分别将两病室病人入睡时间转换成角度，见表 24-3 第②，第④栏。

（3）分别求两病室病人入睡时间的极距 r 和 $\bar{\alpha}$，并分别作集中性和正态性检验。

A 病室：$\Sigma x_A = \Sigma \cos\alpha_A = 4.5296$，$\Sigma y_A = \Sigma \sin\alpha_A = -3.8582$，

因为 $\Sigma x < 0$，所以 $\bar{\alpha}_A = \tan^{-1}(\Sigma y_A / \Sigma x_A) = \tan^{-1}(-3.8582/4.5296) = -40.42°$

入睡时间	A 病室			入睡时间	B 病室		
①	角度 α_A ②	$\sin\alpha_A$ ③	$\cos\alpha_A$ ④	⑤	角度 α_B ⑥	$\sin\alpha_B$ ⑦	$\cos\alpha_B$ ⑧
20:30	307.5°	− 0.7934	0.6088	21:30	322.5°	− 0.6088	0.7934
21:00	315.0°	− 0.7071	0.7075	21:45	236.25°	− 0.5556	0.8315
21:15	318.75°	− 0.6593	0.7518	22:05	331.25°	− 0.4810	0.8767
21:20	320.0°	− 0.6428	0.7660	22:15	333.75°	− 0.4423	0.8964
21:45	236.25°	− 0.5556	0.8315	22:20	335.0°	− 0.4226	0.9063
22:00	330.0°	− 5.000	0.8660	22:45	341.25°	− 0.3214	0.9469
				22:50	342.5°	− 0.3007	0.9537
合计	$n_A = 6$	− 3.8582	4.5296		$n_B = 7$	− 3.1324	6.2054

为方便将平均角转化为时间,将负角转化成终边相同的正角: $\bar{\alpha}_A = -40.42° + 360° = 319.58°$,将平均角转化为时间: $t_A = 319.58° \div 15° = 21.31$ 小时 $= 21$ 点 $+ 0.31 \times 60$ 分 $= 21:19$,极距 $r_A = (\Sigma x)/(n\cos\bar{\alpha}) = 4.5296/[6 \times \cos(-40.42°)] = 0.99$

按式 24-12, $n = 6$ 时, $r_{0.05} = \sqrt{3/(6+0.28)} = 0.6912$, $P < 0.05$,可以认为 A 病室病人晚上入睡时间存在集中趋势。

大于 $\bar{\alpha}_A = 319.58°$ 的数据 3 个,小于 319.58° 的数据 3 个,平均角上下两侧的数据个数之差 $D_1 = 0$, $D_1 < 2\sqrt{n}$,不能肯定其对称性上有偏度。

$$s_A = \sqrt{2(1-r)} \times 57.296° = \sqrt{2(1-0.9916)} \times 57.296° = 7.426°$$

$$\bar{\alpha} \pm 0.645s = 319.58° \pm 0.645 \times 7.426° = 314.79° \sim 324.37°,$$

在 $\bar{\alpha} \pm 0.645s$ 范围之内的数据 3 个,在 $\bar{\alpha} \pm 0.645s$ 范围之外的数据 3 个, $D_2 = 0 < 2\sqrt{n}$,峰度上也不能肯定其有偏差,故可以认为 A 病室病人晚上入睡时间大致符合正态。

同样对 B 病室数据进行分析:

$n = 7, \Sigma x_B = 6.2054, \Sigma y_B = -3.1324, \bar{\alpha}_B = -26.77° = 360° + (-26.77°) = 333.23°$,转化为时间: $t_B = 333.23° \div 15° = 22.22$ 小时 $= 22$ 点 $+ 0.22 \times 60$ 分 $= 22:13$。

$r_B = 0.9924$, $s_B = 7.064$,可认为 B 病室病人晚上入睡时间有集中趋势且大致符合正态。

(4) 两样本平均角比较的 t 检验:

因 $|\bar{\alpha}_1 - \bar{\alpha}_2| = |319.58° - 33.23°| = 13.65° \leqslant 180°$。按式 24-15:

$$t = \sqrt{\frac{(6-1) \times 7.426^2 + (7-1) \times 7.064^2}{6+7-2}\left(\frac{1}{6} + \frac{1}{7}\right)} = 16.183$$

自由度 $\nu = n_1 + n_2 - 2 = 6 + 7 - 2 = 11$,查附表 5, t 界值表得 $t_{0.05(11)} = 2.2$, $P < 0.05$,按 $\alpha = 0.05$ 水准拒绝 H_0,可认为 B 病室病人晚上入睡时间较 A 病室为晚。

第七节   多个样本角均数的比较

这里介绍 Watson－William 方法(参数检验法),适合于有集中趋势且符合正态性的资料,统计量 F 计算公式为:

$$F = K(n_合 - k)(\Sigma R_i - R_合)/[(k-1)(n_合 - \Sigma R_i)] \quad \nu_1 = k-1, \nu_2 = n-k \quad (式 24-17)$$

式中 k 为样本数; $n_合$ 为合并的样本例数; R_1 为第 i 个样本 $(i = 1, 2, \cdots, k)$ 的综合向

量长度，$R_i = n_i r_i$；$R_合$ 为合并计算的综合向量长度，$R_合 = n_合 r_合$，$r_合$ 为合并计算的极距；K 为校正因子，可查附表 42 Watson - William 检验用校正因子 k 值表得到。

将 Watson - William 检验法算得的 F 值与附表 9 的 F 界值比较，得出 P 值，从而作出各样本是否来自同一总体的推断结论。

例 24-11　不同年份流脑发病时间经检验有高峰期且符合正态性。试用表 24-4 资料检验不同年份流脑发病高峰期差异有无统计学意义。

表 24-4　　　　　　　　　　　　某地 1978～1980 年流脑发病资料

年份 ①	n 即 Σf ②	$\Sigma(f\sin\alpha)$ ③	$\Sigma(f\cos\alpha)$ ④	r ⑤	R ⑥	高峰时点 ⑦
1978	175	137.9991	-2.9414	0.7887	138.02	4 月 2 日
1979	776	692.6282	-72.4851	0.8975	696.46	4 月 7 日
1980	395	333.3214	-41.7795	0.8504	335.91	3 月 23 日
合计	1346	1163.949	-33.6470	—	1170.395	

（1）H_0：不同年份流脑发病高峰期相同，$\alpha = 0.05$。

（2）因 $\Sigma x_合 < 0$，按式 24-9，$\bar{\alpha}_合 = 180° + \tan^{-1}(\Sigma y_合 / \Sigma x_合) = 180° + \tan^{-1}[1163.949/(-33.6480)] = 180° + (-88.344°) = 91.66°$。

（3）计算合并综合向量长度 $R_合$：

①求出 ΣR_i，见表 24-4 第⑥栏。

②计算极距 $r_合$：$n_合 = 1346$，$r_合 = \Sigma x_合/(n_合 \cos\bar{\alpha}) = 1346 \times \cos 91.66°) = 0.8651$

③计算合并综合向量长度：$R_合 = n_合 \times r_合 = 1346 \times 0.8651 = 1164.4246$。

（4）据 $r_合$ 查附表 42，Watson - William 检验用校正因子 K 值表，得 $K = 1.0959$。

（5）按式 24-17 计算统计量 F 值：

$F = 1.0959(1346 - 3)(1170.3950 - 1164.4246)/[(3 - 1)(1346 - 1170.3950)]$
$= 25.0198$。

自由度 $\nu_1 = k - 1 = 3 - 1 = 2$，$\nu_2 = n_合 - k = 1346 - 3 = 1343(\infty)$。

（6）查附表 10 F 界值表，$F_{0.01(2,\infty)} = 4.82$，$P < 0.01$，按 $\alpha = 0.05$ 水准，拒绝 H_0，可认为不同年份流脑高峰期有高度显著性差异。本例 1980 年流脑发病高峰期为 3 月 3 日，早于 1978 年 4 月 2 日和 1979 年 4 月 7 日。

（刘明芝）

第二十五章　统计表与统计图

统计表与统计图是表达统计资料的重要工具。它们可以代替繁琐的文字叙述，把统计资料直观、形象的展示出来，便于计算、分析和对比。在科研总结中，往往需要统计表与统计图结合使用。

第一节 统计表

在科研或临床工作中，将统计分析的事物及指标用表格的形式列出称为统计表（statistical table）。广义的统计表包括原始资料调查表、整理资料表、统计资料计算用表及表达结果的统计表。狭义的统计表专指表达统计结果的统计表。本节主要介绍狭义统计表的结构和要求。

一、统计表的结构和种类

1. 统计表的结构：设计良好的统计表，应能将统计指标清晰、明确地反映出来。一般结构为：①标题：即表的名称。②标目：包括横标目与纵标目。横标目用于说明各横行数字的涵义，纵标目用于说明各纵行数字的涵义，必要时在横标目或纵标目之上还要冠以总标目。③线条：比较常用的是三线表。④数字：即根据原始资料计算出的数据。

表 25-1　统计表的基本模式

横标目的总标目	纵标目的总标目
	纵标目
横标目	数字

表 25-2　中药治疗不同证型妊娠水肿的临床疗效

证型	例数	显效	有效	无效	有效率(%)
子肿型	42	28	13	1	97.2
子气型	64	45	17	2	96.88

2. 统计表的种类：可分为简单表和组合表，简单表（simple table）只按一个标志（或特征）分组，如表 25-2，按证型分为子肿组和子气组。组合表（combinative table）按两个或两个以上的标志结合起来分组，如表 25-3。将不同类型肝炎与治疗药物结合起来分组，可以分析比较不同治疗方法治疗不同类型肝炎的效果。

表 25-3　两种方法治疗不同类型肝炎的疗效比较

疗法	例数			有效数(%)		
	甲肝	乙肝	丙肝	甲肝	乙肝	丙肝
中西药结合组	187	79	34	186(99.8)	76(96.2)	24(70.6)
西药组	96	38	16	93(96.8)	15(39.5)	7(43.8)

二、制表的原则和基本要求

1. 制表的原则：制表的原则有二：一是重点突出，简单明了，一张表格只有一个中心内容，使人一目了然；二是主谓分明，标目安排及分组层次清楚，符合专业逻辑。

2. 制表的基本要求：

（1）标题：简明扼要地说明表的内容，必要时注明时间和地点，标题写在表的上端。不能因为上下文中有所述及而过于简略甚至把标题省略，也要避免标题过于繁琐及标题不确切。

（2）标目：横标目是统计表的主语，指被观察的对象，如表 25-2 中的证型，通常列在表的左侧。纵标目是统计表的谓语，说明主语的各项指标，如表 25-2 中证型以外的各栏，通常列在表的右侧。一般要求主语和谓语连贯起来能成为一句完整通顺的话，如表 25-2 可以读成子肿组观察 42 例，其中显效 28 例，有效 13 例，无效 1 例，有效率为 97.62%。

标目要求文字简明，层次清楚，一张表内不要安排过多的标目。有单位的标目应注明单位，如有效率（%），发病率 [1/（10 万）]，血压值（mmHg）。

（3）线条：不宜过多，除上面的顶线、下面的底线，以及纵标目下面与合计上面的横线外，其余线条一般均省去，表的左上角不应有斜线。

（4）数字：表内数字一律用阿拉伯数字，同一指标的小数位数应一致，位次对齐。表内不宜留有空格，暂缺或未记录可用"…"表示，无数字可用"—"表示，数字若是"0"则填写"0"。

（5）备注：一般不列入表内，必要时可用"*"号标出，写在表的下面。

3. 统计表的修改：实际工作中，若未能严格遵循制表原则与要求制作统计表，就难以起到统计表应有的作用。一般情况下，初表制成后，需认真审查，反复推敲、修改，直至最终制成合格的统计表。一张统计表是否合格应从 3 方面考虑：要有一个中心，而且必须只有一个中心；要清晰简明；要便于分析。审表的具体步骤如下：首先从标题开始，看一看标题是否简明扼要地说明表中的内容；然后再看标目安排是否妥当，主谓语的位置是否颠倒；最后检查数字和线条是否符合要求。举例如下：

例 25-1　指出表 25-4 的缺陷，并改正。

表 25-4　　　　　　　　　　　　　　两个治疗组对比

并发症	西药组			中西药结合组		
	例数	结果		例数	结果	
		好转	死亡		好转	死亡
休克	13	6	7	10	10	0

表 25-4 的缺点是：标题不确切，横标目与纵标目排列不妥当，重复组合且不便于相互比较，修改后如表 25-5。

表 25-5　　　　　　　两种药物治疗心肌梗死并发休克的疗效比较

组别	病例数	好转	死亡
中药组	13	6	7
中西药结合组	10	10	0

例 25-2　指出表 25-6 的缺陷，并改正。

表 25-6　　　　　　　　　　　　　　疗效比较

项目	男	女	共计	百分比（%）
显效	42	44	86	78.2
有效	15	4	19	17.3
无效	4	1	5	4.5
总有效率				95.5

表 25-6 是表达针刺四神穴治疗不同性别老年性痴呆的临床疗效。其缺点是：标题过于简单，不能概括出表的中心内容，主谓语安排不当，表内不宜留有空格，数字若为"0"的

则填写"0"。且应避免出现竖线。修改后如表25-7。

表 25-7　　　　　　　　　　针刺四神穴治疗老年性痴呆临床疗效

性别	例数	显效	有效	无效	总有效率(%)
男	61	42	15	4	93.4
女	49	44	4	1	98.0
合计	110	86	19	5	95.5

例 25-3　指出表 25-8 的缺陷，并改进。

表 25-8　　　　　　　　　　一千零五十例骨质增生病人疗效统计

分类及例数	增生性脊柱炎 820 例						颈椎病例 120 例					
	显效		有效		无效		显效		有效		无效	
疗效及百分比	例	%	例	%	例	%	例	%	例	%	例	%
	658	80	115	14	47	5.7	76	63	21	17.9	23	19
总有效率(%)	94.3						80.8					

分类及例数	退化性关节炎 60 例						跟骨刺 50 例					
	显效		有效		无效		显效		有效		无效	
疗效及百分比	例	%	例	%	例	%	例	%	例	%	例	%
	28	46.6	20	33.3	12	20	26	15	52	28	10	20
总有效率(%)	79.9						80.0					

　　表 25-8 是为了表明用骨质增生丸治疗不同类型骨质增生病的疗效。其缺点是：标题不确切，主宾颠倒，例数与%混杂不便阅读，纵线太多且表中多处有错。修改后如表 25-9。

表 25-9　　　　　　　　　　骨质增生丸治疗骨质增生疾病疗效

类型	例数	显效	有效	无效	总有效率(%)
增生性脊柱炎	820	658	115	47	94.3
颈椎病	120	76	21	23	80.8
退化性关节炎	60	28	20	12	80.0
跟骨刺	50	26	14	10	80.0
合计	1050	798	170	92	91.2

第二节　统计图

　　统计图（statistical graph）是用点的位置、线段的升降、直条的长短或面积的大小等表达统计资料的一种形式。它在揭示各种现象间的数量差别和相互关系，说明研究对象内部构成和动态变化，表达地区分布等方面，具有简明清晰、形象直观、易为人理解等优点。一般应与统计表同时应用。

一、制图的基本要求

1．标题：标题应简明扼要地说明资料的内容、地点和时间，写在图的下方，应标出图的顺序号码。

2．坐标：需要坐标的，以纵轴和横轴表示纵、横标目，需要时应注明单位，纵轴与横轴的比例一般约为 5:7。

3．尺度：横轴尺度自左而右，纵轴尺度自下而上，数量由小到大，必须等距或有一定的规律（如用对数尺度），并注明数值和单位。一般纵轴尺度必须从零开始（对数图、散点图除外）。

4．图例：比较不同的事物时，应用不同线条或颜色表示不同事物，并附图例说明。

二、几种常用统计图的绘制及应用条件

常用的统计图有条图、线图、百分条图、圆图和直方图等。各种统计图的应用条件及绘制方法不完全相同，应依据资料的性质及分析目的，选择合适的图形。

1．直条图（bar graph）：以等宽直条的长短表示各指标的数量大小，用于性质相似的不连续性资料的比较。常用条图有单式（图 25-1）和复式（图 25-2）2 种。绘制方法是：

（1）以横轴为基线，表示观察的指标；纵轴表示其数值。

（2）尺度必须从零开始，绝对不能用折断的尺度，因为折断的尺度会改变长条间正确的比例关系。

（3）各直条或各组直条间距应相等，其宽度为长条宽度的一半或等宽。

（4）为了使用方便，一般将被比较的指标由大到小排列。

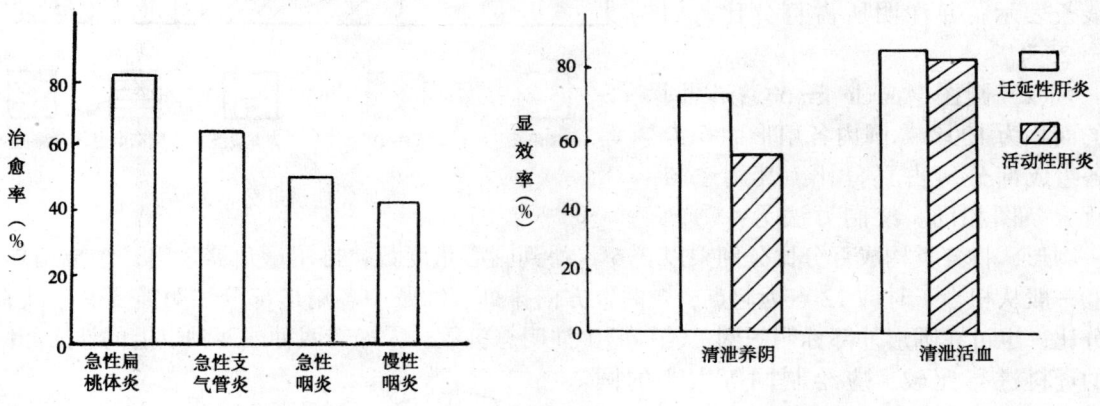

图 25-1　雾吸双黄连治疗上呼吸道感染的疗效　　图 25-2　两种疗法对迁延性肝炎及活动性肝炎疗效

2．线图（line graph）：用线段的上升和下降来表示事物在时间上的变化，或一现象随另一现象变化的情况，适用于连续性资料。绘制方法是：

（1）用横轴表示时间或自变量，纵轴表示频数、因变量或某种率。

（2）纵轴的起点一般从零点开始，尺度必须等距。如图 25-3，以横轴表示年份，纵轴表示疾病的死亡率。相邻两点用直线连接，形成两条连续性曲线，反映随着年份的变化，传染病和恶性肿瘤病死率的变化趋势。

（3）同一图内线条不宜过多。如有几条线可用不同图线（实线、虚线等）表示，并在图中标出图例加以说明。

3．构成图：构成图主要包括百分条图和圆图。

（1）百分条图（percent bar graph）：以长条的面积为 100%，以长条内各段的面积表示

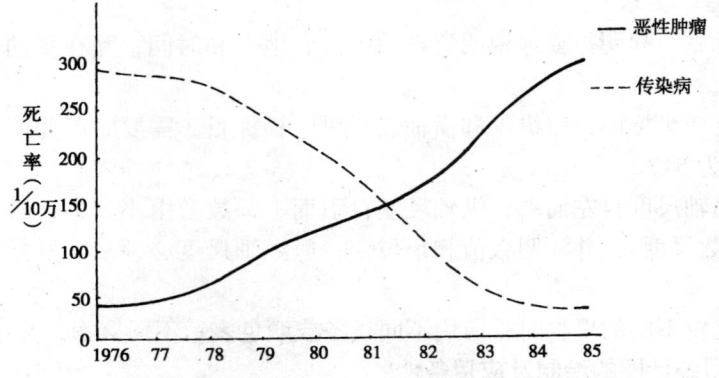

图 25-3　某市 1976—1990 年传染病与恶性肿瘤死亡率的比较

事物各组成部分所占的比重。用于表示计数资料的内部构成。其绘制方法是：①绘一长条，在长条的上方或下方绘一与长条平行并等长的标尺，尺度由 0 至 100。②按各组成部分所占百分比，由大到小或自然顺序把长条分成相应的部分。③各部分用简单的文字、不同的颜色或线条表示，并注明所占百分比，如图 25-4。

（2）圆图（circle graph）：以圆的面积为 100%，圆内各扇形面积为各组成部分所占百分比，其用途与百分条图相同。绘制方法为：①画

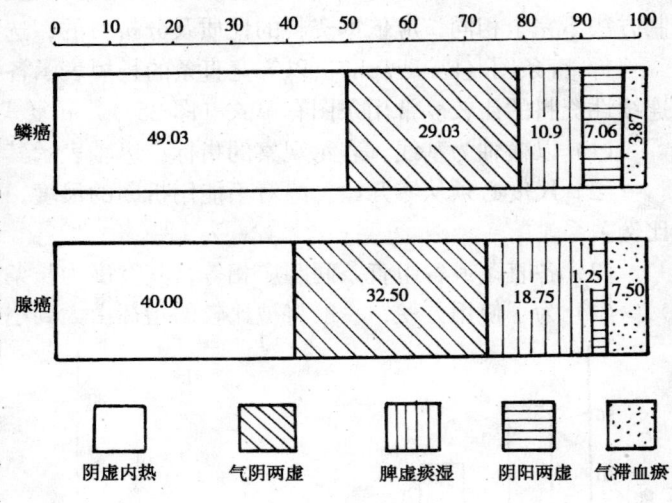

图 25-4　两种癌症辨证分型的构成

一圆形，将各类构成百分比分别乘以 3.6°，得到圆心角度数，再用量角器量出，绘成扇形。②一般从相当于时钟 12 点为起点，顺时针方向排列。③圆中各扇形部分注明简要文字或百分比，也可在圆形外部标明图例。④标题中注明总例数。⑤如有两种或两种以上的性质相同的资料进行比较，应绘制同等大小的圆形，且圆中扇形排列次序一致。如图 25-5。

4．直方图（histogram）：以直方形面积代表数量，用于表示连续性计量资料的频数分布情况。通常在编制频数分布表的基础上绘制频数分布图即成直方图。绘制方法是：①纵轴尺度表示频数，应从零开始，横轴尺度表示度量值。②在横轴上标明各组段的下限，在各组段上做高度等于频数的直条。③各直条间不留空隙，即成直方图。如根据表 25-10 的资料绘制成图 25-6。

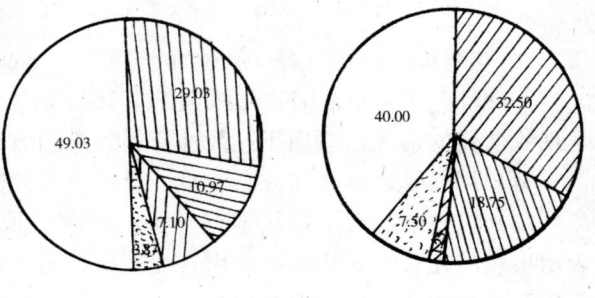

图 25-5　两种癌症辨证分型的构成

表 25-10　110 名 7 岁男童身高的
频数分布表

身高组段 （1）	频数 （2）
108～	1
110～	3
112～	9
114～	9
116～	15
118～	18
120～	21
122～	14
124～	10
126～	4
128～	3
130～	2
132～134	1
合计	110

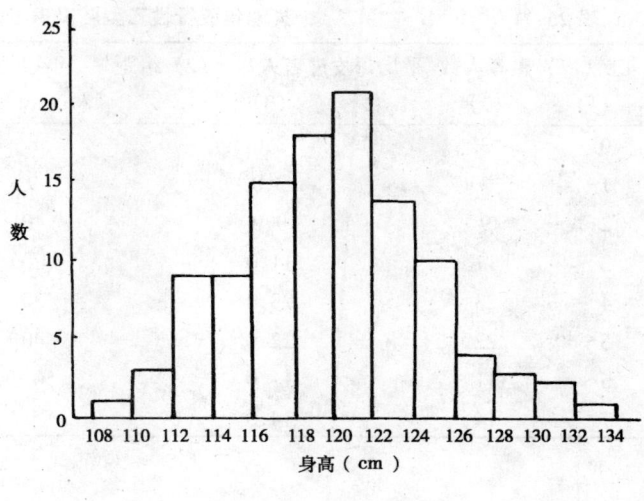

图 25-6　某市 110 名 7 岁男童的频数分布

如果组距不等，如表 25-11 第（1）栏年龄为不等组距，这时在绘制直方图时，各组段的高度应进行等组距变换，方法是以该组段的频数除以该组的组距所得的商，为该组直条的高，组距为该直条的宽度。如表 25-11 中，第（3）栏 10～组的高度是 36/10＝3.6。这样绘制出的直方图才不会出现直方的面积扩大的现象，如图 25-8，10～以后的各组因为仍按原频数作为直方的高，所以直方的面积扩大了。正确的图形是图 25-7。

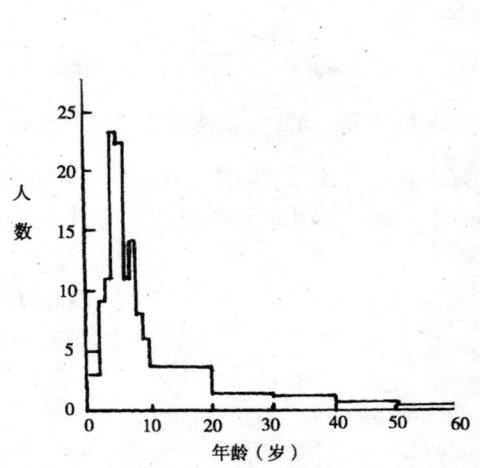

图 25-7　某市 1953 年乙脑患者的年龄分布
（正确图）

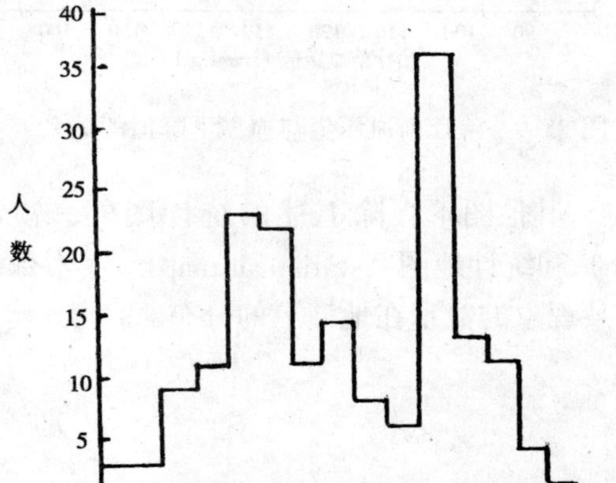

图 25-8　某市 1953 年乙脑患者的年龄分布
（错误图）

5. 散点图（scatter diagram）：用点的散布情况表示两种事物的相关和趋势，初步推测两种事物有无相关。绘制方法是：①横轴代表自变量 X，纵轴代表因变量 Y。②纵轴与横轴尺度的起点，不一定从零开始，可根据资料情况而定。③每对自变量与因变量数据交叉处在图上画一点即成散点图。如图 24-9 反映治疗前血压值与治疗后血压下降值之间的关系。

6. 箱式图（box plot）：用中位数、25％分位数和 75％分位数等统计量绘制成箱状图形，描述计量数据的集中趋势和变异情况，对几组数据的分布进行直观比较。如图 25-10 表示 3 种药物治疗 II 型糖尿病的 3 组空腹血糖值。

表 25-11　　　　　　　　某地年流行性乙型脑炎患者的年龄分布

年龄(岁)(1)	患者人数(2)	平均每岁患者人数＝(2)/组距(3)	年龄(岁)(1)	患者人数(2)	平均每岁患者人数＝(2)/组距(3)
0～	3	3.0	8～	8	8.0
1～	3	3.0	9～	6	6.0
2～	9	9.0	10～	36	3.6
3～	11	11.0	20～	13	1.3
4～	23	23.0	30～	11	1.1
5～	22	22.0	40～	4	0.4
6～	11	11.0	50～60	1	0.1
7～	14	14.0			

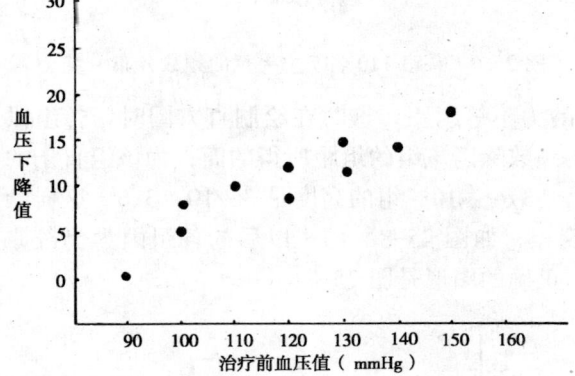

图 25-9　治疗前血压值与血压下降值的关系

图25-10　3种药物治疗Ⅱ型糖尿病空腹血糖值的分布

7. 其他图形：除上述的统计图外，较常用的还有半对数线图（semilogarithmic line graph）和统计地图（statistical map）。半对数线图用于表示事物的发展速度，统计地图用于表示某现象的数量在地域上的分布。

（步怀恩　赵晓梅）

第二十六章　医学参考值范围的估计方法

在医疗卫生工作中，经常需要检查一些指标，如血液、生化、尿液等，并根据这些指标的检测结果，确定被检查者的该项指标是否属于正常范围。这里所指的正常范围是绝大多数正常人指标的数据，这些数据是进行临床诊断的重要参考数据，因此称为医学参考值范围（reference range）。医学参考值范围的研究制定在探讨生活环境、生产环境、地理环境与疾病病因的关系方面具有十分重要的意义。

第一节　医学参考值范围的意义

　　参考值（reference value）是从总体中抽取一部分个体组成参考样本，观测样本中每一个个体的某项指标而得到的统计量。从概率的角度看，因为生物存在着个体变异，如果以单一参考值（点估计值）作为判断标准，其可靠性是很差的。为了提高判断的可靠性，要定出一个参考值的估计（区间估计范围）。临床上，对疾病进行诊断时，经常将病人的某些生理、生化、免疫学与形态学指标的测定结果与绝大多数正常人的相应数值进行比较。由于个体差异与内外环境的变化影响，这些数值就会发生一些波动，因而需要确定一个正常值的范围（normal range）。如白细胞的正常值范围为 $(4.0 \sim 10.0) \times 10^9/L$，血浆游离血红蛋白的正常值范围是 $< 40mg/L$，它可用于诊断分析病人的测定值是否超出了绝大多数正常人相应指标的波动范围。医学参考值范围是把绝大多数正常人的某项指标值范围称为该指标的正常值范围，简称正常值范围。这里指的绝大多数是 90%、95%、99% 等，正常的是 95% 的“正常人”，如果正常百分界限采用 95% 的正常人，则在正常值范围之外正常的变量值尚有 5%。对于双侧界值，在下侧和上侧界值之外各有 2.5%；对于单侧界值，在下侧或上侧界值之外为 5%，所谓“正常人”不是指完全健康的人，而是指排除了影响所研究指标的疾病和有关因素的同质人群。对服从于正态分布的指标，其参考值范围的制定可根据正态面积分布的规律；对不服从于正态分布的指标，要进行变量变换后，使之服从于正态分布或用百分位数法制定参考值范围。

第二节　医学参考值的基本要求

一、选定正常人作为调查对象

　　对参考值的估计是以正常人体的观察或测量所取得的资料计算出来的。这里所说的正常人，不是指任何一点小病都没有的人，而是指排除了影响被研究指标的疾病和因素的人，从遗传学的角度看，不少外表“正常”的人都有隐性基因缺陷。因此，应对参考个体的选择有明确标准，一般要求参考个体不患有影响所研究指标水平的疾病为前提。如 1997 年某地测定末梢血液正常值范围的测定研究，挑选定居本地 1 年以上从事一般体力劳动，不接触毒物和其他有害因素的成年工人，无慢性感染疾病史，2 周内无急性感染史，3 个月内无出血史和其他影响血液变化的病史，未服用影响血象的药物，其他体检健康者作为调查对象。但有些参考值指标即使在“正常”人群中的水平也是不同的，如人口学因素、生理学因素和饮食习惯等都有会影响测定指标的水平。因此，应当控制有关因素排除特殊个体差异。如女性在经期、妊娠、哺乳期不宜作为参考值范围的对象。还有服药者不能作为未服药人的抽样样本。同时要严格控制测定条件。如规定测量的时间及有关生理、心理状态，在体力劳动后应恢复平静后再测定。

二、控制测量误差

　　参考值的准确性还受到测量有关的因素影响，如分析仪器的稳定性，各种试剂的纯度，操作技术的熟练程度，观察时所处的外界环境条件（时间、地点、温度）等。因此，在测定的过程中要建立一套操作规程及进行质量控制，以减少测量误差，使参考值具有可靠性。

三、确定样本含量

正确确定样本含量（sample size）是医学参考值范围估计的一个重要部分，在估计样本的含量时，应克服 2 种倾向：一是观察例数过少，由于抽样波动的缘故，样本代表总体就差，所得到参考值的稳定性差；二是观察例数过大，由于工作量大，造成测量误差偏大，容易把某些特异个体包括进来，给统计分析造成一定的困难，同时导致人力、物力和时间上的浪费。因此，在医学参考值范围估计的设计中，必须根据资料的性质，借助适当的公式，进行样本含量的估计。还可以根据需要和可能来确定一个适合的样本含量。一般认为，如果按影响因素的不同水平，如身体发育中的身高、体重、胸围为例，只要检查同年龄同性别的人数达到 200 例左右，标准差就稳定了。

四、进行合适分组

如何按不同的地区、民族、年龄、性别、职业等因素分别制定出参考值。原则上若组间差别很明显，而差别又有实际意义，则应分开，否则应当合并。例如红细胞数的参考值男女之间有差别，应分男女制定参考值范围；白细胞数男女之间无差别，应将男女合并，再制定参考值范围。又如舒张压虽有随年龄上升的趋势，但不明显，不必分年龄组制定参考值范围；收缩压随年龄而上升的趋势很明显，应分年龄组制定参考值范围，但为了应用方便，年龄组的划分不宜过细。

五、决定取单侧还是双侧界限

根据专业知识确定指标是否过高或过低均属异常，决定该指标的参考值范围是单侧还是双侧，若某项指标过高过低均属异常，那么相应的参考值范围既有上限又有下限，如确定血清总蛋白的参考值范围，因为血清总蛋白无论过高或过低都属于异常，故取双侧参考值范围；若某项指标仅过大属异常，那么相应的参考值范围只有上限，如确定尿铅的参考值，因为尿铅以过高为异常故取单侧参考值范围；若某项指标仅过低属于异常，那么相应参考值范围只有下限，如确定肺活量的参考值，因为肺活量以过低为异常，也是取单侧参考值范围。

六、选定适当的百分界限

根据大多数正常人与病人的指标分布选定参考范围。为了合理确定某指标的参考值范围，一般应有病人的相应测定值作为对照。根据大多数正常人与病人两组该指标观察值分布之间有无重叠以及重叠程度，可以将该指标的参考值范围定为包括大多数正常人的 95％、90％、80％ 等。由此可见，即使是大多数正常人，仍有 5％、10％、20％ 的人在参考值范围之外，这是假阳性部分。有时可以将大多数正常人与病人相重叠的部分划分为可疑范围，在这一范围的人有待进一步确诊。与大多数正常人完全没有重叠的部分称为决定水平，这时医师就应将该个体确诊为病人而采取相应治疗措施。例如，规定成人动脉血压，大多数正常人参考值范围是舒张压 <85mmHg，收缩压 <130mmHg；而将舒张压在 85～89mmHg 或收缩压在 130～139mmHg 定为"正常高值"；当舒张压在 90～99mmHg 之间，或收缩压在 140～159mmHg 之间，这样的个体就可确诊为 1 级高血压病人。

七、估计参考值范围

参考值范围的估计是根据大多数正常人为样本数据计算百分界值。如正常人的人体形态，功能和代谢产物等的各种生理及生化指标呈正态分布或近似呈正态分布，可用正态分布规律来估计参考值范围；又有许多酶类，抗体的分布为正偏态，将测定值通过对数变换后也可以用正态分布的规律来估计其参考值范围；还有一些不符合正态分布的资料，或通过数据变换后也不符合正态分布，则应采用其它相应的方法。

第三节　制定医学参考值的常用方法

估计参考值范围的计算方法有正态分布法、百分位数法、分割值法、特定分布法、混杂样本剖析法、最可能数法、多元分析法等来估计。采用哪一种方法比较合适，要根据实际资料的分布情况决定，一般常用的计算方法有百分位数法和正态分布法。

一、百分位数法

百分数位法就是利用 2 个百分位数作为双侧正常值范围的上、下限，或者用 1 个百分位数作为正常值的上界或下界。对于偏态分布总体的变量一般用百分位数法制定指标的正常值范围，要求样本含量必须很大（$n \geqslant 120$）。

（一）直接计算法

将 n 个观察值由小到大或由大到小依次排成数列

$$X_1, \ X_2, \ \cdots, \ X_{n-1}, \ X_n \tag{式 26-1}$$

根据专业知识所确定的单侧或双侧与给定的百分数 P，按式 26-2 计算百分位数 P_{X_1} 与/或 P_{X_2} 的位次；由求得的位次用内插法求 P_{X_1} 与/或 P_{X_2}。最后得双侧正常范围（P_{X_1}, P_{X_2}）或单侧正常值上界 P_{X_2} 或下限 P_{X_1}。

$$P_X \text{ 的秩次} = \begin{cases} (nX/100) + 0.5, & \text{当 } nX/100 \text{ 为整数} \\ nX/100, & \text{当 } nX/100 \text{ 非整数} \end{cases} \tag{式 26-2}$$

例 26-1　某市 1998 年 240 名新生儿血钙含量（mg%）由小到大依次排列如下，只需节录两端的观察值，试确定其 95% 正常值范围。

秩序 i	1	2	3	4	5	6	7	⋯	234	235	236	237	238	239	240
血钙含量 X_i	7.6	7.8	8.1	8.2	8.2	8.3	8.4	⋯	11.5	11.7	11.7	11.8	11.9	12.2	12.3

新生儿血钙含量过高、过低均为异常，故本例为双侧。两侧各占 $0.5(1 - 0.95) = 0.025 = 2.5\%$。按式 26-2，$240 \times 2.5\% = 6$ 为整数，于是

$P_{2.5}$ 的秩次 $= 6 + 0.5 = 6.5$，$P_{2.5} = (8.3 + 8.4)/2 = 8.35$

$P_{97.5}$ 的秩次 $= 234 + 0.5 = 234.5$，$P_{97.5} = (11.5 + 11.7)/2 = 11.6$

某市 1998 年正常新生儿血钙含量的 95% 正常值范围为 $8.3 \sim 11.6$（mg%）。

（二）频数表法

例 26-2　某年某市测得 238 例正常人发汞值，如表 26-1 估计该市发汞正常值的 95% 上限。由于发汞值一般只以过高为异常，故要单侧估计 95% 的上限，即求第 95 百分位数。具体方法如下：

1. 编制频数分布表。计算累计频数：由小至大计算或由大到小计算。

（1）由小观察值到大观察值进行累计：公式：

$$n \cdot X\% \tag{式 26-3}$$

n 为总频数之和；$X\%$ 为取的百分位数。

一般所取的累计频数略大于 $n \cdot X\%$ 为止，本例求第 95 百分位数，本例的总频数之和 n

$=238$，百分位数 $X\%=95\%$ 累计到略大于 $n\cdot X\% =238\times95\%=226.1$。

如表 25-2 中累计频数的上半段 226.1 这个数就在"2.3～"组段内，累计频数 228>226.1。

(2) 由大观察值到小观察值进行累计时，也有一个公式：$n(100-X)\%$（由下至上累计），本例求第 95 百分位数，应该计算到略大于 $n(100-X)\%=238(100-95)\%=11.9$ 为止。由如表 26-1 中下半段括号内 26 就在"2.3～"组段内，26>11.9。由此可见，由小到大计算累计频数与由大到小计算累计频数都是一样的，都在"2.3～"组段内。

2. 求第 X 百分位数，其公式如下：

表 26-1　某年某市 238 例正常人发汞值分布

发汞值($\mu g/g$) (1)	频数 (2)	累计频数 (3)
0.3～	20	20
0.7～	66	86
1.1～	60	146
1.5～	48	194
1.9～	18	212
		228
2.3～	16	(26)
2.7～	6	(10)
3.1～	1	(4)
3.5～	0	(3)
3.9～	3	(3)

由小到大累计：$P_X=L+\dfrac{i}{f_X}\left(\dfrac{nX}{100}-C_1\right)$ 　　　　　　　　　（式 26-4）

由大到小累计：$P_X=U-\dfrac{i}{f_X}\left(\dfrac{n(100-X)}{100}-C_2\right)$ 　　　　（式 26-5）

例 26-2 中：$f_X=16$ 为 P_X 所在该组段的频数；$i=0.4$ 为该组段的组距；$L=2.3$ 为该组段的下限；$C_1=212$ 为小于 L 的各组段的累计频数；$U=2.7P_X$ 所在组段的上限；$C_2=10$ 为大于 U 的各组段的累计频数。

$$P_{95}=2.3+\dfrac{0.4}{16}\left(\dfrac{238\times95}{100}-212\right)=2.65(\mu g/g)$$

$$\text{或 } P_{95}=2.7-\dfrac{0.4}{16}\left[\left(\dfrac{238(100-95)}{100}-10\right)\right]=2.65(\mu g/g)$$

式 26-4 或式 26-5 所计算是一致的，主要是由小到大累计的 95% 点与由大到小的累计的 5% 完全重合。为了应用上的方便，可取 2.6$\mu g/g$，那么某年某市的发汞正常值 95% 的上限为 2.6$\mu g/g$。

在制定正常值范围时，一般需要注明测定的方法，此例是用无火焰原子吸收光谱法测定的。这个数是一个理论值，在此基础上还可以综合附近地区的发汞调查资料，适当进行调整，提出一个供该地区普遍采用的发汞正常值范围。

用百分位数法估计正常值的范围时，样本含量要较多。其优点是简便、快速，适于各种分布型资料。缺点是样本含量少时，结果不稳定。

二、正态分布法

凡资料属正态分布，或能通过对数变换后为正态分布的，可用正态分布法。正态分布法亦称"均数±标准差"法，它是遵循正态曲线下面积的分布规律提出的。本法简便常用，可用下述表达式：

$$\bar{x}\pm u_\alpha s$$ 　　　　　　　　　　　　　　　　　　（式 26-6）

式中 $\bar{x}$ 为均数，s 为标准差，α 为正态曲线下单侧或双侧尾部的面积，u_α 与 α 相应的标准正态离差。现将估计参考值范围常用的参考值 $(1-\alpha)100\%$ 与相应的 u_α 值列于表 26-2 中：

表 26-2 　　　　　　　　　　　常用参考值范围与相应的 u_a 值

百分范围	u_α 值	
$(1-\alpha)100\%$	单　　侧	双　　侧
80%	0.842	1.282
90%	1.282	1.645
95%	1.645	1.960
99%	2.326	2.576

　　若样本含量很大（比如 $n > 100$），可近似用样本均数（$\bar{x}$）代替总体均数（μ），样本标准差（s）代替总体标准差（σ），于是根据正态分布规律近似有：

　　　　双侧 $1-\alpha$ 正常值范围：$\bar{x} - u_\alpha s \sim \bar{x} + u_\alpha s$　　　　　　　　　（式 26-7）

　　　　单侧 $1-\alpha$ 正常值范围：$> \bar{x} - u_\alpha s$ 或 $< \bar{x} - u_\alpha s$　　　　　　（式 26-8）

　（一）编制频数分布表

　　例 26-4　以某年某地 101 名 30～49 岁正常成年人男子血清总胆固醇编制频数分布表。通过表 26-3 中的第（1）与第（2）栏中的数据可以看出该资料的分布是基本对称的，绝大多数观察值集中在 4.0～5.0mmol/L 处，未发现个别极端值。

表 26-3　某年某地 101 名 30～49 岁正常成年男子血清总胆固醇（mmol/L）的累计频数

血清总胆固醇	频数	累频数	累计频率
(1)	(2)	(3)	(4)
2.5～	1	1	1.00
3.0～	8	9	8.91
3.5～	9	18	17.82
4.0～	23	41	40.59
4.5～	25	66	65.35
5.0～	17	83	82.18
5.5～	9	92	91.09
6.0～	6	98	97.03
6.5～	2	100	99.01
7.0～	1	101	100.00

　（二）正态性检验

　　正态性检验是推断资料是否服从正态分布，或样本是否来自正态总体的统计方法。根据其检效验率由小到大的顺序为正态概率纸目测法、D 检验法及矩法。正态概率纸目测法是简便、快速的正态性目测法，适用于作粗略的判断。D 检验法效率虽好，但不及矩法精确，为此，本节主要介绍矩法。矩法（method of moment）亦称动差法，是用数学上矩的原理来检验偏度和峰度，所以亦称峰度偏度检验法。正态分布的峰形称之为正态峰形。其峰形具有对称性和一定的宽度，据此，可以分别检验实际资料的峰度和偏度以判断其是否属于正态分布。

　　偏度系数（coefficient of skewness，g_1）

$$g_1 = \frac{n\Sigma fX^3 - 3\Sigma fx\Sigma fX^2 + 2(\Sigma fX)^3/n}{(n-1)(n-2)\{[\Sigma fX^2 - (\Sigma fX)^2/n]/(n-1)\}^{3/2}}$$ （式 26-9）

　　峰度系数（coefficient of kurtosis，g_2）

$$g_2 = \frac{(n+1)[n\Sigma fX^4 - 4\Sigma fX\Sigma fX^3 + 6(\Sigma fX)^2\Sigma fX^2/n - 3(\Sigma fX)^4/n^2}{(n-1)(n-2)(n-3)\{[\Sigma fX^2 - (\Sigma fX)^2/n]/(n-1)\}^2} -$$

$$\frac{3(n-1)^2}{(n-2)(n-3)}$$ （式 26-10）

在理想状态下，若算得的 g_1 等于 0 为对称，大于 0 为正偏态，小于 0 为负偏态（图 26-1）；g_2 等于 0 为正态峰，大于 0 为尖峭峰，小于 0 为平阔峰（图 26-2）。

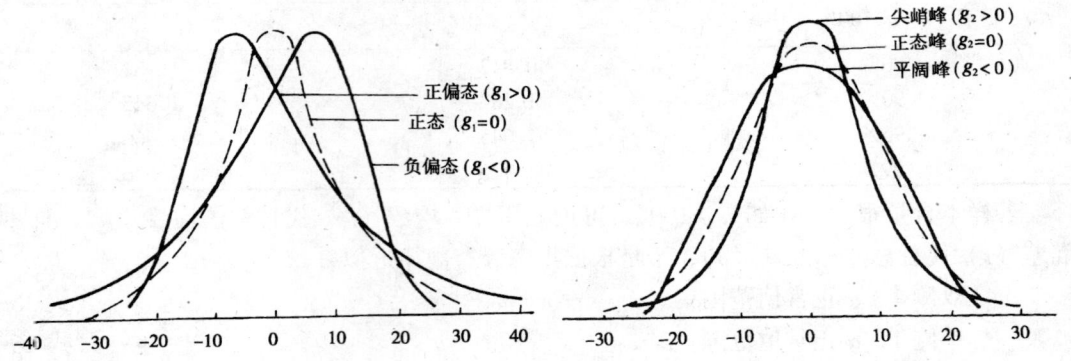

图 26-1　正态与偏态分布曲线　　　　　图 26-2　峰态分布曲线

g_1 及 g_2 均为统计量，存在抽样误差，其标准误 s_{g_1} 及 s_{g_2} 的计算如下：

$$s_{g_1} = \sqrt{\frac{6n(n-1)}{(n-2)(n+1)(n+3)}} \qquad (\text{式 26-11})$$

$$s_{g_2} = \sqrt{\frac{24n(n-1)}{(n-3)(n-2)(n+3)(n+5)}} \qquad (\text{式 26-12})$$

白式 26-9 及式 26-10 计算得的 g_1 及 g_2 的抽样分布近似正态分布，故可用 u 检验推断分布的正态性。

偏度：$u_{g_1} = g_1 / s_{g_1}$ 　　　　　　　　　　　　　　　　　　（式 26-13）

峰度：$u_{g_2} = g_2 / s_{g_2}$ 　　　　　　　　　　　　　　　　　　（式 26-14）

算出 u_{g_1} 及 u_{g_2}，查 u 界值表（t 界值表，$\nu = \infty$ 时），得 P 值，按 P 值大小作出推断结论。

例 26-5　以表 26-3 资料为例作正态性检验。

表 26-4　某年某地 101 名 39～49 岁正常成年男子血清总胆固醇(mmol/L)分布及矩形正态性检验计算

血清总胆固醇 (1)	频数 f (2)	缩减值 X (3)	fX (4)=(3)(2)	fX^2 (5)=(3)(4)	fX^3 (6)=(3)(5)	fX^4 (7)=(3)(6)
2.5～	1	-4	-4	16	-64	256
3.0～	8	-3	-24	72	-216	648
3.5～	9	-2	-18	36	-72	144
4.0～	23	-1	-23	23	-23	23
4.5～	25	0	0	0	0	0
5.0～	17	1	17	17	17	17
5.5～	9	2	18	36	72	144
5.0～	6	3	24	72	216	648
6.5～	2	4	8	32	128	512
7.0～	1	5	5	25	125	625
合计	101		3	329	183	3017

H_0：总体服从正态分布（即总体偏度系数 $\gamma_1 = 0$，且总体峰度系数 $\gamma_2 = 0$）；H_1：总体非正态分布（即 $\gamma_1 \neq 0$，$\gamma_2 \neq 0$）；$\alpha = 0.05$。

将表 26-4 中合计栏内有关数字代入以上公式得：

$$g_1 = \frac{101 \times 183 - 3 \times 3 \times 329 + 2 \times 3^3/101}{(101-1)(101-2)[(329-32/101)/(101-1)]^{3/2}} = 0.2629$$

$$g_2 = \frac{(101+1)(101 \times 3017 - 4 \times 3 \times 183 + 6 \times 3^2 \times 329/101 - 3 \times 3^4/101^2)}{(101-1)(101-2)(101-3)[(329-3^2/101)/(101-1)]^2} -$$

$$\frac{3(101-1)^2}{(101-2)(101-3)} = -0.1505$$

$$s_{g_1} = \sqrt{\frac{6 \times 101(101-1)}{(101-2)(101+1)(101+3)}} = 0.2402$$

$$s_{g_2} = \sqrt{\frac{24 \times 101(101-1)^2}{(101-3)(101-2)(101+3)(101+5)}} = 0.4761$$

求 u 值并查表确定 P 值: $u_{g_1} = 0.2629/0.2402 = 1.0945$, $P > 0.05$; $u_{g_2} = -0.1505/0.4761 = -0.3161$, $P > 0.05$。

经偏度及峰度检验,按 $\alpha = 0.05$ 水准,不拒绝 H_0。

故可认为该地 101 名 30~49 岁正常成年男子血清总胆固醇服从正态分布。

(三)估计参考值范围的计算方法

当资料近似正态分布时,可由正态分布变量的分布规律,按表 26-5 来确定各种百分界限 5 参考值范围。

表 25-5　　　　　　　　　　　　　正态分布资料的参考值范围

百分界值	单侧下限	单侧上限	双侧
80%	$\bar{x} - 0.842s$	$\bar{x} + 0.842s$	$\bar{x} \pm 1.282s$
90%	$\bar{x} - 1.282s$	$\bar{x} + 1.282s$	$\bar{x} \pm 1.645s$
95%	$\bar{x} - 1.645s$	$\bar{x} + 1.645s$	$\bar{x} \pm 1.960s$
98%	$\bar{x} - 2.054s$	$\bar{x} + 2.054s$	$\bar{x} \pm 2.326s$
99%	$\bar{x} - 2.326s$	$\bar{x} + 2.326s$	$\bar{x} \pm 2.576s$

如上例 101 名 30~49 岁正常成年男子血清总胆固醇分布呈正态分布,即可用正态分布法,又因血清总胆固醇有双侧意义,故采用双侧参考值范围。

本例:平均数($\bar{x}$)= 4.72(mmol/L),标准差(s)= 0.88(mmol/L)

如选定 95% 为参考值在百分界限,则 $u = 1.96$,参考值范围为 $4.72 \pm 1.96 \times 0.88 = 3.00 \sim 6.44$(mmol/L)即参考值范围的下限为 3.00mmol/L,上限为 6.44mmol/L。如为对数正态分布资料,同样按此法算出对数变换后均数与标准差的参考值范围,然后求反对数值作为百分界限。

(刘翠枝)

第五篇 多元统计分析方法

第二十七章 多元线性相关与回归

多元线性相关（multiple linear correlate）与回归（multiple linear regression）是多元回归分析方法之一，当所研究的一个因变量与多个自变量之间呈线性关系的时候，采用该统计分析方法。相关用于度量变量之间是否有联系以及联系的强弱。回归则用于研究一变量的均数如何受到另几个因素的影响，通过回归方程的确立，描述变量之间数量上的依存关系。在中医药的研究中，涉及到对多个因素的共同作用进行探讨时，可以选择这种分析方法。如中药复方是由多味药组成，每味药即是一个自变量，它们共同作用的结果是治疗效果即因变量，如果各变量呈线性关系，可以采用多元线性回归分析的方法，对复方中各味药对疗效的影响进行探讨。

第一节 多元线性相关

多元线性相关分析是研究多个变量间相互关系密切程度的统计分析方法。根据原始资料计算相关系数，用相关系数作为描述变量间相互关系的统计指标，与直线相关分析不同，当分析多个因素之间的关系，而这种关系又是变量之间的数量关系时，可以用偏相关分析（Partial correlations），计算偏相关系数。另外还可以计算复相关系数。

一、偏相关系数

1. 偏相关系数（coefficient of partial correlation）：偏相关系数也称为部分相关系数，用来表示当其他变量固定时，两个变量间相关程度。例如分析变量 X_1 与 X_2 的关系时，将 X_1，X_2 以外的变量对它们的影响都排除掉以后，X_1 与 X_2 之间的相关程度可用偏相关系数这个统计指标来描述。偏相关系数的范围与简单相关系数一样，自 -1 经 0 到 $+1$。在多元线性相关分析中，变量间的关系往往是复杂的，且无自变量与因变量之分。某两个变量间的简单相关往往不能正确说明两者的真实关系，只有令其他变量固定（即排除了其他变量的影响），再计算两变量间相关系数之值，才能反映两变量间的真实情况，更确切地说明变量间的相互关系。

2. 偏相关系数的计算：偏相关系数的计算量很大，需用计算机完成。

例 27-1 研究表明注射乌头碱可以导致心律失常，且心律失常发生的时间可能与注射速度有关；而预先给予常咯啉可以延缓心律失常发生的时间，且作用大小与用药剂量有关，为探讨这2种药物对心律失常的影响，拟用大白鼠作为研究对象，观察指标为注射乌头碱开始至心律失常发生的时间。在这个研究中有3个自变量，X_1为乌头碱的不同注射速度，X_2为常咯啉的不同剂量，X_3为大白鼠的体重（因为考虑到大白鼠的体重也可能与心律失常的发生时间有关）。心律失常发生的时间为因变量 Y。表 27-1 为实验结果。

表 27-1   **乌头碱、常咯啉、大鼠体重对心律的影响**

编号	乌头碱注射速度 (mL/min) X_1	常咯啉剂量 lg（mg/kg） X_2	大鼠体重 (g) X_3	心律失常发生时间 (t) Y
1	5.6	0.07	260	15.7
2	7.1	0.01	252	14.9
3	2.6	0.11	220	20.9
4	6.6	0.11	247	17.5
5	5.2	0.07	233	19.2
6	5.5	0.11	222	21.8
7	4.7	0.03	206	20.5
8	6.8	0.01	244	14.5
9	5.4	0.02	222	18.6
10	2.9	0.21	226	23.2
11	4.0	0.01	234	16.8
12	3.1	0.11	212	22.7
13	3.1	0.10	212	21.9

（1）根据表 27-1 的资料建立数据文件。

（2）在 SPSS 软件包中选用程序：Analyze→Correlate（相关）→Partial（偏相关系数）。

（3）固定2个变量，求另2个变量的偏相关系数。

（4）输出结果及分析。

表 27-2   **偏相关系数及检验结果**

固定变量	分析变量	R	P
X_2，X_3	X_1，Y	0.0116	0.973
X_1，X_3	X_2，Y	0.9402	0.000
X_1，X_2	X_3，Y	-0.9462	0.000

表 27-2 说明，当常咯啉注射剂量与大鼠体重固定时，乌头碱的注射速度与心率失常发生的时间无相关关系。检验结果 $P > 0.05$。

当乌头碱的注射速度与大鼠体重固定时，常咯啉的剂量与心率失常发生时间呈密切相关关系。检验结果 $P < 0.05$，该偏相关系数有意义。

当乌头碱的注射速度与常咯啉剂量固定时，大鼠体重与心率失常发生时间呈密切负相关关系。检验结果 $P < 0.05$，该偏相关系数有意义。

二、复相关系数

1. 复相关系数（coefficient of multiple correlation）：复相关系数又称多元相关系数或全相关系数，符号为 R，用于说明全部自变量（X_1，X_2，$\cdots X_m$）与因变量 Y 之间的线性关系及关系的密切程度，R 值介于0与1之间。R 越大，表示关系越密切。

2. 复相关系数的计算：复相关系数的计算公式为：

$$R = \sqrt{\frac{SS_{\text{回}}}{SS_{\text{总}}}} = \sqrt{1 - \frac{SS_{\text{剩}}}{SS_{\text{总}}}} \qquad \text{(式 27-1)}$$

式中 $SS_{\text{回}}$、$SS_{\text{总}}$、$SS_{\text{剩}}$ 分别表示回归平方和、总离均差平方和及剩余平方和，它们的意义与直线回归分析相同。从式 27-1 可见剩余平方和越小，则 R 值越大，说明各实测值与回归平面越接近，因变量与自变量间的线性关系越密切。

以例 27-1 的资料为例，利用 SPSS for Windows 软件中的程序，在进行多元线性回归分析时计算机已经在计算出偏回归系数的同时计算出 R，输出结果见表 27-3。具体步骤见第二节多元线性回归的分析。

表 27-3　　复相关系数及检验结果

R	R^2	R 的标准误	F	P
0.986	0.972	0.5475	176.099	0.000

表中 R 为复相关系数，复相关系数的平方值 R^2 称决定系数。

3. 决定系数：决定系数 R^2 亦称相关指数，在多元回归分析中，它说明因变量 Y 的变异中由各自变量组合所解释的部分在总变异中所占的比重。如本例，$R^2 = 0.972$ 说明因变量的变异中 97.2% 由自变量的改变而引起。在多元相关分析中 R^2 可看做 k 个变量中任一个变量可被其他 $k-1$ 个变量所度量的部分，此时可称为相关指数。R 也可看做 k 个变量之间总的相互关联程度的度量。

表中 F 值为复相关系数的假设检验的结果，一般而言，对于同一资料，复相关系数的假设检验与多元线性回归的假设检验的 F 值是相同的。

第二节　多元线性回归

一、多元线性回归的概念和应用

（一）多元线性回归方程

1. 多元线性回归方程的一般表达式：当有 m 个自变量 X_1，X_2，$\cdots$，X_m 和一个因变量 Y 时，多元回归方程是 m 元回归方程，一般表达式为：

$$\widehat{Y} = b_0 + b_1 X_1 + b_2 X_2 + \cdots + b_m X_m \qquad \text{(式 27-2)}$$

式中 $\widehat{Y}$ 为因变量的估计值，b_0 类似直线回归方程中的截距 a，是多元回归方程的常数项，X_1，X_2，$\cdots$，X_m 为自变量，m 为自变量的个数，b_1，b_2，$\cdots$，b_m 是各自变量的系数称之为偏回归系数（partial regression coefficient），其意义是当其他自变量都固定时，由该自变量推算应变量的回归系数，它反映了该自变量每改变 1 个单位，对因变量 Y 产生的影响。比如 b_1 表示在其他自变量 X_2，X_3，$\cdots$，X_m 都固定的条件下，X_1 每改变 1 个单位，对 Y 产生的效应。偏回归系数是有度量衡单位的。

2. 建立多元线性回归方程的意义：多元线性回归分析的过程，就是利用原始资料提供的信息，通过数学运算，建立一个多元线性回归方程，并应用该方程分析各自变量对因变量的影响。例如，医学实践发现血糖值的变化与血糖中胰岛素水平和生长素水平有关，为了进一步探讨这 3 项指标的关联，可以选择一个样本，测得样本中每个观察对象的血糖、胰岛素、生长素 3 项指标的观测值，据此建立一个二元线性回归方程。如根据 20 名糖尿病病人的血糖 Y 与胰岛素 X_1、生长素 X_2 的资料可计算得到方程：

$$\hat{Y} = 17.0018 - 0.4059X_1 + 0.0977X_2$$

式中 -0.4059 表示当生长素 X_2 固定时，胰岛素 X_1 每增加 1mIU/L，血糖相应下降 0.4059mmol/L，同理，0.0977 表示当胰岛素 X_1 固定时，生长素 X_2 每增加 $1\mu g$/L 时，血糖相应上升 0.0977mmol/L。应用该方程时，将不同的 X_1 值与 X_2 值代入方程，就可求得相应的 Y 的估计值 $\hat{Y}$。

由此可见，多元线性回归方程表达了各自变量与因变量在数量上的依存关系，应用该方程可以具体地分析各自变量在因变量的变化中所起的作用。

3．建立多元线性回归方程的条件：建立多元线性回归方程要求各自变量和因变量均为数值变量，且成线性关系。有时各自变量和因变量的关系不一定全都呈线性关系，可能是较复杂的关系，如对数、指数、三角函数、幂函数等关系。不过，许多非线性关系经过对自变量进行变量变换，就能转化成线性回归形式，比如有一个非线性回归方程：

$$\hat{Y} = b_0 + b_1 \lg X_1 + b_2 X_2^2$$

如果设 $\lg X_1 = Z_1$，$X_2^2 = Z_2$，便可得到一个二元线性回归方程：

$$\hat{Y} = b_0 + b_1 Z_1 + b_2 Z_2$$

Z_1 和 Z_2 为经过数据变换得到的自变量。

（二）多元线性回归方程的应用

1．用于进行因素分析：如病因因素、危险因素的探讨，影响预后因素的研究。根据多元回归方程偏回归系数的大小，判断各因素在共同作用中的贡献，同时，根据偏回归系数的符号，确定该因素是危险因素还是保护因素。如分析一些血液流变的指标和其他有关因素对于心肌梗死或脑卒中的发生的作用，某些致癌因素在肿瘤发病中的作用。

2．用于预测或预报：用较易测得的研究因素作为各自变量 X 来推算较难测的因变量 Y 的值。当某些指标 Y 比较难测量时，而其他与之有联系的 m 个指标 X_i（X_1，X_2，$\cdots X_m$）比较容易测时，可以先收集一个样本的资料得到 X_1，$X_2 \cdots X_m$ 和 Y，利用这些资料建立一个多元回归方程，使用时将各自变量的适当值代入方程即可求出因变量的估计值。

3．描述某些因素与某一医学现象中的数量关系：如揭示药物结构与疗效的内在联系，气温、湿度与某病发病率的关系，某些症状、体征的计量指标与该病诊断的联系。

4．回顾推断：如法医界鉴定中，正确判定非正常死亡者的死亡时间有重要意义，可以根据尸体温度、环境温度、尸温下降率及其他一些环境因素与实际死亡时间建立一个死亡时间的推断方程。

二、多元线性回归分析的基本步骤

（一）建立多元线性回归方程

1．计算基本数据：求各变量的均数 $\bar{X}_i$、$\bar{Y}$，离均差平方和 $\Sigma(X - \bar{X})^2$、$\Sigma(Y - \bar{Y})^2$，离均差积和 $\Sigma(X - \bar{X})(Y - \bar{Y})$。

2．建立正规方程组：解方程组得 b_1，b_2，$\cdots b_m$，通常采用最小二乘法，该法能保证用求得的一套回归系数计算的 $\hat{Y}$ 与实际测得的 Y 值的残差平方和最小。在此基础上，再求出 b_0，即可建立多元回归方程。

3．进行假设检验：①对整个方程作假设检验；②对每个自变量的偏回归系数作假设检验。

4．必要时计算 Y 的可信区间。

二元线性回归方程只有 2 个自变量，是最简单的多元线性回归方程，可以利用计算器求解偏回归系数。自变量个数较多时（比如自变量个数是 3 个或 3 个以上），靠手工计算工作量过大甚至不可能完成，需要借助计算机完成。

（二）实例

实验资料见例 27-1。

SPSS for Windows 软件提供了 5 种建立回归方程的方法：强迫引入法（Enter）；逐步回归法（Stepwise）；强迫剔除法（Remove）；后向逐步法（Backward）；前向逐步法（Forward）。建立方程的具体步骤如下：

1. 调出已建立的数据文件。

2. 选用程序：Analyze→Regression→Linear…引入回归分析的因变量（Dependent）和自变量（Independent）。本例因变量为心律失常发生时间（t）；自变量是乌头碱注射速度（mL/min），常咯啉剂量 [lg（μg/kg）]，大鼠体重（g）。选用强迫引入法（Enter）。

3. 输出结果及解释：结果见表 27-4（a）与表 27-4（b）。

表 27-4（a） 偏回归系数及标化回归系数

	b	b 的标准误	标化回归系数	t	P
	(1)	(2)	(3)	(4)	(5)
常数	45.169	2.711		16.663	0.000
注射速度	0.006	0.176	0.003	0.035	0.973
常咯啉	28.919	3.493	0.566	8.284	0.000
白鼠体重	−0.123	0.014	−0.684	−8.774	0.000

表中第（1）栏 b 为偏回归系数的估计值，第（2）栏为偏回归系数的标准误，它反映样本偏回归系数与总体偏回归系数间的变异，即抽样误差的大小，还可以利用它进行区间估计，第（3）栏是将 b 标准化所得的标准化偏回归系数。第（4）栏是对各偏回归系数进行假设检验所得的 t 值。第（5）栏为检验所确定的概率。根据概率的大小（一般以 $\alpha = 0.05$ 为检验水准），判断偏回归系数有无意义。

根据表 27-4（a）可列三元回归方程：

$$\widehat{Y} = 45.169 + 0.006X_1 + 28.919X_2 - 0.123X_3$$

表 27-4（b） 方差分析结果

变异来源	SS	v	MS	F	P
回归	105.572	3	35.191	105.674	0.000
剩余	2.997	9	0.333		
总	108.569	12			

列出的三元回归方程，是根据样本资料获得的，该方程能否成立，还应通过对它进行检验来判断，表 27-4（b）是对方程的检验结果。

根据表 27-4（b）可见，对该回归方程检验结果是该方程成立，但是回归方程成立并不意味着方程中每个偏回归系数 b 都有意义，所以还要对偏回归系数进行检验，即对各自变量的作用进行检验。27-4（a）已经将检验结果列出，从表中可见变量 X_1（注射速度）无显著意义（$P = 0.973 > 0.05$）。此时如果从专业角度考虑注射速度应该对心律失常发生的时间有影响，那么这个结果可能是因为样本含量太小（只有 13 例）造成的，可以加大样本含量，再做一次。如果从专业上不能肯定，那么就可以剔除该自变量，重新建立回归方程。本例暂按确无显著差异解释，即专业上不能肯定乌头碱的注射速度对心率失常的发生时间的确有影响，所以可将乌头碱的注射速度剔除，重新计算偏回归系数。

4. 剔除变量 X_1 后的结果（表 27-5）及解释。

表 27-5（a） 方差分析结果

变异来源	SS	v	MS	F	P
回归	105.572	2	52.786	176.099	0.000
剩余	2.998	10	0.300		
总	108.569	12			

表 27-5（b） 偏回归系数

	b	b 的标准误	标化回归系数(b')	t	P
	(1)	(2)	(3)	(4)	(5)
常数	45.127	2.305		19.580	0.000
常咯啉	28.853	2.772	0.564	10.410	0.000
白鼠体重	−0.123	0.010	−0.682	−12.582	0.000

由表 27-5（a）和表 27-5（b）可见方差分析结果是回归方程成立，且偏回归系数检验结果差异均有显著性，于是可以建立以下回归方程：

$$\hat{Y} = 45.127 + 28.853X_2 - 0.123X_3$$

这个方程表达了常咯啉的剂量和白鼠体重与心律失常发生时间之间数量上的联系。可以利用该方程根据常咯啉的剂量和白鼠体重推测心律失常产生的时间。注射乌头碱可以诱发心律失常但与注射速度无明显联系。从偏回归系数的符号可以得知，心律失常发生时间随常咯啉使用剂量的增加而延长，说明常咯啉有延缓心律失常发生的作用；同时还得知大鼠体重与心律失常发生时间随大鼠体重增加而缩短，说明体重越重越易发生心律失常。

5. 标准化偏回归系数的意义：将有度量衡单位的偏回归系数，转化成以标准差为单位，称为标准化偏回归系数，用 b' 表示。标准化偏回归系数 b'_i 表明当自变量 X_i 改变 1 个标准差单位时，Y 值改变 b'_i 个标准差单位，它与变量的度量衡单位已无关，所以可以用于直接比较。标准化偏回归系数的大小可用来衡量每个自变量对 Y 的作用大小。如例 27-1 已求得回归方程，见表 27-5（b），其中偏回归系数 $b_2 = 28.853$；它是指体重相等的大鼠，注射常咯啉剂量每增加 1 个，发生心率失常时间延缓 $28.853t$。偏回归系数 $b_3 = -0.123$，它是指注射常咯啉剂量相等的大白鼠，体重每增加 1g，心律失常时间提前 $0.123t$。b_2 和 b_3 符号相反，说明两个变量的作用相反。因为 b_2 的单位是 [lg（μg/kg）]，b_3 的单位是 g，单位不同的数量是不能直接比较其大小的，此时应将偏回归系数标准化成为没有单位的标准化偏回归系数。由表 27-5（b）可见，计算机已经在计算偏回归系数的同时，将标准化的偏回归系数计算出来。表 27-5（b）第（3）栏，标准化的 b_3 绝对值大于标准化的 b_2，从标准化的 b_2 和 b_3 可见白鼠体重的作用稍大于常咯啉剂量。当然这只是直观地看，如果要判明它们之间的差别是否有意义，仍须进行假设检验。

以上是选用强迫引入法获得的结果，在实际工作中，选用逐步回归法比较简便，它可以直接输出已经剔除了没有显著意义的自变量的最终结果。

三、应用多元回归方程分析的注意事项

1. 根据常识或专业知识认为因变量与各自变量可能存在依存关系的基础上应用多元回归分析，同时还应注意有依存关系不等于就存在因果关系。如何决定可以使用线性模型呢？

（1）从专业知识上考察，一般当因变量 Y 是连续性变量时，如果自变量的取值范围相对而言足够小，这时 Y 与自变量的关系往往是线性或近似线性。

（2）当线性模型的复相关系数 R 或 R^2 决定系数很接近理论最佳值或 1 时，这时线性模型是合理的。

R^2 是描述（X_1，X_2，$\cdots X_m$）与 Y 线性关系大小的指标。

2．当各自变量分别取某确定值时，因变量是正态分布，若稍有偏离影响不大。

3．多元回归分析要求各变量值为数值变量，虽有少数变量值为分类变量，但经过转换可以成为数值变量的也可应用。

4．方程的应用不能外延，即自变量的取值范围不能超出样本观察值的范围。

5．研究者对自变量之间的相互关系应在专业上有明确认识，如果某 2 个自变量之间存在非常密切的相关关系，则它们的偏回归系数不能很好地反映自变量对因变量的关系，此时应将这两个自变量删除。

6．用最小二乘法有时计算出来的回归系数的符号与专业知识所知道的完全相反，有些变量从专业知识看似乎是重要的，但在回归方程中却认为不重要。这类问题大量存在，如例 27-1 中，从专业考虑，乌头碱注射速度对心律失常发生时间是有影响的，但是建立的三元回归方程中，因其偏回归系数经假设检验无显著意义，只好将其剔除，重新建立了一个不包括注射速度在内的二元回归方程。

（赵晓梅　步怀恩）

第二十八章　逐步回归分析

逐步回归分析是回归分析中较复杂的形式，目前多采用计算机统计软件进行计算。本章简介逐步回归分析的基本概念与计算方法。

第一节　逐步回归分析的基本概念

一、逐步回归分析的作用

逐步回归（stepwise regression）是多元回归中用以选择自变量的一种常用方法，它要求回归方程中包含所有对因变量作用显著的自变量，而不包括作用不显著的自变量，从而建立最优回归方程 $\hat{Y} = b_0 + b_1 X_1 + \cdots + b_m X_m$，最后引入回归方程中自变量的个数 m 少于或等于参加筛选的自变量的个数。

逐步回归分析可用以寻找影响因变量的主要自变量，对各自变量的作用大小进行分析和评价，用逐步回归方法建立的较理想的回归方程的用途和多元回归方程相同。由于它的自变量是精选的，可用于描述影响人体生理、病理现象中有关因素的数量关系，疾病发生发展的预测与预后的估计。近年来，中医某些病症研究常用这种方法筛选有关因素等。因它有助于从大量因素中把对某一医学现象作用显著的因素找出来，故常用于病因分析、疗效分析等。

二、建立最优回归方程的方法

建立最优回归方程的常用方法有"向前法"和"向后法"。向前法的基本思想是：将自变量逐步引入方程，引入的条件是该自变量的偏回归平方和在未选入的自变量中是最大的，并经检验是有显著的。另一方面，每引入一个新变量，要对先前已选入方程的变量逐个进行检验，将偏回归平方和最小且无显著性的变量剔除出方程，直至方程外的自变量不能再引入，方程中的自变量不能再剔除为止，从而建立一个较理想的回归方程。"向后法"的基本思想是：首先建立包括全部自变量的回归方程，然后逐步地剔除变量，先对每一个自变量作检验，剔除无显著性的变量中偏回归平方和最小的自变量，重新建立方程。接着对方程外的自变量逐个进行检验，将偏回归平方和最大且有显著性的变量引入方程。直至方程中的所有自变量都有显著性而方程外的自变量都没有显著性为止。本章主要介绍向前法。

用向前法进行逐步回归分析的内容包括：

1. 由 n 个样本，即 $m+1$ 个变量（m 个自变量和 1 个因变量）的 n 组观察数据 X_{1k}，X_{2k}，$\cdots$，X_{mk}，$X_{(m+1)k}$（即 Y_k）（$k=1$，2，$\cdots$，n），逐个地建立 1 元，2 元，$\cdots$直至 m'（$m' \leqslant m$）元线性回归方程，即逐步求 $\tilde{b}_i^{(1)}$（$\tilde{b}_i^{(1)}$ 表示第 1 步的第 i 个标准回归系数），并逐步对所有的自变量（包括引入和未引入回归方程的）进行显著性检验。

2. 对最终建立的较理想的线性回归方程进行检验和评价。

3. 方程的表达形式：在逐步回归方程中，为了便于计算并使表达形式简明，通常都采用标准化的量。所谓标准化的量，就是正规方程的系数不用离均差平方和 l_{ij} 表示，而采用相关系数 r_{ij} 表示；此时解得的回归系数即为标准回归系数，用 b_i 上面加"$\sim$"，即"$\tilde{b}_i^n$"表示。在标准化的量中，总平方和等于 1，回归平方和等于复相关系数的平方。当获得最终结果时，这些标准化的量则化为原单位的量。

第二节　逐步回归分析法的计算方法和步骤

首先，通过实际例子来说明逐步回归的计算过程。

例 28-1　为了解乌头碱对心律的影响，用大鼠作动物实验，并用常咯啉延长心率失常的时间，同时测定大鼠的体重及尾长对用药有无影响，如表 28-1 以乌头碱的静脉注射速度 X_1（mL/min），常咯啉剂量 X_2［lg（mg/kg）］，大鼠体重 X_3（g），大鼠尾长 X_4（cm）与产生心率失常延长时间 Y（s）的关系，用逐步回归分析法，求其回归方程。

本例的样本含量 $n=13$（$k=1$，2，$\cdots13$），自变量个数 $m=4$，为精简后面有关 Y 的公式介绍，将因变量 Y 记为 X_{m+1}，故本例共有 $m+1=5$ 个变量 X_i（$i=1$，2，3，4，5）。

一、剔选变量的准备工作

1. 按式 28-1 计算离均差平方和及离均差积和 l_{ij}（结果见表 28-2 中 l_{ij} 一列）。

$$l_{ij} = \sum X_i X_j - (\sum X_i)(\sum X_j) / n$$

$$ij = 1, 2, \cdots m+1 \tag{式 28-1}$$

表 28-1　　　　　　　　　乌头碱诱发大鼠心律失常的数据记录

编号	乌头碱静脉注射速度	常咯啉剂量	大鼠体重	大鼠尾长	产生心律失常延长时间
K	X_{1k}	X_{2k}	X_{3k}	X_{4k}	Y_k
1	5.6	0.07	260	17.5	15.7
2	4.7	0.01	252	17.0	14.5
3	7.0	0.11	220	16.5	20.9
4	5.9	0.11	247	17.0	17.5
5	6.6	0.07	233	16.7	19.2
6	7.1	0.11	222	16.6	21.8
7	6.7	0.03	206	15.5	20.5
8	4.5	0.01	244	15.9	14.5
9	6.0	0.02	222	16.0	18.6
10	7.6	0.21	226	15.9	23.2
11	5.8	0.01	234	16.2	16.8
12	7.1	0.11	212	16.0	22.7
13	7.0	0.10	212	16.0	21.9
$\sum X_i$	81.6	0.97	2990	212.8	247.8
$\bar{X}_i$	6.2769	0.0746	230	16.3692	19.0615

表 28-2　　　　　　　　　　　　相关系数计算表

i	j	$\sum (X_i X_j)$	$(\sum X_i)(\sum X_j)$	l_{ij}	r_{ij}
1	1	523.18	6658.56	10.9831	1
1	2	6.602	79.152	0.5134	0.7604
1	3	18625.9	243984	−142.1	−0.7395
1	4	1333.58	17364.48	−2.1492	−0.6289
1	5	1589.55	20220.48	34.1285	0.9728
2	2	0.1139	0.9409	0.0415	1
2	3	220.2	2900.3	−2.9	−0.2455
2	4	15.88	206.416	0.0018	0.0045
2	5	20.069	240.366	1.5793	0.7323
3	3	691052	8940100	3362	1
3	4	49032.1	636272	88.1	0.7706
3	5	56489.5	740922	−504.5	−0.8219
4	4	3487.26	45283.84	3.8877	1
4	5	4046.66	52731.84	−0.6354	−0.4616
5	5	4835.52	61404.84	112.0708	1

例如，$i=1$，$j=1$ 时，

$l_{ij} = \sum X_i X_j - (\sum X_i)(\sum X_j) / n = 523.18 - 6658.56/13 = 10.9831$

又如，$i=2$，$j=5$ 时，

$l_{25} = \sum X_2 X_5 - (\sum X_2)(\sum X_5) / n = 20.069 - 240.366/13 = 1.5793$

2．按式 28-2 计算简单相关系数 r_{ij}（结果见表 28-2 中 r_{ij} 一列）。

$r_{ij} = l_{ij} / \sqrt{l_{ii} \cdot l_{jj}}$　　　$i，j = 1，2，\cdots n$　　　　　　　　　　（式 28-2）

例如，$i = 1$ $j = 3$ 时，

$$r_{13} = l_{13}/\sqrt{l_{11} \cdot l_{33}} = -142.1/\sqrt{10.9831 \times 3362} = -0.7395$$

其余仿此。显然 $r_{ij} = r_{ji}$，当 $i = j$ 时，$r_{ij} = 1$，计算结果见表 28-2。

3. 列出原始相关矩阵（$r_{ij}^{(0)}$）：由相关系数计算表计算所得的简单相关系数 r_{ij}（i, j = 1, 2, …, m, $m+1$）组成的矩阵，称为原始相关矩阵，记为 $R^{(0)} = [r_{ij}^{(0)}]$，原始的相关矩阵及其元素右上角都标记（0）号，模式为：

$$R^{(0)} = \begin{vmatrix} r_{11}^{(0)} & r_{12}^{(0)} & \cdots & r_{1m}^{(0)} & r_{1,m+1}^{(0)} \\ r_{21}^{(0)} & r_{22}^{(0)} & \cdots & r_{2m}^{(0)} & r_{2,m+1}^{(0)} \\ \cdots & \cdots & \cdots & \cdots & \cdots \\ r_{m1}^{(0)} & r_{m2}^{(0)} & \cdots & r_{mm}^{(0)} & r_{m,m+1}^{(0)} \\ r_{m+1,1}^{(0)} & r_{m+1,2}^{(0)} & \cdots & r_{m+1,m}^{(0)} & r_{m+1,m+1}^{(0)} \end{vmatrix}$$

本例：

$$R^{(0)} = \begin{vmatrix} 1 & 0.7604 & 0.7395 & -0.3289 & 0.9728 \\ 0.7604 & 1 & -0.2455 & 0.0045 & 0.7323 \\ -0.7395 & -0.2455 & 1 & 0.7706 & -0.8219 \\ -0.3289 & 0.0045 & 0.7706 & 1 & -0.4616 \\ 0.9728 & 0.2723 & -0.8219 & -0.4616 & 1 \end{vmatrix}$$

以后每引入或剔除一个变量都记为一步运算，用 L 表示步数，$R^{(0)}$ 经 L 步所得的 $R^{(L)}$ 模式为：

$$R^{(L)} = \begin{vmatrix} r_{11}^{(L)} & r_{12}^{(L)} & \cdots & r_{1m}^{(L)} & r_{1,m+1}^{(L)} \\ r_{21}^{(L)} & r_{22}^{(L)} & \cdots & r_{2m}^{(L)} & r_{2,m+1}^{(L)} \\ \cdots & \cdots & \cdots & \cdots & \cdots \\ r_{m1}^{(L)} & r_{m2}^{(L)} & \cdots & r_{mm}^{(L)} & r_{m,m+1}^{(L)} \\ r_{m+1,1}^{(L)} & r_{m+1,2}^{(L)} & \cdots & r_{m+1,m}^{(L)} & r_{m+1,m+1}^{(L)} \end{vmatrix}$$

对于每一步 $R^{(L-1)}$ 均按式 28-3 变换成 $R^{(L)}$。设引入或剔除的变量为 X_k（X_k 表示第 k 个自变量），相关矩阵由 $R^{(L-1)} = [r_{ij}^{(L-1)}]$ 变换成 $R^{(L)} = [r_{ij}^{(L)}]$ 时，其关系式如下：

$$\begin{cases} r_{kk}^{(L)} = 1/r_{kk}^{(L-1)} \\ r_{kj}^{(L)} = r_{kj}^{(L-1)}/r_{kk}^{(L-1)} \quad (j \neq k) \\ r_{ik}^{(L)} = -r_{ik}^{(L-1)}/r_{kk}^{(L-1)} \quad (j \neq k) \\ r_{ij}^{(L)} = r_{ij}^{(L-1)} - r_{ik}^{(L-1)} r_{ki}^{(L-1)}/r_{kk}^{(L-1)} \quad (i \neq k, j \neq k) \end{cases} \qquad \text{（式 28-3）}$$

4. 确定剔选变量的 F 界值：在剔选变量之前，还得确定一个检验每一个变量是否显著的 F 界值，以作为引入或剔除变量的标准。一般为了使最终的回归方程中包含较多的变量，F 界值不宜取得过高（即显著性水平 α 不宜太小），可以放宽些，免得一个自变量也选不进回归方程。在这个例子中我们取显著性水准 $\alpha = 0.05$。F 界值还与自由度有关，在逐步回归中，因为回归方程中所包含的变量数不断在变化，因此方差分析中剩余自由度也经常在变化。为方便起见，根据原始数据个数 n 及估计可能选入方程的变量个数 m'，按 $n - m' - 1$ 计算自由度。本例 $n = 13$，在全部 4 个因素中，估计可能选入 3 个自变量，因此自由度为 $13 - 3 - 1 = 9$，查 F 界值表，$F_{0.05(1,9)} = 5.12$，作为我们在逐步回归 F 检验的显著性水平。

凡选入变量时，都是挑选方程中偏回归平方和最大者 X_i 引入，需进行 F 检验，按式 28-4 计算统计量 F 值。

$$F_i = \frac{(n - m' - 2)\tilde{V}_i^{(L)}}{r_{m+1,m+1}^{(L-1)} - \tilde{V}_i^{(L)}} \qquad (式 28-4)$$

式中 m' 为已引入变量的个数。

凡剔除变量时，挑选方程中偏回归平方和最小者 X_i 剔除，需进行 F 检验，按式 28-5 计算统计量 F 值。

$$F_i = \frac{(n - m' - 1)\tilde{V}_i^{(L)}}{r_{m+1,m+1}^{(L)}} \qquad (式 28-5)$$

二、剔选变量

（一）第 1 步

1. 选第 1 个自变量。

（1）全部自变量按式 28-6 计算回归平方和 $\tilde{V}_i^{(L)}$：

$$\tilde{V}_i^{(L)} = \left[r_{i,m+1}^{(L-1)} \right] / r_{ii}^{(L-1)} \qquad i = 1, 2, \cdots\cdots m \qquad (式 28-6)$$

式中 V_i 为变量 X_i 对回归的贡献，V_i 上面加"～"表示对标准化变量而言。结果为：

$$\tilde{V}_1^{(1)} = \left[r_{15}^{(0)} \right]^2 / r_{11}^{(0)} = (0.9728)^2 / 1 = 0.9463$$
$$\tilde{V}_2^{(1)} = \left[r_{25}^{(0)} \right]^2 / r_{22}^{(0)} = (0.7323)^2 / 1 = 0.5363$$
$$\tilde{V}_3^{(1)} = \left[r_{35}^{(0)} \right]^2 / r_{33}^{(0)} = (-0.8219)^2 / 1 = 0.6755$$
$$\tilde{V}_4^{(1)} = \left[r_{45}^{(0)} \right]^2 / r_{44}^{(0)} = (-0.4616)^2 / 1 = 0.2131$$

其中 $\tilde{V}_1^{(1)}$ 最大，考虑引入 X_1。

（2）按式 28-4 计算 F 值，并作 F 检验：

$$F_1^{(1)} = (n - 0 - 2)\tilde{V}_1^{(1)} / 1 - \tilde{V}_1^{(1)}$$
$$= (13 - 2) \times 0.9463 / (1 - 0.9463) = 193.84 > 5.12$$

因为 $F_1^{(1)}$ 大于选定的 F 界值，故变量 X_1 显著，因此第一步可将 X_1 引入回归方程。

2. 引入变量 X_1 后，矩阵 $R^{(0)}$ 按式 28-3 变换为 $R^{(1)}$，此时 $k = 1$，$L = 1$：

$$r_{11}^{(1)} = 1 / r_{11}^{(0)} = 1 / 1 = 1$$
$$r_{12}^{(1)} = r_{12}^{(0)} / r_{11} = 0.7604 / 1 = 0.7604$$
$$r_{21}^{(1)} = -r_{21}^{(0)} / r_{11}^{(0)} = -0.7604 / 1 = -0.7604$$
$$r_{42}^{(1)} = r_{42}^{(0)} - r_{41} \cdot r_{12} / r_{11} = 0.0045 - (-0.3289 \times 0.7604) / 1 = 0.254596$$

余仿此，计算结果：

$$R^{(1)} = \begin{vmatrix} 1 & 0.7604 & -0.7395 & -0.3289 & 0.9728 \\ -0.7604 & 0.421792 & 0.316816 & 0.254596 & -0.007417 \\ 0.7395 & 0.316816 & 0.453140 & 0.527378 & -0.102514 \\ 0.3289 & 0.254596 & 0.527378 & 0.891825 & -0.141646 \\ -0.9728 & -0.007417 & -0.102514 & -0.141646 & 0.053660 \end{vmatrix}$$

将 X_1 引入方程后的主要结果为：

（1）回归方程中包含变量 X_1。

（2）回归系数 $\tilde{b}_1^{(1)} = r_{1(m+1)}^{(1)} = 0.9728$。

（3）剩余平方和 $\tilde{Q}^{(1)} = r_{(m+1)(m+1)}^{(1)} = 0.053660$。

（4）回归平方和 $\widetilde{U}^{(1)} = 1 - r^{(1)}_{(m+1)(m+1)} = 0.94634$。

3. 判断是否应从方程中剔除变量：由于此时回归方程中仅包含一个变量 X_1，它是上一步经过显著性检验刚引入回归方程的变量，因而不可能立即被剔除，故此步暂省略。

（二）第 2 步

1. 选第 2 个变量引入回归方程，按式 28-6 分别求各未选量的回归平方和 $\widetilde{V}^{(2)}_i$ 得：

$$\widetilde{V}^{(2)}_2 = [r^{(1)}_{25}]^2 / r^{(1)}_{22} = (-0.007417)^2 / 0.421792 = 0.000130$$

$$\widetilde{V}^{(2)}_3 = [r^{(1)}_{35}]^2 / r^{(1)}_{33} = (-0.102514)^2 / 0.453140 = 0.023192$$

$$\widetilde{V}^{(2)}_4 = [r^{(1)}_{45}]^2 / r^{(1)}_{44} = (-0.141646)^2 / 0.891825 = 0.022497$$

其中 $\widetilde{V}^{(2)}_3$ 最大，考虑引入变量 X_3。按式 28-4 作 F 检验，$F^{(2)}_3 = 7.61 > 5.12$，有显著性，故引入变量 X_3 仍按式 28-3 将 $R^{(1)}$ 变换为 $R^{(2)}$，计算结果如下：

$$R^{(2)} = \begin{vmatrix} 2.206824 & 1.277427 & 1.631946 & 0.531752 & 0.805503 \\ -1.277427 & 0.200288 & -0.699157 & -0.114124 & 0.064256 \\ 1.631946 & 0.699157 & 2.206823 & 1.163830 & -0.226230 \\ -0.531752 & -0.114124 & -1.163830 & 0.278047 & -0.022337 \\ -0.805503 & 0.064256 & 0.226230 & -0.022337 & 0.030468 \end{vmatrix}$$

将 X_3 引入方程后主要结果为：

（1）回归方程中包含的变量 X_1，X_3。

（2）回归系数 $\tilde{b}^{(2)}_1 = 0.805503$，$\tilde{b}^{(2)}_3 = -0.226230$。

（3）剩余平方和 $\widetilde{Q}^{(2)} = 0.030468$。

2. 判断是否应从回归方程中剔除变量：由于新变量 X_3 的引入方程，对原有变量 X_1 应重新检验。按式 28-4 计算 $\widetilde{V}^{(2)}_1$ 得：

$$\widetilde{V}^{(2)}_1 = [r^{(2)}_{15}]^2 / r_{11} = (0.805503)^2 / 2.206824 = 0.294013$$

再按式 28-5 作 F 检验：

$$F^{(2)}_1 = (13 - 2 - 1)\widetilde{V}^{(2)}_1 / r^{(2)}_{4+1,4+1} = 10 \times 0.294013 / 0.030468$$
$$= 96.49 > 5.12$$

故 X_1 不应剔除，于是考虑选第 3 个自变量。若 $F_1 < 5.12$，应剔除 X_1，矩阵 $R^{(1)}$ 按式 28-3 转换为 $R^{(2)}$。

（三）第 3 步

1. 选第 3 个变量引入回归方程。计算各未选量 $\widetilde{V}^{(3)}_i$；按式 28-3 计算得 $\widetilde{V}^{(3)}_2 = 0.020614$，$\widetilde{V}^{(3)}_4 = 0.001794$，其中 $\widetilde{V}^{(3)}_2$ 最大，按式 28-4 作 F 检验；$F^{(3)}_2 = 18.83 > 5.12$，有显著性，故引入 X_2，对矩阵 $R^{(2)}$ 仍按式 28-3 变换为 $R^{(3)}$。计算结果如下：

$$R^{(3)} = \begin{vmatrix} 10.354190 & -6.377951 & 6.091135 & 1.259629 & 0.395681 \\ -6.377951 & 4.992810 & -3.490758 & -0.569799 & 0.320818 \\ 6.091135 & -3.490758 & 4.647411 & 1.562209 & -0.450532 \\ -1.259629 & 0.569799 & -1.562209 & 0.213019 & 0.014276 \\ -0.395681 & -0.320818 & 0.450532 & 0.014276 & 0.009853 \end{vmatrix}$$

将 X_2 引入回归方程后的主要结果为：

（1）回归方程中包含的变量 X_1，X_2，X_3。

（2）回归系数 $\tilde{b}^{(3)}_1 = 0.395681$，$\tilde{b}^{(3)}_2 = 0.320818$，$\tilde{b}^{(3)}_3 = -0.450532$。

(3) 剩余平方和 $\widetilde{Q}^{(3)} = 0.009853$。

2. 判断是否应从回归方程中剔除变量。由于 X_2 的引入方程，对已选量 X_1、X_3 重作检验。

按式 28-4 计算得 $\widetilde{V}_1^{(3)} = 0.015121$，$V_3^{(3)} = 0.043676$，对偏回归平方和最小者按式 28-5 作检验。

$$F_1^{(3)} = (13 - 3 - 1)\widetilde{V}_1^{(3)} / r_{4+1,4+1}^{(3)} = 9 \times 0.015121 / 0.009853 = 13.81 > 5.12$$

故原有已选量不能剔除，考虑选第 4 个自变量。

（四）第 4 步

选第 4 个变量引入方程。

这时方程外的未选量只有变量 X_4，为此，计算得 $\widetilde{V}_4^{(4)} = 0.000957$。按式 28-4 作 F 检验，$F_4^{(4)} = 0.78 < 5.12$，故不能引 X_4。至此，方程外的变量不能进入，方程内的变量不能剔除，逐步运算到此结束，共选进了 3 个自变量：X_1、X_2、X_3。

三、建立回归方程，进行实际单位的方差分析

由相关矩阵 $R^{(L)}$ 求得的回归方程称为标准回归方程，即式 28-7。第 L 步的标准偏回归系数即矩阵 $R^{(L)}$ 中最后一列各数值 $r_{i, m+1}^{(L)}$。

$$\widetilde{Y'} = \widetilde{b}_1 X_1 + \widetilde{b}_2 X_2 + \cdots + \widetilde{b}_m X_m \qquad \text{（式 28-7）}$$

实月时标准偏回归系数按式 28-8 换算成原单位的偏回归系数为

$$b_i = \widetilde{b}_i \sqrt{l_{m+1, m+1} / l_{ii}} \qquad \text{（式 28-8）}$$

从矩阵 $R^{(3)}$ 得到标准偏回归系数换算成原单位的偏回归系数为

$$b_1 = \widetilde{b}_1^{(3)} \sqrt{l_{YY} / l_{11}} = 0.3956 \sqrt{112.0708 / 10.9831} = 1.2637$$

仿此，$b_2 = 16.6708$，$b_3 = -0.0823$

常数项按式 28-9 计算

$$b_0 = \overline{Y} - b_1 \overline{X}_1 - b_2 \overline{X}_2 - b_3 \overline{X}_3 \qquad \text{（式 28-9）}$$

得　$b_0 = 19.0615 - 1.2637 \times 6.2769 - 16.6708 \times 0.0746 + 0.0823 \times 230 = 28.8147$

按式 28-10 计算回归方程

$$\hat{Y} = b_0 + b_1 X_1 + b_2 X_2 + b_3 X_3 \qquad \text{（式 28-10）}$$

得　$\hat{Y} = 28.8147 + 1.2637 X_1 + 16.6708 X_2 - 0.0823 X_3$

即　心律失常延长时间（s）$= 28.8147 + 1.2637$ 乌头碱（mL/min）$+ 16.6708$ 常咯啉〔lg（mg/kg）〕$- 0.0823$ 大鼠体重（g）

对此方程作线性假设检验，可采用方差分析，按式 28-11。

$$\begin{cases} SS_{\text{总}} = l_{YY}, \ v_{\text{总}} = n - 1 \\ SS_{\text{剩}} = l_{YY} \cdot r_{YY}^{(L)} = l_{YY} \cdot r_{m+1, m+1}^{(L)}, \ v_{\text{剩}} = n - m' - 1 \\ SS_{\text{回}} = SS_{\text{总}} - SS_{\text{剩}} \\ F = \dfrac{SS_{\text{回}} / m'}{SS_{\text{剩}} / (n - m' - 1)} \end{cases} \qquad \text{（式 28-11）}$$

表 28-3　　　　　　　　　　　　方　差　分　析

变异来源	SS	v	MS	F	P
回归	110.9666	3	36.9889	301.46	<0.01
剩余	1.1042	9	0.1227		
总计	112.0708	12			

将计算所得 SS、v、MS 及 F 值列出方差分析表。查 F 界值表，得 P 值，按 $\alpha = 0.05$ 水准，此方程有显著性，即方程有效。

四、注意事项

1. 逐步回归计算十分繁锁复杂。自变量个数较少时可用电子计算器计算，自变量个数较多时需用计算机处理，但原理是一样的。

2. 逐步回归计算时，为了避免引入方程的自变量过少，计算时常把 α 值定得大一些，有时也可取不同 F 值进行运算，以便作更多分析。

3. 标准回归系数所建立的标准回归方程，由于消除了单位，可直接比较自变量对因变量影响的大小。$\tilde{b}_i$ 的绝对值愈大，X_i 对 Y 的影响愈大。本例 $\tilde{b}_3$ 最大，$\tilde{b}_1$ 次之，$\tilde{b}_1$ 最小。故认为体重对大鼠心律失常延长时间影响最大，中药乌头碱次之，常咯啉剂量影响最小。此外，在一般回归方程中，回归系数是有单位的，所以不能用回归系数的绝对值大小来比较自变量对因变量影响的大小。

（韦　明）

第二十九章　判别分析

判别分析（discriminant analysis）是根据一批分类明确的样品（也叫参考组或叫训练样品），制定出一个分类标准以指导其后新样品归类，这是一种多元分析方法，常用 Fisher 及 Bayes 准则分别对 2 类或多类样品按多因素进行判别。

判别分析在医疗卫生工作中主要用途是：①疾病诊断，包括临床诊断、化验诊断、X 线诊断、心电图诊断、超声波诊断及脑电图诊断或综合的多因素（体征、症状及实验室资料）进行诊断，这种判别分析也叫计量诊断。用于电子计算机则成电子计算机辅助诊断，即所谓专家诊断系统。②疾病预报、流行病学预报、发病早期预报。③预后估计，疗效估计，癌症病人的生存期估计等。④疾病病因探讨、影响因素探讨。⑤环保措施效果估计、环境污染程度的鉴定等。

第一节　分类变量资料的判别分析

常用分类资料的判别，属于概率型。这里介绍 2 种方法，其一是最大似然判别法（即尤度法），其二是贝叶斯（Bayes）公式判别法。

分类资料的判别分析要求资料是计数的，即分组点数的资料，常用相对数（率）来表示，数值资料也可转换成分类资料来进行，如 RBC 数值，可转变成偏高、正常、偏低 3 组来点数。本类判别分析可分为最大似然判别法和贝叶斯公式判别法 2 种，后一方法需要事前概率（先验概率），较前法准确，但事前概率不易得到。

一、最大似然法

利用最大似然法对 2 类疾病或中医证候作出判别，其条件是各类 y_i 彼此互斥，即 2 个病，只能是其中之一，不能兼有 2 个，条件概率 $P(x_{jk}/y_i)$ 彼此无影响，是独立的。其步骤是：①收集原始样本，选出指标（如症状、体征、化验、X 光检查等），确定指标的条件概率；②将概率换成指数；③编制计量诊断表；④以指数和的大小作为计量诊断的判别标准；⑤对原样本逐个回代，求出符合率；⑥对新样品验证判别效果。

例 29-1　用 13 个指标对脾虚证病人及非脾虚证病人（对照组）作计量诊断，2 组病人都是消化系、呼吸系、心血管、内分泌系及妇科病人，比例相似，具有可比性。原始资料见表 29-1，其中脾虚证病人 60 例，对照组病人 50 例。

1. 确定 2 组病人各项指标的条件概率 $P(X_{jk}/Y_i)$，详见表 29-1。

2. 将概率换成指数，利用式 29-1。

$$L_{ijk} = [\lg P(X_{jk}/Y_i) + 1] \times 10 \qquad \text{（式 29-1）}$$

用上述公式制成指数表，见表 29-2（计算结果 4 舍 5 入），此法也可叫指数记分法。

最大似然法是比较待判别样品的概率，即 Y_i 的概率 P_i，它是条件概率之乘积即：

$$P_i = P(X_{1k}/Y_i)P(X_{2k}/Y_i) \cdots P(Y_{mk}/Y_i) = \Pi P(X_{jk}/Y_i) \qquad \text{（式 29-2）}$$

条件概率 $P(X_{jk}/Y_i)$ 如出现 0，用 0.01 代替，判别时只关心 P_i 的大小。

故将条件概率 $P(X_{jk}/Y_i)$ 换成指数，效果是一样的。以指数和大小判别新样品属于哪一类。

3. 将条件概率换算成计量诊断表，即将表 29-1 内容代入表 29-2，变成表 29-3，此即指数记分法。

表 29-1　脾虚证病人与对照组计量诊断原始资料及 $P(X_{jk}/Y_i)$ 计算

一级指标 X_j	二级指标 X_k	脾虚证病人（60 例）Y_1		对照组（50 例）Y_2	
		阳性例数	$P\%(X_{jk}/Y_1)$	阳性例数	$P\%(X_{jk}/Y_2)$
X_1 性别	男：X_{11}	36	60.0	26	52.0
	女：X_{12}	24	40.0	24	48.0
X_2 年龄	老：X_{21}	10	16.7	10	20.0
	中：X_{22}	24	40.0	30	60.0
	青：X_{23}	26	43.3	10	20.0
X_3 脸色苍白无华	（−）：X_{31}	9	15.0	42	84.0
	（+）：X_{32}	51	85.0	8	16.0
X_4 虚浮水肿	（−）：X_{41}	2	3.3	43	86.0
	（+）：X_{42}	38	63.3	7	14.0
	（++）：X_{43}	20	33.4	0	0.0
X_5 泄泻便溏	（−）：X_{51}	25	43.3	44	88.0
	（+）：X_{52}	34	56.7	6	12.0
X_6 畏寒怕冷	（−）：X_{61}	12	20.0	40	80.0
	（+）：X_{62}	24	40.0	9	18.0
	（++）：X_{63}	24	40.0	1	2.0

续表

一级指标 X_j	二级指标 X_k	脾虚证病人（60例）Y_1		对照组（50例）Y_2	
		阳性例数	$P\%$（X_{jk}/Y_1）	阳性例数	$P\%$（X_{jk}/Y_2）
X_7 口淡泛水	（−）：X_{71}	24	40.0	45	90.0
	（＋）：X_{72}	36	60.0	5	10.0
X_8 脘腹胀满	（−）：X_{81}	30	50.0	42	84.0
	（＋）：X_{82}	21	35.0	8	16.0
	（＋＋）：X_{83}	9	15.0	0	0.0
X_9 舌质	舌胖色淡 X_{91}	41	68.3	9	18.0
	舌胖有齿痕 X_{92}	7	11.7	6	12.0
	舌质发红 X_{93}	6	10.0	7	14.0
	舌质正常 X_{94}	6	10.0	28	56.0
X_{10} 舌苔	薄白 X_{101}	16	26.7	34	68.0
	薄腻 X_{102}	32	53.3	10	20.0
	薄黄 X_{103}	6	10.0	3	6.0
	黄腻 X_{104}	6	10.0	3	6.0
X_{11} 脉象	缓细弱 X_{112}	30	50.0	6	12.0
	弦细 X_{113}	10	16.7	7	14.0
	弦数 X_{111}	8	13.3	5	10.0
	虚数 X_{114}	3	5.0	3	6.0
	虚细 X_{115}	2	3.3	5	10.0
	正常 X_{116}	7	11.7	24	48.0
X_{12} 血浆蛋白	＜2.5：X_{121}	18	30.0	5	10.0
	2.6～3.5：X_{122}	32	53.3	20	40.0
	＞3.5：X_{123}	10	16.7	25	50.0
X_{13} RBC	＜350万：X_{131}	32	53.3	3	6.0
	351万～450万：X_{132}	22	36.7	36	52.0
	＞450：X_{133}	6	10.0	21	42.0

表 29-2　　　　　　　　　　　　概率值的指数换算表

概率（%）P	指数 L	概率（%）P	指数 L
0.1～	−10	11.0～	1
1.1～	−9	14.0～	2
1.4～	−8	18.0～	3
1.8～	−7	23.0～	4
2.2～	−6	29.0～	5
2.8～	−5	36.0～	6
3.5～	−4	45.0～	7
4.5～	−3	57.0～	8
6.0～	−2	71.0～	9
7.0～	−1	89.0～	10
9.0～	−0		

表 29-3 　　　　　　　　　　　　两组各类指标计量诊断表

X_j (一级指标)	X_k (二级指标)	Y_1 (脾虚组)	Y_2 (对照组)
X_1	X_{11}	8	7
	X_{12}	6	7
X_2	X_{21}	2	3
	X_{22}	6	8
	X_{23}	6	3
X_3	X_{31}	2	9
	X_{32}	9	2
X_4	X_{41}	-5	9
	X_{42}	8	2
	X_{43}	5	-10
X_5	X_{51}	6	9
	X_{52}	7	1
X_6	X_{61}	3	9
	X_{62}	6	3
	X_{63}	6	-7
X_7	X_{71}	6	10
	X_{72}	8	0
X_8	X_{81}	7	9
	X_{82}	5	2
	X_{83}	2	-10
X_9	X_{91}	8	3
	X_{92}	1	1
	X_{93}	0	2
	X_{94}	0	7
X_{10}	X_{101}	4	8
	X_{102}	7	3
	X_{103}	0	-10
	X_{104}	0	-10
X_{11}	X_{111}	7	1
	X_{112}	2	2
	X_{113}	1	0
	X_{114}	3	-10
	X_{115}	5	0
	X_{116}	1	7
X_{12}	X_{121}	5	0
	X_{122}	7	6
	X_{123}	2	7
X_{13}	X_{131}	7	-10
	X_{132}	6	7
	X_{133}	0	6

4. 以指数和大小作为计量诊断的判断标准：

表 29-4　　　　　　　　　　以指数值大小作计量诊断（最大似然法）

X_{jk}	Y_1（脾虚）	Y_2（非脾虚）
X_{11}	8	7
X_{22}	6	8
X_{32}	9	2
X_{42}	8	2
X_{52}	7	1
X_{62}	6	3
X_{72}	8	0
X_{81}	7	9
X_{91}	8	3
X_{102}	7	3
X_{111}	7	1
X_{122}	7	6
X_{131}	7	－10
指数和 L_i	95	35

5. 回代：脾虚证计量诊断符合率为 58/60 即 96.6%，假阴性率为 2/60，即 3%，还是比较好的。

表 29-5　　　　　　　　　　　　计量诊断符合率

		原　分　类	
		脾　虚	非脾虚
计量诊断	脾　虚	58	1
结　果	非脾虚	2	49
合　　　计		60	50

6. 新样本验证（从略）。

例 29-2　今有一病人，男性，45 岁，面色苍白无华，浮肿（＋），口淡（＋），脘腹胀满，舌胖色淡，舌苔白腻，脉缓细弱，血浆白蛋白 3.2g%，红细胞 340/mm³，试问此病人是否属虚证？

将上述病人的各项指标代入表 29-3，制成表 29-4，求出指数和，比较 Y_1 及 Y_2 的指数和，哪一个大，即该病人属于哪一证候，今 Y_1 的指数和为 95，大于 Y_2 的指数和 35，故上例病人属于脾虚证。

如按公式计算则如下，比较繁琐。

$$P_1 = P(X_{11}/Y_1)P(X_{22}Y_1)P(X_{32}/Y_1)\cdots P(X_{122}/Y_1)P(X_{151}/Y_1)$$
$$= 0.60 \times 0.4 \times 0.85 \times 0.633 \times \cdots \times 0.533 \times 0.533 = 4.54 \times 10^{-4}$$

$$P_2 = P(X_{11}/Y_2)P(X_{22}/Y_2)P(X_{32}/Y_2)\cdots P(X_{122}/Y_2)P(X_{131}/Y_2)$$
$$= 0.52 \times 0.60 \times 0.16 \times 0.14 \times \cdots \times 0.4 \times 0.06 = 1.31 \times 10^{-9}$$

$P_1 > P_2$，结果同指数和的直观判断，故该病人定为脾虚证患者。

二、贝叶斯（Bayes）公式判别法

用 Bayes 公式判别的条件与最大似然法相同，所不同者，增加了一个事前概率 $P(y_i)$，条件概率仍是 $P(X_{jk}/y_i)$，事前概率可由文献查得，或由总体中随机求出的各样本例数的比例求出，如 $P(Y_1)$，$P(Y_2)$，$P(Y_3)$，$\cdots$，$P(Y_n)$。由此求事后概率 $P(Y_i/X_{jk})$，比较各个事后概率大小，以决定判别类别，事后概率的求法如下，此即 Bayes 逆概率公式。

$$P(Y_i/X_{jk}) = \frac{P(Y_i)P(X_{1k}/Y_i)P(X_{2k}/Y_i)\cdots P(X_{mk}/Y_i)}{\Sigma P(Y_i)P(X_{1k}/Y_i)P(X_{2k}/Y_i)\cdots P(X_{mk}/Y_i)} \qquad \text{(式 29-3)}$$

假定事前概率，脾虚证 $P(Y_1) = 20\%$ ，非脾虚证 $P(Y_2) = 80\%$ ，则代入式 29-3。

$$P(Y_1/X_{jk}) = (0.2 \times 4.54 \times 10^{-4})/(0.2 \times 4.54 \times 10^{-4} + 0.8 \times 1.31 \times 10^{-9})$$
$$= 0.999988$$
$$P(Y_2/X_{jk}) = (0.8 \times 1.31 \times 10^{-9})/(0.2 \times 4.54 \times 10^{-4} + 0.8 \times 1.31 \times 10^{-9}$$
$$= 1.154172 \times 10^{-5}$$

显然 $P(Y_1/X_{jk}) > P(Y_2/X_{jk})$ ，用 Bayes 逆概率公式计算结果，同最大似然法，该病人应定为脾虚证。

第二节　数值变量资料的判别分析

数值变量资料的判别分析，其资料要求是计量的，如果是定性资料则要求转换成定量资料，如可规定男为 $X = 0$ ，女为 $X = 1$ ；如腹痛可规定不痛 $X = 0$ ，轻度痛为 $X = 1$ ，中度痛为 $X = 2$ ，重度痛为 $X = 3$ 。计量资料的非概率型判别法有 2 种，一为 Fisher 判别法，二为二值回归判别法。Fisher 法判别法的步骤是：①收集原始样本，选出指标；②计算基础数据；③计算各组及两组合计的离均差平方和及离均差积和；④计算判别系数及判别函数；⑤确定临界值；⑥判别函数有效性检验；⑦回代；⑧新样本检验。

例 29-3　为判别脾虚组与非脾虚组（对照组），选用 3 个指标：血浆白蛋白含量（g/dL，X_1），血红蛋白含量（g/dL，X_2）及总 E 玫瑰花环形成百分率（% ，X_3）。原始资料见表 29-6，病人及非病人各为 18 例。

表 29-6　　　　　脾虚证病人与对照组病人判别分析原始资料表

编号	脾虚证病人（A组）			对照组（B组）		
	X_{1A}	X_{2A}	X_{3A}	X_{1B}	X_{2B}	X_{3B}
1	2.75	7.85	38.15	3.55	11.95	53.05
2	2.75	7.85	37.15	3.63	12.05	54.05
3	2.75	8.05	38.15	3.85	12.75	54.15
4	2.95	8.05	38.15	3.74	12.65	54.12
5	2.85	7.95	40.15	3.63	12.05	54.08
6	2.85	8.05	40.52	3.54	11.85	53.05
7	3.05	8.85	41.25	3.45	11.05	52.25
8	3.15	8.75	44.25	3.65	12.35	53.05
9	3.05	8.75	42.25	3.42	10.92	50.35
10	3.01	8.85	41.52	3.46	10.85	51.32
11	3.12	9.15	43.35	3.35	10.53	51.08
12	3.04	8.05	40.55	3.45	11.52	52.05
13	3.05	9.15	41.55	3.55	12.05	53.05
14	3.06	8.75	40.54	3.50	11.82	52.52
15	3.09	8.35	42.05	3.50	11.80	53.03
16	3.11	8.85	43.05	3.53	11.82	52.80
17	3.16	9.15	44.52	3.52	11.75	52.42
18	3.18	9.05	45.25	3.45	11.65	52.35

一、计算基础数据

1. 计算两组的基础数据：

A组：$n_A = 18$，$\Sigma X_{1A} = 53.97$，$\Sigma X_{2A} = 153.2$，$\Sigma X_{3A} = 742.6$，$\Sigma X_{1A}^2 = 162.1829$，$\Sigma X_{2A}^2 = 1307.865$，$\Sigma X_{3A}^2 = 30730.7778$，$\Sigma X_{1A}X_{2A} = 460.2815$，$\Sigma X_{2A}X_{3A} = 6336.246$，$\Sigma X_{1A}X_{3A} = 2231.8033$，$\overline{X}_{1A} = 2.9983$，$\overline{X}_{2A} = 8.5111$，$\overline{X}_{3A} = 41.2556$。

B组：$n_B = 18$，$\Sigma X_{1B} = 63.79$，$\Sigma X_{2B} = 211.41$，$\Sigma X_{3B} = 948.77$，$\Sigma X_{1B}^2 = 226.3127$，$\Sigma X_{2B}^2 = 2489.0525$，$\Sigma X_{3B}^2 = 50028.5023$，$\Sigma X_{1B}X_{2B} = 750.3205$，$\Sigma X_{2B}X_{3B} = 11152.9508$，$\Sigma X_{1B}X_{3B} = 3364.1954$，$\overline{X}_{1B} = 3.5439$，$\overline{X}_{2B} = 11.745$，$\overline{X}_{3B} = 52.7094$。

2. 计算各组及两组合计的离均差平方和、离均差积和，计算方法见相关与回归章节。所用公式及计算结果如下：

$$l_{ij} = \Sigma X_i X_j - (\Sigma X_i)(\Sigma X_j)/n \qquad \text{(式 29-4)}$$

A组

$l_{11(A)} = 162.1829 - 53.97^2/18 = 0.3629$

$l_{22(A)} = 1307.865 - 153.2^2/18 = 3.9628$

$l_{33(A)} = 30730.7778 - 742.6^2/18 = 94.4022$

$l_{12(A)} = 460.2815 - 53.97 \times 153.2/18$
$= 0.9368$

$l_{13(A)} = 2231.8033 - 53.97 \times 742.6/18$
$= 5.2410$

$l_{23(A)} = 6336.246 - 153.2 \times 742.6/18$
$= 15.8949$

B组

$l_{11(B)} = 226.3127 - 63.79^2/18 = 0.2480$

$l_{22(B)} = 2489.0525 - 211.41^2/18 = 6.0421$

$l_{33(B)} = 50028.5023 - 948.77^2/18 = 19.3627$

$l_{12(B)} = 750.3205 - 63.79 \times 211.41/18$
$= 1.1070$

$l_{13(B)} = 3364.1954 - 63.79 \times 948.77/18$
$= 1.8600$

$l_{23(B)} = 11152.9508 - 211.41 \times 948.77/18$
$= 9.6472$

两组合计：

$l_{11(合)} = l_{11(A)} + l_{11(B)} = 0.3629 + 0.2480 = 0.6109$

$l_{22(合)} = l_{22(A)} + l_{22(B)} = 3.9628 + 6.0421 = 10.0049$

$l_{33(合)} = l_{33(A)} + l_{33(B)} = 94.4022 + 19.3627 = 113.7649$

$l_{12(合)} = l_{12(A)} + l_{12(B)} = 0.9368 + 1.1070 = 2.0438$

$l_{13(合)} = l_{13(A)} + l_{13(B)} = 5.2410 + 1.8600 = 7.1010$

$l_{23(合)} = l_{23(A)} + l_{23(B)} = 15.8949 + 9.6472 = 25.5421$

3. 计算两组均数的差数：

$$d_1 = \overline{X}_{1A} - \overline{X}_{1B} \qquad \text{(式 29-5)}$$
$$d_2 = \overline{X}_{2A} - \overline{X}_{2B} \qquad \text{(式 29-6)}$$
$$d_3 = \overline{X}_{3A} - \overline{X}_{3B} \qquad \text{(式 29-7)}$$
$$d_1 = 2.9983 - 3.5439 = -0.5456$$
$$d_2 = 8.5111 - 11.745 = -3.2339$$
$$d_3 = 41.2556 - 52.7049 = -11.4538$$

4. 计算判别系数与判别函数：由下列方程组解出判别系数（b_i）。

$$
\begin{cases}
l_{11}b_1 + l_{12}b_2 + \cdots + l_{1m}b_m = d_1 \\
l_{12}b_1 + l_{22}b_2 + \cdots + l_{2m}b_m = d_2 \\
\cdots \quad \cdots \quad \cdots \quad \cdots \quad \cdots \\
l_{m1}b_1 + l_{m2}b_2 + l_{mm}b_m = d_m
\end{cases}
\qquad \text{(式 29-8)}
$$

本例 b_1、b_2 及 b_3 由下式可得出：

$$\begin{cases} 0.61096b_1 + 2.0438b_2 + 7.101b_3 = -0.5456 \\ 2.0438b_1 + 10.0049b_2 + 25.542b_3 = -3.233 \\ 7.101b_1 + 25.5421b_2 + 113.7649b_3 = -11.4538 \\ b_1 = 1.9862 \qquad b_2 = -0.3642 \qquad b_3 = -0.1429 \end{cases}$$

判别函数为：

$$Z = b_1X_1 + b_2X_2 + b_3X_3 + \cdots + b_nX_n \tag{式 29-9}$$

此处即 $\quad Z = 1.9862X_1 - 0.3642X_2 - 0.1429X_3$

二、确定临界值（Z_0）

$$Z_0 = \frac{Z_A + Z_B}{2} \tag{式 29-10}$$

$$Z_A = b_1\bar{X}_{1A} + b_2\bar{X}_{2A} + b_3\bar{X}_{3A}$$

$$Z_A = 1.9862 \times 2.9983 - 0.3642 \times 8.5111 - 0.1429 \times 41.2556 = -3.03994 \tag{式 29-11}$$

$$Z_B = b_1\bar{X}_{1B} + b_2\bar{X}_{2B} + b_3\bar{X}_{3B}$$

$$Z_B = 1.9862 \times 3.5439 - 0.3642 \times 11.745 - 0.1429 \times 52.7094 = -4.77089$$

$$Z_0 = \frac{-3.03994 - 4.77080}{2} = -3.9054$$

故大于 -3.9054 为脾虚证，小于此值非脾虚证。

三、判别函数有效性的检验

设样本来自协方差矩阵相同的两个多元正态总体，则两类总体均数有无差异可用 F 检验法。

$$F = \frac{(n_A + n_B + m - 1)n_An_B}{m(n_A + n_B - 2)(n_A + n_B)}(D^2) \tag{式 29-12}$$

$$D^2 = (b_1d_1 + b_2d_2 + \cdots + b_md_m)(n_A + n_B - 2) \tag{式 29-13}$$

$$= (\bar{Z}_A - \bar{Z}_B)(n_A + n_B - 2)$$

m 为因素数，自由度 $\nu_1 = m$，$\nu_2 = n_A + n_B - m - 1$

求得 F 后，可查 F 值表，作出判断。H_0 为变量的判别效果无显著性，即建立的判别函数无效，H_1 则与 H_0 相反。本例：

$$D^2 = (b_1d_1 + b_2d_2 + b_3d_3)(n_1 + n_2 - 2)$$

$$= [1.9862 \times (-0.5456) - 0.3642 \times (-3.2339) - 0.1429 \times (-11.4538)]$$

$$\times (18 + 18 - 2) = 56.37$$

$$F = \frac{(18 + 18 - 3 - 1) \times 18 \times 18}{3(18 + 18 - 2)} \times 56.37 = 159.16$$

$F_{(3,32)0.01} = 4.46$，$F > F_{(2,32)0.01}$，$P < 0.01$，在 $\alpha = 0.01$ 水准上，拒绝 H_0，可以接受 H_1，故可以认为本例判别函数有效。

四、各因素贡献率

用贡献率可研究各因素的作用大小，其公式为：

$$X_i \text{ 的贡献率}（\%） = \frac{b_id_i}{D^2}(n_A + n_B - 2) \tag{式 29-14}$$

血浆白蛋白 $X_1 = \dfrac{1.9862 \times 0.5456}{56.37}(18 + 18 - 2) = 0.65 = 65\%$

血红蛋白 $X_2 = \dfrac{0.3642 \times 3.2339}{56.37}(18 + 18 - 2) = 0.71 = 71\%$

玫瑰花环形成百分率 $X_3 = \dfrac{0.1429 \times 11.4538}{56.37} = (18 + 18 - 2) = 0.987 = 98.7\%$

可见 X_3 贡献大,在脾虚证诊断上关系更为密切。

五、回代

将参考组与对照组的每个对象的判别指标作回代,求由 Z 值与 Z_0 比较,以求出正确判断率、错判率、假阳性率及假阴性率。

如以脾虚组第 1 例的 $X_1 = 2.75$,$X_2 = 7.85$,$X_3 = 53.05$ 代入判别式得:

$Z = 1.9862 \times 2.75 - 0.3642 \times 7.85 - 0.1429 \times 38.15 = 2.8486$

此值大于 -3.9054,故判为脾虚病人。

又如对照组第 1 例 $X_1 = 3.55$,$X_2 = 11.95$,$X_3 = 38.15$ 代入判别式得:

$Z = 1.9862 \times 3.55 - 0.3642 \times 11.95 - 0.1429 \times 53.05 = -4.8820$

此值小于 -3.9054,故判为非脾虚病人。

将全部受试对象回代,结果是满意的(也可算出阳性符合率、阴性符合率、假阳性率及假阴性率)。并可作新样品的验证。

(黄宝枝)

第三十章　主成分分析

在多因素分析方法中,主成分分析的目的是在基本不损失数据信息的前提下简化与压缩数据规模。通常在此基础上再进行因子分析,找出潜在于原变量之后的公共因子。由于二者计算较繁,故此处仅介绍主成分分析,因子分析请参考《中医科研设计与统计学辅导》。

第一节　概述

主成分分析(principal component analysis)是将多个观察指标组合成少数几个相互无关的综合指标的一种多元统计分析方法,现多采用 SPSS 进行计算(详见本书第三十五章)。

在中医药科学研究中,经常会遇到多个指标的问题。比如,急性缺血性中风气虚血瘀证的诊断,在辨病和辨证方面可有半身不遂、口舌㖞斜、舌强语蹇或不语、肢体瘫软、倦怠嗜卧、脉沉细、头痛、汗出、心悸、乏力等 20 多个症状指标;中药贝母含有钴、铬、锂、铅、锰、钠、铁、镁、钡、锌、总生物碱、西贝素等 30 多个成分指标。一般情况下,不同指标之间往往存在着一定的相关性。因此，有可能用较少的起主导作用的综合指标代替较多的原始指标，这些为数较少的综合指标既综合反映原始指标中所包含的原始信息，而且相互之间又是无关的（独立的）。这种处理方法就是主成分分析。

一、主成分的意义

通常我们定义：主成分分析得到的综合指标就是原始指标的主成分。

设有 n 个观测对象，每个观测对象进行了 m 个指标的测定，这 m 个指标记作 X_j（$j = 1, 2, 3, \cdots, m$），即 $X_1, X_2, \cdots, X_m$，可以得到 nm 个数据。如果这 m 个指标间存在相关关系，就可以通过某种数学方法找到一组新的指标 $Z_1, Z_2, \cdots, Z_m$，使其与原始指标之间存在如下的关系：

$$
\begin{cases}
Z_1 = a_{11}X_1 + a_{12}X_2 + \cdots + a_{1m}X_m \\
Z_2 = a_{21}X_1 + a_{22}X_2 + \cdots + a_{2m}X_m \\
\vdots \quad\ \vdots \quad\ \vdots \quad\ \vdots \quad\ \vdots \\
Z_m = a_{m1}X_1 + a_{m2}X_2 + \cdots + a_{mm}X_m
\end{cases}
\qquad\text{（式 30-1）}
$$

它们满足：（1）$Z_1, Z_2, \cdots, Z_m$ 是原始指标 $X_1, X_2, \cdots, X_m$ 的线性函数。

（2）$Z_1, Z_2, \cdots, Z_m$ 互不相关。

（3）$Z_1, Z_2, \cdots, Z_m$ 提供原始指标所包含的全部信息，Z_1 提供的信息最多，Z_2 次之，$\cdots$，Z_m 最少。称 $Z_1, Z_2, \cdots, Z_m$ 为原始指标 $X_1, X_2, \cdots, X_m$ 的第 1 主成分，第 2 主成分，$\cdots$，第 m 主成分。

主成分分析是对多指标相关程度的提取，如果 m 个指标间不存在相关关系，或者相关关系不明显时，作主成分分析意义不大。

主成分分析本身常常并不是目的，而是达到大型研究项目目的的一种手段。例如在因子分析中，常用主成分分析法提取公因子。又如主成分回归方法，当某些自变量高度相关时，直接用原始变量（指标）作多元回归分析（如多元线性回归、logistic 回归、Cox 回归）和判别分析，会出现多重共线性的问题。如果对原自变量先作主成分分析，得到主成分，由于主成分既保留了原指标的绝大部分信息，又有主成分间互不相关的优点，所以再对其主成分作相应的回归，就不会出现多重共线性困扰。这种方法就是主成分回归，它是解决多重共线性问题的方法之一。另外，主成分分析还可用于综合评价、聚类分析、判别分析等。

二、标准主成分

当 $X_1, X_2, \cdots, X_m$ 观察指标的单位不同（即量纲不同）时，如身高为 cm，体重为 kg，体表面积为 m^2 等，这些指标的数值线性组合，其意义解释起来是很困难的。因此，为了消除不同单位的影响，通常将各原始变量标准化，使其均值为 0，方差为 1，即作如下变换，

令：$X_1^* = \dfrac{X_1 - \overline{X}_1}{S_{X_1}}$，$X_2^* = \dfrac{X_2 - \overline{X}_2}{S_{X_2}}$，$\cdots$，$X_m^* = \dfrac{X_m - \overline{X}_m}{S_{X_m}}$

其中，$\overline{X}_1, \overline{X}_2, \cdots, \overline{X}_m$ 和 $S_{X_1}, S_{X_2}, \cdots, S_{X_m}$ 为 $X_1, X_2, \cdots, X_m$ 原始指标相应组的样本均数和标准差，$X_1^*, X_2^*, \cdots, X_m^*$ 为 $X_1, X_2, \cdots, X_m$ 的标准变量，式 30-1 关系式写成如下形式：

$$
\begin{cases}
Z_1^* = a_{11}^* X_1^* + a_{12}^* X_2^* + \cdots + a_{1m}^* X_m^* \\
Z_2^* = a_{21}^* X_1^* + a_{22}^* X_2^* + \cdots + a_{2m}^* X_m^* \\
\vdots \quad\ \vdots \quad\ \vdots \quad\ \vdots \quad\ \vdots \\
Z_m^* = a_{m1}^* X_1^* + a_{m2}^* X_2^* + \cdots + a_{mm}^* X_m^*
\end{cases}
\qquad\text{（式 30-2）}
$$

令 $a_{ij}^{**} = \sqrt{\lambda_i} a_{ij}^*$　λ_i 是与第 i 个主成分相对应的特征根，i，$j = 1$，2，$\cdots$，m，则式 30-2 可写成如下形式：

$$\begin{cases} Z_1^{**} = a_{11}^{**} X_1^* + a_{12}^{**} X_2^* + \cdots + a_{1m}^{**} X_m^* \\ Z_2^{**} = a_{21}^{**} X_1^* + a_{22}^{**} X_2^* + \cdots + a_{2m}^{**} X_m^* \\ \vdots \qquad\qquad \vdots \qquad\quad \vdots \qquad\quad \vdots \qquad\quad \vdots \\ Z_m^{**} = a_{m1}^{**} X_1^* + a_{m2}^{**} X_2^* + \cdots + a_{mm}^{**} X_m^* \end{cases} \qquad \text{(式 30-3)}$$

称 Z_1^*，Z_2^*，$\cdots$，Z_m^* 或 Z_1^{**}，Z_2^{**}，$\cdots$，Z_m^{**} 为 X_1^*，X_2^*，$\cdots$，X_m^* 标准变量的第 1 标准主成分，第 2 标准主成分，$\cdots$，第 m 标准主成分。

以上三式中的 a_{ij}、a_{ij}^*、a_{ij}^{**} 是各自线性组合的系数，称为因子负荷。由于 a_{ij}^{**} 是 Z_i^* 与 X_j^* 的相关系数，它具有大小和方向的属性，能直接反映标准主成分与相应变量之间关系的密切程度和方向，所以，在结合具体问题解释各主成分时，式 30-3 优于式 30-2。

第二节　主成分分析的步骤

一、主成分分析的一般步骤

主成分分析有两种方法，一是基于协差阵 V 的一般主成分分析，简称 V 分析；另一个是基于相关阵 R 的标准主成分分析，简称 R 分析。这里只介绍 R 分析。

一般地，对 n 个观测对象观察 m 个指标所得到的 nm 数据可整理成表 30-1 形式。

表 30-1　　　　　　　　　　　原 始 数 据 表

编号	指标			
	X_1	X_2	$\cdots$	X_m
1	X_{11}	X_{12}	$\cdots$	X_{1m}
2	X_{21}	X_{22}	$\cdots$	X_{2m}
$\vdots$	$\vdots$	$\vdots$	$\vdots$	$\vdots$
n	X_{m1}	X_{m2}	$\cdots$	X_{mm}

1. 原始变量标准化：

$$X_j^* = \frac{X_j - \bar{X}_j}{S_{X_j}} \qquad \text{(式 30-4)}$$

其中 $\bar{X}_j = \dfrac{\sum\limits_{i=1}^{n} X_{ij}}{n}$，$S_{X_j} = \sqrt{\dfrac{\sum\limits_{i=1}^{n} (X_{ij} - \bar{X}_j)^2}{n-1}}$，$(i = 1$，2，$\cdots$，$n$；$j = 1$，2，$\cdots$，$m)$

2. 求相关矩阵：

$$R = \begin{bmatrix} r_{11} & r_{12} & \cdots & r_{1m} \\ r_{21} & r_{22} & \cdots & r_{2m} \\ \vdots & \vdots & \vdots & \vdots \\ r_{m1} & r_{m2} & \cdots & r_{mm} \end{bmatrix}$$

3. 相关矩阵 R 的特征根 λ_i（$i = 1$，2，3，$\cdots$，m）：

$$\begin{vmatrix} r_{11}-\lambda & r_{12} & \cdots & r_{1m} \\ r_{21} & r_{22}-\lambda & \cdots & r_{2m} \\ \vdots & \vdots & \vdots & \vdots \\ r_{m1} & r_{m2} & \cdots & r_{mm}-\lambda \end{vmatrix} = 0$$

解特征方程可得 m 个特征根，并按从大到小排序为：$\lambda_1 \geqslant \lambda_2 \geqslant \cdots \geqslant \lambda_m \geqslant 0$。

4. 求相应于特征根 λ_i 的单位化特征向量 a_i^*，记为 $a_i^* = (a_{i1}, a_{i2}, \cdots, a_{im})$，$i=1$，$2$，$\cdots$，$m$。

$$\begin{bmatrix} r_{11}-\lambda_i & r_{12} & \cdots & r_{1m} \\ r_{21} & r_{22}-\lambda_i & \cdots & r_{2m} \\ \vdots & \vdots & \vdots & \vdots \\ r_{m1} & r_{m2} & \cdots & r_{mm}-\lambda_i \end{bmatrix} \begin{bmatrix} T_1 \\ T_2 \\ \vdots \\ T_m \end{bmatrix} = 0, \ (i=1, 2, \cdots, m)$$

解得对应于 λ_i 的特征向量 $T_i = (t_{i1}, t_{i2}, \cdots, t_{im})$，单位化特征向量 $a_i^* = \dfrac{T_i}{|T_i|}$，其中

$$|T_i| = \sqrt{\sum_{j=1}^{m} (t_{ij})^2}, \ (i, j = 1, 2, \cdots, m) \tag{式30-5}$$

5. 计算各标准主成分的贡献率和累计贡献率：一个变量提供的信息量常用方差的大小来衡量，方差越大，此方差提供的信息量愈多。R 分析中，标准主成分 $Z_i^* = a_{i1}^* X_1^* + a_{i2}^* X_2^* + \cdots + a_{im}^* X_m^*$ $(i=1, 2, \cdots, m)$，其中，X_1^*，X_2^*，$\cdots$，X_m^* 是标准变量，可以证明，Z_i^* 的方差即为相关阵 R 的特征根 λ_i，且 $\lambda_1 + \lambda_2 + \cdots + \lambda_m = m$。

现在第 i 个标准主成分的方差可视为 λ_i，所有标准主成分的方差之和为 $\sum\limits_{i=1}^{m} \lambda_i = m$，则

描述第 i 个标准主成分提供的信息量占所有标准主成分信息量的比值可记为 $\dfrac{\lambda_i}{\sum\limits_{i=1}^{m} \lambda_i} = \dfrac{\lambda_i}{m}$，

它被称为第 i 个标准主成分的贡献率。由于 $\lambda_1 \geqslant \lambda_2 \geqslant \cdots \geqslant \lambda_m \geqslant 0$，所以，第1个标准主成分的贡献率最大。

前 k 个标准主成分的贡献率之和为 $\sum\limits_{i=1}^{k} \dfrac{\lambda_i}{m}$，它被称为前 k 个标准主成分的累计贡献率 $(k=1, 2, \cdots, m)$。

6. 确定标准主成分的个数：标准主成分的个数最多与标准变量（或原有指标）个数相等，此时就反映了标准变量的全部信息，但没有减少指标，并非我们的目的。我们的目标是尽量用少数几个标准主成分反映原指标的绝大多数（习惯上用 85%）的信息。如果 Z_1^*，Z_2^*，$\cdots$，Z_k^* $(k \leqslant m)$ 的累计贡献率已达到 85% 以上，这意味着前 k 个标准主成分已能反映标准变量的绝大部分信息。所以，确定标准主成分个数的方法，若采用累计贡献率法，一般要求累计贡献率大于 85%。

确定标准主成分个数的另一个方法是根据特征根 λ_i 的大小。若一个标准主成分的特征根大于1，便可考虑增加这个标准主成分。

根据累计贡献率确定标准主成分个数，往往所取的标准主成分个数较多，而按照特征根的大小确定标准主成分个数又往往取的标准主成分个数较少。实际应用中可把两者结合起来，即考虑累计贡献率，又考虑特征根 λ_i 值的大小。

7. 写出确定的标准主成分关系式,解释标准主成分的实际含义:确定了标准主成分的个数,按式 30-2 或式 30-3 关系式就可写出相应的标准主成分表达式。然后结合专业知识,解释标准主成分的实际含义。

二、二维主成分分析

涉及 2 个观察指标的主成分分析称为二维主成分分析,二维主成分分析是最基本的主成分分析。下面通过举例介绍其计算分析过程。

例 30-1 测得 20 名男性婴幼儿的身高、体重资料如表 30-2,试作主成分分析。

表 30-2 　　　　　　　　　　　**20 名男性婴幼儿身高体重观测资料**

编号 (1)	体重(kg) (X_1) (2)	身高(cm) (X_2) (3)	标准值 (X_1^*) (4)	标准值 (X_2^*) (5)
1	9.25	82.5	-0.0277	0.1769
2	5.50	68.5	-0.8575	-0.5791
3	3.00	56.0	-1.4108	-1.2541
4	2.50	49.0	-1.5214	-1.6322
5	2.25	46.5	-1.5768	-1.7672
6	9.50	76.5	0.0277	-0.1471
7	9.00	82.5	-0.0830	0.1769
8	8.00	73.0	-0.3043	-0.3361
9	10.50	88.5	0.2490	0.5009
10	11.00	92.5	0.3596	0.7169
11	13.50	97.5	0.9129	0.9869
12	13.00	95.0	0.8022	0.8519
13	12.00	87.0	0.5809	0.4199
14	11.50	94.0	0.4703	0.7979
15	3.50	50.0	-1.3001	-1.5782
16	4.00	56.5	-1.1895	-1.2272
17	14.00	96.5	1.0235	0.9329
18	14.50	98.0	1.1342	1.0139
19	15.00	96.0	1.2448	0.9059
20	16.00	98.5	1.4461	1.4909
均数	9.375	79.225	0	0
标准差	4.518	18.503	1	1

(1) 对原始指标 X_1,X_2 进行标准化变换。本例:

$$\bar{X}_1 = 9.375,\ S_{X_1} = 4.518;\ \bar{X}_2 = 79.225,\ S_{X_2} = 18.503$$

标准化后的指标 X_1^*,X_2^* 为:

$$X_1^* = \frac{X_1 - \bar{X}_1}{S_{X_1}} = \frac{X_1 - 9.375}{4.518},\ X_2^* = \frac{X_2 - \bar{X}_2}{S_{X_2}} = \frac{X_2 - 79.225}{18.503}$$

标准化后的数据见表 30-2 第 (4)、(5) 列所示。

(2) 求相关系数矩阵 R:

$$r_{11} = r_{22} = 1,\ r_{12} = r_{21} = 0.973 \qquad R = \begin{bmatrix} 1 & 0.973 \\ 0.973 & 1 \end{bmatrix}$$

(3) 求 R 的特征根。

解方程 $\begin{vmatrix} 1-\lambda & 0.973 \\ 0.973 & 1-\lambda \end{vmatrix} = 0$

得 2 个特征根 1.973 和 0.027，取其中较大的为 λ_1，较小的为 λ_2，即 $\lambda_1 = 1.973$，$\lambda_2 = 0.027$。

（4）求相应于特征根 λ_1 和 λ_2 的单位化特征向量 a_1^* 和 a_2^* 及 a_1^{**} 和 a_2^{**}：

解 $\begin{bmatrix} 1-1.973 & 0.973 \\ 0.973 & 1-1.973 \end{bmatrix} \begin{pmatrix} T_1 \\ T_2 \end{pmatrix} = 0$

得 $a_1^* = (0.7071 \quad 0.7071)'$，由 $a_1^{**} = \sqrt{\lambda_1} a_1^*$，

得 $a_1^{**} = \sqrt{1.973}\,(0.7071 \quad 0.7071)' = (0.993 \quad 0.993)'$

同理解 $\begin{bmatrix} 1-0.027 & 0.973 \\ 0.973 & 1-0.027 \end{bmatrix} \begin{pmatrix} T_1 \\ T_2 \end{pmatrix} = 0$

得 $a_2^* = (-0.7071 \quad 0.7071)'$

$a_2^{**} = \sqrt{0.027}\,(-0.7071 \quad 0.7071)' = (-0.116 \quad 0.116)'$

（5）计算各主成分的贡献率和累计贡献率。

第 1 主成分的贡献率为 $\dfrac{\lambda_1}{\lambda_1 + \lambda_2} = \dfrac{1.973}{1.973 + 0.027} = 0.98633$

第 2 主成分的贡献率为 $\dfrac{\lambda_2}{\lambda_1 + \lambda_2} = \dfrac{0.027}{1.973 + 0.027} = 0.01367$

（6）写出确定的标准主成分关系式，解释标准主成分的实际含义。本例，第 1 标准主成分的贡献率为 0.98633，大于 85%，所以，可用第 1 标准主成分 Z_1^* 代替原来两个指标。考虑第 2 标准主成分有其意义，这里也写出第 2 标准主成分。

第 1、第 2 标准主成分为：

$$Z_1^* = 0.7071 X_1^* + 0.7071 X_2^* \qquad Z_2^* = -0.7071 X_1^* + 0.7071 X_2^*$$

或 $Z_1^{**} = 0.993 X_1^* + 0.993 X_2^*$ $\quad Z_2^{**} = -0.116 X_1^* + 0.116 X_2^*$

其中，$X_1^* = \dfrac{X_1 - 9.375}{4.518}$ $\qquad X_2^* = \dfrac{X_2 - 79.225}{18.503}$

可见，在第 1 标准主成分中，X_1^* 和 X_2^* 的系数均为正，呈正相关，且相等，说明标准化后的体重和身高数值越大，第一标准主成分越大，体重和身高两者与第 1 标准主成分的关系同样密切，故可认为第 1 标准主成分是反映男性婴幼儿机体大小的综合指标。在第 2 标准主成分中，X_1^* 的系数为正，呈正相关，X_2^* 的系数为负，呈负相关，说明标准化后的体重愈大，第 2 标准主成分愈小，身高愈大，第 2 标准主成分也愈大，即矮胖者第 2 标准主成分取值大，瘦高者第 2 标准主成分取值小，可认为第 2 标准主成分反映的是男性婴幼儿的体型。

几点说明：

1. R 分析为标准主成分分析，得出来的结果为标准主成分，根据需要，可通过变量转换，还原为以原始指标表示的主成分。

2. 涉及 2 个以上指标即多个指标的主成分分析则为多维主成分分析，多维主成分分析的方法同二维主成分分析，只是计算更为复杂些。现在一般都用计算机来实现主成分分析。SPSS 统计软件对本章例 30-1（二维主成分分析）进行了处理，详见第三十五章 SPSS 结果输出的特征向量为单位化特征向量 a_i^{**}，所以标准主成分要用式 30-3 形式表达。

（史周华）

第三十一章　序贯试验设计与分析

序贯试验（sequential trial）是"边做边看"的试验方法。这是一种高度节省样本数的实验方法。中医传统经验介绍是"一病一结"，这与序贯试验颇有一点类似。但序贯试验的设计是建立在数理统计基础上的，结论比较可靠。因此，利用序贯试验来验证中医药验方，它对继承与发掘祖国医学宝库具有重要意义。

第一节　概述

一、序贯试验的特点与应用范围

前面所介绍的各种设计都是按既定要求把试验对象分配到几个试验组中去。序贯试验别具一格，是采取"走着瞧"的办法，逐个试验，逐一分析，可下结论，立即结束。序贯试验的另一特点是预先同时规定阳性结论所允许的假阳性率（α 型错误概率）与阴性结论所允许的假阴性率（β 型错误概率）。序贯试验的优点是能用较少的样本例数而获得可靠的结论。一般地说，使用序贯试验比其他设计可节省 30% ~50% 的样本例数。

序贯试验在医学科研中具有重要地位，尤其适合于临床研究。因为病人大多是陆续就医的，诸如急性非烈性传染病或易显效的病证（胃脘痛等）的疗效研究就以序贯试验为好。其次，急性大动物实验也可考虑应用序贯试验。此外，来源少与贵重药品的半数致死量（LD_{50}）与半数有效量（ED_{50}）的测定，亦可使用这种设计。

由于传统序贯试验是逐个进行的，下一个试验是否进行要看上一个试验的结果，花费时间较长，因此不宜适用于急性烈性传染病（如霍乱等）与传播很快的非烈性传染病（如流感等），也不宜于显效迟缓的慢性病研究（如乙型肝炎）。其次，一般药物的筛选试验常需同时大规模成批进行，序贯试验也无法满足这一要求。此外，序贯试验的另一缺点是回答的问题单一，只能回答有无效果或谁优谁劣。

二、序贯试验的分类

根据最大样本例数是否预先决定，序贯设计可分为 2 类：预先不确定最大样本例数的，叫做开放型序贯试验；预先确定最大样本例数的称闭锁型序贯试验。开放型与闭锁型各有利弊。一般说来，当欲比较 2 个被试因素的效应有无显著差异时，开放型序贯试验能比闭锁型序贯试验较早地得出结论；但在一定条件下，开放型有可能迟迟得不出结论，而闭锁型却能保证不超过一定试验样本例数得到明确的结论。试验者应根据研究的性质与预试的情况，均衡利弊，择其适者。

按照回答问题的方向，序贯设计与其他设计一样，也可分为单向与双向 2 类。只要求回答有效或无效，或 A 与 B 比较只有一种可能（$A \geqslant B$ 或 $A \leqslant B$）属单向试验；若 A 与 B 比较，$A \geqslant B$ 和 $A \leqslant B$ 两种可能都存在。则属双向试验。

同样，根据反应指标的性质，序贯试验也可分为质反应试验（分类变量）与量反应试验（数值变量）。所以，序贯设计试验分类可以归纳如下：

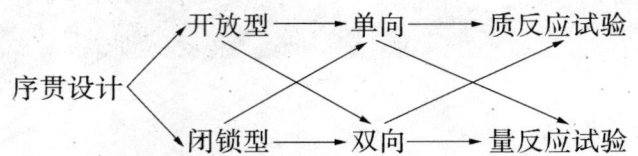

三、序贯试验设计的基本步骤

（一）选定试验指标

前已述及序贯试验仅能对一个特定的单独问题作出回答，但有时能在不同程度上反映这个问题的指标可能很多，此时应当选择敏感性、特异性与可用度最大的指标作为判断指标。为了确切反映问题本质，有时需要多个指标配合，这时可采用加权综合评分法。

（二）制定试验标准

1. 规定观察指标的合格水平：即要求有效水平（率或量）至少等于或大于某一规定值才算有效，这个规定值就是接受水平。

2. 规定观察指标的不合格水平：即要求有效水平（率或量）最多等于或小于临界值就算无效，这一临界值就是拒绝水平。

3. 规定假阳性率（α）与假阴性率（β）水平：一般选用 α 与 β 均为 0.05，必要时 α 与 β 可取不同水平。如预计可信度与把握度很高时，可选用 α 与 β 均为 0.01。但若可信度与把握度不高时，可选用 α 与 β 均为 0.1。

（三）确定试验类型

1. 开放型与闭锁型序贯设计的选定：一般说来，预试验提示差异十分明显或两组差异很小者，以选用开放型设计为妥，因为开放型所需样本数相对较少。但若对试验结果的方向性非常模糊时，为避免迟迟不能得出结论的弊病，则宜选用闭锁型设计。

2. 双向与单向确定：欲进行的试验到底属于双向或单向，应根据专业知识与预试验结果加以判断。

3. 质反应与量反应的确定：试验属于质反应或量反应，这不仅取决于试验本身与指标的性质，而且与设计者的思路有关。例如疗效的判定，如以存活与死亡为指标，则为质反应；若以存活时间为指标，则为量反应。

（四）绘制序贯试验图

1. 确定序贯方程：以 U 代表上界，L 代表下界，M 与 M' 为中界，Y 为反应指标，a 与 b 为两个系数，σ 为标准差，n 为受试例数。如开放型单向质反应试验。U 为 $Y = a + bn$，L 为 $Y = -a + bn$。开放型双向量反应试验的 U 为 $Y = a_1\sigma + b\sigma n$，$L$ 为 $Y = -a_1\sigma - b\sigma n$，$M$：$Y = -a_2\sigma + b\sigma n$，$M'$：$Y = a_2\sigma - b\sigma n$。

2. 根据接受水平和拒绝水平以及 α 与 β 求出方程中 a，b 值。例如，令开放型单向质反应的接受水平为 P_1，拒绝水平为 P_0，则 a、b 求取公式如下：

$$a = \log[(1-\beta)/\alpha]/\log\{[P_1(1-P_0)]/[P_0(1-P_1)]\} \qquad \text{(式 31-1)}$$

$$b = \log[(1-P_0)/(1-P_1)]/\log\{[P_1(1-P_0)]/[P_0(1-P_1)]\} \qquad \text{(式 31-2)}$$

由于依公式计算麻烦，现已制成各种边界系数表（见本书附表），可根据 P_1、P_0、α 与 β 水平直接查表，找出相应的 a，b。

3. 以 a、b 与 σ 值代入直线方程。

4. 在普通方格纸上绘制界限线：一般以 $n=0$ 与 $n=10$ 代入方程，即可找到 2 点，将 2 点以线连接即得界限线。

（五）样本例数的估计

由于触及界限线的 Y 值应与该线性回归方程相应的 Y 值相等，故可利用一元一次方程，对样本例数进行大致估计。例如开放型单向质反应方程 U 界是 $Y = a + bn$，若试验的有效率为 P_1，触及 U 界时必然是 $Y = P_1 n$。于是由 $a + bn = P_1 n$，则可求出 $n = a/(P_1 - b)$。其他序贯设计 n 估计基本方法大同小异。

（六）进行试验与结果分析

序贯试验所用样本例数较少，因此科研三要素正确选择的重要性更加突出。每试验一个样本，应立即对其结果进行分析，并及时将试验结果绘制反应曲线。反应曲线的绘制是将样本例数标在横坐标上，反应值标在纵坐标上。

（七）显著性判断

根据序贯试验设计的不同，界线的意义也不完全相同。例如，在开放型单向试验中，凡触及上界（U 线），表示接受试药；若触及下界（L 线），表示拒绝试药；若触及的界线是 $\alpha = \beta = 0.05$，则 $P \leqslant 0.05$；在开放型双向试验中，凡触及上界，表示 A 优于 B；若触及下界，表示 B 优于 A；若触及中界（无论 M 或 M 线），表示 A 与 B 差异无统计学显著意义。

第二节　开放型单向质反应序贯试验

一、设计

开放型单向质反应序贯试验是最常用的一种序贯试验。

例 31-1　冠心苏合丸改善冠脉循环的序贯试验。

1. 选定试验指标：冠心苏合丸是一种值得探讨的治疗冠心病的中成药。判断冠脉循环改善情况如何，指标较多，其中冠状窦流量是一个较好的直接指标。为了解该药在病理与生理条件下的作用，选用犬心肌梗死模型与正常犬进行试验。

2. 制定试验标准：

（1）指标界限：根据预试验结果，决定用药后冠状静脉窦流量至少增加 1.8mL/min 为有效反应；增加量少于 1.8mL/min 为无效反应。

（2）合格水平：试验有效率（P_1）≥80% 为合格，试验有效率（P_0）≤30% 为不合格。

（3）假阳性率（α）与假阴性率（β）水平：$\alpha = \beta = 0.05$ 或 0.01。

3. 确定试验类型：根据临床经验与动物试验初步预试，它对改善冠状窦循环的作用是较为肯定的，故采用开放型单向序贯试验。由于指标界限以是否增加 1.8mL/min 判定有效与无效，因此属于质反应试验。

4．绘制序贯试验图：

（1）开放型单向质反应序贯试验设计的方程是：

$$U：Y = a + bn \qquad L：Y = -a + bn$$

（2）关于开放型单向质反应序贯试验方程中 a 与 b 的求法，前已述及。此处根据 $P_1 \geqslant 80\%$，$P_0 \leqslant 30\%$，查附表23，$\alpha = \beta = 0.05$，得知 a 为 1.32，b 为 0.561；$\alpha = \beta = 0.01$，得知 a 为 2.06，b 为 0.561。

（3）以 a，b 值代入直线方程即得：

$$U_{0.01}：Y = 2.06 + 0.561n \qquad L_{0.01}：Y = -2.06 + 0.561n$$
$$U_{0.05}：Y = 1.32 + 0.561n \qquad L_{0.05}：Y = -1.32 + 0.561n$$

（4）在普通方格纸上绘制序贯界限线（图31-1）。

二、实践与分析

1．进行实验，其结果如表 31-1 所示。

2．逐一将实验结果绘制实验反应曲线（图31-1）。

表 31-1　冠心苏合丸对犬麻醉后冠状窦流量的影响

急性心肌梗死组		正常组	
犬号 用药后冠状窦流量		犬号 用药后冠状窦流量	
变化值	反应性质（mL/min）	变化值	反应性质（mL/min）
1　10.8	有效	1　0.0	无效
2　-4.8	无效	2　0.0	无效
3　3.0	有效	3　-0.6	无效
4　2.4	有效		
5　3.6	有效		
6　4.2	有效		
7　1.8	有效		

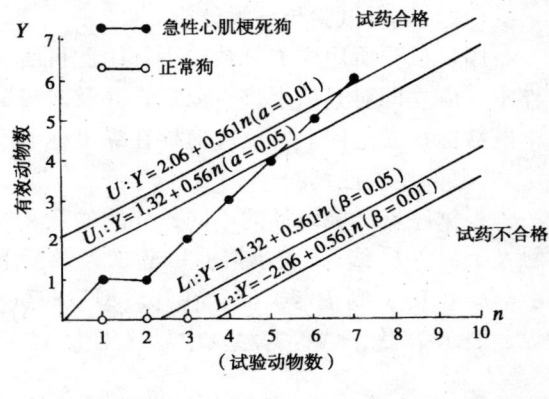

图31-1　冠心苏合丸对狗冠状窦流量的序贯试验图

3．显著性判断：在用冠心苏合丸后，急性心肌梗死组 7 条狗实验反应曲线已触及界线 $U_{0.01}$，提示该复方显著地增加急性心肌梗死狗的冠状窦流量（$P < 0.01$）；而正常对照组 3 条狗实验反应线已触及界线 $L_{0.05}$，因此，该复方对正常狗冠状窦流量并无明显影响（$P > 0.05$）。

第三节　开放型单向量反应序贯试验

一、设计

开放型单向量反应序贯试验的设计，原则上与质反应相同，但有以下 2 个特点：一是需预先了解总体标准差（σ），二是序贯图纵坐标为反应累计值（$\sum Y_i$）。

例 31-2　木通与车前草的序贯利尿试验。

1．选定试验指标：利用木通与车前草的利尿作用进行开放型单向量反应序贯试验，以 24 小时排尿量与 24 小时饮水量的比率作为观察指标，服药前 3 天先做对照观察，然后进行服药试验。

2. 制定试验标准：

（1）指标界限：服药后能较对照试验时平均排尿率增加量 $D \geqslant 18.6\%$ 为有效。

（2）标准差：获得标准差的可靠方法是根据预试验的结果。但在临床上有时使用一个较简便的方法，即先求服药前对照期指标的标准差（σ_0），而后近似地估计服药后增量的标准差 $\sigma \approx \sqrt{2}\sigma_0$。本例按照后一办法求得。即服药前对照期排尿比率标准差 σ_0 为 10.25%，故服药后 $\sigma = \sqrt{2} \times 10.25 = 14.5\%$。

（3）合格水平：服药后排尿比率增加量 $\delta = D/\sigma$ 为接受水平（合格），以上述数据代入则本例应该 $\delta \geqslant 18.6/14.5 = 1.28$ 为合格，若 $\delta \leqslant 0$，则为不合格（表明 D 等于或接近零）。

（4）由于两药是传统利尿药，故拟定 $\alpha = \beta = 0.01$。

3. 求出 a 与 b：在开放型单向量反应序贯试验中，求取 a 与 b 的公式如下：

$$a = \ln[(1-\beta)/\alpha]/\delta \qquad\qquad\qquad （式 31\text{-}3）$$
$$b = \delta/2 \qquad\qquad\qquad\qquad\qquad （式 31\text{-}4）$$

为避免计算麻烦，开放型边界系数（a 与 b）已制成表（见附表24）。本例在 $\alpha = \beta = 0.01$ 与 $\delta = 1.28$ 条件下，a 为 3.59，b 为 0.640。

4. 确定直线方程，并绘制序贯图（图31-2）：

$$U： \quad Y = a\sigma + b\sigma n = 3.59 \times 14.5 + 0.64 \times 14.5n = 52.1 + 9.3n$$
$$L： \quad Y = -a\sigma + b\sigma n = -52.1 + 9.3n$$

二、实践与分析

1. 进行实验并列表（表31-2）。
2. 逐一将实验结果及时绘制实验反应线（图31-2）。

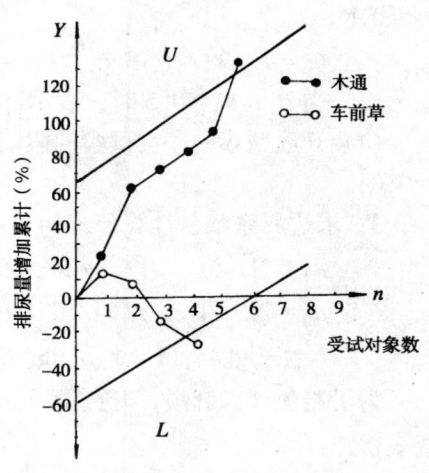

图 31-2　木通与车前草对尿量影响的序贯试验

表 31-2　　木通与车前草对尿量的影响

受试者	木通		车前草	
	排尿率增加 Y	增加累计 $\sum Y_i$	排尿率增加 Y	增加累计 $\sum Y_i$
1	18.0	18.0	14.5	14.5
2	42.2	60.2	−8.0	6.5
3	10.4	70.6	−16.5	−10.0
4	6.0	76.6	−20.4	−30.4
5	4.0	80.6		
6	40.0	120.6		

3. 显著性判断：木通反应线触及 U 线，故可认为有显著利尿作用（$P < 0.01$）；车前草反应线触及 L 线，故可认为无明显利尿作用。

第四节　开放型双向质反应序贯试验

一、设计

前已述及开放型序贯试验到底是双向还是单向的，这取决于试验本身的性质。假定欲比较 A 与 B，但对 A 与 B 孰优孰劣尚无把握，又不限定最大样本数，在这种情况下应当选择开放型双向序贯试验。双向序贯试验设计与单向不同，不仅要求 U 界与 L 界，而且要求 2 个中界（M 与 M）。双向序贯试验一般采用配对方式进行。

例 31-3　新旧复方镇痛的序贯试验。

1. 选定实验指标与方式：试验目的是比较新旧 2 个镇痛复方对风湿性关节炎患者的镇痛效果，实验指标是镇痛程度。由于不同人对镇痛的反应不同，因此本试验采用交叉配对方式。一部分病例先服新复方试验药，后服原复方对照药；另一部分病例先服原复方，后服新复方。进行这类试验应注意：①药物无蓄积与交互作用；②2 种药物交叉使用应有足够间隔期，以保证前一药物作用确实消失。间隔时间应达有效成分半衰期的 6~7 倍以上。本试验每药观察 2 天，让病人每天服药 2 次（9Am、4Pm 各 1 次），同服一方，具体患者先服何方，依随机决定。二药间隔期为 3 天，然后由病人判断服用何种复方镇痛作用较好。当病人判断新复方较原复方好时，结果记为 SF；当病人判断原复方较好时，结果记为 FS；当病人不能区分两者优劣时就不纳入记录。

2. 制定试验标准：

(1) θ_1 指的是试验药较对照药好的比率，此处即新复方较原复方好的比率。

$\theta_1 = SF$ 数／（SF 数 $+ FS$ 数）

规定 θ_1 多大才算试验药优于对照药，这由试验者的专业知识与预试情况决定，一般要求 $\theta_1 \geqslant 0.6$。本例规定 $\theta_1 = 0.8$。

(2) θ_0 指的是对照药较试验药好的比率，此处即原复方较新复方好的比率。为了简化序贯试验的方法，并使序贯试验图与横轴对称，一般将 θ_1 与 θ_0 定为同一数量。本例亦规定 $\theta_0 = 0.8$。

$\theta_0 = FS$ 数／（SF 数 $+ FS$ 数）

(3) 当 $\theta_1 = \theta_0 = 0.5$ 时，表示试验药与对照药的效果无明显差别。

(4) 开放型双向序贯试验的假阳性率有 2 个，故 I 型错误概率是 2α，本例拟定 $2\alpha = \beta = 0.05$。

3. 求边界系数：计算公式如下：

$$a_1 = 2\lg[(1-\beta)/\alpha]/\lg[\theta_1/(1-\theta_1)] \qquad\qquad (式 31-5)$$
$$a_2 = 2\lg[(1-\alpha)/\beta]/\lg[\theta_1/(1-\theta_1)] \qquad\qquad (式 31-6)$$
$$b = -\lg[4\theta_1(1-\theta_1)]/\lg[\theta_1/(1-\theta_1)] \qquad\qquad (式 31-7)$$

为了避免计算麻烦，开放型双向质反应序贯试验边界系数已制成表（见附表 25）。本例查表得知：

在 θ_1 为 0.8，$2\alpha = \beta = 0.05$ 的条件下，$a_1 = 5.25$，$a_2 = 4.29$，$b = 0.322$。

4. 确定直线方程并制成序贯图（图 31-3）：

U：$Y = a_1 + bn = 5.25 + 0.322n$　　　　　　L：$Y = -a_1 - bn = -5.25 - 0.322n$

M：$Y = -a_2 + bn = -4.29 + 0.322n$　　　　M'：$Y = a_2 - bn = 4.29 - 0.322n$

二、实践与分析

1. 进行试验并将结果列于表 31-3。

2. 逐一将试验结果及时绘制试验反应曲线（图 31-3）。

表 31-3　新、旧复方镇痛效果的序贯
试验结果

病例	结果	病例	结果	病例	结果
1	SF	6	SF	11	FS
2	FS	7	SF	12	FS
3	FS	8	FS	13	FS
4	SF	9	SF	14	FS
5	SF	10	SF		

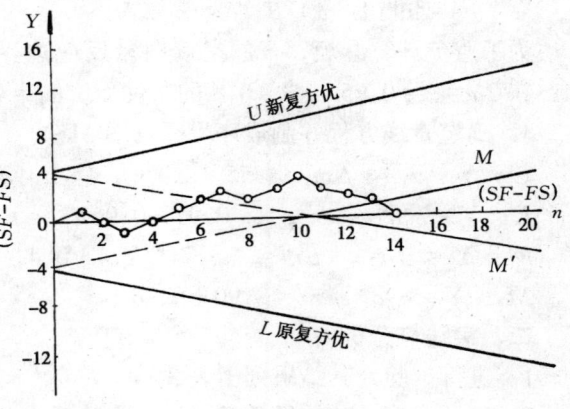

图 31-3　新、旧复方镇痛效果比较的序贯试验图

3. 显著性判断：在开放型双向序贯试验中，当试验线触及上界 U 时，表示试验药优于对照药；当试验线触及下界 L 时，说明对照药优于试验药；当实验线触及中界 M 与 M' 时，即试验药与对照药无显著差别。本例实验线触及中界，故新复方与原复方的镇痛疗效差异无统计学意义（$P > 0.05$）。

第五节　开放型双向量反应序贯试验

一、设计

开放型双向量反应序贯试验的设计原则上也与质反应相同，但有以下 2 个特点：一是预先了解标准差（σ）；这可通过预试验计算，也可采用近似估计法，前已述及单向量反应标准差的近似估计是 $\sigma \approx \sqrt{2}\sigma_0$，双向量反应配对试验多一层比较，故其近似值 $\sigma \approx 2\sigma_0$。二是序贯图纵坐标为反应累计值（$\sum Y_i$）。

例 31-4　2 个中药复方降压的序贯试验。

1. 选定试验指标与方式：比较两药降压疗效，选用动脉压作为试验指标。假定比较天麻钩藤饮与六味地黄汤对Ⅱ期高血压病的影响，首先各个患者在服药前测 3 次清晨动脉压。令患者先服一药，连服 5 天；而后停用 4 天，再服另一药。各个患者服用方剂的次序依随机决定，各个患者服药后第 4 天与第 5 天清晨复查动脉压，根据服药前后动脉压变化判断疗效，现按开放型双向量反应序贯试验进行此项研究。

2. 制定试验标准：

（1）指标界限：两药血压下降差值 $D = A - B$，此处 A 与 B 分别代表两药各自的血压下降值。本试验要求 $D \geq 15\text{mmHg}$ 才算一药优于另一药。

（2）标准差：已知这批观察对象服药前血压标准差（σ_0）为 8.94mmHg，那么，服药后血压下降量的标准差 σ 应为 $\sqrt{2} \times 8.94 = 12.64$（mmHg）。而 $D = A - B$，故 D 的标准差 σ 应为 $\sqrt{2} \times 12.64 = 17.87$（mmHg），实际可按 $\sigma_1 = 2\sigma_0 = 2 \times 8.94 = 18$（mmHg）。

（3）合格水平：$\delta = D/\sigma_1$，本试验 $\delta = 15.0/18.0 = 0.8$，$\delta \leq 0$ 为不合格水平。

（4）2α 与 β 水平：本试验定 $2\alpha = \beta = 0.05$。

3. 求取边界系数：计算公式如下：

a_1 采用式 31-3，b 采用式 31-4，a_2 求取公式如下：

$$a_2 = \ln[(1-\alpha)/\beta]/\delta \qquad \text{(式 31-8)}$$

为了避免计算麻烦，开放型双向量反应边界系数已制成表（见附表 26）。本例查表得知：在 $2\alpha = \beta = 0.05$ 与 $\delta = 0.8$ 的条件下，$a_1 = 4.55$，$a_2 = 3.71$，$b = 0.40$。

4．确定直线方程并制成序贯图（图 31-4）：

U：$Y = a_1\sigma + b\sigma n = 4.55 \times 2.4 + 0.4 \times 2.4n = 0.92 + 0.96n$

L：$Y = -a_1\sigma - b\sigma n = -0.92 - 0.96n$

M：$Y = -a_2\sigma + b\sigma n = -3.71 \times 2.4 + 0.4 \times 2.4n = -8.90 + 0.96n$

M'：$Y = a_2\sigma - b\sigma n = 8.90 - 0.96n$

二、实践与分析

1．进行试验，其结果列于表 31-4。

2．逐一登记试验结果并及时绘制实验反应曲线（图 31-4）。

3．显著性判断：判断原则同前，本实验反应线触及上界 U 线，表明天麻钩藤饮对 II 期高血压病降压疗效优于六味地黄汤。

表 31-4　天麻钩藤饮与六味地黄汤降压效应比较

病例	动脉压下降量（mmHg）		差值	差值累计
	天麻钩藤饮	六味地黄汤		
1	30	0	30	30
2	18	26	-8	22
3	40	10	30	52
4	33	5	28	80
5	28	0	28	108
6	22	10	12	120
7	10	30	-20	100
8	36	20	16	116
9	22	5	17	133
10	40	-10	50	183

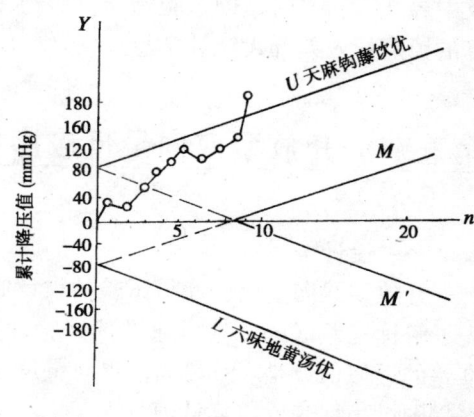

图 31-4　天麻钩藤饮与六味地黄汤降压效果比较

第六节　闭锁型序贯试验的设计与分析

一、应用范围

前已指出开放型序贯试验在双向试验中有可能实验曲线拉得很长，而迟迟得不到结论。闭锁型序贯试验设计在性质上通常是双向的，除规定 U，L 界与 M 界外，而且设法使 U、L 与 M 界可连接起来，因此闭锁型序贯试验图是封闭式的，这就保证了受试对象超过一定数量之前，试验曲线必定要触及任一界限，从而避免了迟迟得不到结论的缺点。所以，凡试验结果方向性捉摸不定的双向试验，均可选用闭锁型序贯试验设计。闭锁型序贯试验设计包括截段设计、格型设计、翼型设计、楔形设计、Becktel 设计、Choi 设计等等。本书仅介绍常用的翼形设计与楔形设计。

二、翼形设计

翼形设计（wing design）又称 Armitage 设计。它的取名是由于这种设计的边界线 U、

L 和 M'，M'' 围成的序贯试验图形似机翼。这种设计常用于闭锁型双向质反应序贯试验。

例 31-5　两个复方治疗胃炎的序贯试验。

1. 制定试验标准：假定将慢性浅表性胃炎患者根据病情、性别与年龄进行配对，而后在对子内按随机原则，分别服丁香柿蒂汤和六君子汤，疗程为 1 个月。1 个月后根据服药前后症状、体征、化验与特殊检查结果进行疗效综合评分，然后在对子内按照疗效综合评分结果比较两药的优劣。丁香柿蒂汤优于六君子汤记为 SF，反之记为 FS，凡综合评分两药相等者不计入。现就试验标准规定如下：

（1）θ_1 指丁香柿蒂汤较六君子汤好的比值，θ_0 指六君子汤较丁香柿蒂汤好的比值。

$$\theta_1 = SF \text{ 数}／（SF \text{ 数}＋FS \text{ 数}） \qquad \theta_0 = FS \text{ 数}／（SF \text{ 数}＋FS \text{ 数}）$$

一般在较少的配对病人中比较两药的优劣，可采用 $\theta_1 = \theta_0 = 0.95$。

（2）要求 $2\alpha = \beta = 0.05$。

2. 查小样本翼形设计的边界坐标表（附表 27）得知

在 $2\alpha = \beta = 0.05$ 与 $\theta_1 = 0.95$ 条件下，边界点坐标如下：

不同对 n	U	L	M'		M''	
			n	Y	Y	n
6	6	-6	6	0	6	0
11	9	-9	13	7	13	-7
13	9	-9				

3. 根据边界坐标制成序贯图（图 31-5）。

4. 进行实验并将结果列于表 31-5。

5. 逐一将试验结果及时绘制实验反应线（图 31-5）。

表 31-5　丁香柿蒂汤与六君子汤的疗效

病例对	结果	病例对	结果
1	SF	6	SF
2	SF	7	SF
3	FS	8	SF
4	SF	9	SF
5	SF		

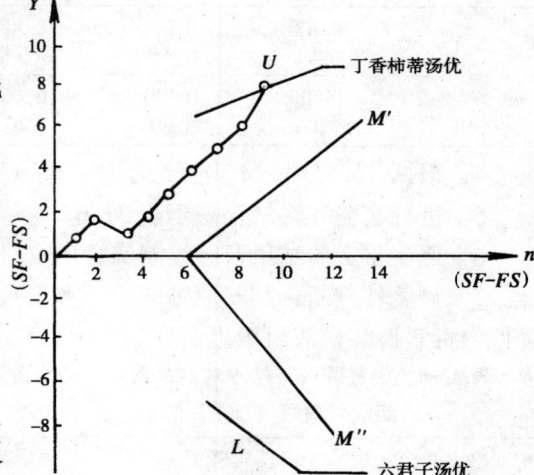

图 31-5　丁香柿蒂汤与六君子汤对
浅表性胃炎疗效比较

6. 显著性判断：判断原则同前。本试验反应线触及上界 U，表明丁香柿蒂汤对浅表性胃炎的疗效优于六君子汤。

三、楔形设计

楔形设计（wedge design）又称 Schreiderman - Armitage 设计。它是由于中界 M 向内推进呈楔形而得此名。这种设计适用于闭锁型双向量反应序贯试验。

例 31-6　山莨菪碱抑制组织蛋白酶的序贯试验。

1. 制定试验标准：把内毒素由静脉注入家兔以造成内毒素血症，家兔依品种、窝别、性别与体重配对。在内毒素注入后将一半动物以生理盐水静脉滴注作对照，另一半静脉注入山莨菪碱液，两者注入容量与速度相同。注入内毒素前与注后 6 小时取血检查血清组织蛋白酶（U/L）的含量，取其增加值作指标。试验标准规定如下：

（1）指标界限：要求接受山莨菪碱的动物较接受盐水的动物的血清组织蛋白酶活性增加值低 0.60U/L，才算山莨菪碱有效，也就是说 $D \geqslant 0.60$U/L。

（2）标准差：已知盐水组血清组织蛋白酶活性增加值的标准差为 0.424U/L，那么 D 的标准差 σ_D，近似地等于 $\sqrt{2} \times 0.424 = 0.60$U/L。

（3）合格水平：$\delta = D/\sigma_D = 0.60/0.60 = 1.0$

（4）要求 $2\alpha = \beta = 0.05$。

2. 建立 U 界与 L 界：楔形设计的 U 界和 L 界的确定与开放型双向量反应序贯试验设计一样，可通过查阅附表 26 而得：$a_1 = 3.64$，$b = 0.50$

则 U：$Y = 3.64 \times 0.60 + 0.50 \times 0.60n = 2.18 + 0.30n$ L：$Y = -2.18 - 0.30n$

3. 求出楔形中界（M）的坐标：关于楔形设计的中界坐标已列成表（附表 28）。但这表为 $2\alpha = \beta = 0.05$，$\sigma^2 = 1$，$D = 1$ 条件下的中界（M）的坐标。若 $\sigma^2 \neq 1$，$D \neq 1$ 时，则横轴上的 n 与纵轴上的 Y 则应进行以下转换：

$$n' = n_{\text{表}}/\delta^2 \qquad\qquad\qquad (\text{式}31\text{-}9)$$
$$Y' = Y_{\text{表}} \cdot \sigma/\delta \qquad\qquad\qquad (\text{式}31\text{-}10)$$

本例 $\sigma^2 \neq 1$，而是 $\sigma^2 = (0.60)^2 = 0.36$；$D \neq 1$，而是 $D = 0.6$，故查表后应进行 $n \rightarrow n'$ 与 $Y \rightarrow Y'$ 转换。

本例 $\delta = 1.0$，故 $n' = n_{\text{表}}/1.0^2 = n_{\text{表}}$。本例 $\sigma = 0.6$，故 $Y' = 0.6Y_{\text{表}}/1.0 = 0.6Y_{\text{表}}$

经过数据变换后的适用于本研究的楔形中界坐标如下：

N' Y'							
7.47	8.00	9.00	10.00	11.00	12.00	13.00
0	0.48	0.90	1.26	1.68	2.10	2.58
N' 14.00	15.00	16.00	17.00	18.00	18.85	18.91
Y' 3.06	3.60	4.20	4.92	5.82	6.48	7.85

4. 根据 U，L 与 M 坐标绘制序贯图（图 31-6）。

5. 进行实验并将结果列于表 31-6。

6. 逐一将实验结果及时绘制实验反应曲线（图 31-6）。

7. 显著性判断：判断原则同前。本实验反应线触及上界 U 线，故山莨菪碱具有较强的降低内毒素血症血清组织蛋白酶的作用。

表 31-6   山莨菪碱与盐水对内毒素血症动物血清组织蛋白酶（U/L）的影响

配对数 (n)	盐水组 增加值(X_1)	山莨菪碱组 增加值(X_2)	差值 (d)	差值累计 ($\sum d_i$)
1	3.4	2.2	1.2	1.2
2	3.8	2.8	1.0	2.2
3	3.3	3.0	0.3	2.5
4	2.8	2.6	0.2	2.7
5	2.0	1.8	0.2	2.9
6	2.5	2.5	0.0	2.9
7	3.0	2.5	0.5	3.4
8	2.2	2.0	0.2	3.6
9	2.5	1.5	1.0	4.6

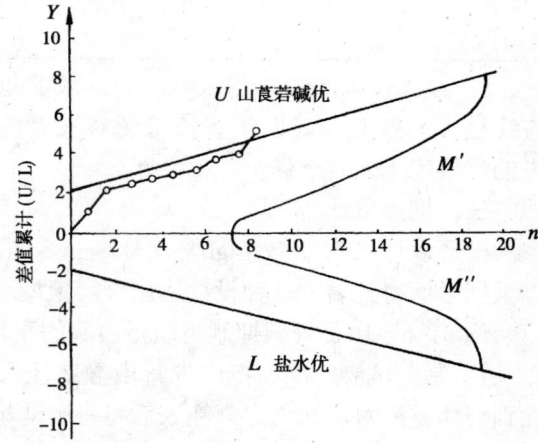

图 31-6   山莨菪碱与盐水对内毒素血症动物血清组织蛋白酶的作用

第七节 成组序贯试验

以上介绍的传统序贯设计是逐个（对）试验，逐一分析，下一个（对）是否进入试验要等上一个（对）结果分析后才能决定，故主要用于急性或短期试验。可是临床上相当部分疾病的治疗效果需要较长时间（数周至数月）才能明确，在这种情况下，无法使用传统序贯试验设计。其次，在大样本的多中心临床试验中，应当每隔一定时间将已累积资料进行一次统计分析（中期分析）。成组序贯设计（group sequential design）能够适用于显效较慢与多中心临床试验的需要。

一、设计与分析方法

1. 基本思路：成组序贯设计实质上是分段试验，逐段分析。它是将试验的全过程划分为 K 个（≤ 10）连贯的时段，每个时段内都有 $2n$ 个受试者，随机等份为两组（每组 n 个），分别接受 A、B 两种处理。当第 i 个（$i \leq K$）时段内试验完毕时，就将已累积资料进行统计分析，如拒绝 H_0，则可结束试验；若仍不能拒绝 H_0，则继续下一阶段试验。为到 K 阶段结束后，仍不能拒绝 H_0 那么就应接受 H_0，停止试验。

2. 估计每个时段的每组样本量（n）：

（1）两均数比较采用：$n = 2\sigma^2(\Delta / d^2)$ （式31-11）

（2）两个率比较采用：$n = 2P(1-P)[\Delta / (P_A - P_B)]^2$ （式31-12）

式中 σ，d、P_i，P 意义与 t、u 检验时相同；Δ 值是专为估算每个时段各组 n 所设（附表29）。

应当指出：① 尽管附表29列出 10 个时段（$K=10$），但在实际工作中最好是 $K \leq 5$。因 $K > 5$ 之后平均样本量减少并不多，难以体现序贯设计节约样本的优点。②虽然此表是基于方差已知的正态变量情况下导出，但也可用于方差未知的正态变量及二项变量等情况，其误差是相当小的。

3. 统计分析：

（1）两均数比较：在已知总体方差 σ^2 时，可用下式进行 Z 检验

$Z_i = \sqrt{in/2} \times \bar{d}_i / \sigma$ （式31-13）

$\bar{d}_i = \sum (\bar{x}_1 - \bar{x}_2) / i$，$i = 1, 2, \cdots, k$ （式31-14）

在未知 σ^2 时，用 t 检验

$t = \bar{d}_i / \sqrt{(S_{A_i}^2 + S_{B_i}^2) / in}$ （式31-15）

$\nu = 2in - 2$ （式31-16）

式中 S_i 为前 i 个时段联合估计的标准差。

（2）两样本率比较：通常采用下式进行 Z 检验

$Z_i = (P_{A_i} - P_{B_i}) \sqrt{in} / \sqrt{2\overline{P}_i(1 - \overline{P}_i)}$ （式31-17）

式中 P_{A_i} 和 P_{B_i} 为两组累计样本率；$\overline{P}_i$ 为合并平均率，即

$\overline{P}_i = (P_{A_i} + P_{B_i}) / 2$ （式31-18）

（3）判断：在成组序贯试验的过程中，通常需要进行多次显著性检验，这会引起 I 类错误的概率增大。然而保证总的显著性水平等于 α 是正确统计推断的前提，因此务必使每个

阶段假设检验的显著性水平不同程度地小于 α。这种为稳定显著性水平小于 α 的降低的值，称为名义显著性水平（α'）。附表 29 列出成组序贯设计的 α' 及相应的 Z' 值。只有 $Z_i \geqslant Z'$，才能表明 $P \leqslant 0.05$。

二、两均数比较

以下举例说明计量资料的成组序贯试验设计与统计分析。

例 31-7　假定比较新复方 A 与传统复方 B 对于再生障碍性贫血的疗效，以血红蛋白增加作为观察指标。已知 B 方的标准差为 24g/L，期望 A 方的疗效平均比 B 方高出 10g/L。现按成组序贯设计进行试验，并作逐段分析。

1. 确定时段：本例取 $K=5$。这意味包括中间 4 次分析与最后 1 次总的统计分析。

2. 确定 α 与 β 水平：本例取 $\alpha=\beta=0.05$。

3. 查附表 29 得知：当 $K=5$ 时，$\alpha'=0.0158$，$Z'=2.413$，$\Delta=1.759$。

4. 估算 n：已知 $\sigma=24$，$d=10$，计算 n

$$n = 2 \times 24^2 \times (1.759/10)^2 = 35.6 \approx 36$$

即每个时段每组各需 36 个病例进行试验。估计最大样本数为 $36 \times 2 \times 5 = 360$。

5. 分段试验并逐段分析：每进行一个时段试验，就将已有全部资料（包括以前时段数据）进行基本统计运算并列表（表 31-7），然后按公式（31-13）求出 Z_i，其后依照 Z' 标准作出统计推断。

表 31-7　　　　　方差已知时两均数比较成组序贯试验结果

时段（i）	累计例数	$\bar{x}_{A_i}$	$\bar{x}_{B_i}$	d_i	Z_i	推断
1	72	86.4	76.4	10.0	1.768	不拒绝 H_0，继续试验
2	144	86.5	78.0	8.5	2.125	不拒绝 H_0，继续试验
3	216	86.8	77.6	9.2	2.817	拒绝 H_0，结束试验

其中 $Z_1 = \sqrt{1 \times 36/2} \times 10.0/24 = 1.768$

$Z_2 = \sqrt{2 \times 36/2} \times 8.5/24 = 2.125$

$Z_3 = \sqrt{3 \times 36/2} \times 9.2/24 = 2.817$

因 Z_3（2.817）$> Z'$（2.413），$P<0.05$，故可认为 A 方升高血红蛋白的疗效优于 B 方。

如该例方差未知，可先估计总体方差 σ^2 以求 n。通常根据预试情况进行估计。本例若设 $\sigma^2=24^2$，求 n（36）同上。各时段试验结果（$\bar{x} \pm s$）列于表 31-8。然后按式 31-15 进行 t 检验并作统计推断。

表 31-8　　　　　方差未知时两均数比较序贯试验结果

时段（i）	累计例数 n	$\bar{x}_{A_i} \pm s_{A_i}$	$\bar{x}_{B_i} \pm s_{B_i}$	t_i	P	推断
1	72	86.4±26.3	76.4±24.8	1.660	>0.05	不拒绝 H_0，继续试验
2	144	86.5±26.8	78.0±26.4	1.917	>0.05	不拒绝 H_0，继续试验
3	216	86.8±24.0	77.6±23.6	2.840	<0.05	拒绝 H_0，结束试验

$t_1 = (86.4 - 76.4)/\sqrt{(26.3^2 + 24.8^2)/(1 \times 36)} = 1.660$

$t_2 = (86.5 - 78.0)/\sqrt{(26.8^2 + 26.4^2)/(2 \times 36)} = 1.917$

$t_3 = (86.8 - 77.6)/\sqrt{(24.0^2 + 23.6^2)/(3 \times 36)} = 2.840$

由于 $t_3 > t_{0.05(214)}$，$P < 0.05$，故可认为 A 方疗效优于 B 方。

三、两样本率比较

以下举例说明计数资料的成组序贯试验设计与统计分析。

例 31-8　假定比较中药 A 与中药 B 治疗某病证的有效率。已知，B 药的有效率为 60%，经预试可期望 A 药的有效率达到 80%。现用成组序贯设计进行试验并作逐段分析。

1. 确定时段：本例取 $K = 4$。

2. 确定 α 与 β：本例 $\alpha = \beta = 0.05$。

3. 查附表得知：当 $K = 4$ 时，$\alpha' = 0.0182$，$Z' = 2.361$，$\Delta = 1.949$。

4. 估算 n：现估计 $P_A = 0.80$，$P_B = 0.60$，故 $P = (0.8 + 0.6)/2 = 0.7$，依式 31-12 计算 n。

$$n = 2 \times 0.7(1 - 0.7)[1.949/(0.8 - 0.6)]^2 = 39.9 \approx 40$$

即每个时段每组各需 40 个病例进行试验。估计最大样本数为 $40 \times 2 \times 4 = 320$。

5. 分段试验并逐段分析：本例结果如表 31-9 所示，依公式（31-17）求出 Z_i，而后根据 Z' 标准作出统计推断。

表 31-9　　　　　　　　　两样本率比较的成组序贯试验结果

时段（i）	累计例数（$2in$）	P_{A_i}	P_{B_i}	$\bar{P}_i$	Z_i	推断
1	80	0.7556	0.5856	0.6706	1.618	不拒绝 H_0，继续试验
2	160	0.8478	0.6340	0.7409	3.086	拒绝 H_0，结束试验

$$Z_1 = (0.7556 - 0.5856)\sqrt{1 \times 40}/\sqrt{2 \times 0.6706(1 - 0.6706)} = 1.618$$

$$Z_2 = (0.8478 - 0.6340)\sqrt{2 \times 40}/\sqrt{2 \times 0.7409(1 - 0.7409)} = 3.086$$

因 $Z_3(3.086) > Z'(2.361)$，$P < 0.05$，故可认为 A 药疗效优于 B 药。

第八节　序贯试验的注意事项

1. 由于序贯试验只能回答单一问题，因此不宜用于多因素研究。

2. 传统序贯试验要求较快获得结果，所以反应慢的过程不宜选用序贯试验。对于奏效较慢的疗效比较和大样本多中心临床试验，宜选用成组序贯试验。

3. 由于序贯试验所用受试对象明显少于其他设计，故务必切实注意样本的代表性与两组间可比性。能做到配对的尽量配对，无法配对的务必注意两组均衡性。

4. 正确选用序贯设计类型。根据专业信息与预试验，估计可信度较大，且受试对象数量不受限制，可采开放型；若结果模糊性很大，且受试对象数量受到限制，宜采用闭锁型；仅回答有效或无效时多用单向试验；比较两者谁优谁劣多用双向试验。至于是质反应还是量反应试验取决于指标性质与试验目的要求。

5. 因为序贯试验能较快而明确地回答问题，所以将序贯试验与其他设计结合起来，将有利于复杂研究工作的进行。例如在序贯试验验证某经验方的基础上，再采用正交试验改进组方，便有可能进一步提高疗效。

（贺石林）

第三十二章 正交试验的设计与分析

正交设计（orthogonal design）是按照正交表和相应的交互表进行的实验设计，它是进行多因素多水平实验的效率很高的设计方法。这种设计不仅能明确各因素的主次地位，而且可能知道哪些因素存在交互影响，还可以找出诸因素各水平的最佳组合，因此它已广泛地应用于各个专业的科研领域。正交设计法保留了析因设计整体考虑、综合比较的优点，避免了析因设计的全面试验、工作量大的弊病。实际上，正交设计是全面考虑的部分实施，具有在空间中均匀分散，在分析时整齐可比的特点。若以 n 代表实验方案数，k 代表水平数，m 代表因素数，析因设计 $n = k^m$。而水平数相等的绝大多数正交设计 $n = (k-1)m + 1$。例如，7 个因素 2 个水平的实验，若按析因设计需 $n = 2^7 = 128$ 种搭配，而正交设计只需进行 $n = (2-1)7 + 1 = 8$ 种搭配，按 $L_8(2^7)$ 正交表只有 8 种方案，按 $L_{16}(2^{15})$ 正交表只需 16 种方案，这就使工作量减少至原来的 1/16 或 1/8。因此，一切多因素多水平的实验，诸如临床上多因素综合治疗、细胞培养最佳条件组合、PCR 最适条件、有效成分提取与纯化的最优条件、多步骤的化验过程与多环节的药品生产等等，都可使用正交设计来确定最佳搭配。特别是中医治病大多使用复方，并且各药剂量不一，也就是说，中药方剂大多是多因素多水平的，因此利用正交设计研究中药或中西药结合复方，是一种多快好省的设计方法。

第一节 正交设计的工具

一、正交表

正交表的表达形式是 $L_n(k^m)$，其中 L 代表正交表，n 代表试验方案号数，k 代表水平数，m 代表可能安排的最大因素数。如 $L_8(2^7)$ 正交表（表 32-1），其中 L 下角的数字 8 表示有 8 个横行，即有 8 种搭配（试验方案）；括号内的指数 7 表示有 7 个纵列，即代表允许安排的最多因素数是 7 个；括号内的数字 2 表示每个因素有 2 个水平，即水平 1 与水平 2。这种正交表都具有以下 2 个数学性质：①每列中水平 1 与水平 2 出现次数相等（两者各为 4 次）；②任意 2 列中，将一横行的水平看成有序的数对（1, 1; 1, 2; 2, 1; 2, 2），每种数对出现的次数相等（每个数对各为 2 次）。这 2 个数学性质就是正交性的体现。正交性的存在，使得各种搭配的一小部分均衡地分散到试验范围各部位中去，因而这些部位具有较强的代表性。

常见的同水平正交表有：$L_4(2^3)$、$L_8(2^7)$、$L_{16}(2^{15})$……；$L_9(3^4)$、$L_{27}(3^{13})$……；$L_{16}(4^5)$……等（详见本书附表 30～附表 40）。有时试验需要使用混合水平正交表，如 $L_8(4^1 \times 2^4)$ 等。

表 32-1		正交表 $L_8(2^7)$					
试 验	列 次						
方案号	1	2	3	4	5	6	7
1	1	1	1	1	1	1	1
2	1	1	1	2	2	2	2
3	1	2	2	1	1	2	2
4	1	2	2	2	2	1	1
5	2	1	2	1	2	1	2
6	2	1	2	2	1	2	1
7	2	2	1	1	2	2	1
8	2	2	1	2	1	1	2

表 32-2	$L_8(2^7)$ 交互作用表						
列次	1	2	3	4	5	6	7
	(1)	3	2	5	4	7	6
		(2)	1	6	7	4	5
			(3)	7	6	5	4
(列次)				(4)	1	2	3
					(5)	3	2
						(6)	1
							(7)

正交表中每列的自由度 ν＝水平数 -1。如 $L_8(2^7)$ 正交表每列自由度 $\nu=2-1=1$；而 $L_8(4^1 \times 2^4)$ 正交表，第 1 列自由度 (ν) 为 $4-1=3$，其他 4 列的 ν 为 $2-1=1$，余此类推。

二、交互表

在部分 n 为 8 的倍数 2^m 型正交表的安排中，任何 2 列同一横行的水平相同时（1，1；2，2），交互列该横行的水平数字必为 1；若不相同（1，2；2，1），则交互列该横行的水平数字必为 2。正交表这一性质是适应研究 2 个因子对反应综合影响的需要而产生的。正由于这样，虽某些搭配未做，但交互作用可以推导出来。根据这个道理，每个正交表还配有相应的交互作用表。从交互作用表上可以查出正交表中任何 2 列的交互作用列。例如 $L_8(2^7)$ 的交互作用表（表 32-2），从表中带括号的列号起由左往右看，它与另一列号垂直交点的数字就是交互作用列，如第 (1) 列与第 2 列的交互作用是第 3 列，第 (3) 列与第 6 列的交互作用是第 5 列……

实际上交互作用可分为数级：2 个因素的综合影响为一级交互作用（如 A×B，A×C，…），3 个因素则为二级交互作用（如 A×B×C、B×C×D，…），4 个因素则为三级交互作用（如 A×B×C×D，…），余此类推。一般说来，一级交互作用部分是必须考虑的，而二级交互作用多数可以忽略，三级与三级以上的交互作用在大多数情况下是可以不考虑的。当然，对于交互作用哪些必须考虑与哪些可以忽略，应视具体情况具体分析，主要根据专业知识和实验目的而定。二级或多级交互作用并无专表，仍使用普通交互表，采用逐级查找法。如欲找出 1、2、4 三列的交互列，则先查到 (1)、2 列交互在 3 列，而后查到 (3)、4 列交互在 7 列，此即表明 1、2、4 三列交互在 7 列。余此类推。

第二节　表头设计

正交设计的首要关键是表头设计。所谓表头设计就是将因素及其交互作用在正交表的表头上进行有计划地合理安排。一个表头设计就是一个设计方案。

一、表头设计的原则

1. 在多因素中凡已成定论者可固定化，而不列入观察的因素；需观察的因素应当精选，宜少勿多。精选因素应根据预备试验或/与临床经验而定。

2. 水平数与具体剂量根据实验目的，参照专业知识与预备试验或实践经验而定。

3．能忽略的交互作用应尽量忽略。

4．因素与不可忽略的交互作用不能排在同一列，不混杂是表头设计的根本原则。否则，无法分析效应究竟由何引起。

二、表头设计的步骤

1．确定列数：欲观察的处理因素与不可忽略的交互作用共有多少个，就需要安排多少列。当每个试验号无重复，只有1个试验数据或均值时，为便于统计分析，在2^{m}型可设2个或多个空白列，以作计算误差项之用；若仅1列，则F值标准很高，统计效率低。但在多数情况下，每个试验号有重复（即有多个试验数据时，一般3～5个），可以不设空白列，这样能够获得较多的信息。

2．确定水平数：水平数如何确定（有或无，不同剂量或不同等级），这取决于实验目的。如果实验目的是决定因素取舍，则可设有、无2个水平；若欲了解最佳剂量搭配，则应用不同剂量作为不同水平。

3．选定正交表：根据确定的列数与水平数，选择相应的正交表。如欲观察5个因素，10个一级交互作用，不留空白列，且每个因素取2个水平，则应选$L_{16}(2^{15})$正交表。

4．表头安排：在正交表的表头进行处理因素与交互作用的合理安排。在安排时务必优先考虑交互作用不可忽略（包括不知能否忽略）的处理因素，按照不可混杂的原则，将它们及其交互作用首先在表头排妥。而后将其余可以忽略交互作用的那些处理因素任意安排在剩下的各列上（剩下的列为空白列）。

5．检查：检查需观察因素与交互作用在列安排上有无混杂现象。如有混杂，应予调整，以确保无混杂。

6．组织实验方案：抽出处理因素所占的列组成实验方案表。例如，研究1种含4项成分（A、B、C、D）的抗过敏复方，体外观察它对肥大细胞脱颗粒的抑制效应，其中A与B交互作用不可忽略。由于处理因素有4个，不可忽略交互作用有1个，再加2个空白，故共有7列。每个成分选2个剂量，即有2个水平。因此，选用$L_8(2^7)$正交表作出如下表头设计（表32-3）。

表32-3　　　$L_8(2^7)$表头设计

列号	1	2	3	4	5	6	7
因素与交互作用	A	B	A×B	C			D

由于A、B两因素需要观察交互作用，故将二者分别优先安排在第1、2两列。根据交互表A×B交互安排在第3列，于是C安排在第4列，这时D安排在其他任何一列均可。但由交互表可知，A×C交互在第5列，B×C交互在第6列。尽管未考虑A×C与B×C，为避免混杂的嫌疑，以将D安排在第7列为妥。因此表头设计如表32-3。于是由第1、2、4、7列组成实施方案。以何剂量为水平1或2，一般主张仍按随机的原则决定。此处A以4μg为水平1，以8μg为水平2；B以4μg为水平1，以2μg为水平2；C以9μg为水平1，以6μg为水平2；D以5μg为水平1，以10μg为水平2。按照$L_8(2^7)$正交表，则组成如下8个组方（表32-4）进行试验。

表32-4　　　抗过敏正交设计方案

列号		1	2	4	7
成分		A	B	C	D
处方	1	1（4）	1（4）	1（9）	1（5）
	2	1	1	2（6）	2（10）
	3	1	2（2）	2	2
	4	1	2	2	1
	5	2（8）	1	1	2
	6	2	1	2	1
	7	2	2	1	1
	8	2	2	2	2

但若除 4 个因素与所有一级交互作用均需了解外，且需知道它们全部的二级交互及 4 药的三级交互作用时，则应选用 $L_{16}(2^{15})$ 正交表，可作如下表头设计（表 32-5）。

表 32-5 $L_{16}(2^{15})$ 表头设计

列号	1	2	3	4	5	6	7	8	9	10	11	12	13	14	15
因素与交互作用	A	B	AB	C	AC	BC	ABC	D	AD	BD	ABD	CD	ACD	BCD	ABCD

总之，表头设计以不混杂为准则，具体排列可以灵活运用。

三、常用二水平正交表的表头设计

为避免因素与交互作用混杂，以下列出最常用的表头设计模式。

表 32-6 $L_8(2^7)$ 表头设计

因素数	列 号						
	1	2	3	4	5	6	7
3	A	B	A×B	C	A×C	B×C	A×B×C
4	A	B	A×B	C	A×C	B×C	D
			C×D		B×D	A×D	

1. $L_8(2^7)$ 正交表表头设计参考（表 32-6）。

当 4 个因素选用 $L_8(2^7)$ 正交表时，第 3 列存在 A×B 与 C×D 两种可能，究竟属于何种交互作用，取决于专业设计，余此类推。

2. $L_{16}(2^{15})$ 表头设计参考（表 32-7）。

表 32-7 $L_{16}(2^{15})$ 表头设计

因素数	列 号														
	1	2	3	4	5	6	7	8	9	10	11	12	13	14	15
4	A	B	A×B	C	A×C	B×C	ABC	D	A×D	B×D	ABD	C×D	ACD	BCD	ABCD
5	A	B	A×B	C	A×C	B×C	D×E	D	A×D	B×D	C×E	C×D	B×E	A×E	E
6	A	B	A×B	C	A×C	B×C		D	A×D	B×D	E	C×D	B×E	A×E	C×E
			D×E		D×F	E×F			B×E	A×E		A×F			B×F
									C×F						
7	A	B	A×B	C	A×C	B×C		D	A×D	B×D	E	C×D	F	G	C×E
			D×E		D×F	E×F			B×E	A×E		A×F			B×F
			F×G		E×G	D×G			C×F	C×G		B×G			A×G
8	A	B	A×B	C	A×C	B×C	H	D	A×D	B×D	E	C×D	F	G	C×E
			D×E		D×F	E×F			B×E	A×E		A×F			B×F
			F×G		E×G	D×G			C×F	C×G		B×G			A×G
			C×H		B×H	A×H			G×H	F×H		E×H			D×H

第三节　多水平与混合水平的正交设计

一、多水平的正交设计

以上讨论的都是多因素两个水平（2^m 型）的正交设计，它可看出不同因素的主次、因素之间交互作用以及不同水平效应的差异，实际上主要解决定性问题。如果在 2^m 型试验基础上需要对主要因素进一步进行剂量水平的选择，则需用多水平的正交设计表，这主要解决定量的问题。由于多水平正交设计中任何两列的交互不是占一列而是占 2 列或多列，因此使用多水平（$K \geqslant 4$ 水平）的正交试验来观察交互作用，其工作量是很大的。通常都是在交互作用已经明确，只需将最佳剂量进一步摸准的情况下，采用多水平正交设计。例如研究血府逐瘀汤对弥散性血管内凝血的疗效，通过 2^m 型正交试验已经证明其中以当归、川芎、赤芍、红花 4 药较为重要，且知当归与川芎存在交互作用时，则可采用 $L_9(3^4)$ 正交表将这种药的剂量进一步加以探索（表 32-8）。也就是说，每药选用 3 个水平，即在较好水平（从 2^m 实验结果分析已知）上下各再设一个水平进行实验。常用的多水平正交表有 $L_9(3^4)$、$L_{16}(4^5)$、$L_{25}(5^6)$ 等。

二、混合水平的正交设计

前面介绍的均为同一位级的正交设计。在实际工作中，对于某些主要因素可能需了解细致一些，则要安排多个水平；而比较次要因素只安排 2 个水平，此时应用混合水平正交表。常用的混合水平正交表有 $L_8(4^1 \times 2^4)$、$L_{16}(4^1 \times 2^{12})$、$L_{16}(4^2 \times 2^9)$ 等。例如，观察四逆汤对内毒素休克的疗效，从初步试验中得知附子是主药，而干姜与甘草是次要的，现欲进一步找出最佳搭配，则以选用 $L_8(4^1 \times 2^4)$ 正交表为宜，由此得出如下 8 个处方（表 32-9）。

表 32-8　　血府逐瘀汤四味主药的正交设计

列号	1	2	3	4
药物	当归	川芎	赤芍	红花
1	(15)1	(8)1	(8)1	(12)1
2	1	(4)2	(4)2	(6)2
3	1	(12)3	(12)3	(9)3
4	(10)2	1	2	3
5	2	2	3	1
6	2	3	1	2
7	(8)3	1	2	3
8	3	2	1	3
9	3	3	2	1

表 32-9　　四逆汤的混合水平正交设计

列号	1	2	3	4	5
药物	附子	甘草	干姜		
处方 1	1	1	1	1	1
2	1	2	2	2	2
3	2	1	1	2	2
4	2	2	2	1	1
5	3	1	2	1	2
6	3	2	1	2	1
7	4	1	2	2	1
8	4	2	1	1	2

*　表中括号内的数字为剂量 g。

第四节　　正交试验结果的直观分析

对于正交设计的试验数据，可用直观分析法或方差分析法进行分析。如果对于试验数据只进行一般的算术分析，并不进行正规的数理统计处理，这种分析法称为直观分析法。这种分析法虽较粗糙，不能对误差的大小作出估计，但简单易行，计算量小。所以凡对分析的精确度要求不高时或筛选试验，均可使用直观分析法。

一、两水平（2^m 型）试验结果分析

例 32-1　某复方由 4 个成分不同剂量组成，研究它对红细胞膜的保护作用。现以红细胞在 4g/L 的 NaCl 溶液中的溶血比值为指标进行正交试验，目的在于为组成最佳复方提供依据。溶血比值越大，表明红细胞破坏越多，按照 $L_8(2^7)$ 正交表进行实验，每次处方进行 3 次，求出平均值，结果如表 32-10。

表 32-10 　　　　　　　　　　　　　　**某复方抗低渗溶血的作用**

列　　号	1	2	3	4	5	6	7	平均溶血比值（Y）
药物与交互作用	A	B	A×B	C			D	
处方　1	1	1	1	1	1	1	1	0.82（Y_1）
2	1	1	1	2	2	2	2	0.85（Y_2）
3	1	2	2	1	1	2	2	0.70（Y_3）
4	1	2	2	2	2	1	1	0.75（Y_4）
5	2	1	2	1	2	1	2	0.74（Y_5）
6	2	1	2	2	1	2	1	0.79（Y_6）
7	2	2	1	1	2	2	1	0.80（Y_7）
8	2	2	1	2	1	1	2	0.87（Y_8）
1 水平之和 I	3.12	3.20	3.34	3.06	3.18	3.18	3.16	
2 水平之和 II	3.20	3.12	2.98	3.26	3.14	3.14	3.16	$\sum Y = 6.32$
极差 $R = II - I$	0.08	-0.08	-0.36	0.20	-0.04	-0.04	0	

* 　每个处方配制药液后，均调整渗透压相等。

对实验结果进行直观分析时，首先分清主次，由于每列（每个因素）的 2 个水平各出现 4 次，因此每个因素 2 个水平的均数相减，就抵消了其他因素取不同水平对效应的影响，2 个水平的均数差值仅仅反映该因素的水平不同。极差（指绝对值）大，说明该因素水平改变显著地影响实验结果，意味该因素重要。从本例的综合比较来看，极差以 C 药最大，所以 C 药为重要药物。至于选何水平，根据专业知识判断，本例应选溶血比值小者。所以，为减少溶血，C 药应选用水平 1。

其次注意交互作用。从实验结果来看，A 药与 B 药单独虽为次要药物，但从第 3 列来看结果，二者的交互影响很大，其重要性超过 C 药；在此复方中 A、B 两药是利用其交互作用，故应进一步列成四格表形式进行分析。

	B_1	B_2
A_1	$Y_1 + Y_2 = 1.67$	$Y_3 + Y_4 = 1.45$
A_2	$Y_5 + Y_6 = 1.53$	$Y_7 + Y_8 = 1.67$

由上表可见，以 A_1B_2 的溶血比值最小，故 A 药应采用水平 1，B 药采用水平 2。

因为 D 药的 2 个水平均数差值为 0，说明 D 药比较次要，采用水平 1 或 2 均可。若两水平为有和无，则取无而去 D 药；若为两个实际剂量，则选低剂量水平。

最后根据因素与交互作用分析结果，确定最佳组方。从本例结果分析来看，为加强该复方对红细胞膜的保护作用，复方的最佳组成应是 $A_1B_2C_1D_1$（或 D_2）。

二、两因素有无两水平的交互性质分析

对于交互作用的分析，实际上应当根据水平的内涵来确定。若 A 药与 B 药存在交互作用，它们的 2 个水平均以实际剂量为前提的，则以效应最好的组合为准。如果 2 个水平为有和无时，在分析交互作用时必须以空白（A 无 B 无）为基数，其他 3 种组合（A 有 B 无、A 无 B 有、A 有 B 有）的效应，应当是它们各自值与基数的差值。在 A 与 B 单用有效条件下，直观判断标准通常采用 $(1+1) > 2$ 为协同，$1 < (1+1) \leq 1$ 为拮抗。以下对 3 个具体例子予以说明：

第1例

	B	
	无	有

A 无 | 400 | 450
A 有 | 430 | 560

第2例

	B	
	有	无

A 无 | 110 | 170
A 有 | 160 | 120

第3例

	B	
	无	有

A 无 | 100 | 170
A 有 | 160 | 220

在第 1 例中，A 效应＝430－400＝30，B 效应＝450－400＝50，而（A＋B）效应＝560－400＝160，明显地大于 A 和 B 单用效应之和，故二者合用存在协同作用。在第 2 例中，A 效应＝160－110＝50，B 效应＝170－110＝60，而（A＋B）效应＝120－110＝10，明显地小于 A 和 B 单用效应，故二者合用存在拮抗作用。在第 3 例中，A 效应＝160－100＝60，B 效应＝170－100＝70，而（A＋B）效应＝（220－100）＝120，接近 A 和 B 单用效应之和，显然这是叠加作用。

应当强调指出：无论直观分析或方差分析，从统计学角度考虑叠加作用都是无显著意义的。交互作用显著与否只表明是否存在协同或拮抗作用。究竟交互作用属于何种性质以及叠加作用情况如何，均可从四格表加以分析。此外，直观判断标准是相对的，对于介于边缘的数值应结合专业知识加以判断。

三、多水平与混合水平试验结果分析

对于多水平正交试验结果的分析，仍然是首先求出各水平效应总和，然后根据诸水平效应总和中的极差（最大值与最小值的差数）加以直观分析。

至于混合水平型实验结果的分析，原则上与同一水平型分析方法基本相同，但不应以极差直接比较，而应以每水平的平均极差进行比较。

第五节　正交试验结果的方差分析

一、相同水平数的正交试验分析

（一）2^m 型正交试验结果分析

1. 有空白列的实验：分析步骤如下：

（1）求出每个处理因素与交互（列）的离均差平方和（SS_i）：当效应栏无重复数或仅有均数时，则：

$$SS_i = R_i^2/n \qquad （式 32-1）$$

若有重复数时，则：$SS_i = R_i^2/(rn)$ （式 32-2）

式中 i 代表第 i 个列，n 代表试验号数（方案数），R_i 为第 i 列 2 个水平反应的极差（Ⅰ－Ⅱ）。

（2）求出每个处理因素或交互作用（列）的自由度（ν_i）：$\nu_i =$ 水平数－1；当水平数为 2 时，$\nu = 2-1 = 1$。

（3）求出每个处理因素（列）的均方（MS_i）：$MS_i = SS_i/\nu_i$ （式 32-3）

在 ν 为 1 时，则：$MS_i = SS_i$。

（4）求出误差（空白列）的离均差平方和（SS_e）、自由度（ν_e）与均方（MS_e），公式同上。

若空白列有 2 列，则 SS_e 应为 $\sum SS_空$（两列 $SS_空$ 之和），ν 也是 2 列之和（即 $\nu = 1+1 = 2$，在数值上等于空白列数），则：$MS_e = \sum SS_空/$空白列数 （式 32-4）

(5) F 值检验：$F = MS_i/MS_e$ （式 32-5）

(6) 显著性判别：标准同前，即在通常情况下，凡 $F < F_{0.05}$，即 $P > 0.05$，差异无显著意义；凡 $F \geqslant F_{0.05}$，即 $P \leqslant 0.05$，差异有显著性意义；凡 $F \geqslant F_{0.01}$，即 $P \leqslant 0.01$，差异有极显著意义。

应当指出：正交实验中有时采用关键性单个指标，但有时需要采用多个指标。尤其在临床科研中，通常除对每项指标进行单独分析外，重点放在整体综合分析。由于不同指标的重要性是不同的。因此应当采用加权综合评分的方法。

例 32-2　某温病研究室利用中西医结合方法研究香连片（A）、复方新诺明（B）、茄液（C）3 个因素在常规治疗细菌性痢疾中的各自重要性以及有无必要联合用药。由于因子有 3 个，考核香连片与复方新诺明的交互作用 1 个，再设 3 列空白，各因子设有、无 2 个水平，故采用 $L_8(2^7)$ 正交设计。每个方案观察 5 个病例，以退热（Y_1）、止泻（Y_2）、细菌培养阴转（Y_3）及痊愈（Y_4）时间（天）为指标。由于这些指标的重要性不一，赋予不同权重 Y_1 为 0.2，Y_2 为 0.2，Y_3 为 0.35，Y_4 为 0.25。于是综合评分 Y 为：$Y = 0.2Y_1 + 0.2Y_2 + 0.35Y_3 + 0.25Y_4$

其结果如表 32-11，试作统计分析：

表 32-11　　　　　　　　　　3 种药物联合用药对细菌性痢疾的疗效

治疗方案	列号（因素或交互）							平均时间（天）				综合评分（天，Y_i）
	1(A)	1(有)	3(A×B)	4(C)	5	6	7	退热 Y_1	止泻 Y_2	阴转 Y_3	痊愈 Y_4	
1	1(无)	1(有)	1	1(有)	1	1	1	1.2	4.0	5.4	5.8	4.38(Y_1)
2	1	1	1	2(无)	2	2	2	1.1	4.8	5.6	5.4	4.49(Y_2)
3	1	2(无)	2	1	1	2	2	1.5	5.6	6.0	6.5	5.15(Y_3)
4	1	2	2	2	2	1	1	1.4	6.0	5.8	6.2	5.06(Y_4)
5	2(有)	1	2	1	2	1	2	0.5	1.4	3.0	3.4	2.28(Y_5)
6	2	1	2	2	1	2	1	0.6	1.6	3.2	3.6	2.46(Y_6)
7	2	2	1	1	2	2	1	1.0	2.8	3.8	4.2	3.14(Y_7)
8	2	2	1	2	1	1	2	0.9	3.0	4.0	4.4	3.28(Y_8)
Ⅰ	19.08	13.61	15.29	14.95	15.27	15.00	15.04					
Ⅱ	11.16	16.63	14.95	15.29	14.97	15.24	15.20					
R_i	7.92	−3.02	0.34	−0.34	0.30	−0.24	−0.16					
$SS_i = R_i^2/8$	7.841	1.140	0.014	0.014	0.011	0.007	0.003					

方差分析（表 32-12）：

表 32-12　　　　　　　　　3 种药物联合用药对细菌性痢疾疗效的方差分析

变异来源	SS	ν	MS	F	P
香连片（A）	7.841	1	7.841	1120.1	<0.001
复方新诺明（B）	1.140	1	1.140	162.9	<0.001
A×B	0.014	1	0.014	2.0	
颠茄液（C）	0.014	1	0.014	2.0	
误差	0.021	3	0.007		

根据 $\nu_1 = 1$，$\nu_2 = 3$，查 F 界值表得 $F_{0.05(1,3)} = 10.13$，$F_{0.01(1,3)} = 34.13$，故可认为 A 因子（香连片）非常重要，其次是 B 因子（复方新诺明）也较重要，C 因子（颠茄液）作用

不大，但 A、B 两因素并无明显交互作用。至于治疗方案的最佳组成，应由各因子加权综合分较小（平均时间短）的水平组成，即为 A_2B_1。至于 C 因子可有可无，故可删去。由此可见，治疗菌痢宜以香连片与复方新诺明联合使用。

		B 1（有）	2（无）
A	1（无）	$Y_1 + Y_2 = 8.87$	$Y_3 + Y_4 = 10.21$
	2（有）	$Y_5 + Y_6 = 4.74$	$Y_7 + Y_8 = 6.42$

从上表可知，以 A、B 两药均无为基数，A 药疗效 = 10.21 − 6.42 = 3.79，B 药疗效 = 10.21 − 8.87 = 1.34，两者叠加疗效应是 3.79 + 1.34 = 5.13。实际上（A + B）的疗效 10.21 − 4.74 = 5.407，这与理论上计算的叠加作用大体是一致的。由此可以认为香连片与复方新诺明联合用药治疗菌痢是利用二者的叠加作用。

2. 无空白列的实验：无空白列实验的误差均方（MS_e）的求法有二：①以 SS 最小的两列或多列求取误差项，此法优点不够准确。②由重复实验求得误差项，此法虽工作量较大，但误差项估算较准确。以下介绍无空白列通过重复实验的统计处理方法。

（1）求总的离均差平方和（$SS_总$）：设每个试验号（每个处方）重复 r 次，而每次重复的结果为 Y，n 为试验号数（处方数目），则：

$$SS_总 = \sum Y^2 - (\sum Y)^2 / (rn) \qquad\text{（式 32-6）}$$

（2）求总自由度（$\nu_总$）：$\nu_总 = rn - 1$ （式 32-7）

（3）求列间的离均差平方和 $\sum SS_列$：先求每列 $SS_列$：

$$SS_列 = R_i^2 / rn \qquad\text{（式 32-8）}$$

后将各列 $SS_列$ 相加求出 $\sum SS_列$：

$$\sum SS_列 = \sum R_i^2 / (rn) \qquad\text{（式 32-9）}$$

（4）求列间的自由度（$\sum \nu_列$）：每列：$\nu_列 = $ 水平数 − 1 （式 32-10）

$\sum \nu$ 列 = 列数 ×（水平数 − 1） （式 32-11）

（5）求每列的均方：$MS_列 = SS_列 / \nu_列$ （式 32-12）

（6）求误差的离均差平方和（$SS_{误差}$）：$SS_{误差} = SS_总 - \sum SS_列$ （式 32-13）

（7）求误差的自由度（$\nu_{误差}$）：$\nu_{误差} = \nu_总 - \sum \nu_列$ （式 32-14）

（8）求误差均方：$MS_e = SS_e / \nu_e$ （式 32-15）

（9）求每列的 F 值：$F_列 = MS_列 / MS_e$ （式 32-16）

F 值检验与显著性判断同前。

例 32-3 假定观察理中汤对纳呆久泻的脾（阳）虚证的疗效，现以化验指标、体征与症状改善综合评分进行疗效判断，每个处方观察 3 个病人（$m = 3$），其结果列入表 32-13。

由表 32-13 可求出：

（1）总离均差平方和：$SS_总 = \sum Y^2 - (\sum Y)^2 / (rn) = 11521 - 417^2 / (3 \times 8) = 4275.6$

（2）总自由度：$\nu_总 = rn - 1 = 3 \times 8 - 1 = 23$

（3）列间离均差平方和：$\sum SS_列 = 2072.0 + 408.4 + 84.4 + 715.0 + 273.4 + 108.4 + 0.0 = 366.6$

（4）列间自由度：$\sum \nu_列 = 7 \times (2 - 1) = 7$

（5）误差离均差平方和：$SS_{误差} = SS_总 - \sum SS_列 = 4275.6 - 3661.6 = 614$

表 32-13								理中汤对脾（阳）虚证的疗效		
列　号	1	2	3	4	5	6	7		综合评分	
药　物	人参	白术	人参	干姜	人参	白术	甘草	各病例疗效分数（Y）（重复数 $r=3$）		各处方疗效分数合计
处 1	1	1	1	1	1	1	1	16	10　4	30
2	1	1	1	2	2	2	2	1	-3　7	5
方 3	1	2	2	1	1	2	2	3	13　15	31
4	1	2	2	2	2	1	1	12	5　14	31
（$n=8$）5	2	1	2	1	2	1	2	41	30　24	95
6	2	1	2	2	1	2	1	15	10　4	29
7	2	2	1	1	2	2	1	44	32　42	118
8	2	2	1	2	1	1	2	26	20　32	78
Ⅰ	97	159	231	274	168	234	208	$\sum Y=417$		
Ⅱ	320	258	186	143	249	183	209	$\sum Y^2=11521$		
$R=Ⅱ-Ⅰ$	223	99	-45	-131	81	-51	1			
$SS_{列}=R_i^2/rmn$	2072.0	84.4		273.4		0.0				
		408.4		715.0		108.4				

（6）误差自由度：$\nu_{误差}=\nu_{总}-\sum\nu_{列}=23-7=16$

然后列表进行方差分析（表 32-14）：此处 ν_1 为 1，ν_2 为 16，查 F 界值表 $F_{0.05(1,16)}=4.49$，$F_{0.01(1,16)}=8.53$。

表 32-14　　　　　理中汤对脾（阳）虚证疗效的方差分析

变异来源	SS	ν	MS	F	P
总变异	4275.6	23	—	—	
列　间	3661.6	7			
人　参	2072.0	1	2072.0	53.96	<0.01
白　术	408.4	1	408.4	10.64	<0.01
人参×白术	84.4	1	84.4	2.20	
干　姜	715.0	1	715.0	18.62	<0.01
人参×干姜	273.4	1	273.4	7.12	<0.05
白术×干姜	108.4	1	108.4	2.82	
甘　草	0.0	1	0.0	0.0	
误差	614	16	38.4	—	

从方差分析结果可知：①在该复方中，治疗脾（阳）虚证的疗效主要来自人参、白术与干姜；②人参和干姜的交互作用较强，应列成四格表进一步分析，由此可见，人参应选用水平 2，干姜应选用水平 1；③人参×白术与白术×干姜

	干姜$_1$	干姜$_2$
人参$_1$	$Y_1+Y_3=61$	$Y_2+Y_4=36$
人参$_2$	$Y_5+Y_7=213$	$Y_6+Y_8=107$

并无明显的交互作用；④至于甘草的 2 个水平的反应并无显著差异，任选一个水平即可。

综上所述，该复方的最佳组成应为人参$_2$、白术$_2$、干姜$_1$、甘草$_{1或2}$。

（二）多水平型正交试验

对多水平型正交试验资料的方差分析，求取 SS 的办法与 2^m 型基本原理相同。凡有空

白列者，可以空白列的均方作为误差项均方。若无空白列，最好以重复实验数据估算误差，在设计上以重复数 $r \geqslant 3$ 为宜。

例 32-4　研究由某中药提取葡胺聚糖的制备工艺，以抗因子 X_α 活性为指标，需要考察 A、B、C、D 4 个因子，各设 3 个水平，忽略交互作用，选用 $L_9(3^4)$ 正交表进行试验，每个试验号重复 3 次，其结果如表 32-15，试作统计分析。

表 32-15　利用 $L_9(3^4)$ 研究提取物抗因子 X_α 活性结果

试验号	列号（因子）				结果（Y）			合计（Y_i）
	1 (A)	2 (B)	3 (C)	4 (D)	1	2	3	
1	1	1	1	1	60	75	71	206
2	1	2	2	2	80	80	79	239
3	1	3	3	3	87	86	84	257
4	2	1	2	3	73	74	70	217
5	2	2	3	1	78	76	76	230
6	2	3	1	2	83	80	81	244
7	3	1	3	2	79	75	75	229
8	3	2	1	3	82	81	78	241
9	3	3	2	1	89	85	85	259
I_i	702	652	691	695	$\sum Y = 2122$			
II_i	691	710	715	712	$\sum Y^2 = (60)^2 + (75)^2 + \cdots + (85)^2 + (85^2)^2 =$			
III_i	729	760	716	715	167750			

(1) $C = (\sum Y)^2 / (r \, n) = 2122 / 3 \times 9 = 166773$

(2) $SS_{总} = \sum Y^2 - C = 167750 - 166773 = 977$

(3) $\nu_{总} = r_n - 1 = 3 \times 9 - 1 = 26$

(4) $SS_{列} = \sum K_i^2 / (r \, q) - C$　　　　　　　　　　　　　　　　　　（式 32-17）

式中 r 为重复数，q 为每水平重复数。

$SS_A = [(702)^2 + (691)^2 + (729)^2] / 3 \times 3 - 166773 = 85$

$SS_B = [(652)^2 + (710)^2 + (760)^2] / 3 \times 3 - 166773 = 650$

$SS_C = [(691)^2 + (715)^2 + (716)^2] / 3 \times 3 - 166773 = 45$

$SS_D = [(695)^2 + (712)^2 + (715)^2] / 3 \times 3 - 166773 = 26$

$\sum SS_{列} = 85 + 650 + 45 + 26 = 806$

(5) $\nu_{每列} = 水平数 - 1 = 3 - 1 = 2$

$\sum \nu_{列} = 2 \times 4 = 8$

(6) $MS_A = 85/2 = 42.5$；$MS_B = 650/2 = 325$；$MS_C = 45/2 = 22.5$；$MS_D = 26/2 = 13$

(7) 误差项：$SS_{误差} = SS_{总} - \sum SS_{列} = 977 - 806 = 171$

$\nu_{误差} = \nu_{总} - \sum \nu_{列} = 26 - 8 = 18$

$MS_{误差} = 171/18 = 9.5$

(8) F 检验：$F_A = 42.5/9.5 = 4.47$；$F_B = 325/9.5 = 34.21$；$F_C = 22.5/9.5 = 2.37$；$F_D = 13/9.5 = 1.37$。

根据 $\nu_1 = 2$，$\nu_2 = 18$，$F_{0.05(2,18)} = 3.55$，$F_{0.01(2,18)} = 6.01$，$F_{0.001(2,18)} = 10.4$，故可认为 B 因子对提取葡胺聚糖的影响非常显著，A 因子也有明显影响，但 C、D 两个因子影响不

显著。鉴于抗因子 X_a 活性以高为好，故其制备应以 A_3B_3 作为最佳方案，C 与 D 因子可根据情况在所试范围内任选。

二、混合水平型正交试验分析

原则同前（见无空白列部分）。

1. 求 $SS_{总}$：$SS_{总} = \sum Y^2 - (\sum Y)^2 / (r\,n) = \sum Y^2 - C$ （式32-18）

2. 求 $\nu_{总}$：$\nu_{总} = r\,n - 1$ （式32-19）

3. 求 $SS_{列}$：$SS_{列} = \sum K_i^2 / qr - C$ （式32-20）

此处 K_i 为第 I 列各个水平 Y 的和，q 为该列每个水平出现的次数，r 为每个试验号（处方）的重复次数。

4. 求因素间（列间）的 $\sum SS_{列}$：即已安排因素与交互列 $SS_{列}$ 之和。

$\quad \sum SS_{列} = SS_{列1} + SS_{列2} + SS_{列3} + \cdots$ （式32-21）

5. 求各因子（每列）的 $\nu_{列}$：$\nu_{列} =$ 水平数 -1 （式32-22）

6. 求因子间（列间）的 $\sum \nu_{列}$：$\sum \nu_{列} = \nu_{列1} + \nu_{列2} + \nu_{列3} + \cdots$ （式32-23）

7. 求 $SS_{误差}$：$SS_{误差} = SS_{总} - \sum SS_{列}$ （式32-24）

8. 求 $\nu_{误差}$：$\nu_{误差} = \nu_{总} - \sum \nu_{列}$ （式32-25）

9. F 值检验与显著性判断同前。

例 32-5　按 $L_8(4^1 \times 2^4)$ 正交表进行五苓散利尿作用的观察，其结果如表 32-16。

表 32-16　　　　　　　　　　　　五苓散的利尿作用

列号		1	2	3	4	5	尿量增加量 ml/30分钟				
药物		白术	泽泻	猪苓	桂枝	茯苓	Y_1	Y_2	Y_3	Y_4	各处方合计
处方	1	1	1	1	1	1	7.9	7.8	6.9	6.5	29.1
	2	1	2	2	2	2	7.8	6.4	5.5	5.4	25.1
	3	2	1	1	2	2	5.3	4.1	3.2	3.3	15.9
	4	2	2	2	1	1	5.5	5.3	4.2	3.3	18.3
	5	3	1	2	1	2	3.8	2.0	2.1	2.2	10.1
	6	3	2	1	2	1	5.7	5.4	5.2	3.1	19.4
	7	4	1	2	2	1	5.6	4.3	3.1	2.1	15.1
	8	4	2	1	1	2	7.6	6.4	5.8	3.5	23.3
K	Ⅰ	54.2	70.2	87.7	80.8	81.9					
	Ⅱ	34.2	86.1	68.6	75.5	74.4					
	Ⅲ	29.5									
	Ⅳ	38.4									
		806.5	771.3	774.8	764/3	765.2					
$SS_{列}$		43.1	7.9	11.4	0.9	1.8	$\sum SS_{列} = 65.1$				

$\sum Y^2 = 7.9^2 + 7.8^2 + \cdots + 3.5^2 = 861.7$

$\sum Y = 29.1 + 25.1 + \cdots + 23.3 = 156.3$

由表 32-16 可以求出：

(1) $C = (\sum Y)^2 / (r\,n) = (156.3)^2 / (4 \times 8) = 763.4$

(2) $SS_{总} = \sum Y^2 - C = 861.7 - 763.4 = 98.3$

(3) $\nu_{总} = r\,n - 1 = 4 \times 8 - 1 = 31$

(4) $\sum SS_{列} = 43.1 + 7.9 + 11.4 + 0.9 + 1.8 = 65.1$

(5) 因子间自由度（$\sum \nu_{列}$）：$\nu_{白术} = 4 - 1 = 3$，$\nu_{泽泻} = 2 - 1 = 1$，$\nu_{猪苓} = 2 - 1 = 1$，$\nu_{桂枝} =$

$2-1=1$，$\nu_{获苓}=2-1=1$，$\sum\nu_{列}=3+1+1+1+1=7$

(6) $SS_{误差}=SS_{总}-\sum SS_g=98.3-65.1=33.2$

(7) $\nu_{误差}=\nu_{总}-\sum\nu_g=31-7=24$

(8) 列表进行 F 检验（表 32-17）。

表 32-17 五苓散利尿作用的方差分析

变异来源	SS	ν	MS	F	P
总变异	98.3	31	—	—	
组间变异	65.1	7	—	—	
白术	43.1	3	14.4	10.29	<0.01
泽泻	7.9	1	7.9	5.64	<0.05
猪苓	11.4	1	11.4	8.14	<0.01
桂枝	0.9	1	0.9	0.64	
茯苓	1.8	1	1.8	1.29	
误差	33.2	24	1.4	—	

此处 ν_2 为 24，ν_1 分别为 3, 1, 1, 1。查 F 值表：$F_{0.05(3,24)}=3.01$，$F_{0.01(3,24)}=4.72$，$F_{0.05(1,24)}=4.26$，$F_{0.01(1,24)}=7.82$。

从方差分析结果可知：①在五苓散中，白术与猪苓利尿作用很强，且均以水平 1 为好；②在五苓散中，泽泻也有明显利尿作用，应采用水平 2；③对五苓散的利尿作用而言，桂枝与茯苓作用比较次要，二者取任一水平均可。综上所述，为增强五苓散的利尿作用，其最佳组成应是白术$_1$、泽泻$_2$、猪苓$_1$、桂枝$_{1(或2)}$、茯苓$_{1(或2)}$。

三、最佳组合指标值的估计

通过对正交试验资料进行统计分析确定最佳组合之后，就可对最佳组合指标进行估计。

1. 最佳组合指标值（$\hat{Y}$）估算：

$$\hat{Y}=\bar{y}+\sum E_i+\sum I_i \qquad (式32-26)$$

式中 $\bar{y}=\sum Y/n$；E_i 为有显著意义因素的效应，$E_i=$（优水平效应和/该水平出现次数）$-\bar{y}$；I_i 为有显著意义交互的效应，其求取方法与 E_i 相同。

2. 最佳组合指标值的 $1-\alpha$ 可信区间的估算：

$$\hat{Y}\pm\left[F_\alpha(1,\nu_e)MS_e/n_e\right]^{1/2} \qquad (式32-27)$$

式中 α 一般取 0.05，ν_e 为误差自由度，MS_e 为误差均方，其中 n_e 为：

$$n_e=n/(1+\sum\nu_s) \qquad (式32-28)$$

ν_s 为有显著意义的自由度。

此处仍以例 32-3 复方治疗脾（阳）虚证为例，经方差分析确定有显著意义的因子是 A、B、C，有显著意义的交互是 A×C。本例是疗效综合评分越大越好，于是依式 32-26 进行最佳组合（$A_2B_2C_1$）指标值 $\hat{Y}$ 的估算。$\bar{y}=\sum Y/n=417/8=52.1$

$$E_A=320/4-52.1=27.9;\quad E_B=259/4-52.1=12.7;$$

$$E_C=274/4-52.1=16.4;\quad I_{A\times C}=249/4-52.1=10.2$$

于是 $\hat{Y}=52.1+(27.9+12.7+16.4)+10.2=119.3$。该值与第 7 号处方综合评分十分接近，正好就是最佳组合 $A_2B_2C_1$。

$\hat{Y}$ 的 95% 可信区间的估算：现已知本例 $\nu_1=1$，$\nu_2=\nu_e=16$，$F_{0.05(16)}=4.49$，$MS_e=38.4$，且依照式 32-29 与式 32-28 求出：

$n_q e 15 e = n / (1 + \nu_A + \nu_B + \nu_C + \nu_{A \times C}) = 8 / (1 + 1 + 1 + 1 + 1) = 1.6$

于是 $4.49 \times 38.4 / 1.6 = 10.4$

故 $\hat{Y}$ 的 95% 可信区间 $= 119.3 \pm 10.4$，即为（108.9，129.7）。

四、正交试验中计数资料的分析

以上关于正交试验的数据处理的讨论都是计量资料范畴。但有些正交试验的指标属于计数资料，对于这类数据的统计处理，原则上是首先将计数资料进行数据转换，而后再用方差分析法。一般说来，属于泊松分布的数据，进行平方根转换；属于百分数的资料，可进行反正弦函数转换。

第六节　正交试验的注意事项

1. 正交试验依正交表进行，都有若干个试验号。在受试对象分配时，注意各试验号的均衡可比性。在可能条件下，尽量争取按随机区组分配，这就要求每个区组的样本含量应等于试验号数或是它的倍数。

2. 不同试验号的试验尽量同时平行进行，不宜在不同时间和条件下进行不同试验号实验。若的确无法安排同时平行试验时，应设法保持不同试验号试验的条件严格一致。

3. 由正交试验得到的诸因素最佳组合，可能是作过的最好试验号，但也可能是未包括在已作过的正交表中。不论哪种情况，均应以常规或经验组合为对照，进行再确认实验。特别注意实验值是否落在最佳组合指标值 95% 可信区间之内。如远离此区间，应查寻原因或重新实验。

4. 在条件允许情况下，表头设计尽量不留空白列，利用重复试验的办法，这样既增加信息量，又提高准确性。

5. 正交设计重复试验结果若有个别缺项，在无法补作时，也可参照随机区组试验的补缺方法。

（贺石林）

第三十三章　均匀设计试验

正交设计兼顾了均匀分散与整齐可比两方面，因此试验号数（n）是水平数（k）平方的倍数，即 $n = rk^2$。此处 r 为自然数，如果水平数较多，则试验次数也就很大。例如 4 个因素 10 个水平，那么正交试验号数最低是 $n = 1 \times 10^2 = 100$ 个，一般是 100 的倍数。因此多因素多水平试验特别是水平数较大时使用正交设计，其试验工作量仍然过大，这就需要新的高效试验设计。针对这一需要，我国数学家方开泰和王元将数论的原理和多元统计相结合，创造了均匀设计（uniform design），近 10 余年来在医药科研方面开始了应用，尤其对中药有效成分的提取或合成将会起着推动作用。最近我国统计学家张学中在均匀设计思想启发下，根据实验设计的基本原则，直接按因素各水平的实验组合随机选择试验点产生若干试验方案，通过微机计算不同方案的优良性函数，从中选出较优者。这种多因素多水平设计称为直接试验设计。这种设计可能更好地提高试验效率，但限于条件要求较高，目前尚难推广。故本章仍又介绍均匀设计试验。

第一节　概述

一、基本思路与特点

均匀设计的基本思路就是尽量使试验点充分均匀分散，使每个试验点具有更好的代表性，但同时舍弃整齐可比的要求，以减少试验次数；然后通过多元统计方法来弥补这一缺陷，使试验结论同样可靠。因此均匀设计是一种考虑试验点在试验范围内充分均匀散布的实验设计方法。

均匀设计的突出优点就是使多因素多水平实验的次数大为减少，即每个因素每个水平只作 1 次试验。实际上均匀设计的试验方案数就等于水平数。均匀设计的弱点就是试验结果分析必须使用多元回归，统计过程较为复杂，通常需要使用计算机进行拟合与分析。但在无计算机的条件下，直观分析也可大体上判断适宜的组合条件。

二、应用范围

凡多因素且水平数≥5 的试验，都可采用均匀设计。但由于每个因素每个水平只出现在 1 个实验方案中，故均匀设计适用于被试因素与非处理因素均易于严格控制的实验，诸如药品制剂工艺、有效组分提取工艺、理化反应最佳条件组合研究等等。实验条件不易严格控制的情况，不宜使用均匀设计。病人个体之间差异较大，治疗过程中非处理因素的干扰也较难控制，因此均匀设计不宜用于临床疗效研究。大动物由于个体差异较大，也不适宜采用均匀设计进行实验。然而纯系小动物（如小鼠、大鼠）遗传特性与个体条件较易作到高度可比性，故以小动物进行多因素多水平试验可以采用均匀设计。

第二节　工具表

一、均匀设计表

均匀设计布点的特点是：①每个因素的每个水平出现在 1 个试验方案；②任意 2 个因素的试验点都点在平面的格子点上，每行每列都只有 1 个试验点。这 2 个特点反映了均匀设计试验的均衡性，这一特性充分体现在每个均匀设计表上。

每个均匀设计表有一代号 $U_n(q^s)$，其中 U 表示均匀设计，n 表示要做的试验次数，q 表示每个因素的水平数，s 表示该表的列数。例如 $U_7(7^4)$ 表示该均匀设计表是作 7 次试验，每个因素有 7 个水平，该表有 4 列。均匀设计表又分为 2 类：①U 的右上角加有 ∗ 的均匀

设计表即 $U_n{}^*$ 型，通常这类表的均匀性更好，属于优先选用的表，如 $U_7{}^*(7^4)$ 等。②U 右上角未加 $*$ 的均匀设计表即 U_n 型，这类表的均匀性虽较 $U_n{}^*$ 型表为弱，但却能安排更多的因素，如 $U_7{}^*(7^4)$ 最多安排 3 个因素，但 $U_7(7^4)$ 最多可安排 4 个因素。因此在一般情况下，应当优先选用 $U_n{}^*$ 型表；但当因素数 s 较大，且超出 $U_n{}^*$ 型表的使用范围时，才宜选用 U_n 型表。实际上所有 $U_n{}^*$ 型表都是由 U_{n+1} 表中弃去最后一行而成。至于均匀设计表的列数，若 n 为奇数，则 $U_n{}^*$ 型表的列数通常少于 U_n 型表；如 n 为偶数，则 $U_n{}^*$ 型表的列数多于 U_n 型表，此处介绍的表中将 n 为偶数的 U_n 型表省去。

二、使用表

由于均匀设计表任意两列组成的试验方案并不等价，例如以 $U_6{}^*(6^4)$ 的 1、3 两列作图，它的点散布比较均匀（图 33-1A），而 1、4 两列的点散布并不均匀（图 33-1B）。因此为保证试验点均匀散布，每个均匀设计表必须配以一个相应的使用表。

每一均匀设计使用表指示如何根据因素数从均匀设计表中正确地选用适当的列，以及由这些列所组成试验方案的偏差度（D）。例如 $U_7{}^*(7^4)$ 的使用表指示：若有 2 个因素，应选 1、3 两列来安排试验；若有 3 个因素，应选 2、3、4 三列。每个使用表的最后一列为均匀度的偏差值，偏差值越小，表明均匀度越好。

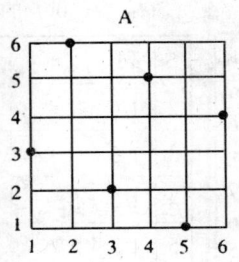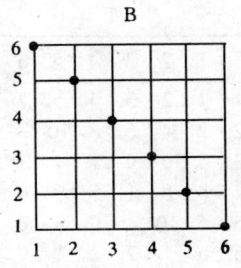

图 33-1 $U_6{}^*(6^4)$ 的点散布
A: 1，3 两列；　B: 1，4 两列

三、常用均匀设计表与使用表

为便于设计，以下介绍最常用的均匀设计表与使用表。

(1)

$U_5(5^3)$

	1	2	3
1	1	2	4
2	2	4	3
3	3	1	2
4	4	3	1
5	5	5	5

$U_5(5^3)$ 使用表

S	列号		D
2	1	2	0.3100
3	1	2	3	0.4570

(2)

$U_6{}^*(6^4)$

	1	2	3	4
1	1	2	3	6
2	2	4	6	5
3	3	6	2	4
4	4	1	5	3
5	5	3	1	2
6	6	5	4	1

$U_6{}^*(6^4)$ 的使用表

S	列号			D
2	1	3		0.1875
3	1	2	3	0.2656
4	1	2	3	4	0.2990

(3)

$U_7(7^4)$

	1	2	3	4
1	1	2	3	6
2	2	4	6	5
3	3	6	2	4
4	4	1	5	3
5	5	3	1	2
6	6	5	4	1
7	7	7	7	7

$U_7(7^4)$ 的使用表

S	列号				D
2	1	3			0.2398
3	1	2	3		0.3721
4	1	2	3	4	0.4760

(4)

$U_7{}^*(7^4)$

	1	2	3	4
1	1	3	5	7
2	2	6	2	6
3	3	1	7	5
4	4	4	4	4
5	5	7	1	3
6	6	2	6	2
7	7	5	3	1

$U_7{}^*(7^4)$ 的使用表

S	列号			D
2	1	3		0.1582
3	2	3	4	0.2132

(5)

$U_9(9^5)$

	1	2	3	4	5
1	1	2	4	7	8
2	2	4	8	5	7
3	3	6	3	3	6
4	4	8	7	1	5
5	5	1	2	8	4
6	6	3	6	6	3
7	7	5	1	4	2
8	8	7	5	2	1
9	9	9	9	9	9

$U_9(9^5)$的使用表

S	列号	D
2	1 3	0.1944
3	1 3 4	0.3102
4	1 2 3 5	0.4066

(6)

$U_9(9^4)$

	1	2	3	4
1	1	3	7	9
2	2	6	4	8
3	3	9	1	7
4	4	2	8	6
5	5	5	5	5
6	6	8	2	4
7	7	1	9	3
8	8	4	6	2
9	9	7	3	1

$U_9(9^4)$的使用表

S	列号	D
2	1 2	0.1574
3	2 3 4	0.1980

(7)

$U_{10}^*(10^8)$

	1	2	3	4	5	6	7	8
1	1	2	3	4	5	7	9	10
2	2	4	6	8	10	3	7	9
3	3	6	9	1	4	10	5	8
4	4	8	1	5	9	6	3	7
5	5	10	4	9	3	2	1	6
6	6	1	7	2	8	9	10	5
7	7	3	10	6	2	5	8	4
8	8	5	2	10	7	1	6	3
9	9	7	5	3	1	8	4	2
10	10	9	8	7	6	4	2	1

$U_{10}^*(10^8)$的使用表

S	列号	D
2	1 6	0.1125
3	1 5 6	0.1681
4	1 3 4 5	0.2236
5	1 3 4 5 7	0.2414
6	1 2 3 5 6 8	0.2994

第三节　设计步骤

一、设计的基本步骤

1. 合理确定考察因素：对于实验结果有影响的因素可能很多，为减少工作量，应当精选考察因素，只将既对实验结果影响很大又未明确适宜水平的因素列为考察因素。

2. 正确规定需要考察因素的水平数范围：水平数范围应当根据预试验结果或参考文献或累积的经验，结合需要与可能来确定。应按等距原则划分水平。水平数序号依实际剂量由小至大（或由大至小）确定。

3. 选定均匀设计表：根据需要考察的因素数与水平数范围，从几个可考虑的均匀设计表的使用表中，选择偏差度（D）最小的均匀设计表，然后再按照其使用表指示的应使用的列号。例如在研究中，为提高产量，选取 3 个因素，初步拟定水平数为 6 个或 7 个，于是从均匀设计使用表可知，$U_6^*(6^4)$、$U_7(7^4)$ 与 $U_7^*(7^4)$ 3 个设计表可以考虑。在这 3 个使用表中，当考虑因素为 3 时，它们的 D 值分别为 0.2656，0.3721，0.2132。依照取 D 值最小的原则，故决定采用 7 个水平，选定 $U_7^*(7^4)$ 均匀设计，使用列号由使用表指示为 2、3、4 三列。

4. 确定试验方案：将需要考察的因素安排在选定均匀设计表的相应使用表指示的列号

上，并将各因子的诸水平及相应数值分别对号标上，这样便构成了试验方案。例如某中药有效组分的提取，选定均匀设计表 $U_7^*(7^4)$，使用列是 2、3、4 三列，于是将 A、B、C 3 个因子及诸水平对号安排如表 33-1，这就是试验方案。

表 33-1   某中药有效组分提取

列号		2	3	4
因子		A	B	C
试验号	1	4.8 (3)	22 (5)	9.5 (7)
	2	6.0 (6)	13 (2)	9.0 (6)
	3	4.0 (1)	28 (7)	8.5 (5)
	4	5.2 (4)	19 (4)	8.0 (4)
	5	6.4 (7)	10 (1)	7.5 (3)
	6	4.4 (2)	25 (6)	7.0 (2)
	7	5.6 (5)	16 (3)	6.5 (1)

二、注意事项

1. 均匀设计试验号（方案）较少，因此切实保证试验条件的可比性是非常重要的。

2. 务必作到考察因素选得准确，水平安排合理，保证通过均匀设计试验找到的最佳组合的确是最优的，并通过验证试验予以证实。

3. 为了解实验误差，每个试验号应重复 2 或 3 次。当以生物因素作为考察对象或/与以生物反应作为试验指标时，每个试验方案应当重复 4 或 5 次。这样可以提高结论的可靠性。

第四节   资料分析

对于均匀设计试验结果的大致分析可以采用直观分析法，但不一定完全准确。正规的统计分析的原则是：当因素间没有交互作用时，采用线性回归分析；当因素间有交互作用时，采用二次回归分析。在具体计算时，最好使用逐步回归方法，这需要使用计算机；在不具备计算机条件下，运用计算器一般只可进行多元线性回归分析。一般情况下，可以根据回归方程中各因素回归系数与水平大小，选取较佳的反应或组合条件。若最佳条件处于试验范围的边界时，可以扩大实验范围找出最优组合条件。

一、线性回归分析

关于线性回归分析方法，已在第 27 章具体介绍，这里仅举例说明线性回归分析对均匀设计试验的应用。

例如：某单位研究 A 中药有效成分提取工艺，考察因素为助溶剂比率（X_1）、浸泡时间（X_2）、溶剂用量（X_3），3 个因素各取 5 个水平，于是采用 $U_5(5^3)$ 均匀设计表。每个试验号（方案）重复 3 次，每次取 50g 原料，以获得率（%，Y）为指标，试验结果如下（表 33-2），试就工艺条件组合进行分析。

1. 确定回归方程：根据专业知识，X_1、X_2 与 X_3 之间并无交互作用，故用线性回归分析。对上述试验结果通过回归分析求出方程是：

$$\hat{Y} = 15.6 - 9.60X_1 - 0.0417X_2 - 0.00543X_3$$

表 33-2   A 药有效成分提取方案与结果

试验号	X_1（比率）	X_2（h）	X_3（mL）	Y（%）
1	0.1 (1)	15 (2)	550 (4)	10.810
2	0.3 (2)	21 (4)	500 (3)	8.473
3	0.5 (5)	12 (1)	450 (2)	7.201
4	0.7 (4)	18 (3)	400 (1)	5.742
5	0.9 (5)	24 (5)	600 (5)	2.266

对方程进行假设检验，设 H_0 为 3 个自变量对应变量无线性回归关系，$\alpha = 0.10$，结果 $F = 70.071$，根据 $\nu_1 = 3$，$\nu_2 = 5 - 1 - 3 = 1$，$F_{0.10(3,1)} = 54.04$，$F_{0.05(3,1)} = 216$，$0.10 > P > 0.05$，故可认为回归方程成立。

2. 确定优化条件：根据方程找出使 Y 达到最大的条件，即为优化条件。但若某个自变量的优化条件为实验范围边界值时，最好进一步扩大试验。本例方程中 b_1、b_2、b_3 均为负值，为使 y 达最大值，X_1、X_2、X_3 即应取试验范围的最小值，即 X_1 为 0.1，X_2 为 12，X_3 为 400。由于三者均系边界值，在条件允许时可以采用单因素轮替法，在边界值上下布点，进行扩大试验，以进一步找出最优条件。

3. 进行验证试验：按最佳组合进行试验，若实际得率接近预测值，故可认为由优化条件构成的最佳组合是可信的。

二、二次回归分析

在因素间存在交互作用时，应当采用二次回归分析。现举例说明二次回归分析在均匀设计试验资料分析中的应用。

例如：某实验室研究阿魏酸的合成工艺，采用 $U_7\,(7^4)$ 均匀设计进行试验，结果见表 33-3，试对工艺条件组合进行分析。

表 33-3　　　　　　　　　　　　阿魏酸合成试验的结果

试验号	原料配比（X_1）	吡啶量（X_2）	反应时间（X_3）	收率（Y）
1	1.0 (1)	13 (2)	1.5 (3)	0.330
2	1.4 (2)	19 (4)	3.0 (6)	0.366
3	1.8 (3)	25 (6)	1.0 (2)	0.294
4	2.2 (4)	10 (1)	2.5 (5)	0.476
5	2.6 (5)	16 (3)	0.5 (1)	0.209
6	3.0 (6)	22 (5)	2.0 (4)	0.451
7	3.4 (7)	28 (7)	3.5 (7)	0.482

1. 确定回归方程：本例若用线性回归分析得出方程是：

$$\hat{Y} = 0.201 + 0.037X_1 - 0.00343X_2 + 0.0077X_3$$

经方差分析得 $F = 3.29$，根据 $\nu_1 = 3$，$\nu_2 = 7 - 1 - 3 = 3$，查 F 界值表知 $F_{0.05(3,3)} = 9.28$，$F_{0.10(3,3)} = 5.39$，$P > 0.10$，故可认为该方程不成立，表明线性回归模型不符合本例情况。若用逐步回归方法，仅发现 X_3 可纳入方程，显然这与事实不符。因此该试验结果应采用非线性回归分析，于是考虑二次回归分析。这时方程中有 X_1，X_2，X_3，X_1X_2，X_1X_3，X_2X_3，X_1^2，X_2^2，X_3^2 9 项（不算 β_0），因此利用逐步回归求取回归方程，结果得：

$$\hat{Y} = 0.6232 + 0.251X_3 - 0.06X_3^2 + 0.0235X_1X_3$$

该方程 $R^2 = 0.9777$，说明曲线拟合度好。该方程表明因素 X_3 和交互作用 X_1X_3 对 Y 有显著影响，X_2 任一水平对 Y 影响不大。

2. 确定优化条件：本例 X_3 在试验范围内恒为正值，由本方程知 X_1 越大，$\hat{Y}$ 值越高。故取试验范围内极大值 3.4，然后将 $X_1 = 3.4$ 代入方程则

$$\hat{Y} = 0.06232 + 0.3309X_3 - 0.06X_3^2$$

解方程得 $X_3 = 2.7575$，在此条件下理论预断值 $\hat{Y} = 0.5185$。

由于 X_1 的最佳条件处于试验范围上限，故必要时应进一步扩大试验范围。

3. 进行验证试验：若按优化条件试验结果接近预测值，则结束试验。如二者相差显著，则应寻找原因，必要时重新考虑专业与统计学设计。

第五节 混合水平均匀设计

一、混合水平均匀设计表

由于实验目的与条件等原因，有时对某个或某些因素（如最重要因素、有毒因素、昂贵因素等）需要多分几个水平，较次要因素少分几个水平，这时应当使用混合水平均匀设计。与水平数相同的均匀设计表不同，混合水平均匀设计表无须配以使用表，可以直接应用。以下介绍适用于两因素和三因素常用的混合水平均匀设计表。

（一）两因素设计表

$U_6(3\times2)$

	1	2
1	1	1
2	1	2
3	2	2
4	2	1
5	3	1
6	3	2
D	0.3750	

$U_6(6\times2)$

	1	2
1	1	1
2	2	2
3	3	2
4	4	1
5	5	1
6	6	2
D	0.3125	

$U_6(6\times3)$

	1	2
1	3	3
2	6	2
3	2	1
4	5	3
5	2	2
6	4	1
D	0.2361	

（二）三因素设计

$U_6(6\times3^2)$

	1	2	3
1	1	1	1
2	2	2	3
3	3	3	1
4	4	1	3
5	5	2	1
6	6	3	2
D	0.3634		

$U_6(6^2\times3)$

	1	2	3
1	2	3	3
2	4	6	2
3	6	2	1
4	1	5	3
5	3	1	2
6	5	4	1
D	0.3125		

$U_8(8\times4^2)$

	1	2	3
1	1	3	4
2	2	1	3
3	3	3	2
4	4	1	1
5	5	4	4
6	6	2	3
7	7	4	2
8	8	2	1
D	0.2822		

$U_{10}(10\times5^2)$

	1	2	3
1	1	3	4
2	2	1	3
3	3	3	2
4	4	1	1
5	5	4	4
6	6	2	3
7	7	4	2
8	8	2	1
9	5	1	2
10	8	3	1
D	0.2305		

$U_{12}(12^2\times4)$

	1	2	3
1	1	4	2
2	2	8	4
3	3	12	1
4	4	3	3
5	5	7	4
6	6	11	2
7	7	2	3
8	8	6	1
9	9	10	2
10	10	1	4
11	11	5	1
12	12	9	3
D	0.1964		

$U_{14}(14\times7^2)$

	1	2	3
1	2	6	7
2	4	4	7
3	6	2	6
4	8	7	6
5	10	5	5
6	12	3	5
7	14	1	4
8	1	7	4
9	3	5	3
10	5	3	3
11	7	1	2
12	9	6	2
13	11	4	1
14	13	2	1
D	0.1780		

二、混合水平均匀设计步骤与分析

混合水平均匀设计的步骤如下：

1. 精选 2 个或 3 个因素，其他因素固定。

2. 确定每个因素应分几个水平。

3. 根据因素数与水平数选择混合水平均匀设计表，并考虑工作量（实验方案数）加以安排，使之成为实施表。

例如考察某酶反应速度，影响因素很多，诸如酶浓度、底物浓度、反应液 pH、反应温度和反应时间等。若根据专业知识与初试结果，确定考察酶浓度（A）、反应液 pH（B）与反应温度（C）3 个因素，而将其他因素与条件固定。在考察的 3 个因素中，如 A 为最重要，B 与 C 两因素次之，决定采用 8 个实验方案，则选用 $U_8(8 \times 4^2)$ 混合水平均匀设计表，将 A 因素安排在第 1 列，B 与 C 两因素分别安排在第 2 和第 3 列。如确定只考察酶浓度（A）与底物浓度（B）两个因素，其中以 A 为最重要，决定采用 10 个实验方案，则选用 $U_{10}(10 \times 5^2)$ 混合水平均匀设计表，将 A 安排在第 1 列，B 安排在第 3 列。

在条件要求近似情况下，应尽量选择偏差（D）较小的表。

使用混合水平均匀设计的试验结果，亦应进行回归分析。

（贺石林）

第三十四章　汇后分析

汇后分析（meta-analysis）是循证医学的重要组成部分，本章介绍汇后分析的概述、方法与评价。

第一节　概述

文献综述是科学研究中一种重要手段，由于多个文献的观点可能不同，很难得到一致性的结论。并且各研究文献往往采取单个研究，由于受条件限制，很难得到肯定的结论。在相同条件下的多个研究（如药物临床研究中的不同观察单位间），要想得到一个综合的结论，用传统的、定性的方法有些难以做到。

试图定量综合以往相关成果的研究，最早可追溯到 20 世纪 20 年代英国遗传学家 Fisher RA，而第一篇直接与医学有关的文章发表于 1955 年。Beecher 发表的《安慰剂的功效》一文，综合了 15 份单独研究结果，对 1000 余名不同病人服用安慰剂的疗效进行分析，得出了安慰剂具有 35% 疗效的结论。1971 年 Light 和 Smith 提出可以从不同研究结果，汇总之后再进行综合分析。1976 年 Glass 首次提出这种类型的研究称为 "meta-analysis"。由于 meta

一词具有"在后"、"返回"等含义，故称汇后分析。也有人称其为荟萃分析。汇后分析在20世纪80年代有较快的发展，有50余种杂志发表介绍和应用该法的文章。目前汇后分析已成为循证医学的基本综合分析方法。

汇后分析是对以往的同质研究结果进行统计学的合并和严谨的综述方法。从广义上讲，meta分析似乎包括所有的、来自不同研究资料的合并分析，包括对它们的原始数据的合并分析及对结果的综合分析。但在实际应用上，汇后分析严格地限于不同研究单位的同质的随机对照试验结果的综合性统计学分析。

第二节　汇后分析方法

一、汇后分析的方法步骤

汇后分析方法的过程遵循一般科学研究规则，分为设计、查找文献、统计学合并分析、结果综合和解释几个阶段，其工作程序如下：

（一）试验设计阶段

必须对所要涉及到的问题及解决办法清楚地解释说明。明确meta分析的目的，研究的来源，明确单个研究的入选标准，文献检索的方法、范围，所要采取的统计学分析方法等。

研究目的的陈述必须清楚、明确。在制定纳入标准时应当考虑meta分析的对象，研究设计的类型（如随机对照试验）等。文献检索的方法是指采用什么样的检索工具、检索文献的种类及其发表的年代规定。此外，还应对文献所用的语言及研究的地点作出规定。

（二）查找文献阶段

根据检索的方法和要求，查找各原始文献，逐一仔细阅读并记录各研究工作的特征，发表年月、设计方法、样本大小等，并对研究质量进行评价，按规定的纳入标准选取。

文献的检索是一项重要的工作，直接影响结果的好坏，现在电子计算机检索系统在国内已有广泛的应用。为分析结果的质量和缩短分析的时间提供了条件。

在收集研究文献时，必须严格执行统一制定的标准，在有多人参与收集文献时，必须注意这一点，如条件允许可采用"盲法"进行，即参与文献收集者仅按所订标准进行，并不知道分析的目的及具体设计。

（三）统计分析阶段

汇后分析与一般文献综述相区别的一个重要特点是：汇后分析不是简单地罗列比较收集到的研究结果，而是把收集到的结果以数据的形式进行统计学处理。其基本思想是将收集到的计量资料中检验统计量 t 值、u 值、F 值、相关系数 r 及计数资料中统计指标率、优势比（OR）、χ^2 值进行综合加权，计算出合并后的平均统计量。详见应用实例。

（四）结果的综合、解释与讨论

在进行一系列的统计学分析后，必须对所得到的结果进行综合，并作出科学、合理的解释，除了把有关结果综合列表外，一般还应对研究的选择和排除标准、各研究的可合并性、对各研究质量的评估、以及汇后分析结果的可靠性（如各种偏倚的控制情况）进行讨论。

二、应用实例

（一）我国吸烟与冠心病关系的汇后分析

1. 目的：综合评价吸烟作为冠心病危险因素的作用，计算其合并相对危险性，以及吸烟量与冠心病的剂量间的关系。

2．材料与方法：通过《中文科技资料目录》并辅以文献追溯方法收集有关文献，参考汇后的标准进行质量评价；对重复报告，质量差、报道信息太少及无法利用的文献加以剔除，进入汇后分析的文献共11篇，各篇病例组、对照组的吸烟者与非吸烟者分布情况见表34-1。综合分析中需进行齐性检验，χ^2检验，合并OR值及其可信限计算。计算公式为：

$$\chi^2_{总} = \sum W_i Y_i^2 \qquad\qquad (式34-1)$$

$\chi^2_{总}$本身无意义，它表示$\chi^2_{联系}$与$\chi^2_{齐性}$之和。

$$\chi^2_{联系} = \frac{(\sum W_i Y_i)^2}{\sum W_i} \qquad\qquad (式34-2)$$

$\chi^2_{联系}$评价联系程度的显著性。

$$\chi^2_{齐性} = \chi^2_{总} - \chi^2_{联系} \qquad\qquad (式34-3)$$

$\chi^2_{齐性}$评价各层OR值的齐性程度。

合并OR值　　$OR_{总} = \exp\left(\frac{\sum W_i Y_i}{\sum W_i}\right) \qquad\qquad (式34-4)$

各层OR值　　$OR_i = \frac{A_i D_i}{B_i C_i} \qquad\qquad (式34-5)$

合并OR值的95%可信区间：

$$95\% CI = \exp\left(\ln OR_i \pm \frac{1.96}{\sqrt{W_i}}\right) \qquad\qquad (式34-6)$$

W_i是Y_i的方差倒数，相当于Y_i的权数。

$$W_i = \frac{1}{\left(\frac{1}{A_i} + \frac{1}{B_i} + \frac{1}{C} + \frac{1}{D_i}\right)} \qquad\qquad (式34-7)$$

A_i，B_i，C_i，D_i是病例对照的频数，Y_i是OR_i的自然对数值，

$$Y_i = \ln OR_i \qquad\qquad (式34-8)$$

3．结果：吸烟与冠心病关系的病例对照研究结果见表34-1。

表34-1　　　　　　　　　　　吸烟与冠心病病例对照研究

| 文献 | 吸烟 | | 不吸烟 | | χ^2 | $OR_i(95\% CI)$ |
	病例组(A_i)	对照组(B_i)	病例组(C_i)	对照组(D_i)		
1	94	154	68	170	4.75	1.53(1.04~2.24)
2	66	51	16	31	6.71	2.51(1.25~5.05)
3	55	332	10	296	19.57	4.26(2.25~8.06)
4	46	252	22	286	9.52	2.28(1.35~3.86)
5	157	107	43	93	27.87	3.17(2.07~4.86)
6	17	17	39	95	5.01	2.43(1.12~5.26)
7	75	50	25	50	13.30	3.00(1.65~5.41)
8	67	45	111	59	4.33	2.11(1.05~4.26)
9	79	59	92	112	20.70	1.63(1.32~2.01)
10	25	30	9	38	7.89	3.52(1.48~8.39)
11	31	55	25	64	1.15	1.42(0.59~2.69)
合计	712	1213	440	1294	48.96	1.65(1.38~1.77)

可见，吸烟与冠心病有联系，除 1 个 OR 值为 4.26 外，其余均属中低度水平的联系，汇总以后的粗 OR 值为 1.65（1.38~1.77），汇后分析计算的合并 OR 为 2.20（1.91~2.55），见表 34-2。

表 34-2　　　　　　　　　　吸烟与冠心病病例对照研究结果

研究	OR_i	$Y_i = \ln OR_i$	W_i	$W_i Y_i$	$W_i Y_i^2$
1	1.53	0.425	26.511	11.267	4.788
2	2.51	0.920	7.721	7.103	6.535
3	4.26	1.449	8.053	11.669	16.908
4	2.28	0.824	13.422	11.060	9.113
5	3.17	1.154	20.111	23.208	26.782
6	2.43	0.888	6.501	5.773	5.126
7	3.00	1.099	10.714	11.775	12.941
8	2.11	0.747	7.616	5.689	4.250
9	1.63	0.488	20.240	9.877	4.820
10	3.52	1.258	4.744	5.968	7.508
11	1.42	0.351	9.457	3.319	1.165
合计			135.090	106.708	99.936

$$\chi^2_{\text{齐性}} = 15.65,\ \nu = 10,\ P > 0.05,\ OR_{\text{总}} = 2.20\ (1.91 \sim 2.55)$$

计算可按式 34-1~式 34-5

$$\chi^2_{\text{总}} = 99.936,\ \chi^2_{\text{联系}} = (106.708)^2/135.09 = 84.289,\ \nu = 1,\ P < 0.01$$

$$\chi^2_{\text{齐性}} = \chi^2_{\text{总}} - \chi^2_{\text{联系}} = 15.647,\ \nu = 10,\ P > 0.05$$

齐性检验结果显示 11 个研究结果均衡性好，可以合并结果，得出一个有代表性的总 OR 值。合并 OR 值及 $OR 95\% CI$：

$$OR_{\text{总}} = \exp\ (106.708/135.09)\ = 2.203$$

$$95\% CI = \exp(\ln OR \pm 1.96/\sqrt{W_i}) = \exp(0.7898 \pm 0.145) = 1.906 \sim 2.547$$

吸烟与冠心病剂量-效应关系见表 34-3。结果表明吸烟量越大，发生冠心病的危险性越大，吸烟与冠心病之间存在剂量的关系。

表 34-3　　　　　　　　　　11 个吸烟与冠心病剂量的关系

吸烟量（支/d）	病例组	对照组	粗 OR（95%CI）	总 OR（95%CI）
不吸	76	134	1.00	1.00
<10	98	111	1.56（1.15~2.11）	1.76（1.32~2.78）
10~	32	30	1.89（1.07~3.35）	2.11（1.32~2.78）
20~	106	60	3.11（2.05~4.72）	3.87（2.12~5.43）

$$\chi^2 = 28.858,\ \nu = 3,\ P < 0.005$$

4. 讨论：从 11 篇不同地点，不同作者对吸烟与冠心病关系的研究结果看，吸烟与冠心病联系的 OR 值，除一个 OR 值为 4.26 外，其余 OR 值均属中低等强度的联系，另有一个 OR 值虽然大于 1，但经 χ^2 检验，其 $P > 0.05$，未发现吸烟与冠心病之间的联系。meta 分析得出的合并 OR 为 2.20（1.91~2.55），它不是简单的平均数，而是结合不同研究的结果合并后得出的有代表性的合理的总效应估计值，表明吸烟与冠心病有关。

汇后分析也受到偏倚、混杂因素的影响，主要有：受已发表和未正式发表文献间的差异，尤其是一些阳性结果的影响，作者往往在分析、讨论时较为全面详细，易于发表，这种差异即发表偏倚会影响汇后分析结果的真实性；汇后分析研究资料来源于文献中，难以获得更详细的资料，如不同的冠心病类型与吸烟的关系，吸烟的种类、年限、吸烟的方式以及戒烟与否与冠心病的关系等。本文结果初步提供了近 10 年来我国吸烟与冠心病关系研究的概况，表明吸烟与冠心病联系的合并 OR 为 2.20（1.91～2.55），说明吸烟与冠心病有关，应该提倡戒烟。

（二）评价

要评价关于锻炼是否能提高自尊心的研究结果，且仅找到探讨这一问题的 4 个研究。表 34-4 为 4 个研究结果。

从表中可以看出，研究 A 和 C 中，实验组（锻炼）的平均自尊水平显著高于对照组，而在研究 B 和 D 中却没有显著性，并且在研究 B 中实验组的平均水平反而低于对照组，那么锻炼能增强自尊吗？以下是合并检验的结果。

表 34-4　　　　　　　　　　　　锻炼对自尊影响的研究结果

研究	对照组		实验组		标准差	t
	n	$\overline{X}$	n	$\overline{X}$		
A	41	11	41	17	10	2.72＊＊
B	29	225	33	175	100	−1.95
C	104	9	98	12	7	2.03＊
D	11	23	11	31	12	1.56

＊：$P<0.05$ 双侧检验，＊＊：$P<0.01$ 双侧检验

无效假设（H_0）：锻炼不能增强自尊，取 $\alpha=0.05$（单侧）。

计算合并检验统计量。将表 34-4 转换成表 34-5。

表 34-5　　　　　　　　　　　用于计算合并检验统计量的研究结果

	t	ν	单侧 P 值	z 值	$-2\ln P$	d 值
A	2.27	80	0.004	2.65	11.04	0.6
B	−1.95	60	0.97	−1.88	0.06	−0.5
C	2.03	200	0.024	1.98	7.46	0.413
D	1.56	20	0.06	1.52	5.63	0.75

t、z 值中的负号表示与大多数结果不一致，z 值是由表中 t 值相应单侧 P 值转换而来。

d 值为效应大小指数，有人提出粗略的判断标准：小效应（$d=0.2$）、中效应（$d=0.5$）、大效应（$d=0.8$）。其计算公式为：

$$d = \frac{|\overline{X}_1 - \overline{X}_2|}{s_d} \qquad\qquad （式 34-9）$$

3 种合并检验方法的统计量分别为：

Fisher's 法：$\chi^2 = -2\sum \ln P_i = 11.04 + 0.06 + 7.46 + 5.63 = 24.19$

　　$\nu = 2n = 2 \times 4 = 8$，$P<0.01$（单侧）

Winner's 法：

$$Z_c = \frac{\sum t}{\sqrt{\sum(\nu/(\nu-2))}} = \frac{2.72 - 1.95 + 2.03 + 1.56}{\sqrt{80/75 + 65/58 + 200/198 + 20/18}} = 2.10, P<0.01（单侧）$$

Stouffer's 法：

$$Z_c = \frac{\sum Z}{\sqrt{S}} = \frac{2.65 - 1.88 + 1.98 + 1.52}{\sqrt{4}} = 2.135,\ P<0.01（单侧）$$

以上 3 种合并检验方法的 P 值都小于 0.05，因此应拒绝无效假设（H_0），说明综合以

前的 4 项研究结果，认为锻炼能增强自尊。注：Stouffer's 法中的 S 为研究结果的个数。

第三节　汇后分析评价

应用汇后分析最主要的是将以往的研究结果更为客观真实地综合反映出来。以使人们对其发现有较全面的了解，为进一步研究提供依据。通过汇后分析可以达到以下效果：

一、增强统计功效，提高对初步结论的论证强度及临床所见效应的分析评估力度

由于单个临床试验往往由于样本数太少，难以明确肯定或排除某些相对较弱的药物作用，而这些作用对临床来说又可能是重要的。如果要从统计学上来肯定或排除这些作用，研究所需的样本数是很大的。而用汇后分析方法显然较进行一项大规模的代价高昂甚至是不切实际的研究更为可行。通过把许多的单独研究结果合并分析后，可以满足统计学显著水平所要求的样本数，较弱的药物作用可以得到统计学上的肯定或排除，当然汇后分析方法并不能取代大规模多中心的临床随机对照试验，因为后者属于真正的试验研究，其论证因果关系的强度及可信性高于前者，只有在后者难以实施时考虑汇后分析方法。其结论也可以为多中心临床试验提供线索或研究基础。

二、进一步确定某些研究结果不一致时的可靠性

同一个问题，由于受各方因素的限制，各家临床试验的结果可能不尽相同或相反。特别是由于每次试验的病例较少个体间的差异较大时，单个试验不易得出一个肯定的结论。汇后分析将多个试验设计相同的研究资料进行综合分析，以得出更为明确的结论。

三、寻找新的假说

综上所述，汇后分析特别适用于随机对照临床试验，当单个试验样本数太少而不能说明问题，或者研究样本数太多而耗资太大，周期长时特别适用。对于单个临床试验中尚未提及的问题，汇后分析也能提供一些新线索，为寻找新的假说提供依据。

四、有利于药物的研究

药物研究中药物的有效性和安全性是两个重要的内容，而某一特定的药物大多只应用于某一特定人群（病人），这些人数不会很多，而药物的某些效应有可能只发生在这少数人的一部分之中，因此，单次的药物临床试验有时不易获得可靠的结论。现行的临床药物观察研究，大多数采用分组而后综合，有时传统的统计方法很难做到。汇后分析自 20 世纪 80 年代以来，已越来越多地应用于临床流行病学领域。国内的文献报道主要应用于病因学或危险因素研究，用于临床药物评价仍然很少。已经证明，汇后分析方法用于药物临床评价比单篇报道更加严格可靠，许多学者建议采用该法来综合有关药物疗效的证据。目前，在部分发达国家，汇后分析已成为药物开发研究或进行临床前的基本要求；包含有汇后分析的软件包的问世，使该法易于操作，预计有关应用该法的论文会越来越多。但对汇后分析的结果也不要过分迷信。因为其可靠性依赖于自身方法学及所纳入研究的单个试验资料的科学性和同质性。汇后分析的方法学仍在不断的改进与完善之中。

（李秀昌）

第七篇　统计软件应用概要与论文撰写

第三十五章　SPSS 统计软件应用概要

SPSS（statistical package for social sciences，社会科学统计软件包）统计软件不仅适用于社会科学研究而且适用于自然科学科研数据的统计分析，它是目前国内外最流行的统计软件之一。SPSS 系统的数据管理功能、统计分析功能、图表生成等功能均非常强大，内容极为丰富，由于篇幅有限，本章主要介绍 SPSS 10.0 版本中与医学统计学密切相关的一些常用统计分析方法。

第一节　SPSS for windows 概述

一、SPSS 界面的认识

当启动 SPSS 成功后，出现如图 35-1 所示的界面，窗口顶部显示为 "Untitled-SPSS Data Editor"，表明现在所看到的是 SPSS 的数据管理窗口。这是一个典型的 SPSS For Windows 软件界面，有菜单栏、工具栏。在工具栏的下方是数据栏，在数据栏中显示当前单元格所在的行、列和数据值，在数据栏下方则是数据管理窗口的主界面。该界面由若干行和列组成，每行为一条记录，每列为一个变量（var），由于没有输入任何数据，所以行与列的标号都是灰色的。数据管理窗口的下方有 Data View 和 Variable View 两个窗口，点击

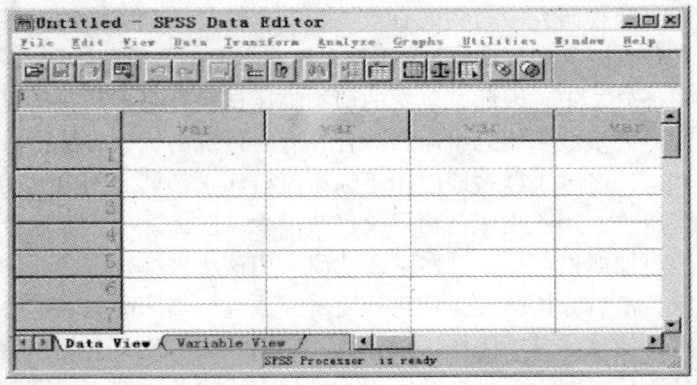

图 35-1　SPSS 数据管理窗口

Data View 打开数据窗口，点击 Variable View 打开定义变量窗口。

二、SPSS 的特点

1. 除输入数据资料需要用键盘操作外，统计分析过程均用鼠标点击完成。

2. 不需记忆命令语句，均在对话框中用鼠标操作完成。

3. 数据资料和统计结果均可用文件形式保存，反复使用。

4. 只须掌握统计方法的选择，单击选项即可得到分析结果。

5. 编辑功能强，图表生成和分析结果输出可灵活选择。

三、SPSS 对环境的要求

1. 内存容量 $\geqslant 32$ M。

2. 硬盘空间容量占总容量 1/3 以上。

3. 在 Windows 95/98 版或更高的版本上运行。

四、SPSS 统计分析过程

1. 建立数据文件（定义变量、录入数据）。

2. 整理数据文件（分类、排序、数据转换）。

3. 统计分析（选择统计方法和统计量）。

4. 打印与输出数据资料或统计结果。

五、SPSS 对话框中常见的功能按钮

右侧六个按钮是 SPSS 操作过程中最常用的按钮，其功能为：

1. OK 按钮：将在统计分析过程中的选项功能或参数的过程命令语句直接交给系统执行，进行统计分析，当选择的变量、参数不符合相应的要求时，该按钮未激活而呈灰色。

2. Paste 按钮：将在统计分析过程中的选项功能或参数的过程命令语句显示到主语句中，当选择或指定的变量、参数不符合相应的要求时，该按钮未激活而呈灰色。

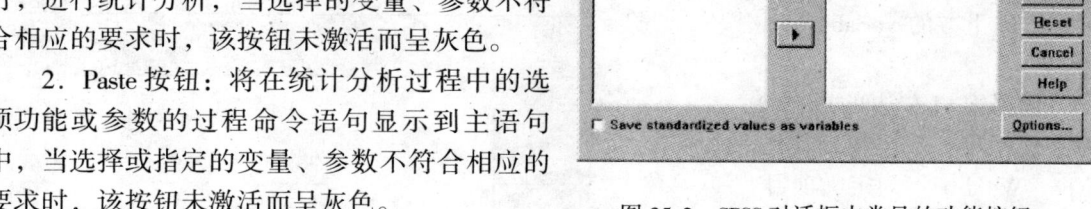

图 35-2　SPSS 对话框中常见的功能按钮

3. Reset 按钮：清除在当前对话框中所进行的一切选择和设置。

4. Cancel 按钮：清除在当前对话框中所进行的一切选择和设置，并返回到上一级对话框或菜单。

5. Help 按钮：打开帮助对话框。

6. Option 按钮：打开选项对话框，选择统计量。

第二节　建立数据文件

建立数据文件就是把要统计分析的数据输入计算机，建立一个 SPSS 能够识读和进行统计处理的数据文件，可使用 Edit 菜单项中的各种功能对数据文件进行编辑。

一、定义变量

定义变量包括定义变量名称、变量类型、变量长度（小数位数）、变量标签、变量格式，要使 SPSS 系统能够识别输入的变量所具有的各种信息。

例 35-1　有 10 名中学生的性别（X_1）、年龄（X_2 岁）、体重（X_3kg）、胸围（X_4cm）、胸围之呼吸差（X_5cm）、及肺活量（YmL）见表 35-1。

表 35-1　　10 名中学生的性别、年龄、体重、胸围、胸围之呼吸差、及肺活量数据

X_1	X_2	X_3	X_4	X_5	Y
男	10	35	69	0.7	1600
女	11	40	74	2.5	2600
女	11	40	64	2.0	2100
男	12	42	74	3.0	2650
女	10	37	72	1.2	2400
男	12	45	68	1.5	2200
女	12	43	78	4.3	2750
男	10	37	66	2.0	1600
女	12	44	70	3.2	2750
男	11	42	65	3.0	2500

该资料有 6 个变量，X_1 为定性变量，$X_2 \sim X_5$ 和 Y 为定量变量，因此我们需要对 6 个变量进行定义，如果把 $X_2 \sim X_5$ 和 Y 等 5 个变量按性别进行分组，代表性别的变量 X_1 称为"分组变量"，$X_2 \sim X_5$ 和 Y 5 个变量称为"分析变量"，现在必须对 1 个"分组变量"和 5 个"分析变量"进行定义。定义过程如下：

1. 打开定义变量窗口：单击数据管理窗口下方的 Variable View 按钮，见图 35-3。

数据窗口左边的序号 1、2、…n 为变量序号，数据窗口上方的"Name、Type、Width…"为定义项目。

2. 定义变量名（Name）：变量名的长度为 8 个字符，单击选中数据窗口中的单元格或双击数据窗口中的（Name 下方）单元格进入编辑状态，输入变量名即可，按键盘上的 Tab 键，

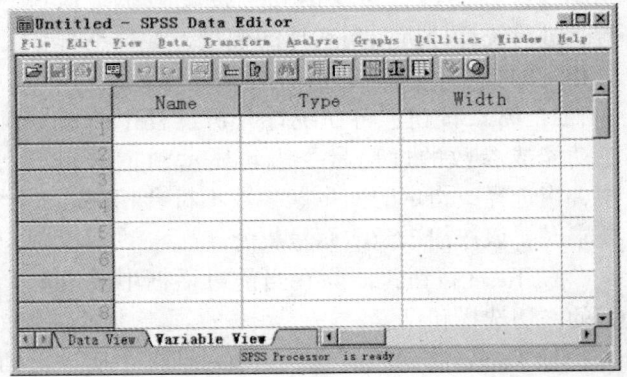

图 35-3　定义变量窗口

将光标移入下一个单元格，或用鼠标单击下一单元格。若不输入变量名，系统默认变量名为"VAR00001"。

3. 定义变量类型（Type）：根据资料不同，变量类型可分为数值型和字符型，系统默认的变量类型为数值型，若用 SPSS 默认的定义变量类型，不必进行任何操作，按 Tab 键将光标移到下一方格即可。本例第 1 个变量名输入"性别"，其分组变量名为非数值型，属于字符型变量，应选择 string（字符型）变量，单击右侧的小方块弹出如图 35-4 所示的对话框，选择 string 后单击 OK 即可。

4. 定义变量标签（Labels）：输入对变量加以说明的名称。

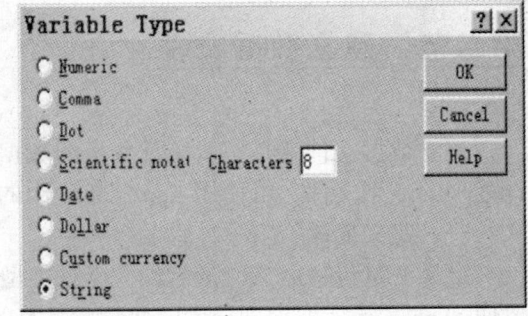

图 35-4　变量类型对话框

5．定义变量值标签（Value）：单击 Value 下方的单元格，在单元格中弹出 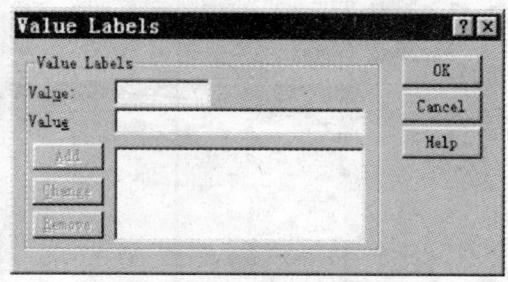 小黑块，并单击它弹出对话框如图 35-5 所示，因 X_1 变量属字符变量，必须输入字符变量的数值代码，用 1 = "男"，用 2 = "女"，输入的方法是在 Value 后的第 1 个方框中输入数值代码 1，在第 2 个方框中输入字符"男"，注意不要加引号，单击 Add，在下方框中显示 1 = "男"，用同样的方法输入其他字符变量，单击 OK。

图 35-5　定义值标签对话框

Missing　Columns　Align 这 3 种定义分别为缺省值定义、变量列宽度定义和显示对齐方式定义，均可采用系统默认的定义。

6．Measure（定义变量属性）：单击 Measure 下方的单元格，显示一个三角形的下拉菜单按钮并单击它，当变量类型属数值型变量，显示 Scale（数值变量）、Ordinal（有序分类变量）和 Nominal（无序分类变量）3 种选择，系统默认新变量为 Scale，当变量类型属字符型变量，显示 Ordinal 和 Nominal 两种选择，系统默认的新变量为无序分类变量。本例分组变量 1 或 2 属于无序分类变量，故选择 Nominal。

二、输入数据

数据编辑器的二维表中顶部是已定义的变量名，左侧为观察量序号。录入数据时，将光标放在要输入变量的单元格并单击之，该单元格被选中，其边框加黑后即可输入数据。可以按行输入，也可以按列输入，使用"Tab"键或方向键移动单元格。对分类变量（离散变量）可以输入字符变量，亦可以输入值标签，如 1 = "男"，2 = "女"，输入 1 或 2 代表组别，输入结果见图 35-6。

三、编辑数据文件

1．在单元格中编辑：将光标放在要输入变量的单元格，左击激活，单元格框变黑，在编辑框中输入正确的数据。

2．插入变量：将光标放在要插入的变量位置后一个变量的顶部，左击激活该变量，再单击右键，单击 Inset variable 即可。

3．删除一个变量：单击要删除的变量名，单击右键，单击 clear 即可。

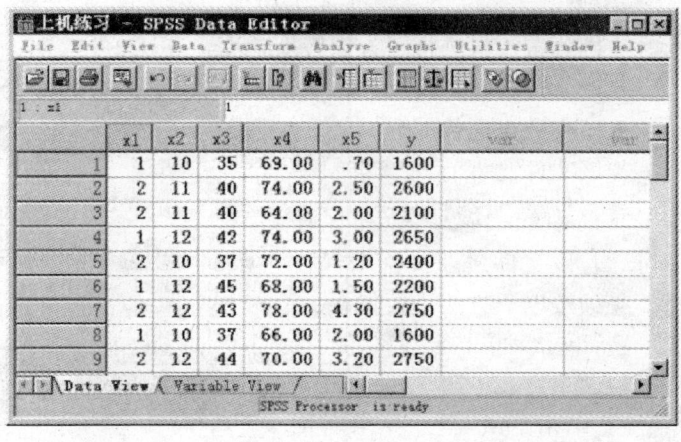

图 35-6　例 35-1 数据输入结果

4．插入观察量：将光标放在要插入观察量的后一个观察量序号上，并右击，单击 Insert case 即可。

5．删除观察量：单击要删除的观察量序号，单击右键，单击 Clear 即可。

四、建立新变量

对数据资料进行分析时，有时要按统计学的要求对原始数据进行预处理，或进行数据转换，建立新的变量值后才能进行统计分析，可以使用 Compute 对话框来完成建立新变量。

操作方法如下：

1. 打开 Transform 菜单。

2. 单击 Compute 选项弹出对话框，见图 35-7。

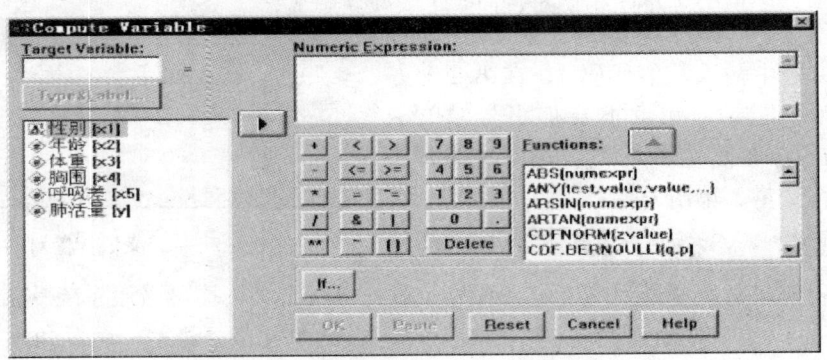

图 35-7　建立新变量对话框

3. 在目标（Target）下框中输入目标变量名，变量名可以是新的变量名，也可以是已定义过的变量名。

4. 将左面矩形框的原变量名选入 Numeric Expression 框中。

5. 利用操作板和 Functions 进行计算转换。在医学统计学中常用的 Functions 有：

ABS	绝对值
LOG10	以 10 为底的常用对数值
LN	以 e 为底自然对数值
ARSIN	反正弦值
SQRT	取平方根值

普松分布资料进行平方根转换，$X = SQRT（X）$。

二项分布资料进行反正弦平方根转换，$X = ARSIN（SQRT（X））$

五、存数据文件

若该文件已保存过，只须单击工具栏中的"💾"按钮俟存即可。若该文件属新文件未保存过，必须按以下方法进行保存：

1. 单击菜单栏"文件"，拉开下拉菜单。

2. 单击 Save As，弹出对话框如图 35-8。

3. 单击保存类型列表框，可以看到 SPSS 所支持的各和数

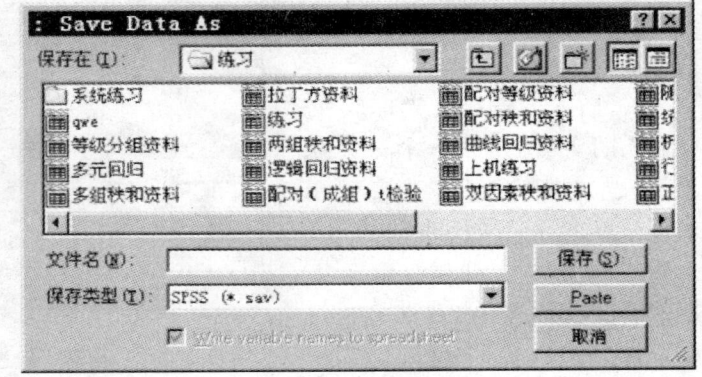

图 35-8　保存数据文件对话框

据类型，有 DBF、FoxPro、EXCEL、ACCESS 等，这里我们仍然将其存为 SPSS 自己的数据格式（＊.sav 文件）。

4. 在文件名框内键入文件名并回车或单击 保存(S) 保存即可。

第三节　基本统计分析

SPSS 的统计分析过程都包含在 Analyze 菜单中，在系统主菜单中基本统计功能菜单项包括 Reports（统计报告）和 Descriptive Statistics（统计描述）两大类。

一、Reports（统计报告）

（一）OLAP Cubes…

此功能只能报告整份资料的统计描述结果，不能对资料进行分组报告。

点击 Analyze → Reports → OLAP Cubes…弹出对话框，见图 35–9。

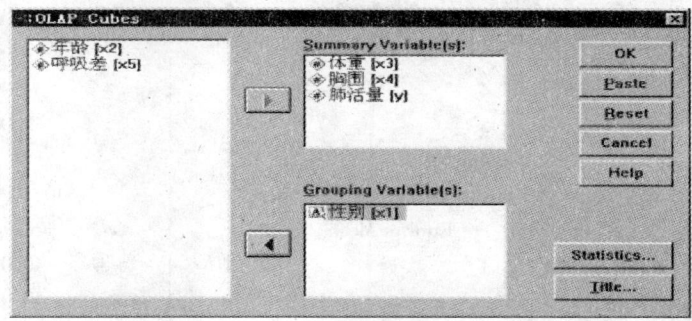

图 35–9　OLAP Cube 对话框

操作过程如下：

1．将分析变量选入 Summary Variable（s）框中。

2．将分组变量选入 Grouping Variable（s）框中。

3．单击 Statistics…按钮，弹出对话框。

4．将要统计分析的统计指标选入 cell 框中。

5．单击 Continue。

6．若要改变标题，单击 Title。

7．单击 Continue。最后单击 OK。

统计结果显示：见表 35–2。

表 35–2　　　　　　　统计描述结果
OLAP Cubes

性别：Total

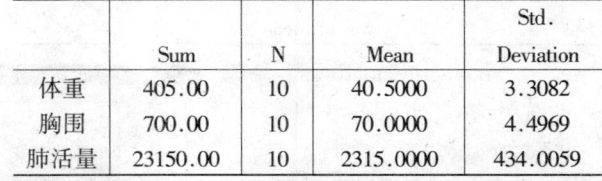

	Sum	N	Mean	Std. Deviation
体重	405.00	10	40.5000	3.3082
胸围	700.00	10	70.0000	4.4969
肺活量	23150.00	10	2315.0000	434.0059

（二）Summaries Case

此统计功能可统计分析计量资料中各组均数、中位数、几何均数、标准差、标准误、求和、进行正态性检验等。

点击 Analyze ──→ Reports ──→ Summaries Case 弹出对话框见图 35–10。

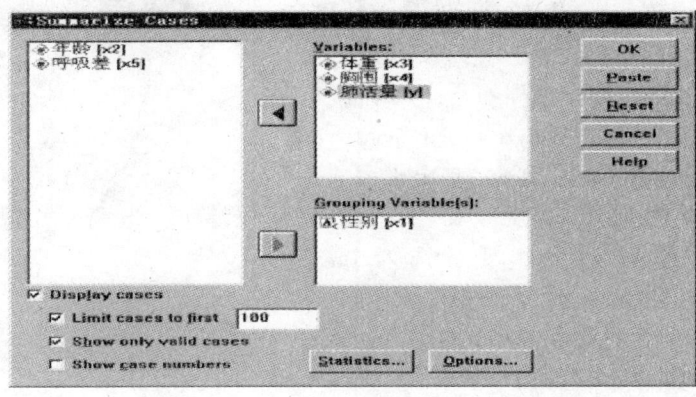

图 35–10　Summaries Case 对话框

操作过程如下：

1．将分析变量选入 Variable，同时可选入多个变量。

2．将分组变量选入 Grouping 框中，选择 Display cases，选择 Show case numbers。

3．单击 Statistics 按钮弹出对话框。

4．将统计指标选入 Cell 框中。

5．单击 Continue，单击 Option。单击 Continue。最后单击 OK。

统计结果见表 35-3，本例按性别进行分组，表 35-3 中列出各组被选变量的各观察量的值，各组各统计指标及其计算结果。

表 35-3

观察量与统计描述
Case Summaries

			体重	胸围	肺活量
性别	男	1	35.00	69.00	1600.00
		2	42.00	74.00	2650.00
		3	45.00	68.00	2200.00
		4	37.00	66.00	1600.00
		5	42.00	65.00	2500.00
	Total	N	5	5	5
		Mean	40.2000	68.4000	2110.0000
		Std Error of Mean	1.8276	1.5684	220.4541
	女	1	40.00	74.00	2600.00
		2	40.00	64.00	2100.00
		3	37.00	72.00	2400.00
		4	43.00	78.00	2750.00
		5	44.00	70.00	2750.00
	Total	N	5	5	5
		Mean	40.8000	71.6000	2520.0000
		Std Error of Mean	1.2410	2.3152	123.0853
Total		N	10	10	10
		Mean	40.5000	70.0000	2315.0000
		Std Error of Mean	1.0462	1.4220	137.2447

（三）Summaries in Rows

此统计功能计算各变量的均数、中位数、各百分位数、几何均数、标准差、标准误、求和、进行正态性检验等，按行输出统计量。操作过程如下：

点击 Analyze ── Report ── Summaries in Rows 弹出对话框，见图 35-11。

1．将分组变量选入 Break Columns 框中。

2．将分析变量选入 Data Columns 框中。

3．选择 Display cases。

4．在 Sort Sequence 栏中选择 Ascending。

5．在 Report 栏中点击 Summary…，弹出对话框，选择要统计分析的统计量。

6．点击 Continue。最后点击 OK。

统计结果见表 35-4 和表 35-5。

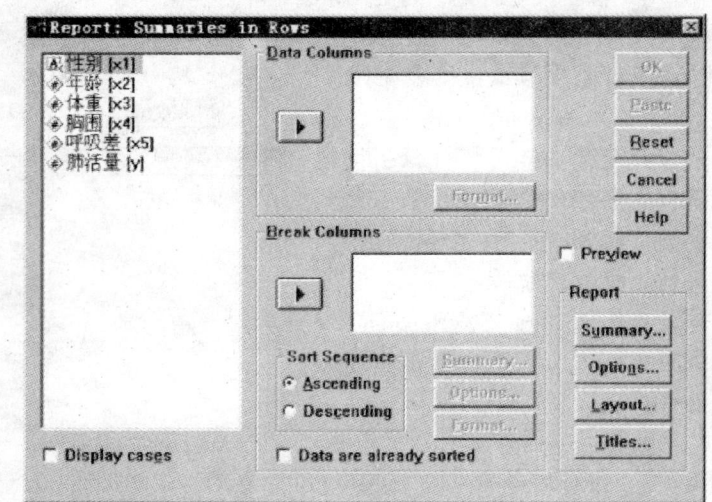

图 35-11　Summaries in Row 对话框

表 35-4	各变量数值	
性别	体重	胸围
男	35.00	69.00
	42.00	74.00
	45.00	68.00
	37.00	66.00
	42.00	65.00
女	40.00	74.00
	40.00	64.00
	37.00	72.00
	43.00	78.00
	44.00	70.00

表 35-5	统计描述结果	
Grand Total		
Sum	405.00	700.00
Mean	40.50	70.00
StdDev	3.31	4.50
Kurlosis	−1.01	−0.70
Skewness	−0.37	0.36
> 90	0	0

（四）Summaries in Columns

此统计功能每次只能计算各变量中的某一统计量（均数、中位数、各百分位数、几何均数、标准差、标准误、求和、进行正态性检验）等，按列输出统计量。操作过程如下：

点击 Analyze —→ Report —→ Summaries in Columns 弹出对话框见图 35-12。

1. 将分析变量选入 Data Columns 框中。

2. 将分组变量选入 Break Columns 框中。

3. 点击 Summary... 弹开对话框

4. 从对话框中选择某一统计指标，只能选 1 项。

5. 点击 Continue。

6. 将分组变量选入 Break Columns 框中。

7. 单击 Report 框中的 Options。

8. 单击 Continue。再单击 OK。

统计结果见表 35-6。

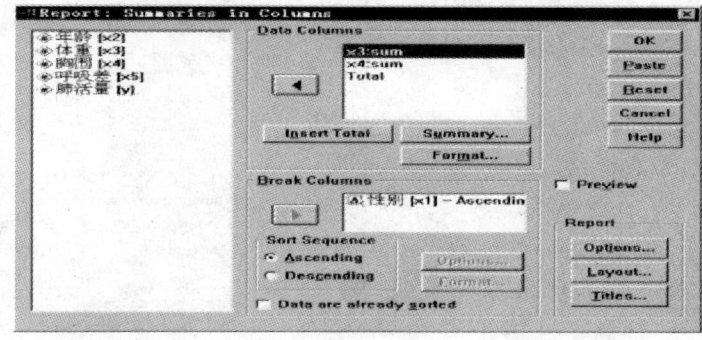

图 35-12 Summaries in Columns 对话框

表 35-6	各变量值和			
性别	体重	胸围	呼吸差	肺活量
	Sum	Sum	Sum	Sum
男	201.00	342.00	10.20	10550.00
女	204.00	358.00	13.20	12600.00
Grand Total	405.00	700.00	23.40	23150.00

二、Descriptive Statistics（统计描述）

（一）Frequencies

此功能统计结果输出频数分布表、百分位数、各统计量和频数分布。操作过程如下：

点击 Analyze —→ Descriptive Statistics —→ Frequencies 弹出 Frequencies 对话框如图 35-13。

1. 将分析变量选入 Variables 框中，本例选择年龄、体重、胸围、肺活量 4 个变量。

2．选择 Display frequency tables。

3．单击 Statistics 弹出对话框，见图 35-14，选择以下统计量：

Percentile Values 为计算百分位数的复选框组，定义需要输出的百分位数。

Quartiles（计算四分位数）。

Cut points for equal groups（每隔一个等同百分位数输出其百分位数值）。

Percentiles（计算各百分位数值），如计算 P_5、P_{95}，在 Percentiles 后的方框中输入 5，点击 Add，再在 Percentiles 后的方框中输入 95，点击 Add。

Central tendency 集中趋势指标复选框组，用于定义描述集中趋势的指标：均数（Mean）、中位数（Median）、众数（Mode）、总和（Sum）。

Dispersion 离散趋势复选框组，用于定义描述离散趋势的指标：标准差（Std.deviation）、方差（Variance）、全距（Range）、最小值（Minimum）、最大值（Maximum）、标准误（S.E.mean）。

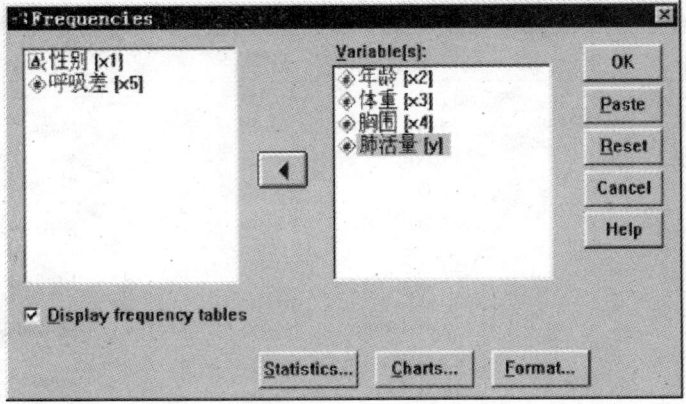

图 35-13　Frequencies 对话框

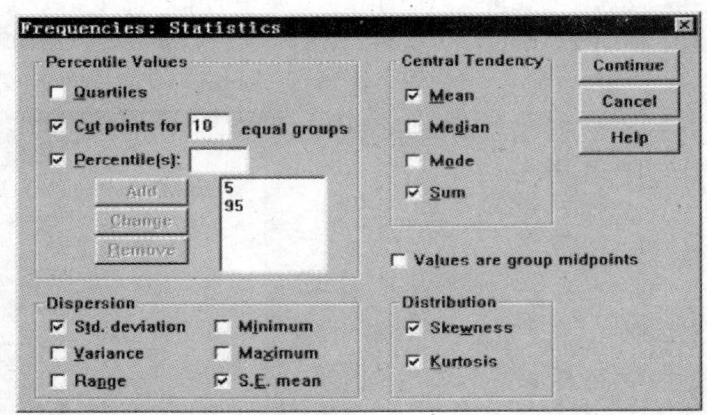

图 35-14　Statistics 对话框

Distribution 分布特征复选框，用于定义描述分布特征的 2 个指标：偏度系数（Skewness）和峰度系数（Kurtosis）。

Values are group midpoints 复选框，如输出的数据是分组频数数据，并且具体数值是组中值时，选中该复选框以通知 SPSS 系统。

4．点击 Continue。

5．点击 Chart…选项：None（不输出图形），Bar（输出条形图），Histograms（输出直方图）选择 With normal curve（输出正态曲线的直条图）。

6．单击 Continue。

7．单击 Format…选项：

（1）Order by（排序），Ascending value（按变量升序排列），Descending value（按变量降序排列），Ascending counts（按频数升序排列），Descending counts（按频数降序排列），

（2）Multiple Variables 多变量显示方式：Compare variables 多个变量在一个表上显示，Orgniz output by variables 各变量分表显示，选择 Suppress table with more…设置频数表输出范围。

8．单击 Continue。再单击 OK。

统计结果输出图 35-13 中选择的各分析变量及其图 35-14 中的各统计量，因在图 35-14 Percentiles 后框中输入 P_{10}，故在表 35-7 的描述统计结果中输出 P_{10}，$P_{20}\cdots P_{90}$ 的值。

表 35-7 各变量描述统计结果

Statistics

		年龄	体重	胸围	肺活量
N	Valid	10	10	10	10
	Missing	0	0	0	0
Mean		11.1000	40.5000	70.0000	2315.0000
Std. Error of Mean		0.2769	1.0462	1.4220	137.2447
Std. Deviation		0.8756	3.3082	4.4969	434.0059
Skewness		−0.223	−0.368	0.357	−0.867
Std. Error of Skewness		0.687	0.687	0.687	0.687
Kurtosis		−1.734	−1.015	−0.700	−0.544
Std. Error of Kurtosis		1.334	1.334	1.334	1.334
Sum		111.00	405.00	700.00	23150.00
Percentiles	5	10.0000	35.0000	64.0000	1600.0000
	10	10.0000	35.2000	64.1000	1600.0000
	20	10.0000	37.0000	65.2000	1700.0000
	30	10.3000	37.9000	66.6000	2130.0000
	40	11.0000	40.0000	68.4000	2280.0000
	50	11.0000	41.0000	69.5000	2450.0000
	60	11.6000	42.0000	71.2000	2560.0000
	70	12.0000	42.7000	73.4000	2635.0000
	80	12.0000	43.8000	74.0000	2730.0000
	90	12.0000	44.9000	77.6000	2750.0000
	95	12.0000	45.0000	78.0000	2750.0000

（二）Descriptive

此统计功能可计算各分析变量的各统计量（求和、均数、中位数、各百分位数、几何均数、标准差、标准误、进行正态性检验）等，以表格形式输出统计量。操作过程如下：

点击 Analyze ⟶ Descriptive Statistics ⟶ Descriptives 弹出 Descriptives 对话框见图 35-15。

1. 将分析变量选入 Variable 框中。

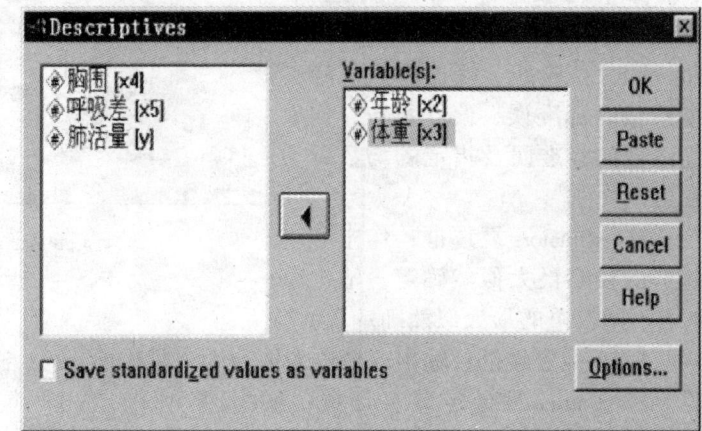

图 35-15　Descriptives 对话框

2. 单击 Options，选择统计量。Options 对话框中的大部分内容均在前面 Frequencies 统计过程的 Statistics 对话框中介绍过，在此不重复。

3. 点击 Continue。再点击 OK。

统计结果见表 35-8。

表 35-8

统计描述结果
Descriptive Statistics

	N	Sum	Mean		Std.
	Statistic	Statistic	Statistic	Std. Error	Statistic
年龄	10	111.00	11.1000	0.2769	0.8756
体重	10	405.00	40.5000	1.0462	3.3082
Valid N(listwise)	10				

（三）Explore（探索分析）

此功能计算各统计量、检验可疑数据、进行正态性检验、列出频数分布表。Explore 分析过程可对变量进行更为深入详尽的描述性统计分析，主要用于对资料的性质、分布特点等完全不清楚时，对其进行统计分析，故又称为探索分析。它在一般描述性统计分析的基础上，增加了与其有关的其他特征的文字与图形描述，如枝叶图、箱式图等，显得更加详细、全面，有助于使用者对数据资料制定继续分析的方案。操作过程如下：

点击 Analyze ——→Descriptive Statistics ——→Explore 弹出 Explore 对话框，见图 35-16。

1. 将 1 个或多个分析变量选入 Dependent List 框中。

2. 将 1 个或多个分组变量选入 Factor List 框中。

3. 将标识变量选入 Label Cases by 框中。

4. 在 Display 栏选择 Both（统计量和统计图同时显示）。

5. 单击 Statistics（统计），选择以下选项：

Descriptive（统计描述）复选框：输出均数、中位数、众数、5% 修正均数、标准误、方差、标准差、最小值、最大值、全距、四分位全距、峰度系数、峰度系数的标准误、偏度系数、偏度系数的标准误及指定的均数可信区间。

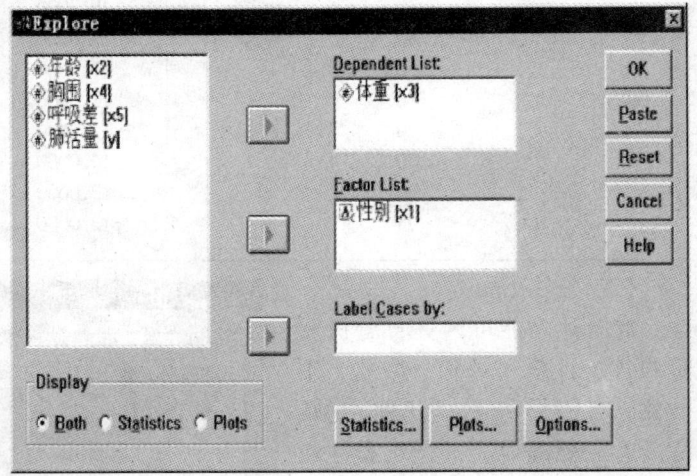

图 35-16　Explore 对话框

M-estimators 复选框：作中心趋势的粗略最大似然确定，输出 4 个不同权重的最大似然确定数。

Outliers 复选框：输出 5 个最大值与 5 个最小值。

Percentiles 百分位数复选框：输出第 5%、第 10%、第 25%、第 50%、第 75%、第 90%、第 95% 位数。

Confidence Interval for %（可信区间）。

6. 单击 Continue。

7. 单击 Plot，选择以下选项：

（1）Box plots（箱式图）：Factor levels together（每个因变量一个箱式图），Dependents together（每个分组变量一组箱式图），None（不显示箱式图）。

（2）Descriptive（描述图形）：Stem-and-leaf（茎叶图），Histogram（直方图）。

（3）Normality plots with tests（显示正态概率图）。

8．单击 Continue。再单击 OK。

统计结果见表 35-9 和表 35-10。

表 35-9　　女性体重频数表

体重 Stem-and-Leaf Plot for
$X_1 = $ 女

Frequency	Stem & leaf
1.00	3.7
4.00	4.0034

Stem width:　　10.00
Each leaf:　　1 case(s)

表 35-10　　男性体重频数表

体重 Stem-and-Leaf Plot for
$X_1 = $ 男

Frequency	Stem & Leaf
0.00	3.00
2.00	3.57
2.00	4.22
1.00	4.5

Stem width:　　10.00
Each leaf:　　1 case(s)

表 35-9 和表 35-10 是统计结果的茎叶图，整数位为茎，小数位为叶；非常直观地看出数据的分布范围及形态。

图 35-17 是箱式图，中间的黑粗线为均数，边框为四分位间距的范围，上下两根细线为最大、最小值。

（四）Cross tabs（多维频数分布表）

Cross tabs 用于无序分类和有序分类计数资料进行统计描述，并进行简单的统计推断。在统计分析时可产生

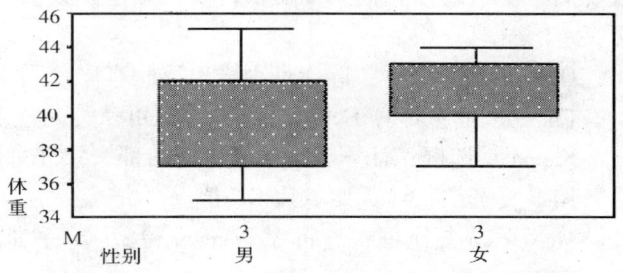

图 35-17　箱式图

2 维至 n 维列联表，并计算相应的百分数，进行 χ^2、Kappa 检验等。操作过程如下：

点击 Analyze ——→Descriptive Statistics ——→Cross tabs 弹出 Cross tabs 对话框,见图 35-18。

操作步骤如下：

1．从左框中选择一个或多个分类变量选入 Row（s）框中，为行 * 列表中的行变量，本例选择"性别"。

2．从左框中选择一个或多个分类变量选入 Column（s）框中，为行 * 列表中的列变量，本例选择"年龄"。

3．点击 Statistics 打开对话框，见图 35-19。

Chi-square 复选框：计算 χ^2 值。

Correlations 复选框：计算行、列两变量的 Pearson 相关系数和 Spearman 等级相关系数。

Contingency coefficient 复选

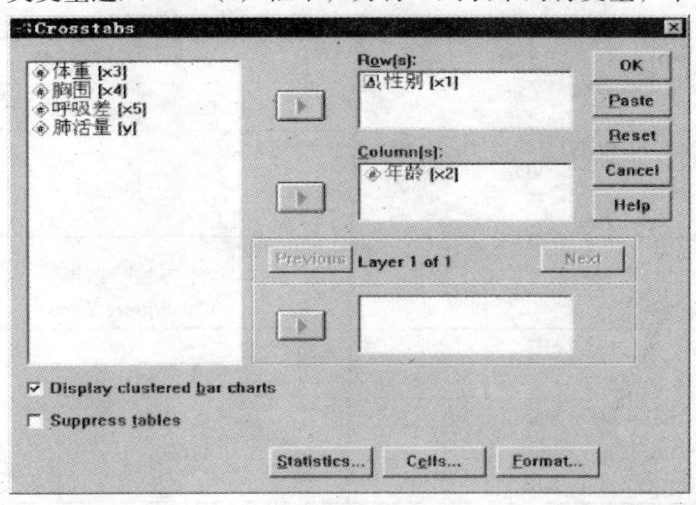

图 35-18　Cross tabs 对话框

框：即列联系数，其值界于 0 ~ 1 之间；

Phi and Cramer's V 复选框：这两者也是基于 χ^2 值的，Phi 在四格表 χ^2 检验中界于 −1 ~ 1 之间，在 $R \times C$ 表 χ^2 检验中界于 0 ~ 1 之间；Cramer's V 则界于 0 ~ 1 之间。

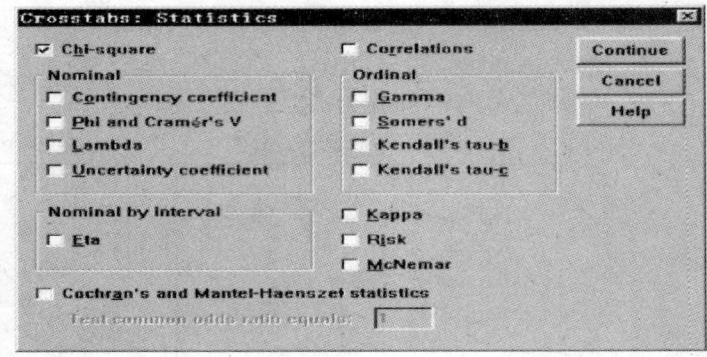

图 35-19　Statistics 打开对话框

Lambda 复选框：在自变量预测中用于反映比例缩减误差，其值为 1 时表明自变量预测应变量好，为 0 时表明自变量预测应变量差。

Uncertainty coefficient 复选框：不确定系数，以熵为标准的比例缩减误差，其值接近 1 时表明后一变量的信息很大程度来自前一变量，其值接近 0 时表明后一变量的信息与前一变量无关。

Ordinal 复选框组：选择是否输出反映有序分类资料相关性的指标，很少使用。

Eta 复选框：计算 Eta 值，其平方值可认为是应变量受不同因素影响所致方差的比例；

Kappa 复选框：计算 Kappa 值，即内部一致性系数。

Risk 复选框：计算比数比 OR 值。

McNemanr 复选框：进行 McNemanr 检验（一种非参数检验）。

Cochran's and Mantel-Haenszel statistics 复选框：计算 χ^2_{M-H} 统计量（分层 χ^2，也有写为 χ^2_{CMH} 的），可在下方输出 H_0 假设的 OR 值，默认为 1。

4．选择 Chi-square，进行卡方检验。

5．点击 Continue。再点击 OK。

统计结果见表 35-11 和表 35-12。

表 35-11　　　　　　　　　　性别与年龄频数分布

性别 ∗ 年龄 Cross tabulation Count

		年龄			Total
		10.00	11.00	12.00	
性别	男	2	1	2	5
	女	1	2	2	5
Total		3	3	4	10

表 35-12　　　　　　　　　　卡方检验结果

Chi-Square Tests

	Value	df	Asymp. Sig. (2-sided)
Pearson Chi-Square	0.667[a]	2	0.717
Likelihood Ratio	0.680	2	0.712
N of Valid Cases	10		

a．6 cells (100.0%) have expected count less than 5. The minimum expected count is 1.50.

第四节　均数比较

在均数比较（Compare Means）中包括了 4 个基本的统计分析过程，均可对指定的变量进行统计分析，计算指定变量的描述统计量，并进行 t 检验或进行单因素的方差分析。

一、Means

Mean 用于计算各描述统计量，并进行方差分析。操作过程如下：

点击 Analyze —→ Compare Means —→Means 打开对话框，见图 35-20。

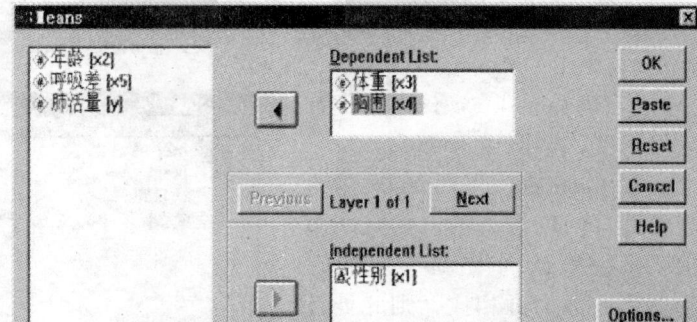

图 35-20　Means 对话框

1. 将左框中的分析变量选入 Dependent List 框中，本例选择"体重、胸围"两个分析变量。

2. 将左框中的分组（类）变量选入 Independent List 框中。

3. 单击 Option…，打开对话框。

4. 从左框中将统计量选入右边 Cell statistic 框中。

5. 选择 ANOVA table and eta 或选择 Test for linearity。Anova table and eta 是对分组变量进行单因素方差分析，并计算因变量与自变量相关程度的 eta 值。Test for linearity 检验线性相关性，实际上就是对分析变量进行单因素方差分析。

6. 单击 Continue。再单击 OK。

统计结果见表 35-13 和表 35-14。

表 35-13　　　　　　　描述统计结果

Report

性别		体重	胸围
男	Mean	40.2000	68.4000
	N	5	5
	Std. Deviation	4.0866	3.5071
女	Mean	40.8000	71.6000
	N	5	5
	Std. Deviation	2.7749	5.1769
Total	Mean	40.5000	70.0000
	N	10	10
	Std. Deviation	3.3082	4.4969

表 35-14　　　　　　　　方差分析结果

ANOVA Table[a]

		Sum of Squares	df	Mean Square	F	Sig.
体重＊性别	Between Groups（Combined）	0.900	1	0.900	0.074	0.793
	Within Groups	97.600	8	12.200		
	Total	98.500	9			
胸围＊性别	Between Groups（Combined）	25.600	1	25.600	1.309	0.286
	Within Groups	156.400	8	19.550		
	Total	182.000	9			

a. The grouping variable 性别 is a string, so the test for linearity cannot be computed.

二、单个样本均数的 *t* 检验（One-Sample T Test）

此检验方法是对样本均数与总体均数进行比较，是统计学中常用的一种统计方法。操作过程如下：

点击 Analyze ——→Compare Mean ——→One-Sample T Test 打开对话框，见图 35-21。

1．将左框中分析变量选入 Test Variable 框中，本例输入"体重"。

2．在 Test Value 后的右边框中输入总体均数，本例输入 40。

3．单击 Options。

4．在 Confidence 右边框中输入可信度，本例输入 95。

在 Confidence Interval 框输入需要计算的均数差值可信区间范围，系统默认为 95%。如果是和总体均数为 0 相比，则此处计算的就是样本所在总体均数的可信区间。

5．单击 Continue。再单击 OK。

统计结果表 35-15。

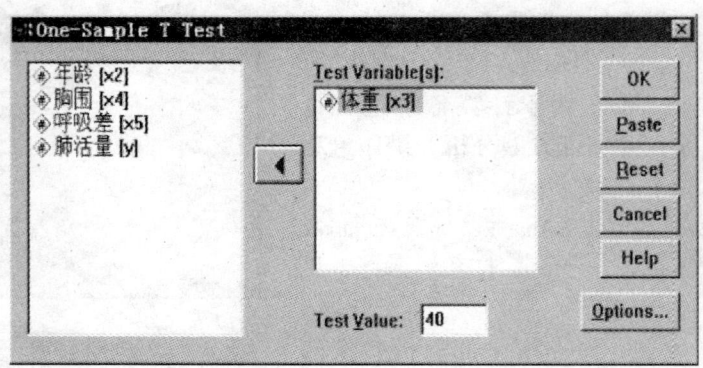

图 35-21　One-Sample T Test 对话框

表 35-15

t 检验结果
One-Sample T Test

	Test Value = 40					
					95% Confidence Interval of the Difference	
	t	df	Sig. (2-tailed)	Mean Difference	Lower	Upper
体重	0.478	9	0.644	0.5000	−1.8666	2.8666

三、两样本均数比较 *t* 检验（Independent-Sample T Test）

点击 Analyze ——→Compare Mean ——→Independent-Sample T Test 打开对话框如图 35-22。

1．将左框中的分析变量选入 Test Variable 框中，本例将"体重"和"胸围"两个分析变量选入该框，按性别进行分组，检验性别之间差异有无统计学意义。

2．将左框中的分组（类）变量选入 Grouping Variable 框中，按性别进行分组，将性别（X_1）变量选入 Grouping Variable 框中。

3．单击 Define Groups，打开对话框，见图 35-23。

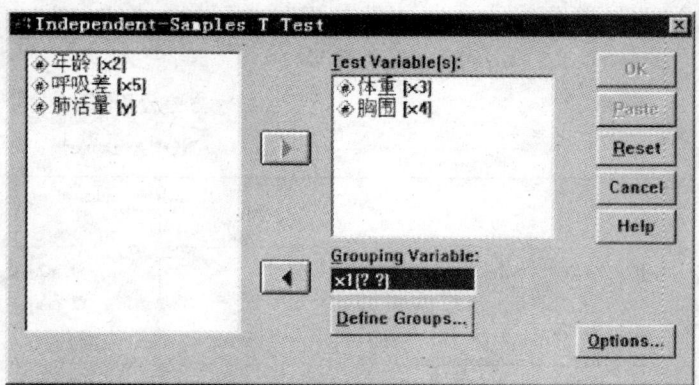

图 35-22　Independent-Sample T Test 对话框

4．离散型变量分组，选择 Use Specified Values，在 Group 1：和 Group 2：后框中分别输入分组变量的代码，本例按性别进行分组，分组变量属于离散型变量，分别在 Group 1：和 Group 2：的后框中输入 1 和 2；若为连续型分组变量，选择 Cut point，在 Cut point 后框中输入分组的界值，本例为离散型变量，故未显示该选项。

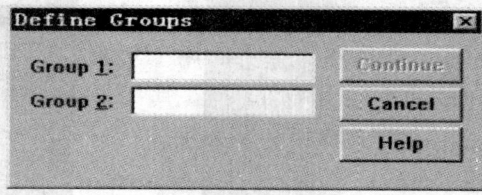

图 35-23　Define Groups 对话框

5．单击 Continue。再单击 OK。

统计结果见表 35-16 和表 35-17。

表 35-16　　　　　　　　　　描述统计结果

Group Statistics

	性别	N	Mean	Std. Deviation	Std. Error Mean
体重	男	5	40.2000	4.0866	1.8276
	女	5	40.8000	2.7749	1.2410
胸围	男	5	68.4000	3.5071	1.5684
	女	5	71.6000	5.1769	2.3152

表 35-17　　　　　　　　　　t 检验结果

Independent Samples T Test

		Levene's Test for Equality of Variances		t-test for Equality of Means						
		F	Sig.	t	df	Sig. (2-tailed)	Mean Difference	Std. Error Difference	95 % Confidence Interval of the Difference	
									Lower	Upper
体重	Equal variances umed	1.616	0.239	-0.272	8	0.793	-0.6000	2.2091	-5.6941	4.4941
	Equal variances not assumed			-0.272	7.042	0.794	-0.6000	2.2091	-5.8173	4.6173
胸围	Equal variances umed	0.497	0.501	-1.144	8	0.286	-3.2000	2.7964	-9.6486	3.2486
	Equal variances not assumed			-1.144	7.033	0.290	-3.2000	2.7964	-9.8062	3.4062

四、配对比较 t 检验（Paired-Sample T Test）

点击 Compare Mean ——→ Paired-Sample T Test 打开对话框。将分析变量成对选入 Paired Variables 框中。再单击 OK。

统计方法很简单，在此不再举例。

五、单因素方差分析（One-Way ANOVA）

点击 Analyze ——→ Compare Mean ——→ One-Way ANOVA 打开对话框，见图 35-24。

1．左框中的分析变量选入 Dependent list 框中，本例分析"体重"变量（X_3）。

2．将左框中的分组（类）变量选入 Factor 框中，分析各年龄之间体重差异。

3．单击 Host Hoc，弹出对话框，见图 35-25，对均数进行两两比较。

Equal Variances Assumed 复选框组，当各组方差齐时用于两两比较的方法共有 14 种，其中最常用的为 LSD 和 S-N-K 法。

Equal Variances Not Assumed 复选框组，当各组方差不齐时可用于两两比较的方法共有 4 种，其中以 Dunnetts's C 法较常用。

若将各组与对照组进行比较，选择 Dunnett。

Significance Level 框为定义两两比较时的显著性水平，系统默认为 0.05。

4. 单击 Continue。

5. 单击 Option。

选择 Descriptive（描述统计量）。

选择 Homogeneity-of-variance（进行方差齐性检验）。再单击 OK。

显示统计结果，见表 35-18 和表 35-19。

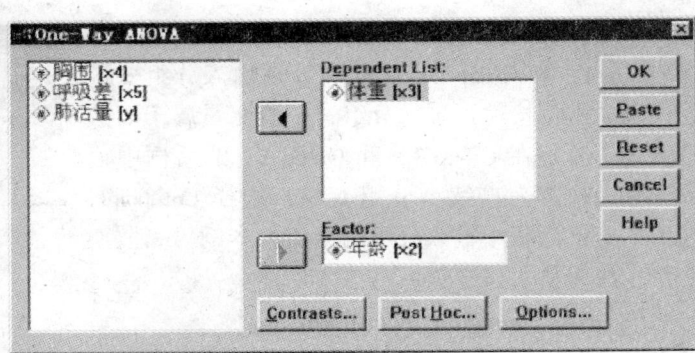

图 35-24　One-Way ANOVA 对话框

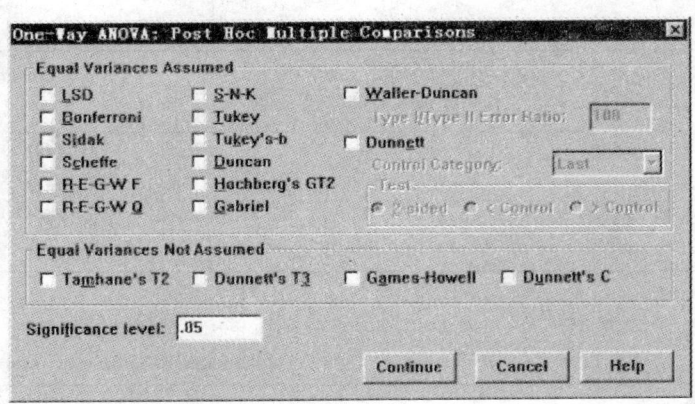

图 35-25　均数两两比较对话框

表 35-18

描述统计结果
Descriptives

体重

	N	Mean	Std. Deviation	Std. Error	95 % Confidence Interval for Mean	
					Lower Bound	Upper Bound
10.00	3	36.3333	1.1547	0.6667	33.4649	39.2018
11.00	3	40.6667	1.1547	0.6667	37.7982	43.5351
12.00	4	43.5000	1.2910	0.6455	41.4457	45.5543
Total	10	40.5000	3.3082	1.0462	38.1334	42.8666

表 35-19

方差分析结果
ANOVA

体重

	Sum of Squares	df	Mean Square	F	Sig.
Between Groups	88.167	2	44.083	29.863	0.000
Within Groups	10.333	7	1.476		
Total	98.500	9			

第五节　普通线性模型

普通线性模型（General Linear Model）功能可用于随机区组设计资料、析因设计资料、拉丁方设计资料和正交设计资料的方差分析，对多变量资料或重复测量资料进行方差分析，还可对多个实验组与一个对照组进行比较，完全随机设计资料的方差分析，请选取用 One-way ANOVA。

一、单变量方差分析（Univariate…）

点击 Analyze→General Lineal model→Univariate 弹出对话框，见图 35-26。

Dependent Variable 框为分析变量（因变量）框。每次只能选入 1 个分析变量。

Fixed Factors 框为因素（分组）变量框。

Random Factors 框为随机因素框，一般可不考虑。

Covariate 框为进行协方差分析时用协变量框。

（一）随机区组设计资料方差分析

例 35-2　研究酵解作用对血糖浓度的影响，从 8 名健康人中抽取了血液并制备成血滤液，每个受试者的血滤液分成四份，再随机把 4 份血液分别放置 0、45、90、135 分钟后测定其血糖浓度，试分析放置不同时间的血糖浓度有无变化。

将数据资料输入计算机，建立数据文件见图 35-27。

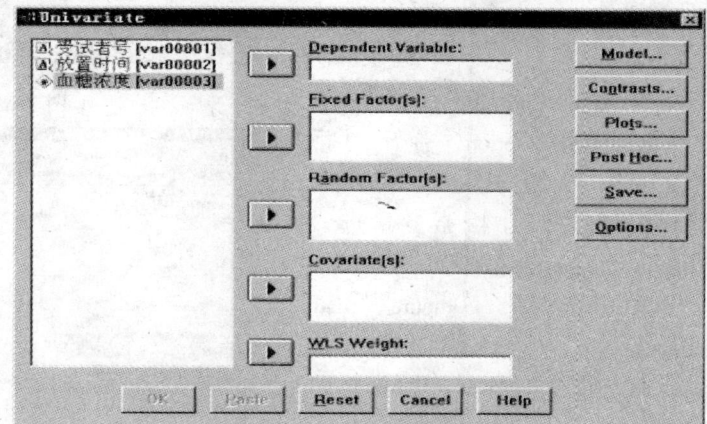

图 35-26　Univariate 对话框

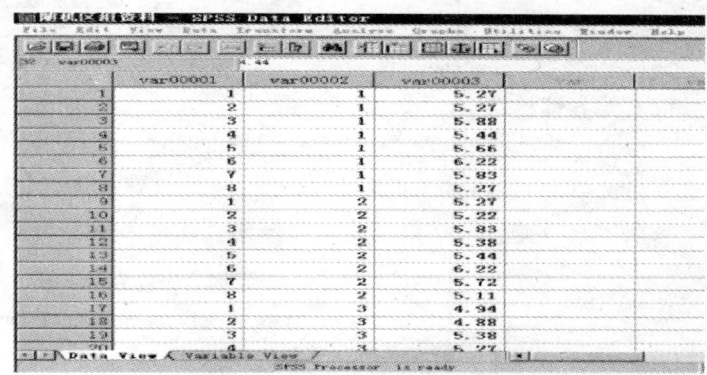

图 35-27　例 35-2　数据文件

操作过程如下：

点击 Analyze→General Lineal model→Univariate 弹出对话框，见图 35-26。

1. 将左框中分析变量选入 Dependent Variable 框中，即选入需要分析的变量（因变量），只能选入一个，本例选入"血糖浓度"变量。

2. 将左框中的因素（分组）变量选入 Fixed Factor 框中，本例选入"受试者号和放置时间"两个变量。

3. 单击 Model。单击后出现一个对话框如图 35-28，用于设置在模型中包含哪些主效应和交互因子，系统默认为 Full factorial，即分析所有的主效应和交互作用。如果不分析交互作用时，要将按钮切换到右侧的 custom，进行自定义选择。

4. 单击 Custom。这时中部的 Build Term 下拉列表框被激活变黑（可用），该框用于选择进入模型的因素交互作用级别，即为分析主效应、两阶交互、三阶交互、和全部分析。当只分析主效应时选择 main。

5. 将左框中因素变量选入 Model 框中。

6. 在 Sum of 后框中选择 Type Ⅲ。

7. 单击 Continue。

8. 单击 Option，弹出对话框，见图 35–29。

9. 将左框中因素变量选入 Display Means for 框中。

10. 选择 Compare main effects。

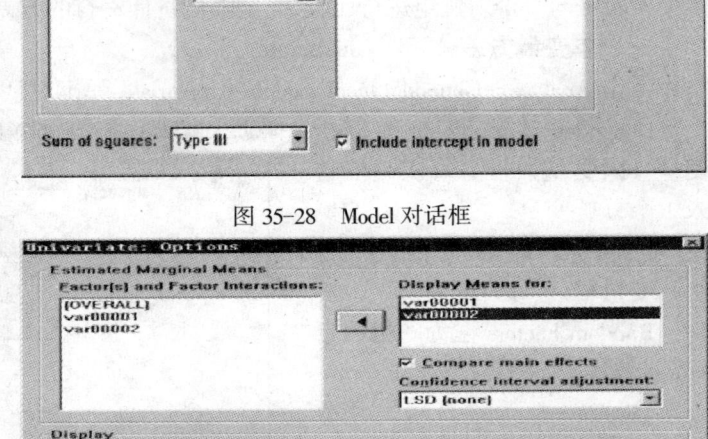

图 35–28　Model 对话框

图 35–29　Option 对话框

11. 选择 LSD 对均值进行两两比较。

12. 选择 Descriptive Statistics 显示统计量。

13. 选择 Homogeneity Tests 进行方差齐性检验。

14. 显著性水准一般选用系统默认的水准（$\alpha = 0.05$），亦可自定义水准。

15. 单击 Continue。再单击 OK。

双因素方差分析结果及受试者描述统计结果见表 35–20 和表 35–21。

表 35–20　　　　　　　　　　　**双因素方差分析结果**

Tests of Between-Subjects Effects

Dependent Variable：血糖浓度

Source	Type Ⅲ Sum of Squares	df	Mean Square	F	Sig.
Corrected Model	5.402[a]	10	0.540	43.141	0.000
Intercept	898.456	1	898.456	71746.657	0.000
VAR00001	2.498	7	0.357	28.497	0.000
VAR00002	2.904	3	0.968	77.310	0.000
Error	0.263	21	1.252E-02		
Total	904.121	32			
Corrected Total	5.665	31			

a. R Squared = 0.954（Adjusted R Squared = 0.931）

表 35-21
受试者描述统计结果
Estimates

Dependent Variable：血糖浓度

受试者号	Mean	Std. Error	95 % Confidence Interval	
			Lower Bound	Upper Bound
1	5.023	0.056	4.906	5.139
2	5.008	0.056	4.891	5.124
3	5.523	0.056	5.406	5.639
4	5.273	0.056	5.156	5.389
5	5.340	0.056	5.224	5.456
6	5.818	0.056	5.701	5.934
7	5.453	0.056	5.336	5.569
8	4.955	0.056	4.839	5.071

（二）拉丁方设计资料方差分析

例 35-3　题目见上海医科大学出版社出版《医用统计方法》第 60 页，将数据资料建立数据文件见图 35-30。

操作过程如下：

点击 Analyze→General Lineal model→Unvaried 弹出对话框，见图 35-26。

1．将左框中的分析变量选入 Dependent 框中。

2．将左框中的因素变量选入 Fixed Factor 框中。

3．单击 Model，弹出对话框见图 35-28。

4．单击 Custom。

5．将左框中因素变量选入 Model 框中。

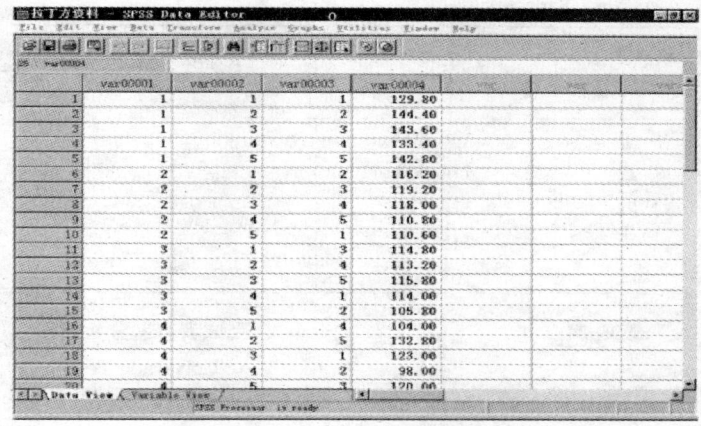

图 35-30　例 35-3 拉丁方数据文件

6．在 Build Term 下拉菜单中选中 Main。

7．在 Sum of 后框中选择 Type Ⅲ。

8．单击 Continue。

9．单击 Option，弹出对话框见图 35-29。

10．将左框中因素变量选入 Display Means for 框中。

11．选择 Compare main effects。

12．选择 LSD，对均值进行两两比较。

13．选择 Descriptive Statistics 显示统计量。

14．选择 Homogeneity Tests 进行方差齐性检验。

15．单击 Continue。再单击 OK。

统计结果见表 35-22～表 35-25。

表 35-22 　　　　　　　　　拉丁方方差分析统计结果
Tests of Between-Subjects Effects

Dependent Variable：脉搏

Source	Type Ⅲ Sum of Squares	df	Mean Square	F	Sig.
Corrected Model	3612.307[a]	12	301.026	6.894	0.001
Intercept	348147.202	1	348147.202	973.275	0.000
VAR00001	2878.566	4	719.642	16.481	0.000
VAR00002	511.414	4	127.854	2.928	0.067
VAR00003	222.326	4	55.582	1.273	0.334
Error	523.971	12	43.664		
Total	352283.480	25			
Corrected Total	4136.278	24			

a. R Squared $= 0.873$（Adjusted R Squared $= 0.747$）

表 35-23 　　　　　　　　　受试者描述统计结果
Estimates

Dependent Variable：脉搏

受试者	Mean	Std. Error	95% Confidence Interval	
			Lower Bound	Upper Bound
甲	138.800	2.955	132.361	145.239
乙	114.960	2.955	108.521	121.399
丙	112.720	2.955	106.281	119.159
丁	115.560	2.955	109.121	121.999
戊	108.000	2.955	101.561	114.439

表 35-24 　　　　　　　　　受试者方差分析结果
Univariate Tests

Dependent Variable：脉搏

	Sum of Squares	df	Mean Square	F	Sig.
Contrast	2878.566	4	719.642	16.481	0.000
Error	523.971	12	43.664		

The F tests the effect of 受试者. This test is based on thlinearly independent pairwise comparisons among the estimated marginal means.

受试日期和防护服的统计描述、方差分析和两两比较的统计结果略，在此不再介绍。

（三）析因设计资料方差分析

析因设计资料方差分析可对 n^m（即 m 个因素，n 水平）资料进行统计处理，在此只介绍 2^2（2×2）析因实验设计资料方差分析法。

例 35-4　题目见上海医科大学出版社出版《医学统计方法》第 71 页，将资料输入计算机建立数据文件。

操作过程如下：

点击 Analyze→General Lineal model→Univariate 弹出对话框，见图 35-26。

表 35-25　　　　　　　　　　　　　受试者间两两比较统计结果

Pairwise Comparisons

Dependent Variable：脉搏

(I) 受试者	(J) 受试者	Mean Difference (I − J)	Std. Error	Sig. [a]	95% Confidence Interval for Difference [a]	
					Lower Bound	Upper Bound
甲	已	23.840 *	4.179	0.000	14.734	32.946
	丙	26.080 *	4.179	0.000	16.974	35.186
	丁	23.240 *	4.179	0.000	14.134	32.346
	戊	30.800 *	4.179	0.000	21.694	39.906
已	甲	− 23.840 *	4.179	0.000	− 32.946	− 14.734
	丙	2.240	4.179	0.602	− 6.866	11.346
	丁	− 0.600	4.179	0.888	− 9.706	8.506
	戊	6.960	4.179	0.122	− 2.146	16.066
丙	甲	− 26.080 *	4.179	0.000	− 35.186	− 16.974
	已	− 2.240	4.179	0.602	− 11.346	6.866
	丁	− 2.840	4.179	0.510	− 11.946	6.266
	戊	4.720	4.179	0.281	− 4.386	13.826
丁	甲	− 23.240 *	4.179	0.000	− 32.346	− 14.134
	已	0.600	4.179	0.888	− 8.506	9.706
	丙	2.840	4.179	0.510	− 6.266	11.946
	戊	7.560	4.179	0.096	− 1.546	16.666
戊	甲	− 30.800 *	4.179	0.000	− 39.906	− 21.694
	已	− 6.960	4.179	0.122	− 16.066	2.146
	丙	− 4.720	4.179	0.281	− 13.826	4.386
	丁	− 7.560	4.179	0.096	− 16.666	1.546

Based on estimated marginal means

＊．The mean difference is significant at the .05 level.

a．Adjustment for multiple comparisons：Least Significant Difference (equivalent to no adjustments).

1．将左框中的分析变量选入 Dependent 框中。

2．将左框中的因素变量选入 Fixed Factor 框中。

3．单击 Model，若用系统默认的模型，操作步骤 3～8 均可省略。

4．单击 Custom。

5．将左框中因素变量选入 Model 框中。若要分析因素间的交互作用，同时将两因素变量选中，同时选入 Model 框中。

6．在 Build Term 下拉菜单中选中 All 2-Way。

7．在 Sum of 后框中选择 Type Ⅲ。

8．单击 Continue。

9．单击 Option，弹出对话框见图 35-29。

10．将左框中因素变量选入 Display Means for 框中。

11. 选择 Compare main effects。

12. 选择 LSD 对均值进行两两比较。

13. 选择 Descriptive Statistics 显示统计量。

14. 选择 Homogeneity Tests 进行方差齐性检验。

15. 单击 Continue。再单击 OK。

统计结果见表 35-26 ~ 表 35-29。

表 35-26　各因素各水平例数表
Between-Subjects Factors

		Value Label	N
甲药	1	不用	6
	2	用	6
乙药	1	不用	6
	2	用	6

表 35-27　　　　　　　各因素各水平描述统计结果
Descriptive Statistics

Dependent Variable：增加数

甲药	乙药	Mean	Std. Deviation	N
不用	不用	0.8000	0.1000	3
	用	1.2000	1.000E-01	3
	Total	1.0000	0.2366	6
用	不用	1.0000	0.1000	3
	用	2.1000	0.1000	3
	Total	1.5500	0.6091	6
Total	不用	0.9000	0.1414	6
	用	1.6500	0.5010	6
	Total	1.2750	0.5259	12

表 35-28　　　　　　　析因设计方差分析统计结果
Tests of Between-Subjects Effects

Dependent Variable：增加数

Source	Type III Sum of Squares	df	Mean Square	F	Sig.
Corrected Model	2.963[a]	3	0.988	98.750	0.000
Intercept	19.507	1	19.507	1950.750	0.000
VAR00001	0.908	1	0.908	90.750	0.000
VAR00011	1.688	1	1.688	168.750	0.000
VAR00001 * VAR00011	0.368	1	0.368	36.750	0.000
Error	8.000E-02	8	1.000E-02		
Total	22.550	12			
Corrected Total	3.043	11			

a. R Squared = 0.974（Adjusted R Squared = 0.964）

以下再分别输出甲药与乙药的统计描述、方差分析和两两比较的统计结果，在此不再介绍。最后输出甲药与乙药交互作用的描述统计结果见表 35-29。

表 35-29　　　　　　　甲药与乙药交互作用的描述统计结果
甲药 * 乙药

Dependent Variable：增加数

甲药	乙药	Mean	Std. Error	95% Confidence Interval	
				Lower Bound	Upper Bound
不用	不用	0.800	0.058	0.667	0.933
	用	1.200	0.058	1.067	1.333
用	不用	1.000	0.058	0.867	1.133
	用	2.100	0.058	1.967	2.233

（四）多个实验组与一个对照组的比较

例 35-5　题目见上海医科大学出版社出版的《医用统计方法》第 53 页例 6-2。

检验步骤如下：

点击 Analyze→General Lineal model→Univariate 弹出对话框，见图 35-26。

1．将左框中的分析变量选入 Dependent 框中。

2．将左框中的因素变量选入 Fixed Factor 框中。

3．单击 Model。

4．单击 Custom。

5．将左框中因素变量选入 Model 框中。

6．在 Build Term 下拉菜单中选中 Main effects。

7．在 Sum of 后框中选择 Type Ⅲ。

8．单击 Continue。

以上步骤 1~8 与前面介绍的双因素方差分析、析因设计资料的方差分析方法相同，在此不再列出对话框。

9．单击 Post Hoc…，弹出对话框见图 35-31。

10．将因素变量选入 Post Hoc Tests for 框中。

11．选择 Dunnett。

12．在 Control Cetegory 的后框中选择对照组所在的位置 Last 或 First。

13．在 Test 栏中选择 2-side 进行双侧检验。

14．单击 Option。

15．将左框中因素变量选入 Display Means for 框中。

16．选择 Descriptive Statistics 显示统计量。

17．选择 Homogeneity Tests 进行方差齐性检验。

18．单击 Continue。再单击 OK。

统计结果见表 35-30~表 35-34。

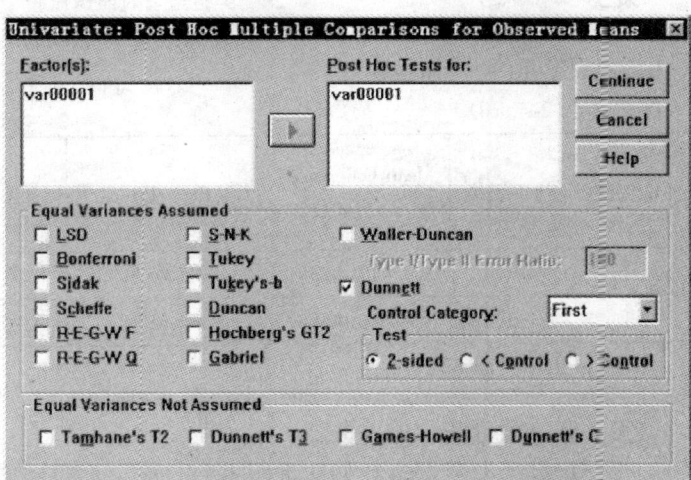

图 35-31　均数两两比较对话框

表 35-30　　观察例数

etween-Subjects Factor

		N
组别	1	5
	2	3
	3	3

表 35-31　　　　描述统计结果

Descriptive Statistics

Dependent Variable：分析变量

组别	Mean	Std. Deviation	N
1	290.4000	56.9939	5
2	271.0000	40.5832	3
3	204.0000	84.1606	3
Total	261.5455	66.9468	11

表 35–32　　　　方差齐性检验结果

Levene's Test of Equality of Error Variances a

Dependent Variable：分析变量

F	df1	df2	Sig.
0.578	2	8	0.583

Tests the null hypothesis that the error variance of the dependent variable is equal across groups.

a．Design：Intercept + X

表 35–33　　　　方差分析结果

Tests of Between–Subjects Effects

Dependent Variable：分析变量

Source	Type III Sum of Squares	df	Mean Square	F	Sig.
Corrected Model	14365.527[a]	2	7182.764	1.887	0.213
Intercept	675965.954	1	675965.954	177.575	0.000
X	14365.527	2	7182.764	1.887	0.213
Error	30453.200	8	3806.650		
Total	797285.000	11			
Corrected Total	44818.727	10			

a．R Squared ＝0.321（Adjusted R Squared ＝ .151）

表 35–34　　　　实验组与对照组比较

Multiple Comparisons

Dependent Variable：分析变量

Dunnett t（2-si[a]ded）

(I) 组别	(J) 组别	Mean Difference (I–J)	Std. Error	Sig.	5% Confidence Interva	
					Lower Bound	Upper Bound
2	1	－ 19.4000	45.0579	0.883	－ 140.7801	101.9801
3	1	－ 86.4000	45.0579	0.161	－ 207.7801	34.9801

Based on observed means。

a．Dunnett t–tests treat one group as a control, and compare all against it.

（五）正交设计资料方差分析

正交设计所获数据资料如何进行方差分析，在目前有关 SPSS 应用各种参考书中均未介绍该方法，但 SPSS 统计软件可实现这一功能。

例 35–6　以上海医科大学出版社出版的《医学统计方法》第 88 页表 8-4 资料为例，介绍正交设计资料方差分析的方法。首先将资料输入计算机建立数据文件，见图 35–32。

操作过程如下：

点击 Analyze→General Lineal model→Univariate 弹出对话框，见图 35–26。

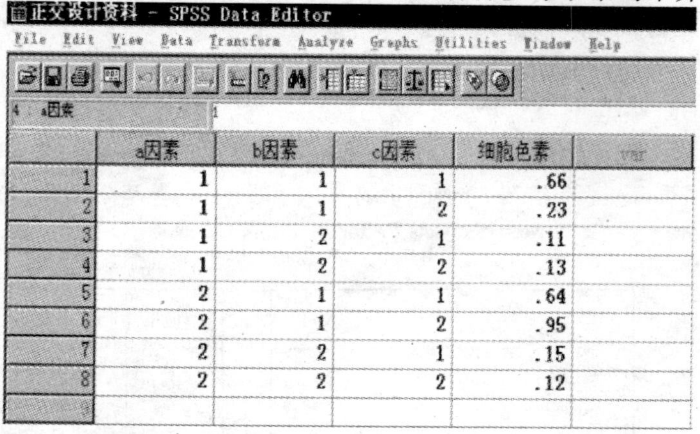

图 35–32　正交设计资料 SPSS Data Editor

1．将分析变量选入 Dependent 框中。

2．将各列因子变量选入 Fixed Factor 框中。

3．单击 Model，弹出对话框见图 35-28。

4．单击 Custom。

5．将左框中的因子变量选入 Model 框中，若分析某两因素的交互作用，同时选定该两因子变量，将其同时选入 Model 框中。

6．单击 Continue。

7．单击 Options。

8．将左框中的因子变量和交互作用因子变量全选入 Display Means For 框中。

9．选择 Descriptive statistics 计算统计量。

10．单击 Continue。单击 OK。

方差分析统计结果见表 35-35。

各因素各水平的例数统计结果与各因素各水平的描述统计结果相同。

表 35-35　　　　　　　　　正交设计方差分析统计结果

Tests of Between-Subjects Effects

Dependent Variable：Y

Source	Type Ⅲ Sum of Squares	df	Mean Square	F	Sig.
Corrected Model	0.669^a	5	0.134	3.367	0.245
Intercept	1.118	1	1.118	28.105	0.034
A 因素	6.661E-02	1	6.661E-02	1.675	0.325
B 因素	0.485	1	0.485	12.200	0.073
C 因素	2.113E-03	1	2.113E-03	0.053	0.839
A 因素 * B 因素	5.611E-02	1	5.611E-02	1.411	0.357
A 因素 * C 因素	5.951E-02	1	5.951E-02	1.497	0.346
Error	7.952E-02	2	3.976E-02		
Total	1.866	8			
Corrected Total	0.749	7			

a．R Squared ＝0.894（Adjusted R Squared ＝0.628）

（六）协方差分析

例 35-7　以例 35-1 资料为例，介绍协方差分析的方法。分析不同性别的肺活量差异有无显著性，因肺活量受年龄的影响，分析时以性别为因素变量，以年龄为协变量。

操作过程如下：

点击 Analyze→General Lineal model→Univariate 弹出对话框，见图 35-26。

1．将左框中的分析变量选取入 Dependent 框中。

2．将左框中的因素变量"性别"选入 Fixed Factor 框中。

3．将影响因素变量的另一因素变量（协变量）"年龄"选入 Covariate 框中。

4．单击 Model 弹出对话框见图 35-28。

5．单击 Custom。

6．将左框中因素变量 X_1（F）和协变量 X_2（C）选入 Model 框中。

7．在 Sum of 后框中选择 Type Ⅲ。

8．单击 Continue。

9. 单击 Option 弹出对话框见图 35-29。

10. 将左框中因素变量选入 Display Means for 框中。

11. 选择 Compare main effects。

12. 选择 LSD 对均值进行两两比较。

13. 选择 Descriptive Statistics 显示统计量。

14. 选择 Homogeneity Tests 进行方差齐性检验。

15. 单击 Continue。单击 OK。

统计结果见表 35-36。因素变量各性别的观察例数、描述统计、方差齐性检验结果、不同性别肺活量的差异比较等统计结果表略。

表 35-36　　　　　　　　　　　　协方差分析结果

Tests of Between-Subjects Effects

Dependent Variable：肺活量

Source	Type Ⅲ Sum of Squares	df	Mean Square	F	Sig.
Corrected Model	1151558.824ᵃ	2	575779.412	7.413	0.019
Intercept	96383.083	1	96383.083	1.241	0.302
X_1	292250.853	1	292250.853	3.763	0.094
X_2	731308.824	1	731308.824	9.416	0.018
Error	543691.176	7	77670.168		
Total	55287500.000	10			
Corrected Total	1695250.000	9			

a. R Squared = 0.679（Adjusted R Squared = 0.588）

二、多变量方差分析（Multivariate…）

多变量方差分析即多元方差分析，也就是说在同一资料中存在着 2 个或 2 个以上的因变量，共同反映了某个或多个自变量的影响程度。

例 35-8　现以例 35-1 为例，以性别和年龄为自变量，分析自变量对体重和肺活量两因变量的影响，进行多变量方差分析。

操作过程如下：

选择 Analyze→General Lineal Model→Multivariate，则弹出 Multivariate 对话框，见图 35-33。

1. 将左框中的分析变量体重和肺活量选入 Dependent 框中。

2. 将左框中的因素变量性别和年龄选入 Fixed Factor 框中。

3. 单击 Model。

4. 单击 Custom。

5. 将左框中因素变量选入 Model 框中。

6. 在 Build Term 下拉菜单中选中 Main effect。

7. 在 Sum of 后框中选择 Type Ⅲ。

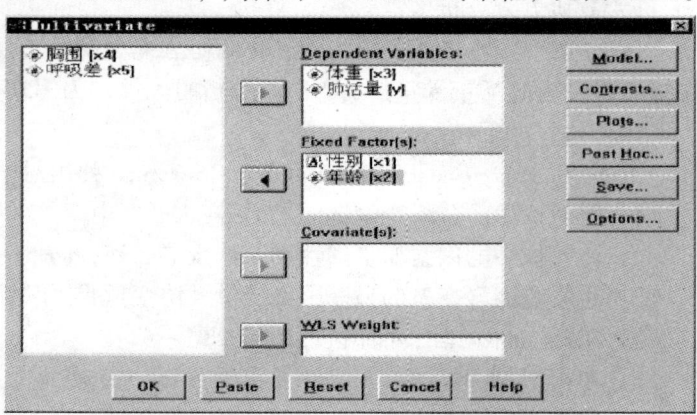

图 35-33　Multivariate 对话框

8．单击 Continue。

9．单击 Option。

10．将左框中因素变量选入 Display Means for 框中。

11．选择 Compare main effects。

12．选择 LSD 对均值进行两两比较。

13．选择 Descriptive Statistics 显示统计量。

14．选择 Homogeneity Tests 进行方差齐性检验。

15．单击 Continue。再单击 OK。

统计结果显示：因素变量各性别、年龄的观察例数、描述统计、方差齐性检验结果、不同性别、年龄肺活量的差异比较等统计结果，表略。

第六节　相关分析

本节介绍相关分析（Correlate）中的两变量相关分析与偏相关分析。

一、两变量相关（Bivarite）

（一）直线相关

例 35-9　以例 35-1 为例，以年龄变量为自变量，以体重变量为因变量，分析年龄与体重两变量之间的关系。

操作过程如下：

点击 Analyze → Correlate → Bivariate 弹出相关分析对话框，见图 35-34。

1．将左框中自变量年龄与因变量体重选入 Variables 框中。

2．选择 Pearson 计算（皮逊尔）相关系数。

3．选择 Two-tailed 进行双侧检验。

4．选择 Flag significant correlation 标记有显著性意义的相关系数。

5．单击 Option。

6．选择 Mean and std.。

7．单击 Continue。单击 OK。

统计结果见表 35-37 和表 35-38。

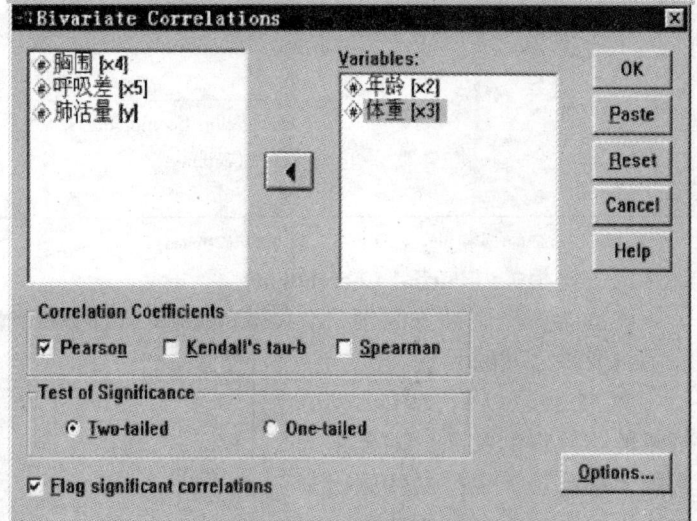

图 35-34　Bivariate Correlate 对话框

（二）等级相关

例 35-10　现仍以例 35-1 为例，分析年龄与体重两变量间的等级相关。

操作过程如下：

点击 Analyze→Correlate→Bivariate 弹出相关分析对话框，见图 35-34。

表 35-37	描述统计结果

Descriptive Statistics

	Mean	Std. Deviation	N
年龄	1.1000	0.8756	10
体重	0.5000	3.3082	10

表 35-38	相关分析结果

Correlations

		年龄	体重
年龄	Pearson Correlation	1.000	0.940＊＊
	Sig. (2-tailed)		0.000
	N	10	10
体重	Pearson Correlation	0.940＊＊	1.000
	Sig. (2-tailed)	0.000	
	N	10	10

＊＊ Correlation is significant at the 0.01 level (2-tailed).

1．将左框中的分析变量选入 Variables 框中。

2．选择 Spearman 计算（斯皮尔曼）相关系数。

3．选择 Two-tailed 进行双侧检验。

4．选择 Flag significant correlation 标记有显著性意义的相关系数。单击 OK。

统计结果见表 35-39。

表 35-39	等级相关统计结果

Correlations

			年龄	体重
Spearman's rho	年龄	Correlation Coefficient	1.000	0.930＊＊
		Sig. (2-tailed)		0.000
		N	10	10
	体重	Correlation Coefficient	0.930＊＊	1.000
		Sig. (2-tailed)	0.000	
		N	10	10

＊＊ Correlation is significant at theo 0.01 level (2-tailed).

二、偏相关（Partial Correlation）

此功能为控制某一因素，分析另两变量之间的关系。

例 35-11 以例 35-1 为例分析年龄与体重的关系，因体重与胸围大小有关，现控制胸围因素对体重的影响，来分析体重与年龄的关系。操作过程如下：

点击 Analyze→Correlate→Partial 弹出偏相关分析对话框，见图 35-35。

1．将左框中的年龄与体重两变量选入 Variables 框中。

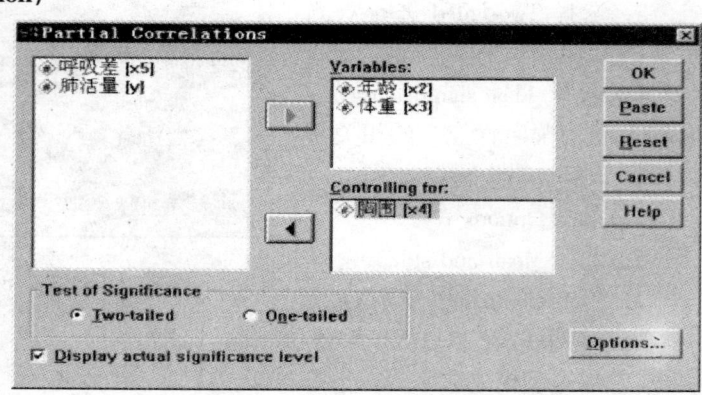

图 35-35 Partial Correlate 分析对话框

2．将影响体重的胸围变量（控制变量）选入 Controlling 框中。

3．选择 Two-tail 进行双侧检验。

4．选择 Flag significant correlation 标记有显著性意义的相关系数。

5．单击 Option。

6．选择 Mean and std.

7．单击 Continue。单击 OK。

统计结果见表 35-40。

表 35-40　　　偏相关系数

```
----PARTIAL CORRELATTON COEFFICIENTS---
Contxolling fox.. X4

                    X2                        X3
          1.0000                         0.9567
X2    P =                         P =
          .                              0.000
          0.9567                        1.0000
X3    P =                         P =
          0.000
(Coefficient/ (D. F.) /2-tailed Significance)
" . " is printed if a coefficient cannot be computed
```

第七节　回归分析

本软件的回归分析（Regression）功能可统计分析 2 个变量或多个变量之间的线性回归、曲线回归、逻辑回归和加权回归等，在线性回归中可进行多元复合回归和逐步回归分析，计算变量的平均值、标准差、相关系数和复合系数。

一、线性回归（linear）

例 35-12　以例 35-1 为例，分析年龄、胸围、体重和呼吸差与肺活量之间的线性关系。

操作过程如下：

点击 Analyze→Regression→Linear 弹出对话框，见图 35-36。

Dependent 框用于选入回归分析的因变量。

Independent 框用于选入回归分析的自变量。

Selection Variable 框选入一个筛选变量，并利用右侧的 Rule 钮建立一个选择条件，将满足该条件的记录进入回归分析。

Case Labels 框选择一个变量，它的取值将作为每条记录的标签。

Plot 钮弹出 Plot 对话框，用于选择需要绘制的回归分析诊断

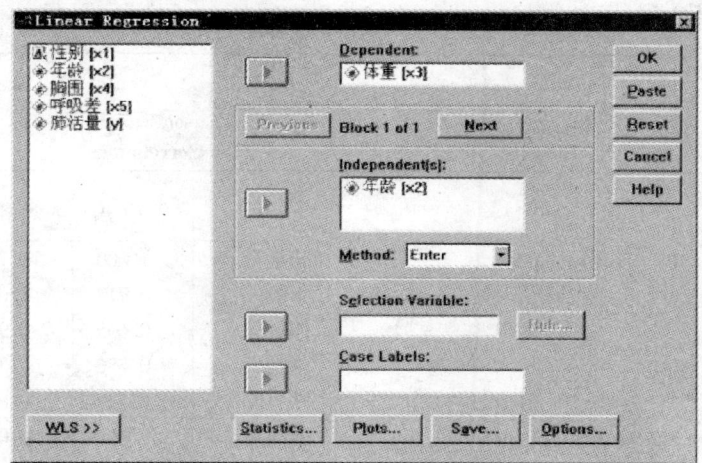

图 35-36　Linear 对话框

或预测图。可绘制的有标准化残差的直方图和正态分布图，因变量、预测值和各自变量残差间两两的散点图等。

1．将左框中的因变量选入 Dependent 框中。

2．将左框中的自变量选入 Independent 框中。

3．拉开 Method 菜单，有 Enter（自变量全进入法）、Stepwise（逐步法）、Remove（强制剔除法）、Backward（向后法）、Forward（向前法）5 种。

选择 Enter 将自变量全部选入方程进行多元回归分析,建立回归方程式,本例选择 Enter。选择 Stepwise 将符合条件的自变量逐个选入方程建立回归方程式。

4．单击 Statistics，弹出对话框的功能如下：

Regression Coefficients 复选框组：选中 Estimates 可输出回归系数 B 及其标准误，t 值和 P 值，还有标准化的回归系数 beta；选中 Confidence intervals 则输出每个回归系数的 95% 可信区间；选中 covariance matrix 则会输出各个自变量的相关矩阵和方差、协方差矩阵。Model fit 复选框：模型拟合过程中进入、退出的变量的列表，以及一些有关拟合优度的检验：R，R^2 和调整的 R^2，标准误及方差分析表。R squared change 显示模型拟合过程中 R^2、F 值和 P 值的改变情况。

5．单击 Option：选择 Use Probability of F，输入检验水准，选择 Use F Value，输入 F 值，选择 Include constant in equation，计算常数项。

6．单击 Continue，单击 OK。

统计结果见表 35-41～表 35-45。

表 35-41　　　　　　　　　　描述统计结果
Descriptive Statistics

	Mean	Std. Deviation	N
肺活量	2315.0000	434.0059	10
年龄	11.1000	0.8756	10
体重	40.5000	3.3082	10
胸围	70.0000	4.4969	10
呼吸差	2.3400	1.0752	10

表 35-42　　　　　　　　　　Pearson 相关矩阵
Correlations

		肺活量	年龄	体重	胸围	呼吸差
Pearson Correlation	肺活量	1.000	0.712	0.695	0.586	0.739
	年龄	0.712	1.000	0.940	0.367	0.680
	体重	0.695	0.940	1.000	0.172	0.637
	胸围	0.586	0.367	0.172	1.000	0.462
	呼吸差	0.739	0.680	0.637	0.462	1.000
Significance (1-tailed)	肺活量	0.	0.010	0.013	0.037	0.007
	年龄	0.010	0.	0.000	0.149	0.015
	体重	0.013	0.000	0.	0.318	0.024
	胸围	0.037	0.149	0.318	0.	0.089
	呼吸差	0.007	0.015	0.024	0.089	0.
N	肺活量	10	10	10	10	10
	年龄	10	10	10	10	10
	体重	10	10	10	10	10
	胸围	10	10	10	10	10
	呼吸差	10	10	10	10	10

表 35-43   Model 的复合相关系数

Model Summary

Model	R	R Square	Adjusted R Square	Std. Error of the Estimate
1	0.875[a]	0.765	0.577	282.2309

a. Predictors:（constant）呼吸差，胸围，体重，年龄…

表 35-44   方差分析结果

ANOVA[b]

Model		Sum of Squares	df	Mean Square	F	Significance
1	Pegression	296978.725	4	324244.681	4.071	0.078[a]
	Residual	398271.275	5	79654.255		
	Total	695250.000	9			

a. Predictors:（constant）呼吸差，胸围，体重，年龄…
b. Dependent Variable：肺活量

表 35-45   回归系数与常数项统计结果

Coefficients[a]

Model		Unstandardized Coefficients		Standardized Coefficients	t	Significance
		B	Std. Error	Beta		
1	（Constant）	3320.422	2317.687		−1.433	0.211
	年龄	−279.705	396.955	−0.564	−0.705	0.513
	体重	126.032	101.292	0.961	1.244	0.269
	胸围	48.162	28.811	0.499	1.672	0.155
	呼吸差	113.032	128.265	0.280	0.881	0.419

a. Dependent Variable：肺活量

二、Curve Estimation（曲线回归）

例 35-13　以上海科学技术出版社出版的《医用统计方法》第 130 页例 10-2 为例，介绍曲线回归分析方法。操作步骤如下：

点击 Analyze→Regression→Curve Estimation 弹出对话框，见图 35-37。

1. 将因变量选入 Dependent 框中。

2. 将自变量选入 Variable 框中。

3. 选择 Include constant in equation，在方程中计算常数项。

4. 选择 Plot models，输出模型图 models 复选框中选择模型，在医学科研中常用的模型有：对数曲线（Linear）$Y = a + b\lg X$、

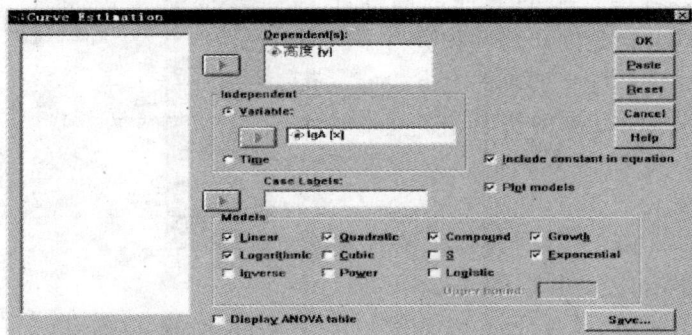

图 35-37　Curve Estimation 对话框

抛物线（Quadratic）$Y = a + b_1 + b_2 X^2$ 和指数曲线（Exponential）$Y = e^{a+bX}$ 或 $Y = a\ e^{bX}$。

5. 选择 Display ANOVA table。点击 OK。

对数曲线统计分析结果见表 35-46。

表 35-46   **LINEAR 统计结果**

```
Dependent variable.. Y Method.. LINEAR
    Listwise Deletion of Missing Data
    Multiple R              0.96905
    R Square                0.93905
    Adjusted R Square       0.92889
    Standard Error          1.46443

    Analysis of Variance：
                    DF        Sum of Squares        Mean Square
    Regression       1          198.25149            198.25149
    Residuals        6           12.86726              2.14454
    F = 92.44460              Signif F = 0.0001


                ──── Variables in the Equation ────
    Variable      B          SE B        Beta        T        Sig T
    X          10.863095   1.129829   0.969047    9.615      0.0001
   （Constant）  7.760714   1.141072               6.801      0.0005
```

第八节　非参数统计

对数据资料进行统计分析时，当其总体不服从正态分布或对分布情况不明时需要用非参数统计方法，非参数统计是用来检验数据资料是否来自同一总体假设的一类检验方法，在实际工作中得到了广泛的应用，对有序计数资料的秩和检验，必须选用国产统计软件来完成。

一、卡方检验

卡方检验是对计数资料进行显著性检验的一种常用统计方法，在此仅介绍计数资料中的四格表、行×列表的卡方检验，其检验方法要使用第三节基本统计分析中"Cross table"的功能来完成。

	行	列	n	var
1	1	1	58.00	
2	1	2	49.00	
3	1	3	59.00	
4	1	4	18.00	
5	2	1	43.00	
6	2	2	27.00	
7	2	3	33.00	
8	2	4	8.00	

图 35-38　计数资料

例 35-14　现以上海医科大学出版社出版的《医用统计方法》第 162 页例 13-3 为例，介绍卡方检验的方法。

用"SPSS Data Edior"建立数据文件，数据文件见图 35-38。

操作过程如下：

1. 点击 Data Weight Cases，弹出对话框，见图 35-39。

2．选择 Weight Cases by。

3．将例数变量（n）选入 Frequency Variable 框中。点击 OK。

4．点击 Analyze→Descriptive statistics→Cross table，弹出对话框，见图 35-18。

5．将行变量选入 Row，列变量选入 Column。

6．点击 Statistic 弹出对话框，见图 35-19。

7．选择 Chi-square 进行卡方检验。

8．点击 Continue。

统计结果见表 35-47 和表 35-48。

图 35-39 Weight Cases 对话框

表 35-47　　计数资料
组别 * 血型 Crosstabulation Count

| | | \multicolumn{4}{c}{血型} | Total |
		1	2	3	4	
组别	1	58	49	59	18	184
	2	43	27	33	8	111
Total		101	76	92	26	295

表 35-48　　卡方检验结果
Chi-Square Tests

	Value	df	Asymp. Sig.（2-sided）
Pearson Chi-Square	1.838[a]	3	0.607
Likelihood Ratio	1.839	3	0.606
N of Valid Cases	295		

a. 0 cells（.0%）have expected count less that 5. The minimum expected count is 9.78.

二、两样本秩和检验（2-Independent Samples）

例 35-15　以上海医科大学出版社出版的《医用统计方法》第 218 页例 18-3 为例，将数据输入计算机，建立数据文件见图 35-40，检验步骤如下：

点击 Analyze→Nonparametric Tests→2 Independent Samples 弹出对话框，见图 35-41。

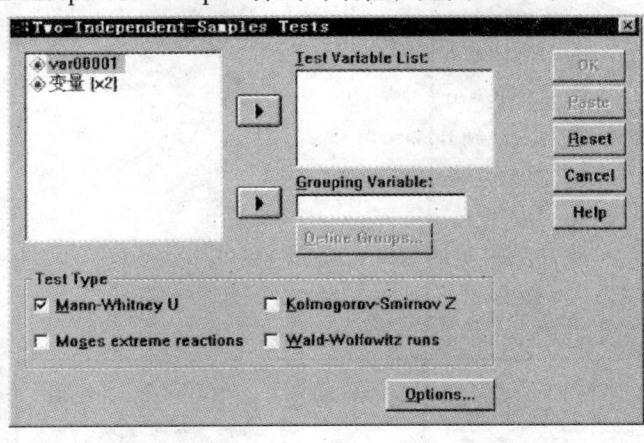

	var00001	x2	var
4	1.00	104.00	
5	1.00	119.00	
6	1.00	124.00	
7	1.00	161.00	
8	1.00	107.00	
9	1.00	83.00	
10	1.00	113.00	
11	1.00	129.00	
12	1.00	97.00	
13	1.00	123.00	
14	2.00	7.00	
15	2.00	70.00	
16	2.00	118.00	
17	2.00	101.00	
18	2.00	85.00	
19	2.00	107.00	
20	2.00	132.00	
21	2.00	94.00	

图 35-40　两组数据资料　　　　　　　图 35-41　两个独立样本检验对话框

1．将分析变量（X_2）选入 Test Variable List 中。

2．将分组变量选入 Grouping Variable 框中。

3．点击 Define Group。

4. 在 Group 的后框中输入分组变量代码。

5. 点击 Continue。

6. 选择 Mann-whitney。

7. 点击 Options…。

8. 选择 Descriptive。

9. 点击 Continue。点击 OK。

统计结果见表 35-49 和表 35-50。

表 35-49　　两组秩和统计结果

Test Statistics[b]

	变量
Mann-Whitney U	28.500
Wilcoxon W	64.500
Z	-1.702
Asymp. Sig. (2-tailed)	0.089
Exact Sig. [2 * (1 - tailed Sig.)]	0.089[n]

a. Not corrected for ties.

b. Grouping Variable: VAR00001

表 35-50　　两组秩次统计结果

Ranks

	VAR00001	N	Mean Rank	Sum of Ranks
变量	1.00	13	12.81	166.50
	2.00	8	8.06	64.50
	Total	21		

三、多个样本秩和检验（K Independent Samples）

例 35-16　以上海医科大学出版社出版《医用统计方法》第 220 页例 18-4 为例，将数据输入计算机，建立的数据文件图略，检验步骤如下：

1. 点击 Analyze→Nonparametric Tests→K Independent Samples 弹出对话框，与图 35-41 相似，在此图略。

2. 将分析变量选入 Test Variable List 中。

3. 将分组变量选入 Grouping Variable 框中。

4. 点击 Define Group。

5. 在 Group 的后框中输入分组变量最小和最大的代码。

6. 点击 Continue。

7. 选择 Kruskal-Wallis H。

8. 点击 Options…。

9. 选择 Descriptive。

10. 点击 Continue。点击 OK。

统计结果见表 35-51 和表 35-52。

表 35-51　　多组秩次统计量

Ranks

	VAR00001	N	Mean Rank
VAR00002	1.00	10	18.85
	2.00	10	27.95
	3.00	10	42.10
	4.00	10	9.50
	5.00	10	29.10
	Total	50	

表 35-52　　多组秩和检验结果

Test Statistics[a,b]

	VAR00002
Chi-Square	24.035
df	3
Asymp. Sig.	0.000

a. Kruskal Wallis Test

b. Grouping Variable: VAR00001

四、配对秩和检验（Two-Related Sample Test）

例 35-17 某中医院用平肝潜阳法施治高血压患者 10 例，治疗前后舒张压（kPa）变化资料如下，试分析治疗前后舒张压变化差异有无显著性意义？

病例号	1	2	3	4	5	6	7	8	9	10
治疗前	15.3	14.7	17.2	14.5	14.7	15.5	15.5	15.5	16.0	13.9
治疗后	15.5	12.0	14.4	11.7	12.3	12.0	14.7	16.3	11.7	12.8

操作过程如下：

点击 Analyze → Nonparametric Tests → Two-Related Sample Test，弹出对话框，见图 35-42。

1．将两变量同时选定，选入 Test Pair List 框中。

2．Test Type 选择 Wilcoxon。

3．点击 Options…。

5．点击 Continue。

4．选择 Descriptive。

6．点击 OK。

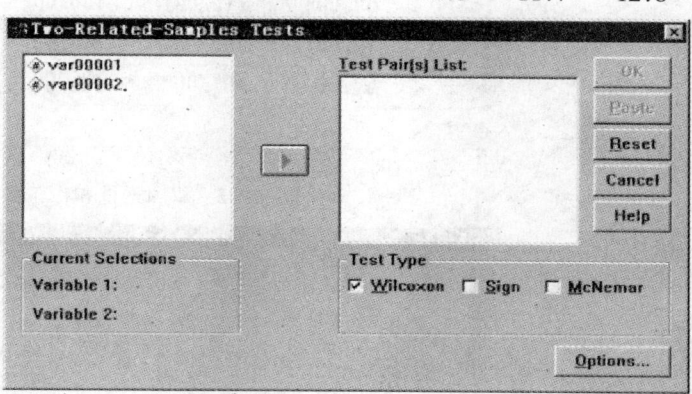

图 35-42　Two-Related Sample Test 对话框

统计结果见表 35-53 ~ 表 35-55。

表 35-53　　　　　　　　　秩次统计结果
Ranks

		N	Mean Rank	Sum of Ranks
治疗后-治疗前	Negative Ranks	8	6.44	51.50
	Positive Ranks	2	1.75	3.50
	Ties	0		
	Total	10		

表 35-54　Wilcoxon 统计结果

Test Statistic[b]s

	治疗后-治疗前
Z	− 2.449[a]
Asymp. Sig.（2-tai	0.014

a．Based on positive rank
b．Wilcoxon Signed Ranks

表 35-55　　　　　　描述统计结果

Descriptive Statistics

	N	Mean	Std. Deviation	Minimnm	Maximum
治疗前	10	15.2800	0.9151	13.90	17.20
治疗后	10	13.3400	1.7238	11.70	16.30

五、K-Related Sample Test（随机区组资料秩和检验）

例 35-18　以上海医科大学出版社出版《医用统计方法》第 224 页例 18-6 为例，将数据输入计算机，建立数据文件，见图 35-43。

操作过程如下：

点击 Analyze→Nonparametric Tests→K-Related Sample Test 弹出对话框，见图 35-44。

检验步骤如下：

1．将左框中的分析变量选入 Test Variables 框中。

2．选择统计类型 Friedman 为 H 检验法。

	x1	x2	x3	x4	var
1	63.00	188.00	138.00	63.00	
2	90.00	238.00	220.00	144.00	
3	54.00	300.00	83.00	92.00	
4	45.00	140.00	213.00	100.00	
5	54.00	175.00	150.00	36.00	
6	72.00	300.00	163.00	90.00	
7	64.00	207.00	185.00	87.00	
8					

图 35-43 双因素秩和检验资料

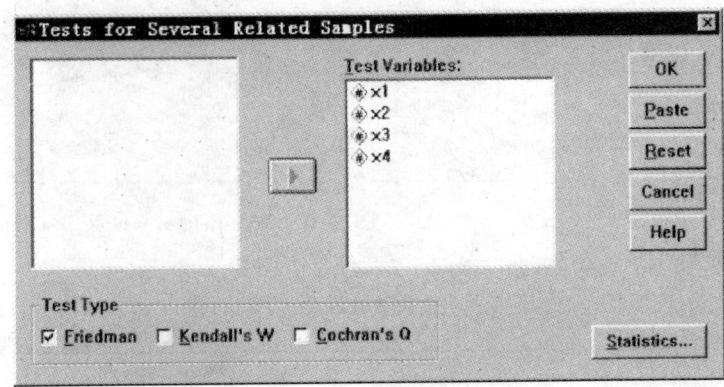

图 35-44 双因素秩和检验对话框

3．点击 Statistics。

4．选择 Descriptive。

5．点击 Continue。点击 OK。

统计结果见表 35-56 ~ 表 35-58。

表 35-56　　　　　　　　　　统计描述结果

Descriptive Statistics

	N	Mean	Std. Deviation	Minimum	Maximum
X_1	7	63.1429	14.7018	45.00	90.00
X_2	7	221.1429	61.5533	140.00	300.00
X_3	7	164.5714	47.2753	83.00	220.00
X_4	7	87.4286	33.2358	36.00	144.00

表 35-57　平均秩和

Ranks

	Mean Rank
X_1	1.21
X_2	3.86
X_3	3.00
X_4	1.93

表 35-58　统计检验结果

Test Statistics[a]

N	7
Chi-Square	17.348
df	3
Asymp. Sig.	0.001

a．Friedman Test

第九节　主成分分析

例 35-19　以例 30-1 为例，进行主成分分析。（二维主成分分析实例）

1. 建立 SPSS 数据文件：prinic01. sav，如图 35-45。

2. 单击 Analyze→Data Reduction→Factor，得到图 35-46。

3. 将图 35-46 中左边的变量 X_1，X_2 调入右边的 Variables 下的框内。

4. 单击图 35-46 中的选钮 Descriptives，出现图 35-47。

5. 将图 35-47 中的 Univariate descriptives（单变量统计描述）、Initial solution（初始解）和 Coefficients（相关系数）选项选中，单击 Continue 选钮，返回图 35-46。

6. 单击图 35-46 中的选钮 Extraction，出现图 35-48。

7. 在图 35-48 中的 Method 选框里，选 Principal components，并选中 Correlation matrix、Unrotated factor solution 和 Number of factors，在 Number of factors 后面的框内键入 2，单击 Continue 选钮，返回，如图 35-46。

8. 单击图 35-46 左上角的 OK 选

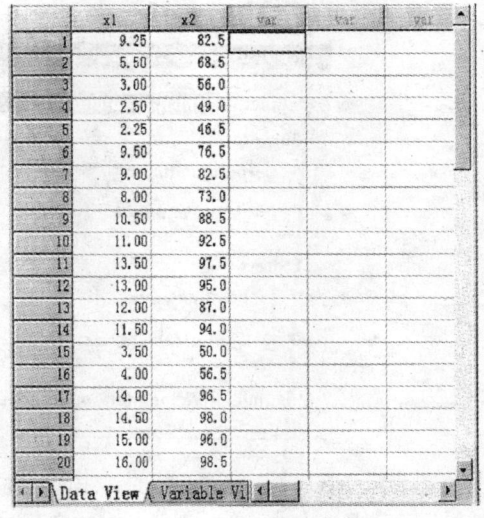

图 35-45　数据文件

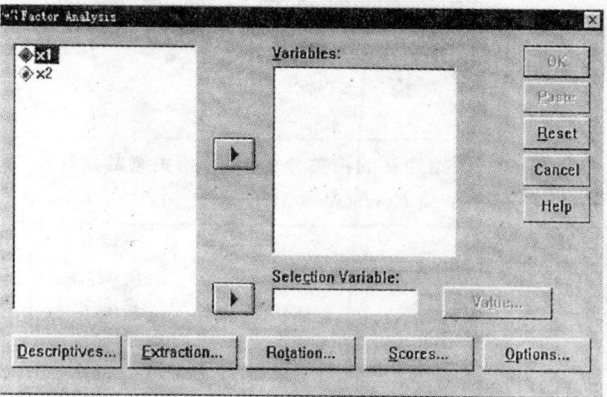

图 35-46　Factor 对话框

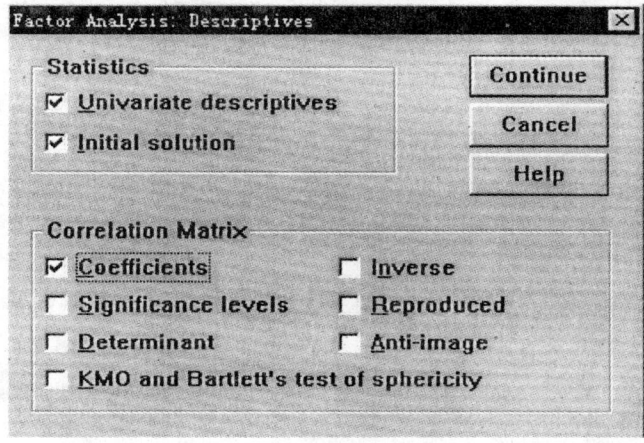

图 35-47　Descriptives 对话框

钮，输出结果见表 35 统计结果见表 35-59~表 35-63。

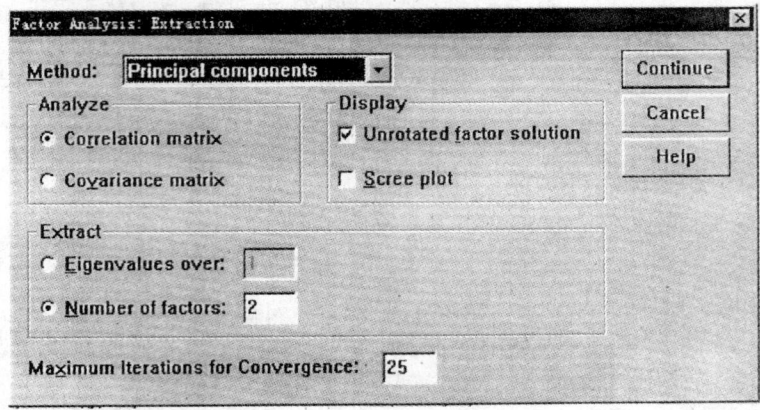

图 35-48　Extration 对话框

Factor Analysis

表 35-59　单变量的描述统计量

Descriptive Statistics

	Mean	Std. Deviation	Analysis N
X_1	9.3750	4.5179	20
X_2	79.225	18.503	20

表 35-60　原始变量的相关分析结果（相关系数矩阵）

Correlation Matrix

		X_1	X_2
Correlation	X_1	1.000	0.973
	X_2	0.973	1.000

表 35-61　主成分方差表

Communalities

	Initial	Extraction
X_1	1.000	1.000
X_2	1.000	1.000

Extraction Method: Principal Component Analysis

表 35-62　总方差分解

Total Variance Explained

Component	Initial Eigenvalues			Extraction Sums of Squared Loadings		
	Total%	of Variance	Cumulative%	Total%	of Variance	Cumulative%
1	1.973	98.655	98.655	1.973	98.655	98.655
2	2.689E-02	1.345	100.000	1.689E-02	1.345	100.000

Extraction Method: Principal Component Analysis.

得第一、第二标准主成分：

$$Z_1^{**} = 0.993 X_1^* + 0.993 X_2^*$$
$$Z_2^{**} = -0.116 X_1^* + 0.116 X_2^*$$

其中，$X_1^* = \dfrac{X_1 - 9.3750}{4.5179}$

$X_2^* = \dfrac{X_2 - 79.225}{18.503}$

表 35-63　主成分矩阵

Component Matrix[a]

	Component	
	1	2
X_1	0.993	-0.116
X_2	0.993	0.116

Extraction Method: Principal Component Analysis
a. 2 components extracted.

（陈和利　史周华）

第三十六章　中医实验性科研论文的撰写

科学研究是以科学的观点和方法，对未知事物进行探索，而它作为交流的主要形式之一就是撰写科研论文。中医实验性科研论文主要指有关中医学研究的动物实验和临床试验的论文，是中医科研的书面成果、中医科技发展的重要信息源和体现中医实验科学发展的重要窗口，所以，认真撰写论文成为重要一环。以下从中医学实验性论文的基本要求和写作技术规范等方面进行简要介绍。

第一节　科研论文撰写的程序及格式

一、撰写程序

绝大多数情况下，医学论文总是经历调查选题、拟订提纲、草稿、清稿与定稿、送审与回修等过程。在调查研究、查阅文献、掌握第一手资料的基础上，经过反复思考、比较，从现实可行的情况出发，选择在学术价值、实用性上有独到之处的文题，选定题目，列出提纲，把重点放在引言、材料与方法、结果和讨论 4 个部分上。然后写出草稿，草稿的目的是将要写的内容全部写出来，把先后次序尽可能安排适当，力求体现作者的全部构思，内容清晰，逻辑合理。写好之后，必须抄出清稿，并进行修改润色。一般来说，前几次修改的重点在于压缩篇幅，调整内容和结构，核实之后才进行修辞与细节上的润色。只有达到"层次分明、数据无误、判断合理、论点明确、结论得当、文字通顺"时，才能定稿。至于论文的字数，一般不要超过 4000 字。

二、投稿与回修

对定稿确认无误之后，即可抄清并送交医学期刊发表，一般要求附以单位介绍信，否则不予接收。编辑部如果认为可以刊登，便邀请有关专家进行审阅，由专家提出可否采用与如何修改的意见，这些意见不直接与作者见面，而是以编辑部的名义向作者提出修改意见和要求。作者对这些意见要逐条接受并认真修改；如果在慎重考虑后仍持有不同观点，可附函说明。在修改之后，要求作者将修改稿和原稿一并寄回编辑部。在印出清样之后，大多数杂志编辑部会将一份清样寄给作者校对，此时只能作文字与排版上的修改，不宜对内容进行修改；如个别地方非改不可，应考虑在不动版面的条件下适当地进行局部修改。

三、论文格式

格式是一定的规格和式样。为了统一生物医学期刊论文的书写格式，西方国家一些主要生物医学期刊的编辑们于 1978 年 1 月在加拿大的温哥华起草了《温哥华宣言》（Vancouver Detaration），其后成立了国际医学期刊编辑委员会，在 1991 年发表了第 4 次修订的"生物医学杂志稿约的统一要求"（Uniform Requirements for Manuscripts Submitted to Biomedical Journals），现绝大多数杂志已采用这一标准。我国国家标准局亦于 1987 年 5 月 5 日颁布了 "科学技术报告、学位论文和学术论文的编写格式"的国家标准 GB7713-87，并于 1988 年 1 月起实施，目前国内绝大多数杂志已贯彻这一标准。

中医科研论文一般，要求有标题、摘要、关键词、引言、正文、结论、谢词、参考文献、附录、外文摘要；论著多采用通用格式，正文应包括材料和方法、结果、讨论三个部分。除此之外，题名、作者、单位、邮政编码、参考文献为各种论文必需项目。

第二节　文题与署名

一、文题的确定

论文的标题要文字简练，含义确切，简是对文字数量的要求，明是对核心问题表达的要求，好的标题是以最恰当、最简明的词语反映论文中最核心特定内容的逻辑组合。一般要求文题相符，既要简明，又要突出创新之处，能确切地概括论文的性质和内容。文题范围切不可过小或者过大，一般避免写成一个完整句子，多是一个短语；并避免使用"的研究"或"的观察"等非特定词，尽可能不用缩略语、符号、代号和公式等。文题中的关键词应使用恰当，便于期刊杂志做索引和检索。中外文夹杂在一起时，如外文无公认或审定的中译名时，可用原文代替。题名一般少于 20 个字。外文题名一般不宜超过 10 个实词。

在特殊情况下可以使用副标题：①题名语言未尽，用副题名补充论文中特定内容。②论文分册出版或一系列、分阶段的报道研究成果，均可用副标题以区别其特定内容。③有必要用副标题作为引申和说明者。

二、署名的原则

作者署名是作者对文章的内容负责，并负责对读者提出的疑问做出恰当的解释和说明，为了对论文表示负责，一般主张个人署名。署名的原则要依据《中华人民共和国国家标准》，在《科学技术报告、学位论文和学术论文的编写格式》中明确规定："……学术论文的正文前署名个人作者，只限于那些对于选定课题和制定研究方案、直接参加全部或主要部分研究工作，并作出主要贡献，以及参加撰写论文并能对内容负责的人，按其贡献大小排列名次。至于参加部分工作的合作者、按研究计划分工负责具体小项的工作者、某一项测试的承担者、接受委托进行分析检验和观察的辅助人员等，均不列入。这些人可以作为参加工作的人员——列入致谢部分或排入注脚。"《中华医学杂志》等刊物规定署名人数一般不超过 6 人。署名最好用真名，与单位、邮政编码一起写在文题下方。集体署名，如果确是集体的工作，必须指定一位主要负责人在文末署上执笔人或整理人的姓名，以明责任。

三、科研任务的来源

按国际惯例，发表科研论文均应注明此项科研任务的来源。通常在论文的第一页下方注明本研究系何种科研基金资助，在其后的括号内注明课题批准号。自选课题论文则无须说明。

第三节　摘要与关键词

一、摘要

摘要是论文核心内容的浓缩，一般需控制在 350 字左右，要求简明扼要，观点鲜明，重点突出本文创新之处，文中结论必须是本文实验结果的一级推理。从 1996 年起，我国"中华"系列杂志和许多中医药杂志均采用结构式摘要的书写格式。结构式摘要信息量大，便于阅读、收集，主要包括目的、方法、结果和结论 4 个部分，其中以结果和结论为重点。写摘要要用第三人称，在摘要的各项目前不必编序号。采用规范化名词术语，缩略语、简称、代号在首次出现处必须加以说明，一般不用表、图、化学结构式和共知公用的符号和术语，外文摘要字数要少于 250 个实词。

二、关键词

正规的杂志在摘要之后还应列出本文的关键词。关键词是论文信息的最高概括，不仅可以便于年终做主题索引，也便于读者检索文献，因此，选用关键词要用揭示和描述论文主题最重要的关键性词语，论著类文章一般每篇标引 2～5 个关键词，缩写语应还原为全称。英文关键词每个词第一个字母要大写。如果在最新的 MeSH 无相应的词，可直接选取几个相关的词组合，也可选用上位关键词，或者是已被广泛接受的自由词。一般应根据中华人民共和国国家标准 GB3860-83 关于"文献主题标引规则"来规范关键词，可供查阅主题词的工具书有《汉语主题词表》（中国科技情报研究所和北京图书馆主编），或《医学主题词注释字顺表》（中国医学科学院医学信息研究所），以及《医学名词》（全国自然科学名词审定委员会主编）。中医药论文的关键词应查《中国中医药学主题词表》（吴兰成主编），英文关键词可查《Index Medicus》（MeSH，美国国立医学图书馆编）。

第四节　正文

正文是科研论文的核心组成部分，是论文的论证部分，论文的核心、论点、论据、论证都应在正文中阐述，占论文的主要篇幅。正文包括引言、材料与方法、结果、讨论 4 个部分。

一、引言

引言是正文主要内容的简要说明，即主要是说明为什么要从事这项科研，立题的理论与实践依据是什么，创新点何在，理论与实践意义怎样。引言部分并不需要另立标题，在内容上应当开门见山，说明本研究的历史背景、研究目的和范围、依据、创新点等，也就是论文的来龙去脉。切忌不可代替下文，不要叙述与论文主题无关的内容，亦不可武断地用"国内外未见报道"、"国内首创"等自我评价式的提法。引言一般在 300 字左右。

二、材料与方法

一篇论文论证强度的评价主要取决于论文中的材料与方法部分的可信度，要把实验所用仪器和进行工作的一切条件，即得出结论所必需的一切条件如实写出，逐一说明，让读者了解实验的可靠性，也利于别人重复验证实验。

1. 受试对象：实验的受试对象如果是病人，必须写出病例来源及选择标准与特征。如病例选择标准要写出诊断与分型标准，病例一般标准则要写出病情、中医辨证标准及临床分型标准、传染病史和治疗史等。受试对象如果是动物，则应说明动物的来源、种系、性别、年龄、体重、健康状况、是否隔离、实验方法等等。中医临床研究还要注意病证结合，实验研究对动物应扼要描述中医动物模型复制方法。由于实验对象的条件很难完全相同，因此设置实验组与对照组是十分必要的，尽可能用使试验结果评价无偏倚的措施来保证两组的各种条件一致或接近一致，同时应说明实验对象的分组原则与样本分配方法。

2. 被试因素：被试因素是药物时，应说明药物的名称、剂量、剂型、用法、生产单位、出厂时间和批号等。如是中草药，还要注明学名、产地、制剂方法。对于新型制剂、配制方法和重要仪器应交代清楚。当被试因素是疗法时，要对该疗法的出处、施加等级进行扼要介绍。当被试因素是试剂，如为常规试剂，说明名称、来源、规格、批号即可；若是新的试剂，还需写出分子式与（或）结构式；如需配制，则应将配方与制备方法一并交代清楚。

3. 反应指标：反应指标是被试因素作用于受试对象所引起的试验效应的具体指标。一般可分为疗效检测项目，如症状、体征、实验室指标等，或者疗效标准，如痊愈、显效、缓解、无效、死亡等。设置反应指标要视具体情况而定，选择灵敏度与特异度均高的试验。

至于反应指标的测定方法，如系通用的常规方法，仅提名称即可；如系较新方法，则应注明出处；若是自创新方法，那么新的方法事先应另行成文，不要将新方法介绍与运用该方法研究的新问题混在一篇文章中；若是报道的新方法，则应详细介绍试剂配置与实验具体步骤，以便于读者学习和推广。凡是需要控制的实验条件应写在实验方法中。

4. 统计方法：当以上诸项齐备之后，还应简单地交代在什么条件下、哪一部分应用了何种统计处理方法。关于统计方法的选择，应依据资料类型（计量、计数、等级资料）、实验设计方法（配对、完全随机、随机区组设计等）、组数（两组、多组）、检验目的等因素综合考虑决定。在分析结果时要注意灵活性与合理性。如比较两组计量资料，应首先比较被试因素施加前两组均数，以证明两组具有可比性；其后比较两组时，不宜用被试因素施加后的均数进行成组检验，而应用两组各自的前后差值均数（$\bar{d}$）进行比较；因前者效率低，未考虑处理前的差异。多组计量资料的比较，一定用方差分析而不能用 t 检验，当 $P<0.05$ 时，应作 q 检验进行各样本间的两两比较，充分利用已有数据中所含的信息。如果用的是 t' 检验、F' 检验、χ^2 的校正公式等校正处理方法，或是经变量变换后才进行的统计处理，均应说明。如果应用计算机计算，还应说明统计软件的名称。

三、结果

实验结果是论文的核心部分，科研的成败即据此判断，全文的结论与推论也由此得出，因此，要求结果部分中的原始数据或资料、统计处理后的结果以及图表和文字必须真实、准确，不许有丝毫含混和错误。

（一）原始数据

未经统计学处理的实验观察的数据叫原始数据。直接由原始数据得出的结论是不可靠的，统计学处理主要是整理原始数据，然后从中揭示出某些必然规律。记录原始数据时，要注意其数字用法和计量单位：

1. 数字用法：数字用法可参照 1995 年 12 月 13 日发布的国家标准 GB/T15835-1995《出版物上数字用法的规定》。其原则是：凡是可以使用阿拉伯数字且其所表示的数目比较精确时，即应使用阿拉伯数字，而且全篇体例要统一。如表示时间的世纪、年、月、日、时刻，数值，版次，卷次，期次，页码，序号，以及在图表中均用阿拉伯数字。而汉字可以在下列场合使用：作为词素构成定型的词、词组、成语、惯用法、缩略语等，如十二指肠、七八岁、星期一。使用数字要注意避免用"今年"、"本年"、"多见"、"常见"等不确定的词。如果使用分数，一般排成单行，中间以斜线隔开。

2. 计量单位和符号：计量单位的标准用法可参见 1987 年中华医学会编辑出版的《法定计量单位在医学上的应用》。在计量单位中，应统一使用国家法定计量单位：①所有计量单位、词头、量纲符号一律用正体，不加缩写点；②一般单位用小写，来源于科学家姓氏的单位第一个字母用大写；③单位符号不得拆开写；④单位符号和数值不得拆开，且要留有空隙；⑤组合单位是一个整体不宜拆开，如在分母中出现要加圆括号；⑥对于时间符号如秒(s)、分（min）、小时（h）、天（d）等，在文字叙述中一律用中文，在图表中用符号表示。

在单位符号的使用中还应注意：① 不能使用已废弃的非法定单位符号，如卡（cal）；② 不能使用中文符号；③ 不能在同一单位中混用国际符号与中文符号，如毫克/d，但也有例外，如 m²/人，g /月，因为人、月没有国际符号；④ 吸光度（A）中"A"为斜体；⑤表示烧伤、冻伤、裂伤、糜烂等的程度用Ⅰ度、Ⅱ度、Ⅲ度。

（二）统计分析

实验结果表达一般使用统计量，并且应有统计学结论。根据国家标准 GB3358-82 中《统计学名词及符号》的有关规定，将样本的算术平均数用英文小写斜体 $\bar{x}$ 表示；标准差用英文小写斜体 s 表示；标准误用英文小写斜体 s_x 表示；t 检验用英文小写斜体 t 表示；F 检验用英文大写斜体 F 表示；卡方检验用希文小写斜体 χ^2 表示；相关系数用英文小写斜体 r 表示；自由度用希文小写斜体 v 表示；概率用英文大写斜体 P 表示；样本数用英文小写斜体 n 表示。

通常，实验结果不使用原始数据。对于计数资料，可用相对数（如百分率）表示，当样本数＜100 时，则要在百分率后加括号，并注明反应数/样本数，如 20%（7/35）。对于计量资料，符合正态分布则应用均值±标准差（或标准误）表示，即 $\bar{x}\pm s$（$s_{\bar{x}}$）；如呈偏态分布，则采用中位数与全距表示，即 M 和 R。平均数的数位以标准差的 1/3 来决定，而各种结果的有效数字应根据检测方法的分析精度最小增量值，只保留一位有效数字。因此，并非小数点后位数越多越精确。所用统计方法要明确，应说明假设检验统计量值（如 t，F，χ^2，u）与 P 值。值得说明的是，由于应用了计算机软件计算，往往可以得出较为精确的 P 值；而统计的概率一般取 $P>0.05$，$P\leqslant0.05$，$P\leqslant0.01$ 三级来确定差异的统计学意义。

（三）表图设计

表与图具有强烈的对比分类功能，要求结构完整，内容精炼，表达准确。衡量表图的重要标志是其自明性。

1. 表图的制作：一般而言，凡需确切表示统计量的，尤其是非动态资料，宜选用表的形式；而要表示变化趋势的资料，宜采用图的形式。因此，统计图也是表达实验结果的主要形式之一，而且更为直观。通常以柱图表示非连续资料的大小；以圆图表示百分数；以线图、直方图或散点图表示连续性或者计量资料的变化；以点图表示双变量之间的关系。详见第二十五章。

在绘制统计图时，还应注意以下几点：① 在文稿里，要标出插图的位置，一般应放在文章叙述插图内容段落下方，表示方式是在文稿出现插图的地方空 5～7 格，画一方框，在方框的下面写出图号、图题及图注；②由于期刊篇幅的限制，凡可用文字简要地叙述清楚的地方，就不必用图表，以节约篇幅；③ 图、表、文字要避免重复；④ 图稿不要贴在文稿之中，要一式三份另行打印，附于文稿之后。

2．照片的制作：照相多用于身体的外部形象、X 线照相、组织学及病理学的表达。彩色图片及黑白照片均要用洗好的照片，不要用底片。要求大小合适，剪修整齐，画面清晰，没有折痕。人物照片涉及到肖像权的问题，要征得本人同意。

（四）全面报道

科研论文的结果，往往是经过周密的科研设计，深入实际的实验观察后，经过严谨合理的分析而得出的。但仍须明白，由于个体差异，实验条件不同等偶然因素的存在，致使出现一些"异常"的结果仍是可能的。因此，必须对结果进行全面而实事求是的报道，任何弄虚作假，任意删除或者编造数据，都必将受到行政部门的严厉惩处。

四、讨论

讨论是论文所要报道的重要内容，是实验结果的升华部分，也是衡量作者学术水平高低的内容。它通过综合分析与逻辑推理来探讨研究结果的意义，从研究结果中得出结论，使感性认识提高到理性认识，从深度和广度两方面丰富和提高对实验结果的认识，使论文的结论更加具有吸引力。讨论要以事实为根据，合理分析，找出内在联系。

（一）讨论的内容

1．概述国内外关于本课题的研究动态作为结果的旁证。

2．着重阐明本文的创新之处，以及实验结果从哪些方面支持这一创新点。创新点可包括：新的原理和概念；新的发现或发明；与现有理论的相反之处；今后急需解决与研究的问题。

3．紧密联系本文的实验结果，找出对结果的其他可能的解释，以及排除这些可能性的理由和根据。

4．本文创新点的理论与实践意义，以及解决这个问题的可能途径和展望。

（二）讨论的注意事项

1．讨论的内容要求紧扣结果，围绕创新点展开，不可泛泛而谈。尤其是中医与中西医结合的科研论文中更不能仅仅以证实古人的某一结论为目的，而要古为今用，洋为中用。

2．结果要与结论分开。结果是客观事实，只反映具体的现象和数据，属于感性认识；结论则是对客观事实的理性概括，是对本质的揭示，属于理性认识。作者的创造性发现和独特见解，主要通过结论来体现。结果是在一定条件下得出的，因此，要注意结论的适用范围，不可夸大或缩小结论。

3．讨论的好坏在一定程度上取决于对文献的占有量的多少，只有掌握了正反两方面的资料，才有利于得出正确的结论。

4．以科学的态度下结论，不仅要指出得出了什么结论，解决了什么问题，而且当没有结果时，也要就此进行讨论，寻找本文尚难解决或与他人不一致的地方。

（三）统计结果的讨论

$P<0.05$ 时通常可以下"差异有统计学意义"的结论。但是，由于当 $P>0.05$ 时只意味着数学统计学意义上的不显著结果，即 P 值是在假设实验组与对照组组间没有统计学差异的无效假设前提下得出，仍有必要参考临床以确定是否有疗效。而且，组间错判的可能性仍然存在，所以，一般将可信区间与统计学的检验结果一并列出，有助于对结果的进一步解释。如在实验前已同时确定几个假设检验，为了减少假阳性结果，可将显著性的判断水平降低，如共进行 k 次检验，则显著性的判定水平也下调为 $0.05/k$。有时候 P 值在 $0.04\sim$

0.06 之间的临界水平，应根据单侧、双侧检验条件，或检验效能加以分析。

五、谢词

致谢对象仅限于对本研究工作或写论文过程中作出过帮助的单位和个人，如指导者、部分操作者、标本提供者以及其他在论文完成过程中发挥过助手作用的同仁。谢词在正文结尾后，要态度诚恳，文字简练，恰如其分；还应征得被致谢人本人同意。

第五节　参考文献

参考文献是科研论文必不可少的组成部分，引用参考文献的目的是引证资料的来源。它不仅反映论文起点的高低，而且说明作者跟踪国内外该领域前沿的程度，也为评估该文的水平与意义提供了文献依据。凡是在论文中引用前人（包括作者本人过去）发表论文中的论点、论据等，均应在文末列出。

一、参考文献在正文里的形式

在正文中，参考文献的写法有 3 种：①把所引资料连同著者姓氏一起写出，并作为句子的组成成分；②不写著者，只写所引资料内容；③把所引资料的内容写作句子的组成成分。

二、参考文献的书写要求

论文后的参考文献表可有 2 种：一种是作者在论文中引用某些文献的参考文献，置于正文之后；一种是作者推荐可供读者参考的有关本研究课题的文献题录，置于附录部分。在期刊论文中多用第一种，在学位论文中多用第二种。

按国家标准 GB7714-87《文后参考文献著录规则》中的有关规定，我国生物医学期刊绝大多数选用"顺序编码制"书写。即在引文上角加带方括号的阿拉伯数字。对于引文来自期刊者，应按"序号　作者．题名．刊名（外文名可缩写，首写字母要大写）．出版年．卷号（期号）：开始页码"格式书写。来自图书者，应按"序号．作者．书名．版次（第 1 版可不标注）．出版地：出版者，出版年"格式书写。

文末参考文献著录按论文正文部分引用的文献先后顺序排列于文末，由小到大，一一对应。参考文献表中的每条文献著录项目应齐全，不能用"同上"表示；如所引用期刊已改名，仍用原名。如有两条或两条以上的参考文献同时引用，方括号内的标注序号用逗号隔开，如［1，7，8］；序号连续的，则用"～"连接序号，如［2～5］。

在引用外文书刊时，应将西文作者的姓名反过来，即姓氏全引在前，名字缩写置后；日文作者写全称。外文期刊名称一般用缩写，应与 Index Medicus 所用格式一致。

三、参考文献的注意事项

1. 引用参考文献必须是作者亲自阅读全文的主要文献，一般在 5～20 篇为宜。

2. 未公开出版的会议论文集、译文、文摘、转载及内部资料不作为参考文献引用。教科书一般不宜引用。（国外医学）系列刊物亦属不引之列。

3. 引用的文献中，近 5 年的要占 70% 以上。

4. 引用部分不能构成作品的主要或实质部分。引用的总字数不得超过论文的 1/10。

5. 不得损害引用文献、作品著作权的利益。

6. 凡属保密文献一律不得引用。

总之，在中医学实验性科研论文的撰写中，要把选题、科研设计、原始资料、统计分析、结论等环节逐一检查，只有论点正确，论据充分，论证有力，引文准确，才不失为一篇好文章。

（王净净　韩萌）

常用统计用表

附表1

随机区组试验所需样本含量

$(\alpha = \beta = 0.05, n_1 = n_2 = n_3 \cdots = n)$

每组样本数 (n)	D/S_e							
	3组	4组	5组	6组	7组	8组	9组	10组
3	4.123	4.450	4.613	4.777	4.940	5.021	5.103	5.185
4	3.571	3.854	3.995	4.137	4.278	4.349	4.419	4.490
5	3.194	3.447	3.573	3.700	3.826	3.890	3.953	4.016
6	2.917	3.147	3.262	3.377	3.493	3.551	3.608	3.666
7	2.699	2.913	3.020	3.127	3.234	3.287	3.341	3.394
8	2.525	2.725	2.825	2.925	3.025	3.075	3.125	3.175
9	2.381	2.569	2.663	2.758	2.852	2.899	2.946	2.993
10	2.258	2.437	2.527	2.616	2.706	2.750	2.795	2.840
11	2.153	2.323	2.409	2.494	2.580	2.622	2.665	2.708
12	2.062	2.225	2.307	2.388	2.470	2.511	2.552	2.592
13	1.981	2.138	2.216	2.945	2.373	2.412	2.451	2.491
14	1.909	2.060	2.135	2.211	2.287	2.324	2.362	2.400
15	1.844	1.990	2.063	2.136	2.209	2.246	2.282	2.319
16	1.785	1.927	1.998	2.068	2.139	2.174	2.210	2.245
17	1.732	1.869	1.938	2.007	2.075	2.109	2.144	2.178
18	1.683	1.812	1.883	1.950	2.017	2.050	2.083	2.117
19	1.638	1.768	1.833	1.898	1.963	1.995	2.028	2.060
20	1.597	1.723	1.787	1.850	1.913	1.945	1.976	2.008
25	1.428	1.541	1.598	1.655	1.711	1.739	1.768	1.796
30	1.303	1.407	1.459	1.510	1.562	1.588	1.614	1.640
40	1.129	1.219	1.263	1.308	1.353	1.375	1.398	1.420
50	1.010	1.090	1.130	1.170	1.210	1.230	1.250	1.270
60	0.922	0.995	1.032	1.068	1.105	1.123	1.141	1.159

注 因为 $n = 2 \cdot \dfrac{MS_e}{D^2} \cdot (Q + Z_\beta)^2$，所以 $\dfrac{D}{S_e} = \sqrt{2 \cdot (Q + Z_\beta)^2 / n}$

编号	1~10	11~20	21~30	31~40	41~50
1	22 17 68 65 81	68 95 23 92 35	87 02 22 57 51	61 09 43 95 06	58 24 82 03 47
2	19 36 27 59 46	13 79 93 37 55	39 77 32 77 09	85 52 05 30 62	47 83 51 62 74
3	16 77 23 02 77	09 61 87 25 21	28 06 24 25 93	16 71 13 59 78	23 05 47 47 25
4	78 43 76 71 61	20 44 90 32 64	97 67 63 99 61	46 38 03 93 22	69 81 21 99 21
5	03 28 28 26 08	73 37 32 04 05	69 30 16 09 05	88 69 58 28 99	35 07 44 75 47
6	93 22 53 64 39	07 10 63 76 35	87 03 04 79 88	08 13 13 85 51	55 34 57 72 69
7	78 76 58 54 74	92 38 70 96 92	52 06 79 79 45	82 63 18 27 14	69 66 92 19 09
8	23 68 35 26 00	99 53 93 61 28	52 70 05 48 34	56 65 05 61 86	90 92 10 70 80
9	15 39 25 70 99	93 86 52 77 65	15 33 59 05 28	22 87 26 07 47	86 96 98 29 06
10	58 71 96 30 24	18 46 23 34 27	85 13 99 24 44	49 18 09 79 49	74 16 32 23 02
11	57 35 27 33 72	24 53 63 94 09	41 10 76 47 91	44 04 95 49 66	39 60 04 59 31
12	48 50 86 54 48	22 06 34 72 52	82 21 15 65 20	33 29 94 71 11	15 91 29 12 03
13	61 96 48 95 03	07 16 39 33 66	98 56 10 56 79	77 21 30 27 12	90 49 22 23 62
14	36 93 89 41 26	29 70 83 63 51	99 74 20 52 36	87 09 41 15 09	98 60 16 03 03
15	18 87 00 42 31	57 90 12 02 07	23 4 37 17 31	54 08 01 88 63	39 41 88 92 10
16	88 56 53 27 59	33 35 72 67 47	77 34 55 45 70	08 18 27 38 90	16 95 86 0 75
17	09 72 95 84 29	49 41 31 06 70	42 38 06 45 18	64 84 73 31 65	52 53 37 97 15
18	12 96 88 17 31	65 19 69 02 83	60 75 86 90 68	24 64 19 35 51	56 61 87 39 12
19	85 94 57 24 16	92 09 84 38 76	22 00 27 69 85	29 81 94 78 70	21 94 47 90 12
20	38 64 43 59 98	98 77 87 68 07	91 51 67 62 44	40 98 05 93 78	23 32 65 41 18
21	53 44 09 42 72	00 41 86 79 79	68 47 22 00 20	35 55 31 51 51	00 83 63 22 55
22	40 76 66 26 84	57 99 99 90 37	36 63 32 08 58	37 40 13 68 97	87 64 81 07 83
23	02 17 79 18 05	12 59 52 57 02	22 07 90 47 03	28 14 11 30 79	20 69 22 40 98
24	95 17 82 06 53	31 51 10 96 46	92 06 88 07 77	56 11 50 81 69	40 23 72 51 39
25	35 76 22 42 92	96 11 83 44 80	34 68 35 48 77	23 42 40 90 60	73 96 53 97 86
26	26 29 13 56 41	85 47 04 66 08	34 72 57 59 13	82 43 80 46 15	38 26 61 70 04
27	77 80 20 75 82	72 82 32 99 90	63 95 73 76 63	89 73 44 99 05	48 67 26 43 18
28	46 40 66 44 52	91 36 74 43 53	30 82 13 54 00	78 45 63 98 35	55 03 36 67 68
29	37 56 08 18 09	77 53 84 46 47	31 91 18 95 58	24 16 74 11 53	44 10 13 85 57
30	61 65 61 68 66	37 27 77 39 19	84 83 70 07 48	53 21 40 06 71	95 06 79 88 54
31	93 43 69 64 07	34 18 04 52 35	56 27 09 24 86	61 85 53 83 45	19 90 70 99 00
32	21 96 60 12 99	11 20 99 45 18	48 13 93 55 34	18 37 79 49 90	65 97 38 20 46
33	95 20 47 97 97	27 37 83 28 71	00 06 41 41 74	45 88 09 39 84	51 61 11 52 49
34	97 86 21 78 73	10 65 81 92 59	58 76 17 14 97	04 76 62 16 17	17 95 70 45 80
35	69 92 06 34 13	59 71 74 17 32	27 55 10 24 19	23 71 82 13 74	63 52 52 01 41
36	04 31 17 21 56	33 73 99 19 87	26 72 39 27 67	53 77 57 68 93	60 61 97 22 61
37	61 06 98 03 91	87 14 77 43 96	43 00 65 98 50	45 60 33 01 07	98 99 46 50 47
38	85 93 85 86 83	72 87 08 62 40	16 06 10 89 20	23 21 34 74 97	76 38 03 29 63
39	21 74 32 47 45	73 96 07 94 52	09 65 90 77 47	25 76 16 19 33	53 05 70 53 30
40	15 69 53 82 80	79 96 23 53 10	65 39 07 16 29	45 33 02 43 70	02 87 40 41 45
41	02 89 08 04 49	20 21 14 68 86	87 63 93 95 17	11 29 01 95 80	35 14 97 35 33
42	87 18 15 89 79	85 43 01 72 73	08 61 74 51 69	89 74 39 82 15	94 51 33 41 67
43	98 83 71 94 22	59 97 50 99 52	08 52 85 08 40	87 80 61 65 31	91 51 80 32 44
44	10 08 58 21 66	72 68 49 29 31	89 85 84 46 06	59 73 19 85 23	65 09 29 75 63
45	47 90 56 10 08	88 02 84 27 83	42 29 72 23 19	66 56 45 65 79	20 71 53 20 25
46	22 85 61 68 90	49 64 92 85 44	16 40 12 89 88	50 14 49 81 06	01 82 77 45 12
47	67 80 43 79 33	12 83 11 41 16	25 58 19 68 70	77 02 54 00 52	53 43 37 15 26
48	27 62 50 96 72	79 44 61 40 15	14 53 40 65 39	27 31 58 50 28	11 39 03 34 25
49	33 78 80 07 15	38 30 06 38 21	14 47 47 07 26	54 96 86 53 32	40 36 40 96 76
50	13 13 92 66 99	47 24 49 57 74	32 25 43 62 17	10 97 11 69 84	99 63 22 32 98

编号	1	2	3	4	5	6	7	8	9	10	11	12	13	14	15	16	17	18	19	20	rk
1	8	6	19	13	5	18	12	1	4	3	9	2	17	14	11	7	16	15	10	0	-0.0032
2	8	19	7	6	11	14	2	13	5	17	9	12	0	16	15	1	4	10	18	3	-0.0632
3	18	1	10	13	17	2	0	3	8	15	7	4	19	12	5	14	9	11	6	16	0.1053
4	6	19	1	5	18	12	4	0	13	10	16	17	7	14	11	15	8	3	9	2	-0.0842
5	1	2	7	4	18	0	15	13	5	12	19	10	9	14	16	8	6	11	3	17	0.2000
6	11	19	2	15	14	10	8	12	1	17	4	3	0	9	16	6	13	7	18	5	-0.1053
7	14	3	16	7	9	2	15	12	11	4	13	19	8	1	18	6	0	5	17	10	-0.0526
8	3	2	16	6	1	13	17	19	8	14	0	15	9	18	11	5	4	10	7	12	0.0526
9	10	9	16	3	15	0	11	2	1	5	18	8	19	13	6	12	17	4	7	14	0.0947
10	4	11	18	6	0	8	12	16	17	3	2	9	5	7	19	10	15	13	14	1	0.0947
11	5	15	18	13	7	3	10	14	16	1	8	2	17	6	9	4	0	12	19	11	-0.0526
12	0	18	10	15	11	12	3	13	14	1	17	2	6	9	16	4	7	8	19	5	-0.0105
13	10	9	14	18	12	17	15	3	5	2	11	19	8	0	1	4	7	13	6	16	-0.1579
14	11	9	13	0	14	12	18	7	2	10	4	17	19	6	5	8	3	15	1	16	-0.0526
15	17	1	0	16	9	12	2	4	5	18	14	15	7	19	6	8	11	3	10	13	0.1053
16	17	1	5	2	8	12	15	13	19	14	7	16	6	3	9	10	4	11	0	18	0.0105
17	5	16	15	7	18	10	12	9	11	6	13	17	14	1	0	4	3	2	19	8	-0.2000
18	16	19	0	8	6	10	13	17	4	3	15	18	11	1	12	9	5	7	2	14	-0.1368
19	13	9	17	12	15	4	3	1	16	2	10	18	8	6	7	19	14	11	0	5	-0.1263
20	11	12	8	16	3	19	14	7	9	17	4	1	10	0	18	15	6	5	13	2	-0.2105
21	19	12	13	8	4	15	16	7	0	11	1	5	14	18	3	6	10	9	2	17	-0.1368
22	2	18	8	14	6	11	1	9	15	0	17	10	4	7	13	3	12	5	16	19	0.1158
23	9	16	17	18	5	7	12	2	4	10	0	13	8	3	14	15	6	11	1	19	-0.0632
24	15	0	14	6	1	2	9	8	18	4	10	17	3	12	16	11	19	13	7	5	0.1789
25	14	0	9	18	19	16	10	4	5	1	6	2	12	3	11	13	7	8	17	15	0.0526

标准正态分布曲线下面积，$\Phi(-u)$ 值

u	0.00	0.01	0.02	0.03	0.04	0.05	0.06	0.07	0.08	0.09
−3.0	0.0013	0.0013	0.0013	0.0012	0.0012	0.0011	0.0011	0.0011	0.0010	0.0010
−2.9	0.0019	0.0018	0.0018	0.0017	0.0016	0.0016	0.0015	0.0015	0.0014	0.0014
−2.8	0.0026	0.0025	0.0024	0.0023	0.0023	0.0022	0.0021	0.0021	0.0020	0.0019
−2.7	0.0035	0.0034	0.0033	0.0032	0.0031	0.0030	0.0029	0.0028	0.0027	0.0026
−2.6	0.0047	0.0045	0.0044	0.0043	0.0041	0.0040	0.0039	0.0038	0.0037	0.0036
−2.5	0.0062	0.0060	0.0059	0.0057	0.0055	0.0054	0.0052	0.0051	0.0049	0.0048
−2.4	0.0082	0.0080	0.0078	0.0075	0.0073	0.0071	0.0069	0.0068	0.0066	0.0064
−2.3	0.0107	0.0104	0.0102	0.0099	0.0096	0.0094	0.0091	0.0089	0.0087	0.0084
−2.2	0.0139	0.0136	0.0132	0.0129	0.0125	0.0122	0.0119	0.0116	0.0113	0.0110
−2.1	0.0179	0.0174	0.0170	0.0166	0.0162	0.0158	0.0154	0.0150	0.0146	0.0143
−2.0	0.0228	0.0222	0.0217	0.0212	0.0207	0.0202	0.0197	0.0192	0.0188	0.0183
−1.9	0.0287	0.0281	0.0274	0.0268	0.0262	0.0256	0.0250	0.0244	0.0239	0.0233
−1.8	0.0359	0.0351	0.0344	0.0336	0.0329	0.0322	0.0314	0.0307	0.0301	0.0294
−1.7	0.0446	0.0436	0.0427	0.0418	0.0409	0.0401	0.0392	0.0384	0.0375	0.0367
−1.6	0.0548	0.0537	0.0526	0.0516	0.0505	0.0495	0.0485	0.0475	0.0465	0.0455
−1.5	0.0668	0.0655	0.0643	0.0630	0.0618	0.0606	0.0594	0.0582	0.0571	0.0559
−1.4	0.0808	0.0793	0.0778	0.0764	0.0749	0.0735	0.0721	0.0708	0.0694	0.0681
−1.3	0.0968	0.0951	0.0934	0.0918	0.0901	0.0885	0.0869	0.0853	0.0838	0.0823
−1.2	0.1151	0.1131	0.1112	0.1093	0.1075	0.1056	0.1038	0.1020	0.1003	0.0985
−1.1	0.1357	0.1335	0.1314	0.1292	0.1271	0.1251	0.1230	0.1210	0.1190	0.1170
−1.0	0.1587	0.1562	0.1539	0.1515	0.1492	0.1469	0.1446	0.1423	0.1401	0.1379
−0.9	0.1841	0.1814	0.1788	0.1762	0.1736	0.1711	0.1685	0.1660	0.1635	0.1611
−0.8	0.2119	0.2090	0.2061	0.2033	0.2005	0.1977	0.1949	0.1922	0.1894	0.1867
−0.7	0.2420	0.2389	0.2358	0.2327	0.2296	0.2266	0.2236	0.2206	0.2177	0.2148
−0.6	0.2743	0.2709	0.2676	0.2643	0.2611	0.2578	0.2546	0.2514	0.2483	0.2451
−0.5	0.3085	0.3050	0.3015	0.2981	0.2946	0.2912	0.2877	0.2843	0.2810	0.2776
−0.4	0.3446	0.3409	0.3372	0.3336	0.3300	0.3264	0.3228	0.3192	0.3156	0.3121
−0.3	0.3821	0.3783	0.3745	0.3707	0.3669	0.3632	0.3594	0.3557	0.3520	0.3483
−0.2	0.4207	0.4168	0.4129	0.4090	0.4052	0.4013	0.3974	0.3936	0.3897	0.3859
−0.1	0.4602	0.4562	0.4522	0.4483	0.4443	0.4404	0.4364	0.4325	0.4286	0.4247
0.0	0.5000	0.4960	0.4920	0.4880	0.4840	0.4801	0.4761	0.4721	0.4681	0.4641

注：$\Phi(u) = 1 - \Phi(-u)$

t 界值表

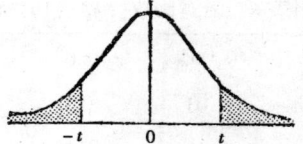

自由度	概 率 P									
v	单侧: 0.25	0.20	0.10	0.05	0.025	0.01	0.005	0.0025	0.001	0.0005
	双侧: 0.50	0.40	0.20	0.10	0.05	0.02	0.01	0.005	0.002	0.001
1	1.000	1.376	3.078	6.314	12.706	31.821	63.657	127.321	318.309	636.619
2	0.816	1.061	1.886	2.920	4.303	6.965	9.925	14.089	22.327	31.599
3	0.765	0.978	1.638	2.353	3.182	4.541	5.841	7.453	10.215	12.924
4	0.741	0.941	1.533	2.132	2.776	3.747	4.604	5.598	7.173	8.610
5	0.727	0.920	1.476	2.015	2.571	3.365	4.032	4.773	5.893	6.869
6	0.718	0.906	1.440	1.943	2.447	3.143	3.707	4.317	5.208	5.959
7	0.711	0.896	1.415	1.895	2.365	2.998	3.499	4.029	4.785	5.408
8	0.706	0.889	1.397	1.860	2.306	2.896	3.355	3.833	4.501	5.041
9	0.703	0.883	1.383	1.833	2.262	2.821	3.250	3.690	4.297	4.781
10	0.700	0.879	1.372	1.812	2.228	2.764	3.169	3.581	4.144	4.587
11	0.697	0.876	1.363	1.796	2.201	2.718	3.106	3.497	4.025	4.437
12	0.695	0.873	1.356	1.782	2.179	2.681	3.055	3.428	3.930	4.318
13	0.694	0.870	1.350	1.771	2.160	2.650	3.012	3.372	3.852	4.221
14	0.692	0.868	1.345	1.761	2.145	2.624	2.977	3.326	3.787	4.140
15	0.691	0.866	1.341	1.753	2.131	2.602	2.947	3.286	3.733	4.073
16	0.690	0.865	1.337	1.746	2.120	2.583	2.921	3.252	3.686	4.015
17	0.689	0.863	1.333	1.740	2.110	2.567	2.898	3.222	3.646	3.965
18	0.688	0.862	1.330	1.734	2.101	2.552	2.878	3.197	3.610	3.922
19	0.688	0.861	1.328	1.729	2.093	2.539	2.861	3.174	3.579	3.883
20	0.687	0.860	1.325	1.725	2.086	2.528	2.845	3.153	3.552	3.850
21	0.686	0.859	1.323	1.721	2.080	2.518	2.831	3.135	3.527	3.819
22	0.686	0.858	1.321	1.717	2.074	2.508	2.819	3.119	3.505	3.792
23	0.685	0.858	1.319	1.714	2.069	2.500	2.807	3.104	3.485	3.768
24	0.685	0.857	1.318	1.711	2.064	2.492	2.797	3.091	3.467	3.745
25	0.684	0.856	1.316	1.708	2.060	2.485	2.787	3.078	3.450	3.725
26	0.684	0.856	1.315	1.706	2.056	2.479	2.779	3.067	3.435	3.707
27	0.684	0.855	1.314	1.703	2.052	2.473	2.771	3.057	3.421	3.690
28	0.683	0.855	1.313	1.701	2.048	2.467	2.763	3.047	3.408	3.674
29	0.683	0.854	1.311	1.699	2.045	2.462	2.756	3.038	3.396	3.659
30	0.683	0.854	1.310	1.697	2.042	2.457	2.750	3.030	3.385	3.646
31	0.682	0.853	1.309	1.696	2.040	2.453	2.744	3.022	3.375	3.633
32	0.682	0.853	1.309	1.694	2.037	2.449	2.738	3.015	3.365	3.622
33	0.682	0.853	1.308	1.692	2.035	2.445	2.733	3.008	3.356	3.611
34	0.682	0.852	1.307	1.691	2.032	2.441	2.728	3.002	3.348	3.601
35	0.682	0.852	1.306	1.690	2.030	2.438	2.724	2.996	3.340	3.591
36	0.681	0.852	1.306	1.688	2.028	2.434	2.719	2.990	3.333	3.582
37	0.681	0.851	1.305	1.687	2.026	2.431	2.715	2.985	3.326	3.574
38	0.681	0.851	1.304	1.686	2.024	2.429	2.712	2.980	3.319	3.566
39	0.681	0.851	1.304	1.685	2.023	2.426	2.708	2.976	3.313	3.558
40	0.681	0.851	1.303	1.684	2.021	2.423	2.704	2.971	3.307	3.551
50	0.679	0.849	1.299	1.676	2.009	2.403	2.678	2.937	3.261	3.496
60	0.679	0.848	1.296	1.671	2.000	2.390	2.660	2.915	3.232	3.460
70	0.678	0.847	1.294	1.667	1.994	2.381	2.648	2.899	3.211	3.435
80	0.678	0.846	1.292	1.664	1.990	2.374	2.639	2.887	3.195	3.416
90	0.677	0.846	1.291	1.662	1.987	2.368	2.632	2.878	3.183	3.402
100	0.677	0.845	1.290	1.660	1.984	2.364	2.626	2.871	3.174	3.390
200	0.676	0.843	1.286	1.653	1.972	2.345	2.601	2.839	3.131	3.340
500	0.675	0.842	1.283	1.648	1.965	2.334	2.586	2.820	3.107	3.310
1000	0.675	0.842	1.282	1.646	1.962	2.330	2.581	2.813	3.098	3.300
∞	0.6745	0.8416	1.2816	1.6449	1.9600	2.3263	2.5758	2.8070	3.0902	3.2905

注:表上右上角图中的阴影部分表示概率 P,以后附表同此。

附表6　配对比较(t 检验)时所需样本含量

单侧 α: 0.005 ／ 双侧 α: 0.01 ；　单侧 α: 0.025 ／ 双侧 α: 0.05 ；　单侧 α: 0.05 ／ 双侧 α: 0.1

δ	0.99	0.95	0.9	0.99	0.95	0.9	0.99	0.95	0.9
0.05									
0.10									
0.15									
0.20									
0.25									139
0.30						119		122	97
0.35			125		109	88		90	72
0.40		115	97	117	84	68	101	70	55
0.45		92	77	93	67	54	80	55	44
0.50	100	75	63	76	54	44	65	45	36
0.55	83	63	53	63	45	37	54	38	30
0.60	71	53	45	53	38	32	46	32	26
0.65	61	46	39	46	33	27	39	28	22
0.70	53	40	34	40	29	24	34	24	19
0.75	47	36	30	35	26	21	30	21	17
0.80	41	32	27	31	22	19	27	19	15
0.85	37	29	24	28	21	17	24	17	14
0.90	34	26	22	25	19	16	21	15	13
0.95	31	24	20	23	17	14	19	14	11
1.00	28	22	19	21	16	13	18	13	11
1.1	24	19	16	18	13	11	15	11	9
1.2	21	16	14	15	12	10	13	10	8
1.3	18	15	13	14	10	9	11	8	7
1.4	16	13	12	12	9	8	10	8	7
1.5	15	12	11	11	8	7	9	7	6
1.6	13	11	10	10	8	7	8	6	6
1.7	12	10	9	9	7	6	8	6	5
1.8	12	10	9	8	7	6	7	6	
1.9	11	9	8	8	6	6	7	5	
2.0	10	8	8	7	6	6			
2.1	10	8	7	7	6	6			
2.2	9	8	7	7	6	6			
2.3	9	7	7	6	5	5			
2.4	8	7	7						
2.5	8	7	6	6					
3.0	7	6	6	5					
3.5	6	5	5						
4.0	6								

附表7　两样本均数比较(t 检验)时所需样本含量

单侧 α: 0.005 ／ 双侧 α: 0.01 ；　单侧 α: 0.025 ／ 双侧 α: 0.05 ；　单侧 α: 0.05 ／ 双侧 α: 0.1

δ	0.99	0.95	0.9	0.99	0.95	0.9	0.99	0.95	0.9
0.05									
0.10									
0.15									
0.20									
0.25									
0.30									
0.35									
0.40									108
0.45						105		108	86
0.50					106	86		88	70
0.55			101		87	71	112	73	58
0.60		101	85	104	74	60	89	61	49
0.65		87	73	88	63	51	76	52	42
0.70	100	75	63	76	55	44	66	45	36
0.75	88	66	55	67	48	39	57	40	32
0.80	77	58	49	59	42	34	50	35	28
0.85	69	51	43	52	37	31	45	31	25
0.90	62	46	39	47	34	27	40	28	22
0.95	55	42	35	42	30	25	36	25	20
1.00	50	38	32	38	27	23	33	23	18
1.1	42	32	27	32	23	19	27	19	15
1.2	36	27	23	27	20	16	23	16	13
1.3	31	23	20	23	17	14	20	14	11
1.4	27	20	17	20	15	12	17	12	10
1.5	24	18	15	18	13	11	15	11	9
1.6	21	16	14	16	12	10	14	10	8
1.7	19	15	13	14	11	9	12	9	7
1.8	17	13	11	13	10	8	11	8	7
1.9	16	12	11	12	9	7	10	7	6
2.0	14	11	10	11	8	7	9	7	6
2.1	13	10	9	10	8	6	8	6	5
2.2	12	10	8	9	7	6	8	6	5
2.3	11	9	8	9	7	6	7	5	5
2.4	11	9	8	8	6	5	7	5	4
2.5	10	8	7	8	6	5	6	5	4
3.0	8	6	6	6	5	4	5	4	3
3.5	6	5	5	5	4	4	4	3	
4.0	6	5	4	4	4	3	4		

阳性数	样		本		含		量,		n			
X	10	15	20	25	30	40	50	60	70	80	90	100
0	0~31	0~22	0~17	0~14	0~12	0~9	0~7	0~6	0~6	0~5	0~4	0~4
1	0~45	0~32	0~25	0~20	0~17	0~13	0~11	0~9	0~8	0~7	0~6	0~5
2	3~56	2~41	1~32	1~26	1~22	1~17	1~14	1~11	0~10	1~9	0~8	0~7
3	7~65	4~48	3~38	3~31	2~27	2~21	2~17	1~14	1~12	1~11	1~10	1~8
4	12~74	8~55	6~44	5~36	4~31	3~24	2~19	2~16	2~14	2~13	1~11	1~10
5	19~81	12~62	9~49	7~41	6~35	4~27	3~22	3~18	3~16	2~14	2~13	2~11
6		16~68	12~54	9~45	8~39	6~30	5~24	4~20	3~18	3~16	3~14	2~12
7		21~73	15~59	12~49	10~42	8~33	6~26	5~23	4~20	4~17	3~15	3~14
8		27~79	19~64	15~54	12~46	9~35	7~29	6~25	5~21	5~19	4~17	4~15
9			23~69	18~58	15~49	11~38	9~31	7~26	6~23	5~20	5~18	4~16
10			27~73	21~61	17~53	13~41	10~34	8~29	7~25	6~22	6~20	5~18
11				24~65	20~56	15~44	11~36	10~30	9~26	7~23	6~21	6~19
12				28~69	23~59	17~47	13~38	11~32	8~28	8~25	7~22	6~20
13				31~72	26~63	19~49	15~41	12~34	10~30	9~26	8~23	7~21
14					28~66	21~52	16~43	13~36	11~31	10~27	9~25	8~22
15					31~69	23~54	18~45	15~38	13~33	11~29	10~26	9~23
16						25~57	20~47	16~40	14~34	12~30	11~27	10~24
17						27~59	21~49	18~41	15~36	13~32	12~28	10~25
18						29~62	23~51	19~43	16~37	14~33	12~30	11~27
19						32~64	25~53	20~45	17~39	15~34	13~31	12~28
20						34~66	26~55	32~47	18~41	16~36	14~32	13~29
21							28~57	23~49	20~42	17~37	15~33	13~30
22							30~59	25~50	21~43	18~39	16~35	14~31
23							32~61	26~52	22~45	19~40	17~36	15~32
24							34~63	28~53	23~46	20~41	18~37	16~33
25							36~65	29~55	25~48	21~43	19~38	17~34
26								31~57	26~49	23~44	20~39	18~35
27								32~58	27~51	24~45	21~40	19~37
28								34~60	29~52	25~46	22~42	20~38
29								35~62	30~54	26~48	23~43	20~39
30								37~63	31~55	27~49	24~44	21~40
31									33~57	28~50	25~45	22~41
32									34~58	29~51	26~46	23~42
33									35~59	31~53	27~47	24~43
34									36~61	32~54	28~48	25~44
35									38~62	33~55	29~50	26~45
36										34~56	30~51	27~46
37										35~58	31~52	28~47
38										36~59	32~53	29~48
39										37~60	33~54	29~49
40										39~61	34~55	30~50
41											35~56	31~51
42											36~57	32~52
43											37~59	33~53
44											38~60	34~54
45											39~61	35~55
46												36~56
47												37~57
48												38~58
49												39~59
50												40~60

F 界值表

(方差齐性检验用，$P=0.05$)

v_2(分母 自由度)	v_1(分子自由度)									
	2	4	6	8	10	12	15	20	30	∞
2	39.00	39.25	39.33	39.37	39.40	39.41	39.43	39.45	39.46	39.50
3	16.04	15.10	14.73	14.54	14.42	14.34	14.25	14.17	14.08	13.90
4	10.65	9.60	9.20	8.98	8.84	8.75	8.66	8.55	8.46	8.26
5	8.43	7.39	6.98	6.76	6.62	6.52	6.43	6.33	6.32	6.02
6	7.26	6.23	5.82	5.60	5.46	5.37	5.27	5.17	5.07	4.85
7	6.54	5.52	5.12	4.90	4.76	4.67	4.57	4.47	4.36	4.14
8	6.06	5.05	4.65	4.43	4.30	4.20	4.10	4.00	3.89	3.67
9	5.71	4.72	4.32	4.10	3.96	3.87	3.77	3.67	3.56	3.33
10	5.46	4.47	4.07	3.85	3.72	3.62	3.52	3.42	3.31	3.08
20	4.46	3.51	3.13	2.91	2.77	2.68	2.57	2.46	2.35	2.09
30	4.18	3.25	2.87	2.65	2.51	2.40	2.31	2.20	2.07	1.79
∞	3.69	2.79	2.41	2.19	2.05	1.94	1.83	1.71	1.57	1.00

F 界值表

(方差分析用，上行 $P=0.05$，下行 $P=0.01$)

v_2(分母 自由度)	v_1(分子自由度)										
	1	2	3	4	5	6	7	8	12	24	∞
1	161.4	199.5	215.7	224.6	230.2	234.0	236.8	238.9	243.9	249.1	254.3
	4052	4999.5	5403	5625	5764	5859	5928	5982	6106	6235	6366
2	18.51	19.00	19.16	19.25	19.30	19.33	19.35	19.37	19.41	19.45	19.50
	98.50	99.00	99.17	99.25	99.30	99.33	99.36	99.37	99.42	99.46	99.50
3	10.13	9.55	9.25	9.12	9.01	8.94	8.89	8.85	8.74	8.64	8.53
	34.12	30.82	29.46	28.71	28.24	27.91	27.67	27.49	27.05	26.60	26.13
4	7.71	6.94	6.59	6.39	6.26	6.16	6.09	6.04	5.91	5.77	5.63
	21.20	18.00	16.69	15.98	15.52	15.21	14.98	14.80	14.37	13.93	13.46
5	6.61	5.79	5.41	5.19	5.05	4.95	4.88	4.82	4.68	4.53	4.36
	16.26	13.27	12.06	11.39	10.97	10.67	10.46	10.29	9.89	9.47	9.02
6	5.99	5.14	4.76	4.53	4.39	4.28	4.21	4.15	4.00	3.84	3.67
	13.75	10.92	9.78	9.15	8.75	8.47	8.26	8.10	7.72	7.31	6.88
7	5.59	4.74	4.35	4.12	3.97	3.87	3.79	3.73	3.57	3.41	3.23
	12.25	9.55	8.45	7.85	7.46	7.19	6.99	6.84	6.47	6.07	6.88
8	5.32	4.46	4.07	3.84	3.69	3.58	3.50	3.44	3.28	3.12	2.93
	11.26	8.65	7.59	7.01	6.63	6.37	6.18	6.03	5.67	5.28	4.86
9	5.12	4.26	3.86	3.63	3.48	3.37	3.29	3.23	3.07	2.90	2.71
	10.56	8.02	6.99	6.42	6.06	5.80	5.61	5.47	5.11	4.73	4.31
10	4.96	4.10	3.71	3.48	3.33	3.22	3.14	3.07	2.91	2.74	2.54
	10.04	7.56	6.55	5.99	5.64	5.39	5.20	5.06	4.71	4.33	3.91
12	4.75	3.89	3.49	3.26	3.11	3.00	2.91	2.85	2.69	2.51	2.30
	9.33	6.93	5.95	5.41	5.06	4.82	4.64	4.50	4.16	3.78	3.36
14	4.60	3.74	3.34	3.11	2.96	2.85	2.76	2.70	2.53	2.35	2.13
	8.86	6.51	5.56	5.04	4.69	4.46	4.28	4.14	3.80	3.43	3.00
16	4.49	3.63	3.24	3.01	2.85	2.74	2.66	2.59	2.42	2.24	2.01
	8.53	6.23	5.29	4.77	4.44	4.20	4.03	3.89	3.55	3.18	2.75
18	4.41	3.55	3.16	2.93	2.77	2.66	2.58	2.51	2.34	2.15	1.92
	8.29	6.01	5.09	4.58	4.25	4.01	3.84	3.71	3.37	3.00	2.57
20	4.35	3.49	3.10	2.87	2.71	2.60	2.51	2.45	2.28	2.08	1.84
	8.10	5.85	4.94	4.43	4.10	3.87	3.70	3.56	3.23	2.86	2.42
30	4.17	3.32	2.92	2.69	2.53	2.42	2.33	2.27	2.09	1.89	1.62
	7.56	5.39	4.51	4.02	3.70	3.47	3.30	3.17	2.84	2.47	2.01
40	4.08	3.28	2.84	2.61	2.45	2.34	2.25	2.18	2.00	1.79	1.51
	7.31	5.13	4.31	3.83	3.51	3.29	3.12	2.99	2.66	2.29	1.80
100	3.94	3.09	2.70	2.46	2.30	2.19	2.10	2.00	1.85	1.63	1.28
	6.90	4.82	3.98	3.51	3.20	2.99	2.82	2.62	2.36	1.98	1.43
∞	3.84	3.09	2.70	2.46	2.30	2.19	2.10	2.00	1.85	1.63	1.28
	6.63	4.82	3.98	3.51	3.20	2.99	2.82	2.62	2.36	1.98	1.43

Newman-Keuls 检验用 q 界值表
（上行 $P=0.05$，下行 $P=0.01$）

ν	组 数, a								
	2	3	4	5	6	7	8	9	10
5	5.64	4.60	5.22	5.67	6.03	6.32	6.58	6.80	6.99
	3.70	6.98	7.80	8.42	8.91	9.33	9.67	9.97	10.24
6	3.46	4.33	4.90	5.30	5.63	5.90	6.12	6.32	6.40
	5.24	6.34	7.03	7.56	7.97	8.32	8.61	8.87	9.10
7	3.34	4.16	4.68	5.06	5.36	5.61	5.82	6.00	6.16
	4.95	5.92	6.54	7.01	7.37	7.68	7.94	8.17	8.37
8	3.26	4.04	4.53	4.80	5.17	5.40	5.60	5.7	5.92
	4.75	5.64	6.20	6.62	6.96	7.24	7.47	7.68	7.86
9	3.20	3.95	4.41	4.76	5.02	5.24	5.43	5.549	5.74
	4.60	5.43	5.96	6.35	6.66	6.91	7.13	7.33	7.49
10	3.15	3.88	5.33	4.65	4.91	5.12	5.30	5.46	5.60
	4.48	5.27	4.77	6.14	6.43	6.67	6.87	7.05	7.21
12	3.08	3.77	4.20	4.51	4.75	4.95	5.12	5.27	5.39
	4.32	5.05	5.50	5.84	6.10	6.32	6.51	6.67	6.81
14	3.03	3.70	4.11	4.41	4.64	4.83	4.99	5.13	5.25
	4.21	4.89	5.32	5.63	5.88	6.08	6.26	6.41	6.54
16	3.00	3.65	4.05	4.33	4.56	4.74	4.90	5.03	5.15
	4.13	4.79	5.19	5.49	5.72	5.92	6.08	6.22	6.35
18	2.97	3.61	4.00	4.28	4.49	4.67	4.82	4.96	5.07
	4.07	4.70	5.09	5.38	5.60	5.79	5.94	6.08	6.20
20	2.95	3.58	3.96	4.23	4.45	4.62	4.77	4.90	5.01
	4.02	4.64	5.02	5.29	5.51	5.69	5.84	5.97	6.09
30	2.89	3.49	3.85	4.10	4.30	4.46	4.60	4.72	4.82
	3.89	4.45	4.80	5.05	5.24	5.40	5.54	5.65	5.76
40	2.86	3.44	3.79	4.04	4.23	4.39	4.52	4.63	4.73
	3.82	4.37	4.70	4.93	5.11	5.26	5.39	5.50	5.60
60	2.83	3.40	3.74	3.98	4.16	4.31	4.44	4.55	4.65
	3.76	4.28	4.59	4.82	4.99	5.13	5.25	5.36	5.45
∞	2.77	3.31	3.63	3.86	4.03	4.17	4.29	4.39	4.47
	3.64	4.12	4.40	4.60	4.76	4.88	4.99	5.08	5.16

Dunnett t 检验用界值表

（上行 $P = 0.05$；下行 $P = 0.01$）

单侧检验用 t_D 界值表

误差的自由度	不包括对照的处理组数 T								
ν	1	2	3	4	5	6	7	8	9
5	2.02	2.44	2.68	2.85	2.98	3.08	3.16	3.24	3.30
	3.37	3.90	4.21	4.43	4.60	4.73	4.85	4.94	5.03
6	1.94	2.34	2.56	2.71	2.83	2.92	3.00	3.07	3.12
	3.14	3.61	3.88	4.07	4.21	4.33	4.43	4.51	4.59
7	1.89	2.27	2.48	2.62	2.73	2.82	2.89	2.95	3.01
	3.00	3.42	3.66	3.83	3.96	4.07	4.15	4.23	4.30
8	1.86	2.22	2.42	2.55	2.66	2.74	2.81	2.87	2.92
	2.90	3.29	3.51	3.67	3.79	3.88	3.96	4.03	4.09
9	1.83	2.18	2.37	2.50	2.60	2.68	2.75	2.81	2.86
	2.82	3.19	3.40	3.55	3.66	3.75	3.82	3.89	3.94
10	1.81	2.15	2.34	2.47	2.56	2.64	2.70	2.76	2.81
	2.76	3.11	3.31	3.45	3.56	3.64	3.71	3.78	3.83
11	1.80	2.13	2.31	2.44	2.53	2.60	2.67	2.72	2.77
	2.72	3.06	3.25	3.38	3.48	3.56	3.63	3.69	3.74
12	1.78	2.11	2.29	2.41	2.50	2.58	2.64	2.69	2.74
	2.68	3.01	3.19	3.32	3.42	3.50	3.56	3.62	3.67
13	1.77	2.09	2.27	2.39	2.48	2.55	2.61	2.66	2.71
	2.65	2.97	3.15	3.27	3.37	3.44	3.51	3.56	3.61
14	1.76	2.08	2.25	2.37	2.46	2.53	2.59	2.64	2.69
	2.62	2.94	3.11	3.23	3.32	3.40	3.46	3.51	3.56
15	1.75	2.07	2.24	2.36	2.44	2.51	2.57	2.62	2.67
	2.60	2.91	3.08	3.20	3.29	3.36	3.42	3.47	3.52
16	1.75	2.06	2.23	2.34	2.43	2.50	2.56	2.61	2.65
	2.58	2.88	3.05	3.17	3.26	3.33	3.39	3.44	3.48
17	1.74	2.05	2.22	2.33	2.42	2.49	2.54	2.59	2.64
	2.57	2.86	3.03	3.14	3.23	3.30	3.36	3.41	3.45
18	1.73	2.04	2.21	2.32	2.41	2.48	2.53	2.58	2.62
	2.55	2.84	3.01	3.12	3.21	3.27	3.33	3.38	3.42
19	1.73	2.03	2.20	2.31	2.40	2.47	2.52	2.57	2.61
	2.54	2.83	2.99	3.10	3.18	3.25	3.31	3.36	3.40
20	1.72	2.03	2.19	2.30	2.39	2.46	2.51	2.56	2.60
	2.53	2.81	2.97	3.08	3.17	3.23	3.29	3.34	3.38
24	1.71	2.01	2.17	2.28	2.36	2.43	2.48	2.53	2.57
	2.49	2.77	2.92	3.03	3.11	3.17	3.22	3.27	3.31
30	1.70	1.99	2.15	2.25	2.33	2.40	2.45	2.50	2.54
	2.46	2.72	2.87	2.97	3.05	3.11	3.16	3.21	3.24
40	1.68	1.97	2.13	2.23	2.31	2.37	2.42	2.47	2.51
	2.42	2.68	2.82	2.92	2.99	3.05	3.10	3.14	3.18
60	1.67	1.95	2.10	2.21	2.28	2.35	2.39	2.44	2.48
	2.39	2.64	2.78	2.87	2.94	3.00	3.04	3.08	3.12
120	1.66	1.93	2.08	2.18	2.26	2.32	2.37	2.41	2.45
	2.36	2.60	2.73	2.82	2.89	2.94	2.99	3.03	3.06
∞	1.64	1.92	2.06	2.16	2.23	2.29	2.34	2.38	2.42
	2.33	2.56	2.68	2.77	2.84	2.89	2.93	2.97	3.00

双侧检验用 t_D 界值表

误差的自由度	不包括对照的处理组数 T								
ν	1	2	3	4	5	6	7	8	9
5	2.57	3.03	3.39	3.66	3.88	4.06	4.22	4.36	4.49
	4.03	4.63	5.09	5.44	5.73	5.97	6.18	6.36	6.53
6	2.45	2.86	3.18	3.41	3.60	3.75	3.88	4.00	4.11
	3.71	4.22	4.60	4.88	5.11	5.30	5.47	5.61	5.74
7	2.36	2.75	3.04	3.24	3.41	3.54	3.66	3.76	3.86
	3.50	3.95	4.28	4.52	4.71	4.87	5.01	5.13	5.24
8	2.31	2.67	2.94	3.13	3.28	3.40	3.51	3.60	3.68
	3.36	3.77	4.06	4.27	4.44	4.58	4.70	4.81	4.90
9	2.26	2.61	2.86	3.04	3.18	3.29	3.39	3.48	3.55
	3.25	3.63	3.90	4.09	4.24	4.37	4.48	4.57	4.65
10	2.23	2.57	2.81	2.97	3.11	3.21	3.31	3.39	3.46
	3.17	3.53	3.78	3.95	4.10	4.21	4.31	4.40	4.47
11	2.20	2.53	2.76	2.92	3.05	3.15	3.24	3.31	3.38
	3.11	3.45	3.68	3.85	3.98	4.09	4.18	4.26	4.33
12	2.18	2.50	2.72	2.88	3.00	3.10	3.18	3.25	3.32
	3.05	3.39	3.61	3.76	3.89	3.99	4.08	4.15	4.22
13	2.16	2.48	2.69	2.84	2.92	3.06	3.14	3.21	3.27
	3.01	3.33	3.54	3.69	3.81	3.91	3.99	4.06	4.13
14	2.14	2.46	2.67	2.81	2.93	3.02	3.10	3.17	3.23
	2.98	3.29	3.49	3.64	3.75	3.84	3.92	3.99	4.05
15	2.13	2.44	2.64	2.79	2.90	2.99	3.07	3.13	3.19
	2.95	3.25	3.45	3.59	3.70	3.79	3.86	3.93	3.99
16	2.12	2.42	2.63	2.77	2.88	2.96	3.04	3.10	3.16
	2.92	3.22	3.41	3.55	3.65	3.74	3.82	3.88	3.93
17	2.11	2.41	2.61	2.75	2.85	2.94	3.01	3.08	3.13
	2.90	3.19	3.38	3.51	3.62	3.70	3.77	3.83	3.89
18	2.10	2.40	2.59	2.73	2.84	2.92	2.99	3.05	3.11
	2.88	3.17	3.35	3.48	3.58	3.67	3.74	3.80	3.85
19	2.09	2.39	2.58	2.72	2.82	2.90	2.97	3.04	3.09
	2.86	3.15	3.33	3.46	3.55	3.64	3.70	3.76	3.81
20	2.09	2.38	2.57	2.70	2.81	2.89	2.96	3.02	3.07
	2.85	3.13	3.31	3.43	3.53	3.61	3.67	3.73	3.78
24	2.06	2.35	2.53	2.66	2.76	2.84	2.91	2.96	3.01
	2.80	3.07	3.24	3.36	3.45	3.52	3.58	3.64	3.69
30	2.04	2.32	2.50	2.62	2.72	2.79	2.86	3.91	2.96
	2.75	3.01	3.17	3.28	3.37	3.44	3.50	3.55	3.59
40	2.02	2.29	2.47	2.58	2.67	2.75	2.81	2.86	2.90
	2.70	2.95	3.10	3.21	3.29	3.36	3.41	3.46	3.50
60	2.00	2.27	2.43	2.55	2.63	2.70	2.76	2.81	2.85
	2.66	2.90	3.04	3.14	3.22	3.28	3.33	3.38	3.42
120	1.98	2.24	2.40	2.51	2.59	2.66	2.71	2.76	2.80
	2.62	2.84	2.98	3.08	3.15	3.21	3.25	3.30	3.33
∞	1.96	2.21	2.37	2.47	2.55	2.62	2.67	2.71	2.75
	2.58	2.79	2.92	3.01	3.08	3.14	3.18	3.22	3.25

χ^2 界值表

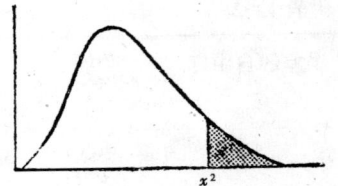

自由度	概率, P												
ν	0.995	0.990	0.975	0.950	0.900	0.750	0.500	0.250	0.100	0.050	0.025	0.010	0.005
1					0.02	0.10	0.45	1.32	2.71	3.84	5.02	6.63	7.88
2	0.01	0.02	0.05	0.10	0.21	0.58	1.39	2.77	4.61	5.99	7.38	9.21	10.60
3	0.07	0.11	0.22	0.35	0.58	1.21	2.37	4.11	6.25	7.81	9.35	11.34	12.84
4	0.21	0.30	0.48	0.71	1.06	1.92	3.36	5.39	7.78	9.49	11.14	13.28	14.86
5	0.41	0.55	0.83	1.15	1.61	2.67	4.35	6.63	9.24	11.07	12.83	15.09	16.75
6	0.68	0.87	1.24	1.64	2.20	3.45	5.35	7.84	10.64	12.59	14.45	16.81	18.55
7	0.99	1.24	1.69	2.17	2.83	4.25	6.35	9.04	12.02	14.07	16.01	18.48	20.28
8	1.34	1.65	2.18	2.73	3.49	5.07	7.34	10.22	13.36	15.51	17.53	20.09	21.95
9	1.73	2.09	2.70	3.33	4.17	5.90	8.34	11.39	14.68	16.92	19.02	21.67	23.59
10	2.16	2.56	3.25	3.94	4.87	6.74	9.34	12.55	15.99	18.31	20.48	23.21	25.19
11	2.60	3.05	3.82	4.57	5.58	7.58	10.34	13.70	17.28	19.68	21.92	24.72	26.76
12	3.07	3.57	4.40	5.23	6.30	8.44	11.34	14.85	18.55	21.03	23.34	26.22	28.30
13	3.57	4.11	5.01	5.89	7.04	9.30	12.34	15.98	19.81	22.36	24.74	27.69	29.82
14	4.07	4.66	5.63	6.57	7.79	10.17	13.34	17.12	21.06	23.68	26.12	29.14	31.32
15	4.60	5.23	6.26	7.26	8.55	11.04	14.34	18.25	22.31	25.00	27.49	30.58	32.80
16	5.14	5.81	6.91	7.96	9.31	11.91	15.34	19.37	23.54	26.30	28.85	32.00	34.27
17	5.70	6.41	7.56	8.67	10.09	12.79	16.34	20.49	24.77	27.59	30.19	33.41	35.72
18	6.26	7.01	8.23	9.39	10.86	13.68	17.34	21.60	25.99	28.87	31.53	34.81	37.16
19	6.84	7.63	8.91	10.12	11.65	14.56	18.34	22.72	27.20	30.14	32.85	36.19	38.58
20	7.43	8.26	9.59	10.85	12.44	15.45	19.34	23.83	28.41	31.41	34.17	37.57	40.00
21	8.03	8.90	10.28	11.59	13.24	16.34	20.34	24.93	29.62	32.67	35.48	38.93	41.40
22	8.64	9.54	10.98	12.34	14.04	17.24	21.34	26.04	30.81	33.92	36.78	40.29	42.80
23	9.26	10.20	11.69	13.09	14.85	18.14	22.34	27.14	32.01	35.17	38.08	41.64	44.18
24	9.89	10.86	12.40	13.85	15.66	19.04	23.34	28.24	33.20	36.42	39.36	42.98	45.56
25	10.52	11.52	13.12	14.61	16.47	19.94	24.34	29.34	34.38	37.65	40.65	44.31	46.93
26	11.16	12.20	13.84	15.38	17.29	20.84	25.34	30.43	35.56	38.89	41.92	45.64	48.29
27	11.81	12.88	14.57	16.15	18.11	21.75	26.34	31.53	36.74	40.11	43.19	46.96	49.64
28	12.46	13.56	15.31	16.93	18.94	22.66	27.34	32.62	37.92	41.34	44.46	48.28	50.99
29	13.12	14.26	16.05	17.71	19.77	23.57	28.34	33.71	39.09	42.56	45.72	49.59	52.34
30	13.79	14.95	16.79	18.49	20.60	24.48	29.34	34.80	40.26	43.77	46.98	50.89	53.67
40	20.71	22.16	24.43	26.51	29.05	33.66	39.34	45.62	51.81	55.76	59.34	63.69	66.77
50	27.99	29.71	32.36	34.76	27.69	42.94	49.33	56.33	63.17	67.50	71.42	76.15	79.49
60	35.53	37.48	40.48	43.19	46.46	52.29	59.33	66.98	74.40	79.08	83.30	88.38	91.95
70	43.28	45.44	48.76	51.74	55.33	61.70	69.33	77.58	85.53	90.53	95.02	100.42	104.22
80	51.17	53.54	57.15	60.39	64.28	71.14	79.33	88.13	96.58	101.88	106.63	112.33	116.32
90	59.20	61.75	65.65	69.13	73.29	80.62	89.33	98.65	107.56	113.14	118.14	124.12	128.30
100	67.33	70.06	74.22	77.93	82.36	90.13	99.33	109.14	118.50	124.34	129.56	135.81	140.17

多个样本率两两比较 χ^2 界值

样本个数 k	包含组数 a	$\chi^2_{0.05}$	$\chi^2_{0.01}$	样本个数 k	包含组数 a	$\chi^2_{0.05}$	$\chi^2_{0.01}$	样本个数 k	包含组数 a	$\chi^2_{0.05}$	$\chi^2_{0.01}$
3	2	2.40	4.29		3	1.75	3.04		5	2.78	4.28
	3	5.52	8.43		4	2.76	4.31		6	3.73	5.45
4	2	1.70	3.17		5	4.03	5.90		7	4.98	6.99
	3	3.61	5.75		6	5.80	8.12		8	6.71	9.10
	4	6.58	9.59		7	8.64	11.78		9	9.55	12.75
5	2	1.29	2.54	8	2	0.73	1.58	10	2	0.54	1.27
	3	2.69	4.37		3	1.48	2.65		3	1.11	2.12
	4	4.52	6.72		4	2.30	3.72		4	1.71	2.95
	5	7.42	10.51		5	3.28	4.95		5	2.38	3.80
6	2	1.03	2.10		6	4.54	6.50		6	3.16	4.76
	3	2.12	3.57		7	6.28	8.65		7	4.15	5.95
	4	3.42	5.25		8	9.12	12.31		8	5.37	7.44
	5	5.20	7.51	9	2	0.64	1.42		9	7.07	9.54
	6	8.09	11.23		3	1.26	2.37		10	9.93	13.07
7	2	0.87	1.81		4	1.96	3.28				

符号秩和检验用 T 界值表

n	$P(1):0.05$ $P(2):0.10$	0.025 0.05	0.01 0.02	0.005 0.01
5	0			
6	2	0		
7	3	2	0	
8	5	3	1	0
9	8	5	3	1
10	10	8	5	3
11	13	10	7	5
12	17	13	9	7
13	21	17	12	9
14	25	21	15	12
15	30	25	19	15
16	35	29	23	19
17	41	34	27	23
18	47	40	32	27
19	53	46	37	32
20	60	52	43	37
21	67	58	49	42
22	75	65	55	48
23	83	73	62	54
24	91	81	69	61
25	100	89	76	68

附表 16　　　　　　　　　　两组资料秩和检验的界值范围

$T_{0.05}$（上行），$T_{0.01}$（下行），双侧检验

n_1（较小 n）	n_2-n_1 0	1	2	3	4	5	6	7
2							3~19	0~21
3			6~21	7~23	7~26	8~28	8~31 6~33	9~33 6~36
4	10~26	11~29	12~32 10~34	13~35 10~38	14~38 11~41	14~42 11~46	15~45 12~48	16~48 12~52
5	17~38 15~40	18~42 16~44	20~45 16~49	21~49 17~53	22~53 18~57	23~57 19~61	24~61 20~65	26~64 21~69
6	26~52 23~55	27~57 24~60	29~61 25~65	31~65 26~70	32~70 27~75	34~74 28~80	35~79 30~84	37~83 31~89
7	36~69 32~73	88~74 34~78	40~79 35~84	42~84 37~89	44~89 38~95	46~94 40~100	48~99 41~106	50~104 43~111
8	49~87 43~93	51~93 45~99	53~99 47~105	55~105 49~111	58~110 51~117	60~116 53~123	62~122 54~130	65~127 56~136
9	62~109 56~115	65~115 58~122	68~121 61~128	71~127 63~135	78~134 65~142	76~146 67~149	79~140 69~156	82~152 72~162
10	78~132 71~139	81~139 73~147	84~146 76~154	88~152 79~161	91~159 81~169	94~166 84~176	97~173 86~184	100~180 89~191
11	96~157 87~166	99~165 90~174	103~172 93~182	106~180 90~190	110~187 99~198	113~195 102~206	117~202 105~214	121~209 108~222
12	115~185 105~195	119~193 109~208	123~201 112~212	127~209 115~221	181~217 119~229	185~225 122~238	139~233 125~247	143~241 129~255
13	136~215 125~226	141~223 129~235	145~232 133~244	150~240 136~254	154~249 140~263	158~258 144~272	163~266 148~281	167~275 151~291
14	160~246 147~259	164~256 151~269	169~265 155~279	174~274 159~289	179~283 163~299	183~293 168~308	188~302 172~318	193~311 175~329
15	184~281 171~294	190~290 175~305	195~300 180~315	200~310 184~326	205~320 189~336	210~330 193~347	216~339 197~358	221~349 201~369
16	211~317 196~332	217~327 201~343	222~338 206~354	228~348 210~366	234~358 215~377	240~368 220~388	245~379 224~400	251~389 229~411
17	240~355 223~372	246~366 228~384	252~377 234~395	258~388 239~407	264~399 243~420	270~410 249~431	276~421 254~443	282~432 259~455
18	270~396 252~414	277~407 258~426	283~419 263~439	290~430 268~452	296~442 274~464	303~453 279~477	309~465 285~489	316~476 291~501
19	303~438 283~458	309~451 289~471	317~462 294~485	324~474 300~498	330~487 306~511	337~499 312~524	344~511 318~537	351~523 324~550
20	337~483 315~505	344~496 321~519	352~508 327~533	359~521 334~546	366~534 340~560	374~546 347~573	381~559 353~587	388~572 360~600

续表

$n_2 - n_1$								n_1
8	9	10	11	12	13	14	15	（较小 n）
3～23	3～25	4～26	4～28	4～30	4～32	4～34	4～35	2
9～36	10～38	10～41	11～43	11～46	12～48	12～51	13～53	3
6～39	7～41	7～44	7～47	8～49	8～52	8～55	8～58	
17～51	18～54	19～57	20～60	21～63	21～67	22～70	23～73	4
13～55	13～59	14～62	15～65	15～69	16～72	16～76	17～79	
27～68	28～72	20～76	30～80	32～83	33～87	34～91	35～95	5
22～73	22～78	23～82	24～86	25～90	26～94	27～98	28～102	
38～88	40～92	42～96	43～101	45～105	46～110	48～114	49～119	6
32～94	33～99	34～104	36～108	37～113	38～118	39～123	40～128	
52～109	54～114	56～119	58～124	60～129	62～134	64～139	66～144	7
44～117	46～122	47～128	49～133	50～139	52～144	53～150	54～156	
67～133	70～138	72～144	74～150	77～155	79～161	82～166	84～172	8
58～142	60～148	62～154	64～160	66～166	67～173	69～179	71～185	
84～159	87～165	90～171	93～177	96～183	99～189	101～196	104～202	9
74～169	76～176	78～183	81～189	82～197	84～204	87～210	89～217	
130～137	107～193	110～200	113～207	116～214	120～220	123～227	126～234	10
92～198	94～206	97～213	99～221	101～229	104～236	106～244	109～251	
124～217	128～224	132～231	135～239	139～246	142～254	146～261	150～268	11
111～230	114～238	116～247	119～255	122～263	125～271	128～279	131～287	
147～249	151～257	155～265	159～273	163～281	167～289	171～297	175～305	12
132～264	135～273	138～282	141～291	145～299	148～308	152～316	155～325	
172～283	176～292	181～300	185～309	189～318	194～326	198～335	203～343	13
154～301	158～310	162～319	166～328	169～338	173～347	177～356	181～365	
198～320	203～329	208～338	213～347	217～351	222～366	227～375	232～384	14
179～339	183～349	187～359	192～368	196～378	200～388	204～398	208～408	
226～359	232～368	237～378	242～388	247～398	253～407	258～417	263～427	15
206～379	210～390	215～400	219～411	224～421	229～431	233～442	238～452	
257～399	262～410	268～420	274～430	279～441	285～451	291～461	296～472	16
234～422	239～433	244～444	249～455	254～466	259～477	264～488	269～499	
289～442	295～453	301～464	307～475	313～486	319～497	325～508	331～519	17
265～466	270～478	275～490	281～501	286～513	291～525	297～536	302～548	
322～483	329～499	335～511	342～522	348～534	355～545	362～556	368～568	18
297～513	302～526	308～538	314～550	320～562	325～575	331～587	337～599	
358～535	365～547	372～559	379～571	386～583	393～595	400～607	407～619	19
331～562	337～575	343～588	349～601	355～614	361～627	368～639	374～652	
396～584	403～597	411～609	418～622	425～635	433～647	440～660	448～672	20
366～614	343～627	379～641	386～654	393～667	399～681	406～694	412～708	

　　　　　　　　　三组计量数据秩和检验 *H* 界值表

n	n_1	n_2	n_3	*P* 0.05	*P* 0.01
7	3	2	2	4.71	
	3	3	1	5.14	
8	3	3	2	5.36	
	4	2	2	5.33	
	4	3	1	5.21	
	5	2	1	5.00	
9	3	3	3	5.60	7.20
	4	3	2	5.44	6.44
	4	4	1	4.97	6.67
	5	2	2	5.16	6.53
	5	3	1	4.96	
10	4	3	3	5.73	6.75
	4	4	2	5.45	7.04
	5	3	2	5.25	6.82
	5	4	1	4.99	6.95
11	4	4	3	5.60	7.14
	5	3	3	5.65	7.08
	5	4	2	5.27	7.12
	5	5	1	5.13	7.31
12	4	4	4	5.69	7.65
	5	4	3	5.63	7.44
	5	5	2	5.34	7.27
13	5	4	4	5.62	7.76
	5	5	3	5.71	7.54
14	5	5	4	5.64	7.79
15	5	5	5	5.78	7.98

　　　　　　　　　　　　M 界值表
(配伍组试验的秩和检验用，*P* = 0.05)

配伍组数 *b*	处理组数 *k*													
	2	3	4	5	6	7	8	9	10	11	12	13	14	15
2	—	—	20	38	64	96	138	192	258	336	429	538	664	808
3	—	18	37	64	104	158	225	311	416	542	691	865	1063	1292
4	—	26	52	89	144	217	311	429	574	747	950	1189	1460	1770
5	—	32	65	113	183	277	396	547	731	950	1210	1512	1859	2254
6	18	42	76	137	222	336	482	664	887	1155	1469	1831	2253	2738
7	24.5	50	92	167	272	412	591	815	1086	1410	1791	2233	2740	3316
8	32	50	105	190	310	471	676	931	1241	1612	2047	2552	3131	3790
9	24.5	56	118	214	349	529	760	1047	1396	1813	2302	2871	3523	4264
10	32	62	131	238	388	588	845	1164	1551	2014	2558	3189	3914	4737
11	40.5	66	144	261	427	647	929	1280	1706	2216	2814	3508	4305	5211
12	32	72	157	285	465	706	1013	1396	1862	2417	3070	3827	4697	5685
13	40.5	78	170	309	504	764	1098	1512	2017	2618	3326	4146	5088	6150
14	50	84	183	333	543	823	1182	1629	2172	2820	3581	4465	5479	6632
15	40.5	90	196	356	582	882	1267	1745	2327	3021	3837	4784	5871	7106

附表 19　　　　　　　　　　　　　平均角可信区间的 δ（度）值
（上行 α = 0.05；下行 α = 0.01）

r	8	10	12	14	16	18	20	30	40	50	100	200
0.10												90
0.15											65	41
												60
0.20										75	42	29
											67	40
0.25									61	49	32	21
										90	46	30
0.30								58	46	38	27	18
									74	58	38	24
0.35					90	67	60	43	37	31	22	15
								67	53	44	31	21
0.40				69	59	54	49	37	31	28	19	13
								56	44	39	27	18
0.45		78	61	54	48	44	41	32	27	24	17	12
					90	72	63	47	38	34	23	16
0.50	86	60	52	47	42	39	37	28	24	22	14	11
				74	64	59	53	40	34	30	21	14
0.55	63	51	45	40	37	34	33	26	22	20	13	10
			70	60	53	49	46	35	30	27	19	13
0.60	52	44	40	36	33	31	29	23	20	17	11	9
		72	58	52	47	43	40	31	27	24	17	12
0.65	46	39	35	31	28	27	26	20	17	16	10	8
	59	53	50	44	40	38	36	28	24	22	14	11
0.70	41	36	31	28	26	24	23	18	16	14	9	7
	62	51	44	39	36	33	31	24	21	19	13	9
0.75	36	31	27	24	22	21	20	16	13	12	8	6
	54	44	39	34	32	29	28	22	19	17	12	8
0.80	32	28	24	22	20	19	18	14	12	11	7	6
	48	39	34	30	28	26	24	19	17	14	10	7
0.85	29	24	21	18	17	16	14	12	10	9	5	4
	41	34	29	26	24	22	20	16	14	12	9	6
0.90	24	20	17	14	14	12	12	9	8	7	4	3
	36	29	24	21	20	18	17	13	11	10	8	5
0.95	16	13	11	9	8	8	7	7	6	4	2	2
	28	20	17	15	13	12	11	8	7	6	4	3

附表 20-1　　　　　　　　　　相关系数界值表

ν	P (2): 0.50 / P (1): 0.25	0.20 / 0.10	0.10 / 0.05	0.05 / 0.025	0.02 / 0.01	0.01 / 0.005	0.005 / 0.0025	0.002 / 0.001	0.001 / 0.0005
1	0.707	0.951	0.988	0.997	1.000	1.000	1.000	1.000	1.000
2	0.500	0.800	0.900	0.950	0.980	0.990	0.995	0.998	0.999
3	0.404	0.687	0.805	0.878	0.934	0.959	0.974	0.986	0.991
4	0.347	0.608	0.729	0.811	0.882	0.917	0.942	0.963	0.974
5	0.309	0.551	0.669	0.755	0.833	0.875	0.906	0.935	0.951
6	0.281	0.507	0.621	0.707	0.789	0.834	0.870	0.905	0.925
7	0.260	0.472	0.582	0.666	0.750	0.798	0.836	0.875	0.898
8	0.242	0.443	0.549	0.632	0.715	0.765	0.805	0.847	0.872
9	0.228	0.419	0.521	0.602	0.685	0.735	0.776	0.820	0.847
10	0.216	0.398	0.497	0.576	0.658	0.708	0.750	0.795	0.823
11	0.206	0.380	0.476	0.553	0.634	0.684	0.726	0.772	0.801
12	0.197	0.365	0.457	0.532	0.612	0.661	0.703	0.750	0.780
13	0.189	0.351	0.441	0.514	0.592	0.641	0.683	0.730	0.760
14	0.182	0.338	0.426	0.497	0.574	0.623	0.664	0.711	0.742
15	0.176	0.327	0.412	0.482	0.558	0.606	0.647	0.694	0.725
16	0.170	0.317	0.400	0.468	0.542	0.590	0.631	0.678	0.708
17	0.165	0.308	0.389	0.456	0.529	0.575	0.616	0.662	0.693
18	0.160	0.299	0.378	0.444	0.515	0.561	0.602	0.648	0.679
19	0.156	0.291	0.369	0.433	0.503	0.549	0.589	0.635	0.665
20	0.152	0.284	0.360	0.423	0.492	0.537	0.576	0.622	0.652
21	0.148	0.277	0.352	0.413	0.482	0.526	0.565	0.610	0.640
22	0.145	0.271	0.344	0.404	0.472	0.515	0.554	0.599	0.629
23	0.141	0.265	0.337	0.396	0.462	0.505	0.543	0.588	0.618
24	0.138	0.260	0.330	0.388	0.453	0.496	0.534	0.578	0.607
25	0.136	0.255	0.323	0.381	0.445	0.487	0.524	0.568	0.597
26	0.133	0.250	0.317	0.374	0.437	0.479	0.515	0.559	0.588
27	0.131	0.245	0.311	0.367	0.430	0.471	0.507	0.550	0.579
28	0.128	0.241	0.306	0.361	0.423	0.463	0.499	0.541	0.570
29	0.126	0.237	0.301	0.355	0.416	0.456	0.491	0.533	0.562
30	0.124	0.233	0.296	0.349	0.409	0.449	0.484	0.526	0.554
31	0.122	0.229	0.291	0.344	0.403	0.442	0.477	0.518	0.546
32	0.120	0.225	0.287	0.339	0.397	0.436	0.470	0.511	0.539
33	0.118	0.222	0.283	0.334	0.392	0.430	0.464	0.504	0.532
34	0.116	0.219	0.279	0.329	0.386	0.424	0.458	0.498	0.525
35	0.115	0.216	0.275	0.325	0.381	0.418	0.452	0.492	0.519
36	0.113	0.213	0.271	0.320	0.376	0.413	0.446	0.486	0.513
37	0.111	0.210	0.267	0.316	0.371	0.408	0.441	0.480	0.507
38	0.110	0.207	0.264	0.312	0.367	0.403	0.435	0.474	0.501
39	0.108	0.204	0.261	0.308	0.362	0.398	0.430	0.469	0.495
40	0.107	0.202	0.257	0.304	0.358	0.393	0.425	0.463	0.490
41	0.106	0.199	0.254	0.301	0.354	0.389	0.420	0.458	0.484
42	0.104	0.197	0.251	0.297	0.350	0.384	0.416	0.453	0.479
43	0.103	0.195	0.248	0.294	0.346	0.380	0.411	0.449	0.474
44	0.102	0.192	0.246	0.291	0.342	0.376	0.407	0.444	0.469
45	0.101	0.190	0.243	0.288	0.338	0.372	0.403	0.439	0.465
46	0.100	0.188	0.240	0.285	0.335	0.368	0.399	0.435	0.460
47	0.099	0.186	0.238	0.282	0.331	0.365	0.395	0.431	0.456
48	0.098	0.184	0.235	0.279	0.328	0.361	0.391	0.427	0.451
49	0.097	0.182	0.233	0.276	0.325	0.358	0.387	0.423	0.447
50	0.096	0.181	0.231	0.273	0.322	0.354	0.384	0.419	0.443

ν	P (2): P (1):	0.50 0.25	0.20 0.10	0.10 0.05	0.05 0.025	0.02 0.01	0.01 0.005	0.005 0.0025	0.002 0.001	0.001 0.0005
52		0.094	0.177	0.226	0.268	0.316	0.348	0.377	0.411	0.435
54		0.092	0.174	0.222	0.263	0.310	0.341	0.370	0.404	0.428
56		0.090	0.171	0.218	0.259	0.305	0.336	0.364	0.398	0.421
58		0.089	0.168	0.214	0.254	0.300	0.330	0.358	0.391	0.414
60		0.087	0.165	0.211	0.250	0.295	0.325	0.352	0.385	0.408
62		0.086	0.162	0.207	0.246	0.290	0.320	0.347	0.379	0.402
64		0.084	0.160	0.204	0.242	0.286	0.315	0.342	0.374	0.396
66		0.083	0.157	0.201	0.239	0.282	0.310	0.337	0.368	0.390
68		0.082	0.155	0.198	0.235	0.278	0.306	0.332	0.363	0.385
70		0.081	0.153	0.195	0.232	0.274	0.302	0.327	0.358	0.380
72		0.080	0.151	0.193	0.229	0.270	0.298	0.323	0.354	0.375
74		0.079	0.149	0.190	0.226	0.266	0.294	0.319	0.349	0.370
76		0.078	0.147	0.188	0.223	0.263	0.290	0.315	0.345	0.365
78		0.077	0.145	0.185	0.220	0.260	0.286	0.311	0.340	0.361
80		0.076	0.143	0.183	0.217	0.257	0.283	0.307	0.336	0.357
82		0.075	0.141	0.181	0.215	0.253	0.280	0.304	0.333	0.328
84		0.074	0.140	0.179	0.212	0.251	0.276	0.300	0.329	0.349
86		0.073	0.138	0.177	0.210	0.248	0.273	0.297	0.325	0.345
88		0.072	0.136	0.174	0.207	0.245	0.270	0.293	0.321	0.341
90		0.071	0.135	0.173	0.205	0.242	0.267	0.290	0.318	0.338
92		0.070	0.133	0.171	0.203	0.240	0.264	0.287	0.315	0.334
94		0.070	0.132	0.169	0.201	0.237	0.262	0.284	0.312	0.331
96		0.069	0.131	0.167	0.199	0.235	0.259	0.281	0.308	0.327
98		0.068	0.129	0.165	0.197	0.232	0.256	0.279	0.305	0.324
100		0.068	0.128	0.164	0.195	0.230	0.254	0.276	0.303	0.321
105		0.066	0.125	0.160	0.190	0.225	0.248	0.270	0.296	0.314
110		0.064	0.122	0.156	0.186	0.220	0.242	0.264	0.289	0.307
115		0.063	0.119	0.153	0.182	0.215	0.237	0.258	0.283	0.300
120		0.062	0.117	0.150	0.178	0.210	0.232	0.253	0.277	0.294
125		0.060	0.114	0.147	0.174	0.206	0.228	0.248	0.272	0.289
130		0.059	0.112	0.144	0.171	0.202	0.223	0.243	0.267	0.283
135		0.058	0.110	0.141	0.168	0.199	0.219	0.239	0.262	0.278
140		0.057	0.108	0.139	0.165	0.195	0.215	0.234	0.257	0.273
145		0.056	0.106	0.136	0.162	0.192	0.212	0.230	0.253	0.269
150		0.055	0.105	0.134	0.159	0.189	0.208	0.227	0.249	0.264
160		0.053	0.101	0.130	0.154	0.183	0.202	0.220	0.241	0.256
170		0.052	0.098	0.126	0.150	0.177	0.196	0.213	0.234	0.249
180		0.050	0.095	0.122	0.145	0.172	0.190	0.207	0.228	0.242
190		0.049	0.093	0.119	0.142	0.168	0.185	0.202	0.222	0.236
200		0.048	0.091	0.116	0.138	0.164	0.181	0.197	0.216	0.230
250		0.043	0.081	0.104	0.124	0.146	0.162	0.176	0.194	0.206
300		0.039	0.074	0.095	0.113	0.134	0.148	0.161	0.177	0.188
350		0.036	0.068	0.088	0.105	0.124	0.137	0.149	0.164	0.175
400		0.034	0.064	0.082	0.098	0.116	0.128	0.140	0.154	0.164
450		0.032	0.060	0.077	0.092	0.109	0.121	0.132	0.145	0.154
500		0.030	0.057	0.074	0.088	0.104	0.115	0.125	0.138	0.146
600		0.028	0.052	0.067	0.080	0.095	0.105	0.114	0.126	0.134
700		0.026	0.048	0.062	0.074	0.088	0.097	0.106	0.116	0.124
800		0.024	0.045	0.058	0.069	0.082	0.091	0.099	0.109	0.116
900		0.022	0.043	0.055	0.065	0.077	0.086	0.093	0.103	0.109
1000		0.021	0.041	0.052	0.062	0.073	0.081	0.089	0.098	0.104

等级相关系数界值表

n	P (2): 0.50 P (1): 0.25	0.20 0.10	0.10 0.05	0.05 0.025	0.02 0.01	0.01 0.005	0.005 0.0025	0.002 0.001	0.001 0.0005
4	0.600	1.000	1.000						
5	0.500	0.800	0.900	1.000	1.000				
6	0.371	0.657	0.829	0.886	0.943	1.000	1.000		
7	0.321	0.571	0.714	0.786	0.893	0.929	0.964	1.000	1.000
8	0.310	0.524	0.643	0.738	0.833	0.881	0.905	0.952	0.976
9	0.267	0.483	0.600	0.700	0.783	0.833	0.867	0.917	0.933
10	0.248	0.455	0.564	0.648	0.745	0.794	0.830	0.879	0.903
11	0.236	0.427	0.536	0.618	0.709	0.755	0.800	0.845	0.873
12	0.217	0.406	0.503	0.587	0.678	0.727	0.769	0.818	0.846
13	0.209	0.385	0.484	0.560	0.648	0.703	0.747	0.791	0.824
14	0.200	0.367	0.464	0.538	0.626	0.679	0.723	0.771	0.802
15	0.189	0.354	0.446	0.521	0.604	0.654	0.700	0.750	0.779
16	0.182	0.341	0.429	0.503	0.582	0.635	0.679	0.729	0.762
17	0.176	0.328	0.414	0.485	0.566	0.615	0.662	0.713	0.748
18	0.170	0.317	0.401	0.472	0.550	0.600	0.643	0.695	0.728
19	0.165	0.309	0.391	0.460	0.535	0.584	0.628	0.677	0.712
20	0.161	0.299	0.380	0.447	0.520	0.570	0.612	0.662	0.696
21	0.156	0.292	0.370	0.435	0.508	0.556	0.599	0.648	0.681
22	0.152	0.284	0.361	0.425	0.496	0.544	0.586	0.634	0.667
23	0.148	0.278	0.353	0.415	0.486	0.532	0.573	0.622	0.654
24	0.144	0.271	0.344	0.406	0.476	0.521	0.562	0.610	0.642
25	0.142	0.265	0.337	0.398	0.466	0.511	0.551	0.598	0.630
26	0.138	0.259	0.331	0.390	0.457	0.501	0.541	0.587	0.619
27	0.136	0.255	0.324	0.382	0.448	0.491	0.531	0.577	0.608
28	0.133	0.250	0.317	0.375	0.440	0.483	0.522	0.567	0.598
29	0.130	0.245	0.312	0.368	0.433	0.475	0.513	0.558	0.589
30	0.128	0.240	0.306	0.362	0.425	0.467	0.504	0.549	0.580
31	0.126	0.236	0.301	0.356	0.418	0.459	0.496	0.541	0.571
32	0.124	0.232	0.296	0.350	0.412	0.452	0.489	0.533	0.563
33	0.121	0.229	0.291	0.345	0.405	0.446	0.482	0.525	0.554
34	0.120	0.225	0.287	0.340	0.399	0.439	0.475	0.517	0.547
35	0.118	0.222	0.283	0.335	0.394	0.433	0.468	0.510	0.539
36	0.116	0.219	0.279	0.330	0.388	0.427	0.462	0.504	0.533
37	0.114	0.216	0.275	0.325	0.383	0.421	0.456	0.497	0.526
38	0.113	0.212	0.271	0.321	0.378	0.415	0.450	0.491	0.519
39	0.111	0.210	0.267	0.317	0.373	0.410	0.444	0.485	0.513
40	0.110	0.207	0.264	0.313	0.368	0.405	0.439	0.479	0.507
41	0.108	0.204	0.261	0.309	0.364	0.400	0.433	0.473	0.501
42	0.107	0.202	0.257	0.305	0.359	0.395	0.428	0.468	0.495
43	0.105	0.199	0.254	0.301	0.355	0.391	0.423	0.463	0.490
44	0.104	0.197	0.251	0.298	0.351	0.386	0.419	0.458	0.484
45	0.103	0.194	0.248	0.294	0.347	0.382	0.414	0.453	0.479
46	0.102	0.192	0.246	0.291	0.343	0.378	0.410	0.448	0.474
47	0.101	0.190	0.243	0.288	0.340	0.374	0.405	0.443	0.469
48	0.100	0.188	0.240	0.285	0.336	0.370	0.401	0.439	0.465
49	0.098	0.186	0.238	0.282	0.333	0.366	0.397	0.434	0.460
50	0.097	0.184	0.235	0.279	0.329	0.363	0.393	0.430	0.456

配对比较秩和检验 T 界值表

T=19

10 8 7 5 4 2 | 1 3 6 9

0

n	$P(2)$: 0.010 $P(1)$: 0.005	0.02 0.01	0.05 0.025	0.10 0.05
1	—	—	—	—
2	—	—	—	—
3	—	—	—	—
4	—	—	—	—
5	—	—	—	0 (.0312)
6	—	—	0 (.0156)	2 (.0469)
7	—	0 (.0078)	2 (.0234)	3 (.0391)
8	0 (.0039)	1 (.0078)	3 (.0195)	5 (.0391)
9	1 (.0039)	3 (.0098)	5 (.0195)	8 (.0488)
10	3 (.0049)	5 (.0098)	8 (.0244)	10 (.0420)
11	5 (.0049)	7 (.0093)	10 (.0210)	13 (.0415)
12	7 (.0046)	9 (.0081)	13 (.0212)	17 (.0461)
13	9 (.0040)	12 (.0085)	17 (.0239)	21 (.0471)
14	12 (.0043)	15 (.0083)	21 (.0247)	25 (.0453)
15	15 (.0042)	19 (.0090)	25 (.0240)	30 (.0473)
16	19 (.0046)	23 (.0091)	29 (.0222)	35 (.0467)
17	23 (.0047)	27 (.0087)	34 (.0224)	41 (.0492)
18	27 (.0045)	32 (.0091)	40 (.0241)	47 (.0494)
19	32 (.0047)	37 (.0090)	46 (.0247)	53 (.0478)
20	37 (.0047)	43 (.0096)	52 (.0242)	60 (.0487)
21	42 (.0045)	49 (.0097)	58 (.0230)	67 (.0479)
22	48 (.0046)	55 (.0095)	65 (.0231)	75 (.0492)
23	54 (.0046)	62 (.0098)	73 (.0242)	83 (.0490)
24	61 (.0048)	69 (.0097)	81 (.0245)	91 (.0475)
25	68 (.0048)	76 (.0094)	89 (.0241)	100 (.0479)
26	75 (.0047)	84 (.0095)	98 (.0247)	110 (.0497)
27	83 (.0048)	92 (.0093)	107 (.0246)	119 (.0477)
28	91 (.0048)	101 (.0096)	116 (.0239)	130 (.0496)
29	100 (.0049)	110 (.0095)	126 (.0240)	140 (.0482)
30	109 (.0050)	120 (.0098)	137 (.0249)	151 (.0481)
31	118 (.0049)	130 (.0099)	147 (.0239)	163 (.0491)
32	128 (.0050)	140 (.0097)	159 (.0249)	175 (.0492)
33	138 (.0049)	151 (.0098)	170 (.0242)	187 (.0485)
34	148 (.0048)	162 (.0098)	182 (.0242)	200 (.0488)
35	159 (.0048)	173 (.0096)	195 (.0247)	213 (.0484)
36	171 (.0050)	185 (.0096)	208 (.0248)	227 (.0489)
37	182 (.0048)	198 (.0099)	221 (.0245)	241 (.0487)
38	194 (.0048)	211 (.0099)	235 (.0247)	256 (.0493)
39	207 (.0049)	224 (.0099)	249 (.0246)	271 (.0493)
40	220 (.0049)	238 (.0100)	264 (.0249)	286 (.0486)
41	233 (.0048)	252 (.0100)	279 (.0248)	302 (.0488)
42	247 (.0049)	266 (.0098)	294 (.0245)	319 (.0496)
43	261 (.0048)	281 (.0098)	310 (.0245)	336 (.0498)
44	276 (.0049)	296 (.0097)	327 (.0250)	353 (.0495)
45	291 (.0049)	312 (.0098)	343 (.0244)	371 (.0498)
46	307 (.0050)	328 (.0098)	361 (.0249)	389 (.0497)
47	322 (.0048)	345 (.0099)	378 (.0249)	407 (.0490)
48	339 (.0050)	362 (.0099)	396 (.0244)	426 (.0490)
49	355 (.0049)	379 (.0098)	415 (.0247)	446 (.0495)
50	373 (.0050)	397 (.0098)	434 (.0247)	466 (.0495)

开放型单向质反应序贯试验边界系数表

（上行为 $\alpha = \beta = 0.05$ 的 α 值，中行为 $\alpha = \beta = 0.01$ 的 α 值，下行为 b 值）

P_0(%)		P_1(%) 5	10	15	20	25	30	35	40	45	50	55	60	65	70	75	80	85	90	95	100
0		0.74	0.63	0.57	0.53	0.51	0.49	0.47	0.45	0.44	0.43	0.41	0.40	0.39	0.38	0.37	0.36	0.34	0.32	0.30	0.21
		1.16	0.98	0.89	0.83	0.79	0.76	0.73	0.71	0.69	0.67	0.65	0.63	0.61	0.59	0.57	0.55	0.53	0.50	0.47	0.29
		0.013	0.022	0.031	0.040	0.049	0.059	0.068	0.078	0.089	0.100	0.112	0.125	0.139	0.155	0.173	0.194	0.219	0.253	0.304	0.500
5			3.94	2.43	1.89	1.60	1.40	1.27	1.16	1.07	1.00	0.94	0.88	0.83	0.78	0.73	0.68	0.63	0.57	0.50	0.30
			6.15	3.80	2.95	2.49	2.19	1.98	1.81	1.67	1.56	1.46	1.37	1.29	1.21	1.14	1.06	0.98	0.89	0.78	0.47
			0.072	0.092	0.110	0.128	0.146	0.163	0.181	0.199	0.218	0.238	0.258	0.280	0.304	0.330	0.360	0.394	0.438	0.500	0.696
10				6.36	3.63	2.68	2.18	1.87	1.64	1.47	1.34	1.23	1.13	1.05	0.97	0.89	0.82	0.75	0.67	0.57	0.32
				9.93	5.67	4.18	3.40	2.91	2.56	2.30	2.09	1.92	1.77	1.63	1.51	1.39	1.28	1.17	1.05	0.89	0.50
				0.124	0.145	0.166	0.186	0.206	0.226	0.247	0.268	0.289	0.312	0.335	0.361	0.389	0.420	0.456	0.500	0.562	0.747
15					8.45	4.63	3.32	2.64	2.22	1.92	1.70	1.52	1.38	1.25	1.14	1.04	0.94	0.85	0.75	0.63	0.34
					13.19	7.23	5.18	4.12	3.46	3.00	2.65	2.37	2.15	1.95	1.78	1.62	1.47	1.32	1.17	0.98	0.53
					0.174	0.197	0.219	0.240	0.262	0.284	0.306	0.329	0.352	0.377	0.403	0.432	0.464	0.500	0.544	0.606	0.781
20						10.24	5.46	3.84	3.00	2.48	2.12	1.86	1.64	1.47	1.32	1.18	1.06	0.94	0.82	0.68	0.36
						15.97	8.53	5.99	4.68	3.88	3.31	2.90	2.56	2.29	2.06	1.85	1.66	1.47	1.28	1.06	0.55
						0.224	0.248	0.271	0.293	0.316	0.339	0.363	0.387	0.412	0.439	0.468	0.500	0.536	0.580	0.640	0.806
25							11.72	6.14	4.25	3.28	2.68	2.27	1.96	1.71	1.51	1.34	1.18	1.04	0.89	0.73	0.37
							18.28	9.58	6.63	5.12	4.18	3.54	3.06	2.68	2.36	2.09	1.85	1.62	1.39	1.14	0.57
							0.275	0.298	0.322	0.345	0.369	0.393	0.418	0.444	0.471	0.500	0.532	0.568	0.611	0.700	0.827
30								12.90	6.66	4.55	3.48	2.81	2.35	2.01	1.74	1.51	1.32	1.14	0.97	0.78	0.38
								20.13	10.40	7.11	5.42	4.38	3.67	3.13	2.71	2.36	2.06	1.78	1.51	1.21	0.59
								0.325	0.349	0.373	0.397	0.422	0.447	0.473	0.500	0.529	0.561	0.597	0.639	0.696	0.845
35									13.79	7.04	4.76	3.59	2.87	2.38	2.01	1.71	1.47	1.25	1.05	0.83	0.39
									21.52	10.98	7.42	5.61	4.49	3.71	3.13	2.68	2.29	1.95	1.63	1.29	0.61
									0.375	0.399	0.424	0.449	0.474	0.500	0.527	0.556	0.588	0.623	0.665	0.720	0.861
40										14.38	7.26	4.86	3.63	2.87	2.35	1.96	1.64	1.38	1.13	0.88	0.40
										22.44	11.33	7.58	5.67	4.49	3.67	3.06	2.56	2.15	1.77	1.37	0.63
										0.425	0.450	0.475	0.500	0.526	0.553	0.582	0.613	0.648	0.688	0.742	0.875
45											14.67	7.34	4.86	3.59	2.81	2.27	1.86	1.52	1.23	0.94	0.41
											22.89	11.45	7.58	5.61	4.38	3.54	2.90	2.37	1.92	1.46	0.65
											0.475	0.500	0.525	0.551	0.578	0.607	0.637	0.671	0.711	0.762	0.888

续表

P_0(%)	P_1 (%) 5	10	15	20	25	30	35	40	45	50	55	60	65	70	75	80	85	90	95	100
50											14.67	7.26	4.76	3.48	2.68	2.12	1.70	1.34	1.00	0.43
											22.90	11.33	7.42	5.42	4.18	3.31	2.65	2.09	1.56	0.67
											0.525	0.550	0.576	0.603	0.631	0.661	0.694	0.732	0.782	0.900
55												14.38	7.04	4.55	3.28	2.48	1.92	1.47	1.07	0.44
												22.44	10.98	7.11	5.12	3.88	3.00	2.30	1.67	0.69
												0.575	0.601	0.627	0.655	0.684	0.716	0.753	0.801	0.911
60													13.79	6.66	4.25	3.00	2.22	1.64	1.16	0.45
													21.52	10.40	6.63	4.68	3.46	2.56	1.81	0.71
													0.625	0.651	0.678	0.707	0.738	0.774	0.819	0.922
65														12.90	6.14	3.84	2.64	1.89	1.27	0.47
														20.13	9.58	5.99	4.12	2.91	1.98	0.73
														0.675	0.702	0.729	0.760	0.794	0.837	0.932
70															11.72	5.46	3.32	2.18	1.40	0.49
															18.28	8.53	5.18	3.40	2.19	0.76
															0.725	0.752	0.781	0.814	0.854	0.941
75																10.24	4.63	2.68	1.60	0.51
																15.97	7.23	4.18	2.49	0.79
																0.776	0.803	0.834	0.872	0.951
80																	8.45	3.63	1.89	0.53
																	13.19	5.67	2.95	0.83
																	0.826	0.855	0.890	0.960
85																		6.36	2.43	0.57
																		9.93	3.80	0.89
																		0.876	0.909	0.969
90																			3.94	0.63
																			6.15	0.98
																			0.928	0.978
95																				0.74
																				1.16
																				0.987

注:以 $P=0.001$ 及 $P=0.999$ 分别近似代替 $P=0$ 及 $P=1$。

开放型单向量反应序贯试验边界系数表
（上行为 $\alpha=\beta=0.05$ 的 α 值，中行为 $\alpha=\beta=0.01$ 的 α 值，下行为 b 值）

δ	0.00	0.01	0.02	0.03	0.04	0.05	0.06	0.07	0.08	0.09
0.2	14.72	14.02	13.38	12.80	12.27	11.78	11.32	10.90	10.51	10.15
	22.98	21.88	20.89	19.98	19.15	18.38	17.67	17.02	16.41	15.84
	0.100	0.105	0.110	0.115	0.120	0.125	0.130	0.135	0.140	0.145
0.3	9.81	9.50	9.20	8.92	8.66	8.41	8.18	7.96	7.75	7.55
	15.32	14.82	14.36	13.92	13.51	13.13	12.76	12.42	12.09	11.78
	0.150	0.155	0.160	0.165	0.170	0.175	0.180	0.185	0.190	0.195
0.4	7.36	7.18	7.01	6.85	6.69	6.54	6.40	6.26	6.13	6.01
	11.49	11.21	10.94	10.69	10.44	10.21	9.99	9.78	9.57	9.38
	0.200	0.205	0.210	0.215	0.220	0.225	0.230	0.235	0.240	0.245
0.5	5.89	5.77	5.66	5.55	5.45	5.35	5.26	5.16	5.08	4.99
	9.19	9.01	8.84	8.67	8.51	8.35	8.21	8.06	7.92	7.79
	0.250	0.255	0.260	0.265	0.270	0.275	0.280	0.285	0.290	0.295
0.6	4.91	4.83	4.75	4.67	4.60	4.53	4.46	4.39	4.33	4.27
	7.66	7.53	7.41	7.29	7.18	7.07	6.96	6.86	6.76	6.66
	0.300	0.305	0.310	0.315	0.320	0.325	0.330	0.335	0.340	0.345
0.7	4.21	4.15	4.09	4.03	3.98	3.93	3.87	3.82	3.77	3.70
	6.56	6.47	6.38	6.29	6.21	6.13	6.05	5.97	5.89	5.82
	0.350	0.355	0.360	0.365	0.370	0.375	0.380	0.385	0.390	0.395
0.8	3.68	3.63	3.59	3.55	3.50	3.46	3.42	3.38	3.35	3.31
	5.74	5.67	5.60	5.54	5.47	5.41	5.34	5.28	5.22	5.16
	0.400	0.405	0.410	0.415	0.420	0.425	0.430	0.435	0.440	0.445
0.9	3.27	3.24	3.20	3.17	3.13	3.10	3.07	3.04	3.00	2.97
	5.11	5.05	4.99	4.94	4.89	4.84	4.79	4.74	4.69	4.64
	0.450	0.455	0.460	0.465	0.470	0.475	0.480	0.485	0.490	0.495
1.0	29.4	2.91	2.89	2.86	2.83	2.80	2.78	2.75	2.73	2.70
	4.60	4.55	4.50	4.46	4.42	4.38	4.33	4.29	4.25	4.22
	0.500	0.505	0.510	0.515	0.520	0.525	0.530	0.535	0.540	0.545
1.1	2.68	2.65	2.63	2.61	2.58	2.56	2.54	2.52	2.49	2.47
	4.18	4.14	4.10	4.07	4.03	4.00	3.96	3.93	3.89	3.86
	0.550	0.555	0.560	0.565	0.570	0.575	0.580	0.585	0.590	0.595
1.2	2.45	2.43	2.41	2.39	2.37	2.36	2.34	2.32	2.30	2.28
	3.83	3.80	3.77	3.74	3.71	3.68	3.65	3.62	3.59	3.56
	0.600	0.605	0.610	0.615	0.620	0.625	0.630	0.635	0.640	0.645
1.3	2.26	2.25	2.23	2.21	2.20	2.18	2.16	2.15	2.13	2.12
	3.53	3.51	3.48	3.45	3.43	3.40	3.38	3.35	3.33	3.31
	0.650	0.655	0.660	0.665	0.670	0.675	0.680	0.685	0.690	0.695
1.4	2.10	2.09	2.07	2.06	2.04	2.03	2.02	2.00	1.99	1.98
	3.28	3.26	3.24	3.21	3.19	3.17	3.15	3.13	3.10	3.08
	0.700	0.705	0.710	0.715	0.720	0.725	0.730	0.735	0.740	0.745
1.5	1.96	1.95	1.94	1.92	1.91	1.90	1.89	1.88	1.86	1.85
	3.06	3.04	3.02	3.00	2.98	2.96	2.95	2.93	2.91	2.89
	0.750	0.755	0.760	0.765	0.770	0.775	0.780	0.785	0.790	0.795
1.6	1.84	1.83	1.82	1.81	1.80	1.78	1.77	1.76	1.75	1.74
	2.87	2.85	2.84	2.82	2.80	2.78	2.77	2.75	2.74	2.72
	0.800	0.805	0.810	0.815	0.820	0.825	0.830	0.835	0.840	0.845
1.7	1.73	1.72	1.71	1.70	1.69	1.68	1.67	1.66	1.65	1.64
	2.70	2.69	2.67	2.66	2.64	2.63	2.61	2.60	2.58	2.57
	0.850	0.855	0.860	0.865	0.870	0.875	0.880	0.885	0.890	0.895
1.8	1.64	1.63	1.62	1.61	1.60	1.59	1.58	1.57	1.57	1.56
	2.55	2.54	2.52	2.51	2.50	2.48	2.47	2.46	2.44	2.43
	0.900	0.905	0.910	0.915	0.920	0.925	0.930	0.935	0.940	0.945
1.9	1.55	1.54	1.53	1.53	1.52	1.51	1.50	1.49	1.49	1.48
	2.42	2.41	2.39	2.38	2.37	2.36	2.34	2.33	2.32	2.31
	0.950	0.955	0.960	0.965	0.970	0.975	0.980	0.985	0.990	0.995
2.0	1.47	1.46	1.46	1.45	1.44	1.44	1.43	1.42	1.42	1.41
	2.30	2.29	2.27	2.26	2.25	2.24	2.23	2.22	2.21	2.20
	1.000	1.005	1.010	1.015	1.020	1.025	1.030	1.035	1.040	1.045

附表 25   开放型双向质反应序贯试验数值用表
                                        $(2\alpha = \beta = 0.05)$

试验标准 θ_1 或 θ_0	边 界 系 数			所需平均 "不同对" 数			固定样本试验所需 "不同对" 数 N_0
	a_1	a_2	b	$\bar{n}\frac{1}{2}$	$\bar{n}_{\theta 1}$	$\bar{n}_{max}$	
0.55	36.25	29.61	0.050	870	660	1080	1294
0.60	17.94	14.65	0.101	215	160	270	319
0.65	11.75	6.60	0.152	95	70	115	138
0.70	8.59	7.01	0.206	51	40	63	75
0.75	6.62	5.41	0.262	31	25	38	46
0.80	5.25	4.29	0.322	21	17	25	30
0.85	4.19	3.42	0.388	15	12	17	20
0.90	3.31	2.70	0.465	10	9	11	14
0.95	2.47	2.02	0.564	7	7	7	9

附表 26   开放型双向量反应序贯试验数值用表
                                    $(2\alpha = 0.05;\ \beta = 0.05)$

试验标准 δ	边 界 系 数			所需平均 "不同对" 数			固定样本试验所需 "不同对" 数 N_0
	a_1	a_2	b	$\bar{n}\frac{1}{2}$	$\bar{n}_{\delta 1}$	$\bar{n}_{max}$	
0.2	18.19	14.85	0.10	205	165	270	325
0.3	12.13	9.09	0.15	91	74	120	145
0.4	9.09	7.43	0.20	51	42	68	82
0.5	7.28	5.94	0.25	33	26	43	52
0.6	6.06	4.95	0.30	23	18	30	37
0.7	5.20	4.24	0.35	17	14	22	27
0.8	4.55	3.71	0.40	13	10	17	21
0.9	4.04	3.30	0.45	10	8	13	17
1.0	3.64	2.97	0.50	8	7	11	13
1.2	3.03	2.48	0.60	6	5	8	10
1.4	2.60	9.12	0.70	4	3	6	7

附表 27

$$(2\alpha = 0.05; \quad \beta = 0.05; \quad \theta_1 = 0.75)$$

不同对	上、下界 y		假阳性率	中 界 联 点			
				M′		M″	
n	U	L	2α	n	y	n	y
9	9	−9	0.001	44	0	44	0
12	10	−10	0.008	62	18	62	−18
15	11	−11	0.012				
18	12	−12	0.015				
20	12	−12	0.020				
23	13	−13	0.023				
26	14	−14	0.026				
28	14	−14	0.029				
31	15	−15	0.031				
34	16	−16	0.033				
37	17	−17	0.034				
39	17	−17	0.036				
42	18	−18	0.037				
45	19	−19	0.038				
47	19	−19	0.039				
50	20	−20	0.039				
53	21	−21	0.040				
56	22	−22	0.040				
58	22	−22	0.041				
60	22	−22	0.042				
61	21	−21	0.044				
62	20	−20	0.047				

$$\theta_1 = 0.80$$

不同对	上、下界 y		假阳性率	中 界 联 点			
				M′		M″	
n	U	L	2α	n	y	n	y
8	8	−8	0.008	26	0	26	0
11	9	−9	0.016	40	14	40	−14
14	10	−10	0.022				
17	11	−11	0.027				
20	12	−12	0.031				
23	13	−13	0.033				
26	14	−14	0.035				
29	15	−15	0.037				
32	16	−16	0.038				
35	17	−17	0.039				
38	18	−18	0.040				
39	17	−17	0.042				
40	16	−16	0.047				

$$\theta_1 = 0.85$$

7	7	−7	0.016	16	0	16	0
11	9	−9	0.022	27	11	27	−11
14	10	−10	0.028				
17	11	−11	0.033				
20	12	−12	0.037				
24	14	−14	0.038				
26	14	−14	0.041				
27	13	−13	0.047				

$$\theta_1 = 0.90$$

7	7	−7	0.016	10	0	10	0
10	8	−8	0.029	19	9	19	−9
14	10	−10	0.034				
18	12	−12	0.037				
19	11	−11	0.041				

$$\theta_1 = 0.95$$

6	6	−6	0.032	6	0	6	0
11	9	−9	0.038	13	7	13	−7
13	9	−9	0.048				

附表 28 　　　　　　　　　楔型设计中界坐标

$(2\alpha = \beta = 0.05,\ \sigma^2 = 1,\ d = 1)$

n	7.47	8.00	9.00	10.00	11.00	12.00	13.00	14.00	15.00	16.00	17.00	18.00	18.50	18.91
y	0	0.80	1.50	2.10	2.80	3.50	4.30	5.10	6.00	7.00	8.20	9.70	10.80	13.09

附表 29 　　　　　　　　　成组序贯试验设计参数表

$(\alpha = 0.05)$

最多时间段（k）	名义水平（α'）	临界值（Z'）	$\Delta = \sqrt{n}\,\delta/\sigma$	
			$\beta = 0.10$	$\beta = 0.05$
2	0.0294	2.178	2.404	2.664
3	0.0221	2.289	2.007	2.221
4	0.0182	2.361	1.763	1.949
5	0.0158	2.413	1.592	1.759
6	0.0142	2.453	1.464	1.617
7	0.0130	2.485	1.364	1.506
8	0.0120	2.512	1.282	1.415
9	0.0112	2.535	1.214	1.339
10	0.0106	2.555	1.156	1.275

附表 30　　$L_8(2^7)$ 正交表

列号 试验号	1	2	3	4	5	6	7
1	1	1	1	1	1	1	1
2	1	1	1	2	2	2	2
3	1	2	2	1	1	2	2
4	1	2	2	2	2	1	1
5	2	1	2	1	2	1	2
6	2	1	2	2	1	2	1
7	2	2	1	1	2	2	1
8	2	2	1	2	1	1	2
组	1	2		3			

附表 31　　$L_8(2^7)$ 二列间的交互作用表

列号 列号	1	2	3	4	5	6	7
(1)		3	2	5	4	7	6
(2)			1	6	7	4	5
(3)				7	6	5	4
(4)					1	2	3
(5)						3	2
(6)							1
(7)							

附表 32　　$L_{16}(2^{15})$ 正交表

列号 试验号	1	2	3	4	5	6	7	8	9	10	11	12	13	14	15
1	1	1	1	1	1	1	1	1	1	1	1	1	1	1	1
2	1	1	1	1	1	1	1	2	2	2	2	2	2	2	2
3	1	1	1	2	2	2	2	1	1	1	1	2	2	2	2
4	1	1	1	2	2	2	2	2	2	2	2	1	1	1	1
5	1	2	2	1	1	2	2	1	1	2	2	1	1	2	2
6	1	2	2	1	1	2	2	2	2	1	1	2	2	1	1
7	1	2	2	2	2	1	1	1	1	2	2	2	2	1	1
8	1	2	2	2	2	1	1	2	2	1	1	1	1	2	2
9	2	1	2	1	2	1	2	1	2	1	2	1	2	1	2
10	2	1	2	1	2	1	2	2	1	2	1	2	1	2	1
11	2	1	2	2	1	2	1	1	2	1	2	2	1	2	1
12	2	1	2	2	1	2	1	2	1	2	1	1	2	1	2
13	2	2	1	1	2	2	1	1	2	2	1	1	2	2	1
14	2	2	1	1	2	2	1	2	1	1	2	2	1	1	2
15	2	2	1	2	1	1	2	1	2	2	1	2	1	1	2
16	2	2	1	2	1	1	2	2	1	1	2	1	2	2	1
组	1	2		3				4							

附表 33　　$L_{16}(2^{15})$ 二列间的交互作用表

列号 列号	1	2	3	4	5	6	7	8	9	10	11	12	13	14	15
(1)		3	2	5	4	7	6	9	8	11	10	13	12	15	14
(2)			1	6	7	4	5	10	11	8	9	14	15	12	13
(3)				7	6	5	4	11	10	9	8	15	14	13	12
(4)					1	2	3	12	13	14	15	8	9	10	11
(5)						3	2	13	12	15	14	9	8	11	10
(6)							1	14	15	12	13	10	11	8	9
(7)								15	14	13	12	11	10	9	8
(8)									1	2	3	4	5	6	7
(9)										3	2	5	4	7	6
(10)											1	6	7	4	5
(11)												7	6	5	4
(12)													1	2	3
(13)														3	2
(14)															1

附表 34　$L_9(3^4)$ 正交表

列号\试验号	1	2	3	4
1	1	1	1	1
2	1	2	2	2
3	1	3	3	3
4	2	1	2	3
5	2	2	3	1
6	2	3	1	2
7	3	1	3	2
8	3	2	1	3
9	3	3	2	1
组	1	2		

注：任意二列间的交互作用为另外二例。

附表 35　$L_{27}(3^{13})$ 正交表

列号\试验号	1	2	3	4	5	6	7	8	9	10	11	12	13
1	1	1	1	1	1	1	1	1	1	1	1	1	1
2	1	1	1	1	2	2	2	2	2	2	2	2	2
3	1	1	1	1	3	3	3	3	3	3	3	3	3
4	1	2	2	2	1	1	1	2	2	2	3	3	3
5	1	2	2	2	2	2	2	3	3	3	1	1	1
6	1	2	2	2	3	3	3	1	1	1	2	2	2
7	1	3	3	3	1	1	1	3	3	3	2	2	2
8	1	3	3	3	2	2	2	1	1	1	3	3	3
9	1	3	3	3	3	3	3	2	2	2	1	1	1
10	2	1	2	3	1	2	3	1	2	3	1	2	3
11	2	1	2	3	2	3	1	2	3	1	2	3	1
12	2	1	2	3	3	1	2	3	1	2	3	1	2
13	2	2	3	1	1	2	3	2	3	1	3	1	2
14	2	2	3	1	2	3	1	3	1	2	1	2	3
15	2	2	3	1	3	1	2	1	2	3	2	3	1
16	2	3	1	2	1	2	3	3	1	2	2	3	1
17	2	3	1	2	2	3	1	1	2	3	3	1	2
18	2	3	1	2	3	1	2	2	3	1	1	2	3
19	3	1	3	2	1	3	2	1	3	2	1	3	2
20	3	1	3	2	2	1	3	2	1	3	2	1	3
21	3	1	3	2	3	2	1	3	2	1	3	2	1
22	3	2	1	3	1	3	2	2	1	3	3	2	1
23	3	2	1	3	2	1	3	3	2	1	1	3	2
24	3	2	1	3	3	2	1	1	3	2	2	1	3
25	3	3	2	1	1	3	2	3	2	1	2	1	3
26	3	3	2	1	2	1	3	1	3	2	3	2	1
27	3	3	2	1	3	2	1	2	1	3	1	3	2
组	1	2			3								

附表 36　$L_{27}(3^{13})$ 二列间的交互作用表

列号\列号	1	2	3	4	5	6	7	8	9	10	11	12	13
(1)		3 4	2 4	2 3	6 7	5 7	5 6	9 10	8 10	8 9	12 13	11 13	11 12
(2)			1 4	1 3	8 11	9 12	10 13	5 11	6 12	7 13	5 8	6 9	7 10
(3)				1 2	9 13	10 11	8 12	7 12	5 13	6 11	6 10	7 8	5 9
(4)					10 12	8 13	9 11	6 13	7 11	5 12	5 9	7 10	6 8
(5)						1 7	1 6	2 11	3 13	4 12	2 8	4 10	3 9
(6)							1 5	4 13	2 12	3 11	3 10	2 9	4 8
(7)								3 12	4 11	2 13	4 9	3 8	2 10
(8)									1 10	1 9	2 5	3 7	4 6
(9)										1 8	4 7	2 6	3 5
(10)											3 6	4 5	2 7
(11)												1 13	1 12
(12)													1 11

附表 37　$L_{16}(4^5)$ 正交表

列号\试验号	1	2	3	4	5
1	1	1	1	1	1
2	1	2	2	2	2
3	1	3	3	3	3
4	1	4	4	4	4
5	2	1	2	3	4
6	2	2	1	4	3
7	2	3	4	1	2
8	2	4	3	2	1
9	3	1	3	4	2
10	3	2	4	3	1
11	3	3	1	2	4
12	3	4	2	1	3
13	4	1	4	2	3
14	4	2	3	1	4
15	4	3	2	4	1
16	4	4	1	3	2
组	1	2			

注：任意二列交互作用在另外三列。

附表38　　　L_{25}（5^6）正交表

列号\试验号	1	2	3	4	5	6
1	1	1	1	1	1	1
2	1	2	2	2	2	2
3	1	3	3	3	3	3
4	1	4	4	4	4	4
5	1	5	5	5	5	5
6	2	1	2	3	4	5
7	2	2	3	4	5	1
8	2	3	4	5	1	2
9	2	4	5	1	2	3
10	2	5	1	2	3	4
11	3	1	3	5	2	4
12	3	2	4	1	3	5
13	3	3	5	2	4	1
14	3	4	1	3	5	2
15	3	5	2	4	1	3
16	4	1	4	2	5	3
17	4	2	5	3	1	4
18	4	3	1	4	2	5
19	4	4	2	5	3	1
20	4	5	3	1	4	2
21	5	1	5	4	3	2
22	5	2	1	5	4	3
23	5	3	2	1	5	4
24	5	4	3	2	1	5
25	5	5	4	3	2	1
组	1	2				

附表39　　　L_8（$4^1 \times 2^4$）正交表

列号\试验号	1	2	3	4	5
1	1	1	1	1	1
2	1	2	2	2	2
3	2	1	1	2	2
4	2	2	2	1	1
5	3	1	2	1	2
6	3	2	1	2	1
7	4	1	2	2	1
8	4	2	1	1	2

附表40　　　L_{16}（$4^2 \times 2^9$）正交表

列号\试验号	1	2	3	4	5	6	7	8	9	10	11
1	1	1	1	1	1	1	1	1	1	1	1
2	1	2	1	1	1	2	2	2	2	2	2
3	1	3	2	2	2	1	1	1	2	2	2
4	1	4	2	2	2	2	2	2	1	1	1
5	2	1	1	2	2	1	2	2	1	2	2
6	2	2	1	2	2	2	1	1	2	1	1
7	2	3	2	1	1	1	2	2	2	1	1
8	2	4	2	1	1	2	1	1	1	2	2
9	3	1	2	1	2	2	1	2	2	1	2
10	3	2	2	1	2	1	2	1	1	2	1
11	3	3	1	2	1	2	1	2	1	2	1
12	3	4	1	2	1	1	2	1	2	1	2
13	4	1	2	2	1	2	2	1	2	2	1
14	4	2	2	2	1	1	1	2	1	1	2
15	4	3	1	1	2	2	2	1	1	1	2
16	4	4	1	1	2	1	1	2	2	2	1

附表41　　　Poisson 分布 λ 的可信区间

样本计数 X	95% 下限	95% 上限	99% 下限	99% 上限	样本计数 X	95% 下限	95% 上限	99% 下限	99% 上限
0	0.0	3.7	0.0	5.3	13	6.9	22.3	5.5	25.4
					14	7.7	23.5	6.2	26.7
1	0.1	5.6	0.0	7.4	15	8.4	24.8	6.8	28.1
2	0.2	7.2	0.1	9.3					
3	0.6	8.8	0.3	11.0	16	9.4	26.0	7.5	29.4
4	1.0	10.2	0.6	12.6	17	9.9	27.2	8.2	30.7
5	1.6	11.7	1.0	14.1	18	10.7	28.4	8.9	32.0
					19	11.5	29.6	9.6	33.3
6	2.2	13.1	1.5	15.6	20	12.2	30.8	10.3	34.6
7	2.8	14.4	2.0	17.1					
8	3.4	15.8	2.5	18.5	25	16.2	36.8	14.0	41.0
9	4.0	17.1	3.1	20.0	30	20.2	42.8	17.7	47.2
10	4.7	18.4	3.7	21.3	35	24.3	48.7	21.6	53.3
					40	28.6	54.5	25.6	59.3
11	5.4	19.7	4.3	22.6	45	32.8	60.2	29.6	65.3
12	6.2	21.0	4.9	24.0	50	37.0	65.9	33.6	71.3

r	K	r	K	r	K	r	K
0.00	∞	0.25	1.7261	0.50	1.3235	0.75	1.1583
0.01	19.7500	0.26	1.6962	0.51	1.3148	0.76	1.1528
0.02	10.3727	0.27	1.6685	0.52	1.3065	0.77	1.1472
0.03	7.2469	0.28	1.6427	0.53	1.2984	0.78	1.1417
0.04	5.6840	0.29	1.6186	0.54	1.2905	0.79	1.1362
0.05	4.7451	0.30	1.5960	0.55	1.2829	0.80	1.1306
0.06	4.1193	0.31	1.5742	0.56	1.2754	0.81	1.1250
0.07	3.6721	0.32	1.5542	0.57	1.2682	0.82	1.1193
0.08	3.3363	0.33	1.5360	0.58	1.2611	0.83	1.1136
0.09	3.0749	0.34	1.5183	0.59	1.2542	0.84	1.1078
0.10	2.8656	0.35	1.5015	0.60	1.2474	0.85	1.1019
0.11	2.6942	0.36	1.4855	0.61	1.2408	0.86	1.0959
0.12	2.5512	0.37	1.4703	0.62	1.2343	0.87	1.0898
0.13	2.4300	0.38	1.4559	0.63	1.2280	0.88	1.0835
0.14	2.3261	0.39	1.4422	0.64	1.2217	0.89	1.0772
0.15	2.2358	0.40	1.4260	0.65	1.2156	0.90	1.0707
0.16	2.1567	0.41	1.4165	0.66	1.2096	0.91	1.0641
0.17	2.0869	0.42	1.4044	0.67	1.2036	0.92	1.0573
0.18	2.0246	0.43	1.3929	0.68	1.1977	0.93	1.0505
0.19	1.9688	0.44	1.3819	0.69	1.1920	0.94	1.0436
0.20	1.9185	0.45	1.3722	0.70	1.1862	0.95	1.0365
0.21	1.8729	0.46	1.3610	0.71	1.1806	0.96	1.0294
0.22	1.8313	0.47	1.3511	0.72	1.1749	0.97	1.0222
0.23	1.7933	0.48	1.3416	0.73	1.1694	0.98	1.0149
0.24	1.7583	0.49	1.3324	0.74	1.1638	0.99	1.0075
						1.00	1.0000

附表 43-1　　　　　两样本率比较时所需样本含量(单侧)

上行: $\alpha = 0.05, 1 - \beta = 0.90$　　下行: $\alpha = 0.01, 1 - \beta = 0.95$

较小率 %	两组率之差(%), δ													
	5	10	15	20	25	30	35	40	45	50	55	60	65	70
5	460	145	76	48	34	26	21	17	15	13	11	9	8	7
	850	200	140	89	63	47	37	30	25	21	19	17	14	13
10	740	210	105	64	44	33	25	21	17	14	12	11	9	8
	1370	390	195	120	81	60	46	37	30	25	21	19	16	14
15	990	270	130	77	52	38	29	22	19	16	13	10	10	8
	1820	500	240	145	96	69	52	41	33	27	22	20	17	14
20	1190	320	150	88	58	41	31	24	20	16	14	11	10	8
	2190	590	280	160	105	76	57	44	35	28	23	20	17	14
25	1360	360	165	96	63	44	33	25	21	16	14	11	9	
	2510	660	300	175	115	81	60	46	36	29	23	20	16	
30	1500	390	175	100	65	46	33	25	21	16	13	11		
	2760	720	330	185	120	84	61	47	36	28	22	19		
35	1600	410	185	105	67	46	33	25	20	16	12			
	2960	750	340	190	125	85	61	46	35	27	21			
40	1670	420	190	105	67	46	33	24	19	14				
	3080	780	350	195	125	84	60	44	33	25				
45	1710	430	190	105	65	44	31	22	17					
	3140	790	350	190	120	81	57	41	30					
50	1710	420	185	100	63	41	29	21						
	3140	780	340	185	115	76	52	37						

　　　　　　　　　两样本率比较时所需样本含量(双侧)

上行:$\alpha = 0.05, 1 - \beta = 0.90$　　下行:$\alpha = 0.01, 1 - \beta = 0.95$

较小率 %	两组率之差(%),δ													
	5	10	15	20	25	30	35	40	45	50	55	60	65	70
5	570	175	93	59	42	32	25	21	18	15	13	11	10	9
	960	300	155	10	71	54	42	34	28	24	21	19	16	14
10	910	260	130	79	54	40	31	24	21	18	15	13	11	10
	1550	440	220	135	92	68	52	41	34	28	23	21	18	15
15	1220	330	160	95	64	46	35	27	22	19	16	13	11	10
	2060	560	270	160	110	78	59	47	37	31	25	21	19	16
20	1460	390	185	105	71	51	38	29	23	20	16	14	11	10
	2470	660	310	180	120	86	64	50	40	32	26	21	19	15
25	1680	440	200	115	77	54	40	31	24	20	16	13	11	
	2840	740	340	200	130	92	68	52	41	32	26	21	18	
30	1840	480	220	125	80	56	41	31	24	20	16	13		
	3120	810	370	210	135	95	69	53	41	32	25	21		
35	1970	500	225	130	82	57	41	31	23	19	15			
	3340	850	380	215	140	96	69	52	40	31	23			
40	2050	520	230	130	82	56	40	29	22	18				
	3480	880	390	220	140	95	68	50	37	28				
45	2100	520	230	130	80	54	38	27	21					
	3550	890	390	215	135	92	64	47	34					
50	2100	520	225	125	77	51	35	24						
	3550	880	380	210	130	86	59	41						

参 考 文 献

1. 贺石林主编.中医科研设计与统计方法.长沙:湖南科学技术出版社,1989
2. 贺石林,陈修.医学科研方法导论.北京:人民卫生出版社,1998
3. 傅春华.实用中医科研指南.成都:四川科学技术出版社,1994
4. 刘明芝主编.中医药统计学.长沙:湖南科学技术出版社,1999
5. 郭祖超主编.医学统计学.北京:人民军医出版社,1999
6. 徐勇勇主编.医学统计学.北京:高等教育出版社,2001
7. 杨树勤主编.中国医学百科全书:医学统计学.上海:上海科学技术出版社,1985
8. 倪宗瓒主编.卫生统计学.第 4 版.北京:人民卫生出版社,2000
9. 金丕焕主编.医用统计方法.上海:上海医科大学出版社,1993
10. 李竹,郑俊池主编.新编实用医学统计方法与技能.北京:中国医药科学技术出版社,1997
11. 胡良平主编.现代统计学与 SAS 应用.北京:军事医学科学出版社,2000
12. 王家良主编.临床流行病学.北京:人民卫生出版社,2000
13. 林果为主编.现代流行病学.上海:上海医科大学出版社,2000
14. 陈冠民主编.临床科研方法学.郑州:河南医科大学出版社,2000
15. 魏尔清,陈红专.生物医学科研—基本知识与技能.北京:科学出版社,2001
16. 刘昌孝,孙瑞元.药物评价实验设计与统计学基础.北京:军事医学科学出版社,1999
17. 苏炳华主编.新药临床试验统计分析新进展.上海:上海科学技术文献出版社,2000
18. 刘安定主编.医药数理统计方法.第 3 版.北京:人民卫生出版社,1999
19. 马斌荣主编.SPSS for Windows 在医学科研统计中的应用.北京:科学出版社,2000
20. 王仁安.医学实验设计与统计分析.北京:北京医科大学出版社,2000
21. 黄正南.医用多因素分析.第 3 版.长沙:湖南科学技术出版社,1995
22. 汤旦林.医学统计学基础.北京:人民卫生出版社,1989
23. 徐端正.医学序贯试验.上海:上海科学技术出版社,1979
24. 徐吉民.正交法在医药科研中的应用.北京:中国医药科学技术出版社,1987
25. 方开泰.均匀设计与均匀设计表.北京:科学出版社,1994
26. 贾长恩.中医科研基本思路和方法.北京:人民卫生出版社,1998
27. 孟庆云.中西医结合基础理论研究方法与实验技术.北京:中医古籍出版社,1999
28. 陈小野.实用中医证候动物模型学.北京:北京医科大学中国协和医科大学联合出版社,1993
29. 郑小伟.中医实验动物模型方法学.上海:上海中医药大学出版社,1999
30. 王北婴.中药新药研制与申报.北京:中国中医药出版社,1995
31. 侯灿.医学科学研究入门.上海:上海科学技术出版社,1981
32. 金益强主编.中医肝脏象现代研究与临床.北京:人民卫生出版社,2000
33. 韩国柱主编.中草药药代动力学.北京:中国医药科学技术出版社,1999
34. 《华夏医药》编委会.循证医学—医学发展的新纪元.天津:天津科学技术出版社,2001
35. 张群豪,陈可冀.血清药理学在中药复方研究应用的评价.中国中西医结合杂志,1996,16(3):131
36. 姚才良,周家仪.我国吸烟与冠心病关系的 meta-analysis.中华流行病学杂志,1996,17(6):360
37. 富振英.meta-analysis 研究资料的统计分析方法(一).药物流行病学杂志,1994,3(4):220
38. 张风雨,富振英.meta-analysis 研究资料的统计分析方法(二).药物流行病学杂志,1995,4(1):38
39. 王净净.中医科研论文撰写方法.湖南中医学院学报,1996;16(4):73
40. 王净净,李亚明.中医科研论文中统计表设计的原则与要求.湖南中医学院学报,1995;15(2):79
41. 王净净.计算器在中医药科研统计中的应用.湖南中医药导报,1995;1(5):54

42. 王净净. 医学科研论文中的统计问题. 中国医师, 2001;3(1):6

43. 卢充伟. 四物汤及各单味药的含药血清对粒系-巨系造血祖细胞集落(CFU-GM)的影响. 山东中医药大学学报, 2000, 24(5):385

44. 吴翠珍. 41例Ⅱ型糖尿病病人应用低糖营养脆饼临床观察. 实用营养杂志, 1994, 1(4):18

45. 吴翠珍. 酸甘焦苦合化法治疗病毒性肝炎38例. 山东中医药大学学报, 1998, (4):287

46. 贺石林. 诊断试验综合评价的新指标——可用度. 中华医学检验杂志, 1986;9(2):123

47. 贺石林, 李安国, 杨锡平等. 内毒素休克合并DIC预后判断指标的实验研究. 中华医学杂志, 1987;67(10):552

48. 贺石林. 病证诊断与疗效判断的量化问题. 中国医药学报, 1991;6(1):61

49. 贺石林, 李安国, 彭延古等. 地龙提取液抗凝效量与毒量药动力学参数的估测. 中国药学杂志; 1992, 27(6):336

50. 贺石林. 医学论文英文摘要的撰写. 湖南医学, 1997;14(2):87

51. 贺石林. 汇后分析. 湖南医学, 1998;15(2):112

52. Sheskin DJ. Handbook of Parametric and Nonparametric Statistical Procedures 2nd ed. New York: Chapman & Hall/CRC, 2000

53. Spigel MR. Theory and problems of Statistics. 2nd ed. New York: McGraw-Hill, 1997

54. Friedman LM, et al. Fundamental of Clinical Trials, 3rd ed. St. Louis, Mosby, 1996

55. Diaz AG, et al. Principles of Experimental Design and Analysis. New York: Chapman and Hall, 1995

56. Brase CH, et al. Understandable Statistics: Concepts & Methods, 5th ed. Lexington: D. C. Health & Company, 1995

57. Dawson-Saunder B, et al. Basic and Clinical Biostatistics, 2nd ed. Norwalk: appleton & Lange, 1994

58. Elston RC, et al. Essentials of Biostatistics, 2nd ed. Philadelphia: F. A. Davis Company, 1994

59. Champbell MJ, et al. Medical Statistics, 2nd ed. Chichester: John Wiley & Sons, 1993

60. Milton JS. Statistical Methods in the Biological and Health Sciences, 2nd ed. New York: McGraw-Hill, 1992

61. Lee ET. Statistical Methods for Survival Data Analysis, 2nd ed. New York: John Wiley & Sons, 1992

62. Whitehead J. The design and analysis of sequential clinical trials. 2nd ed. London: Ellis Horwood Limited, 1992

63. Montgomery DC. Design and Analysis of Experiments, 2nd ed. New York: John Wiley & Sons, 1986

64. Spilker B. Guide to Clinical Trials. New York: Raven Press, 1991

65. Walter SD. Methods of reporting statistical results from medical research. Am J Epid, 1995;141(10):896

66. ICMJE. Uniform requirements for manuscripts submitted to biomedical journals. N Engl J Med, 1991;324(3):424

67. Murray GD. Statistical aspects of research methodolgy. Brit J Surg, 1991;78(6):777

68. Shilin He, Hinshaw B, Taylor FB, et al. Retrospective study comparing the pathophysiology of antibiotic treated and untreated E. coli and S. aureus infused baboons. Circ Shock, 1993;41(2):88

69. Taylor FB, He SL, Esmon CT, et al. Infusion of phospholipid vesicles amplifies the local thrombotic response to TNF and anti-protein C into a consumptive response. Thromb Haemost 1996;75(4):578

70. He Shilin, Li Anguo, Yang Xiping, et al. Experimental studies on the antiendotoxic shock effect of radix salviae miliorrhizae composita. J Trad Chin Med, 1987;7(2):131

中医科研设计与统计学

主　　编：贺石林　王　键　王净净

责任编辑：黄一九

出版发行：湖南科学技术出版社

社　　址：长沙市湘雅路 276 号

　　　　　http://www.hnstp.com

邮购联系：本社直销科　0731 - 84375808

印　　刷：湖南天闻新华印务邵阳有限公司

　　　　　（印装质量问题请直接与本厂联系）

厂　　址：邵阳市东大路 776 号

邮　　编：422001

版　　次：2013 年 8 月第 1 版

印　　次：2018 年 6 月第 11 次印刷

开　　本：787mm×1092mm　1/16

印　　张：25.75

字　　数：632000

书　　号：ISBN 978 - 7 - 5357 - 3245 - 3

定　　价：35.00 元